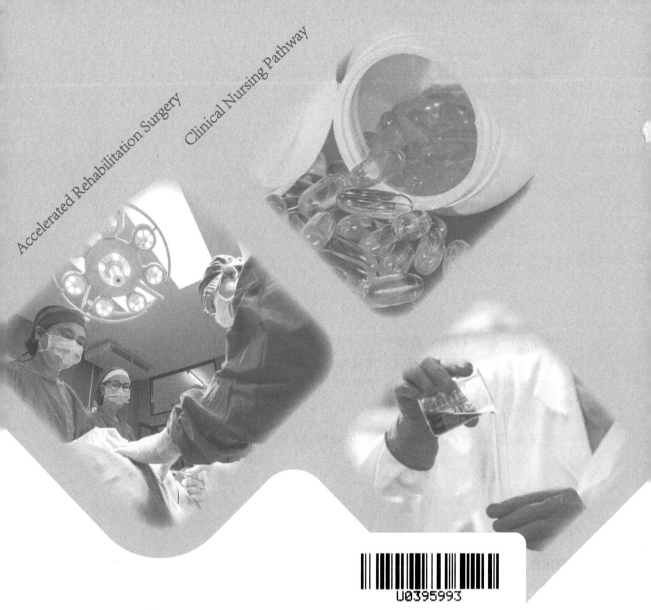

Accelerated Rehabilitation Surgery   Clinical Nursing Pathway

加速康复外科
临床护理路径

主审　黄师菊
主编　杨叶香　李　欢

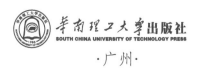
华南理工大学出版社
SOUTH CHINA UNIVERSITY OF TECHNOLOGY PRESS
·广州·

图书在版编目（CIP）数据

加速康复外科临床护理路径/杨叶香，李欢主编. -- 广州：华南理工大学出版社，2024.10. -- ISBN 978 - 7 - 5623 - 7759 - 7

Ⅰ. R609；R473.6

中国国家版本馆 CIP 数据核字第 20245PF123 号

加速康复外科临床护理路径

杨叶香 李 欢 主编

出 版 人：房俊东

出版发行：华南理工大学出版社

（广州五山华南理工大学 17 号楼，邮编 510640）

http：//hg.cb.scut.edu.cn E-mail：scutc13@scut.edu.cn

营销部电话：020 - 87113487 87111048（传真）

策划编辑：吴兆强

责任编辑：吴兆强

特邀编辑：邓荣任

责任校对：王洪霞

印 刷 者：广州小明数码印刷有限公司

开 本：787mm×1092mm 1/16 印张：23.5 字数：610 千

版 次：2024 年 10 月第 1 版 印次：2024 年 10 月第 1 次印刷

定 价：78.00 元

加速康复外科临床护理路径

编 委 会

主　　审：黄师菊

主　　编：杨叶香　李　欢

副 主 编：栗　霞　周雪玲　蔡有弟　梁骊敏　顾娇娇

编　　委：黄师菊　杨叶香　李　欢　栗　霞　蔡有弟　梁骊敏　顾娇娇
　　　　　周少丽　周雪玲　邹　玲　徐惠清　孙　珂　马盈盈　罗春晓
　　　　　杨　春　赖丹妮　金　子　蔡　蕾

顾　　问：周少丽

秘　　书：马从忆　付　玥

编写人员：（以姓氏笔画为序）

　　　　　马从忆　马盈盈　王巧瑞　付　玥　刘玉霞　刘　珊　孙　珂
　　　　　李　欢　李桂萍　李晓芬　李碧玲　杨　帅　杨叶香　杨　春
　　　　　但海芬　邹　玲　张中林　张扬扬　张佳佳　张晓玲　张慧玲
　　　　　陈　云　陈信芝　陈奕辰　陈美红　陈桂丽　罗春晓　罗　倩
　　　　　罗培培　金　子　周少丽　周　丽　周雪玲　周裕玲　胡丽丽
　　　　　栗　霞　顾娇娇　徐惠清　黄师菊　黄晋珊　龚楚链　符春凤
　　　　　梁晓玲　梁骊敏　童慧琴　赖丹妮　蔡有弟　蔡　蕾

序言一

在中国医疗卫生事业快速发展的背景下，党的十八大以来，国家高度重视人民健康，提出了"健康中国2030"规划纲要，明确指出要全面推进健康中国建设，提升医疗服务质量和效率。在此大背景下，加速康复外科作为现代外科领域的重要革新理念和技术体系，对于实现这一目标具有举足轻重的作用。

加速康复外科（enhanced recovery after surgery，ERAS）的核心理念是以循证医学为基础，通过多学科团队紧密合作，针对围手术期各个环节进行优化整合，从而降低手术创伤和应激反应，减少并发症的发生，促进患者快速康复，并有效缩短住院时间，减轻医疗负担，提高医疗资源利用率。这一理念不仅涵盖了围术期的麻醉管理、疼痛控制、液体疗法等核心环节，还包括了精细化的营养支持、早期活动、心理疏导以及术后并发症的预防等多方面。外科护理作为ERAS整体路径中的关键一环，其临床护理路径的设计与实施直接关系到患者能否顺利走过康复之旅。在加速康复外科的实践中，护士的角色从传统的照护者转变为康复过程中的积极参与者和协调者，她们需要具备扎实的专业技能、深厚的循证护理理念以及敏锐的风险预判和应对能力。

为了积极响应国家卫生健康委员会关于推动护理事业高质量发展的要求，由各医疗机构、学术团体和专家学者通力合作，编写的《加速康复外科临床护理路径》这部专著，旨在通过标准化、规范化的临床护理程序，确保ERAS各项措施得以精准、高效地落实到每一位手术患者身上。本专著秉持"源于临床、服务临床、引导临床"的原则，全面梳理了国内外最新研究成果与实践经验，围绕围术期护理管理的关键节点，如术前准备、术中监护、术后恢复等阶段，系统构建了符合中国国情且接轨国际先进水平的临床护理路径框架。书中深入探讨了ERAS护理策略在疼痛管理、功能锻炼、早期进食、管道护理、心理支持等方面的细节和要领，并结合实际案例生动展现了如何在实践中贯彻这些理念和技术。

全书结构严谨、内容翔实，不仅注重理论与实践相结合，更强调技术创新与人文关怀相融合，充分体现了加速康复外科护理的专业深度和温度。每一章节均经过权威专家精心审阅与修订，确保了知识的准确性和时效性。同时，书中设计了一系列操作流程图示与注意事项，便于护理人员直观理解和掌握 ERAS 护理操作规程，真正做到将加速康复外科理念融入日常护理工作中。

在此著作面世之际，我们要向所有参与编纂的专家和一线护理人员致以崇高的敬意和真挚的感谢。正是他们的辛勤付出和无私奉献，才使得这部凝聚着集体智慧和心血的作品得以问世，并为我国加速康复外科护理工作的规范化、专业化和标准化提供参考。

我们期待《加速康复外科临床护理路径》能够成为广大外科护理同仁们手中的行动指南和教学宝典，引领我国外科护理领域向着更加科学、高效的康复管理模式迈进，为提升人民群众的生命质量和健康福祉作出更大贡献。

中山大学附属第三医院护理部主任

2024 年 4 月

序言二

  《全面提升医疗质量行动计划（2023—2025年)》中提出医疗机构要强化围手术期管理，保障患者手术质量安全。《进一步改善护理服务行动计划(2023—2025年)》也提出要进一步改善护理服务，持续提升患者就医体验，促进护理工作高质量发展。加速康复外科是以优化医疗服务流程和改善围手术期医疗措施为主要方法，以减少术后并发症和应激反应、缩短手术患者住院时间、降低手术风险、促进术后恢复为目的的系统化诊疗模式。自2019年以来，国家卫生健康委员会组织开展了加速康复外科骨科试点工作，取得了积极成效。2023年4月，国家卫健委发布加速康复外科相关工作评价指标，实施加速康复外科临床路径数量是其中之一。护理作为加速康复外科多学科团队中的关键角色，负责各项举措的执行和反馈。新政策下护理模式的革新，既是加速康复的内在需求，也是加速康复发展的驱动力。

  近年来，随着加速康复护理学科的发展，很多国内外专家都进行了相关的研究，积累了丰富的经验作为临床的参考。然而截至目前，尚无学者对加速康复下国内患者的临床护理路径进行规范和制定标准。临床护理路径能使护理工作有计划、有预见地进行，进一步从护理体系、服务、技术、管理、人才等多维度统筹推动护理高质量发展，提高护理同质化水平，对于加速康复护理工作模式的发展有重要意义。《加速康复外科临床护理路径》一书内容涵盖了加速康复护理的内涵、意义、发展史、护理临床路径的运用、成熟病种的加速康复外科临床护理路径、加速康复理念下的创新护理服务以及外科临床案例实践。本书贴近临床，实用性强，内容上强调把保障患者健康放在优先发展的重要位置，坚持护理工作服务于患者健康，把患者的多样化护理需求作为出发点和落脚点，并以此建立加速康复下的优质高效护理服务体系，为广大开展加速康复的护理同行提供参考意见。

  全书通过采用临床护理路径的形式展现护理服务流程的优化，不仅体现了国际上加速康复理念的发展，还结合了中国特色和患者人群的特点，是一本适合各级医院医护技药人员及其管理人员参考的好书。本书的出版，是对我国现有的加速康复外科临床护理路径的总结，能对加速康复下护理方案的制定起到示范及带头作用，推动各地加快落实加速康复下护理服务的各项政策措施。我愿将这本创新之作热忱地推荐给广大读者，相信大家能从中得到有益启迪，相信它能推动各级医疗机构加速康复外科护理建设工作的规范化、专业化和标准化，共同助力国内加速康复护理事业的蓬勃发展。

中山大学附属第三医院护理教研室主任

2024 年 4 月

前　言

在新时代医疗健康服务理念持续深化和医疗科技日新月异的背景下，加速康复外科（ERAS）理念在全球范围内不断被推广与应用，如何将这一前沿理念科学、系统地融入外科临床护理实践中，使之成为改善患者术后康复质量、降低并发症发生率和缩短住院时间的有效工具，成了当今外科护理学界的紧迫课题。《加速康复外科临床护理路径》的诞生是对现代外科护理模式的一种深度探索和积极回应。该书源于对现代外科护理的不断追求和探索，致力于将最新的外科护理理念、技术和实践融入临床工作中，以期更好地服务于患者的快速康复。本书旨在提供一套全面、系统、科学的护理路径，为外科护理工作者提供实用的指导和参考。

《加速康复外科临床护理路径》是一本介绍在加速康复的基础上发展护理临床路径的书籍，其编写团队由一批在护理、麻醉、营养等领域经验丰富、临床实践能力强的专家组成。在本书的编写过程中，我们深入研究了国内外先进的外科护理理念和实践，结合临床实际情况，力求使内容贴近临床、贴近患者、贴近实际。在内容架构上，遵循循证医学的原则，系统梳理了国内外关于加速康复外科护理的最新理论研究和实践经验，从围手术期的整体护理出发，详细阐述了术前准备、术中配合、术后康复各个阶段的护理重点和具体措施，涵盖了疼痛管理、营养支持、早期活动、心理干预等诸多方面。在体例结构上，注重条理清晰、逻辑严密，以方便读者快速了解和掌握外科护理的核心内容；通过设置护理路径流程图、知识拓展、案例分析等栏目，以帮助读者更好地理解和掌握外科护理的重点和难点，提高临床实践能力。

本书在编纂过程中，得到了各位编者的大力支持，他们在繁忙的临床工作之余，倾注了大量心血和精力，为本书的编写提供了宝贵的经验和建议。此外，本书的出版离不开编者所在医院各级领导的关心指导、业界同仁的支持协助以及广大患者的信任与期待。正是有了各方力量的汇聚，这部充满生命力和实用价值的著作才得以顺利完成。在此，我们向所有关心和支持本书出版的各界人士表达最诚挚的谢意。

当然，任何一部学术著作都无法做到尽善尽美，尤其是在外科护理这样一个快速发展和不断革新的领域。尽管我们竭尽所能去捕捉最新动态、提炼精华内容，但仍可能因时间和认知的局限，导致某些部分未能达到理想的状态。对此，我们真诚地期望广大读者在阅读、使用的过程中不吝赐教，提出宝贵意见和建议，我们将以此为动力，持续更新和完善本书的内容，使其始终保持与外科护理实践同步发展。

最后，我们深感荣幸能有机会为推动我国外科护理事业的进步略尽绵薄之力，衷心期盼《加速康复外科临床护理路径》一书能够成为每一位外科护理工作者手中不可或缺的工具书，陪伴大家共同成长，携手为手术患者的快速康复和生活质量的提升创造更多可能。

编　者

2024 年 4 月

目　录

第一篇

加速康复外科
临床护理路径概述

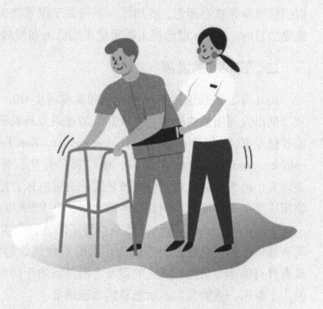

第一章　加速康复外科总论

第一节　加速康复外科的起源与发展

从 20 世纪 70 年代起，美国医疗费用年年攀升，为此美国制定了一系列举措控制医疗费用，这些措施迫使医院降低成本，降低住院费用，缩短住院时间。其间，尽管麻醉及外科技术得到了快速进步，外科术后并发症和死亡率仍然没有得到根本改观。其中外科应激反应是其主要因素之一，通过机体的神经－体液调节，产生大量应激激素和炎性因子，介导全身炎性级联反应，影响患者的康复。于是外科医师从患者康复的角度出发，采用有循证医学证据的围手术期优化措施，以减少手术患者生理及心理的创伤应激，缩短患者康复期，降低并发症的发生率，这种医疗工作目标逐步促进形成了一种多模式、多学科协作的加速康复外科理念（enhanced recovery after surgery，ERAS）。

一、ERAS 理念的由来

1997 年，丹麦外科医生 Kehlet 教授对于围术期[①]死亡率和并发症进行了相关研究，发现该现象是多因素所致，然而仅仅用单因素模式的干预无法有效解决其问题。由此，Kehlet 提出了多模式外科护理（multimodel surgical care）及快速通道外科（fast-track surgery，FST）的理念。2001 年，丹麦哥本哈根大学 Douglas W. Wilmore 和 Henrik Kehlet 两位教授在其共同发表的《采用多模式策略改善患者术后的康复》的论文中，首次提出 ERAS 的概念。以循证医学为核心理念，提出了一系列关于围术期优化措施，减少术后并发症，达到快速康复的目的。ERAS 理念提出后很快得到认可和发展。

二、ERAS 的发展

2001 年，英国医生 Ken Fearon 和瑞典医生 Olle Ljungqvist 发展了 Kehlet 的概念，提出从早期出院到康复的概念。并成立了加速康复外科研究小组（ERAS study group），其成员由 6 位专家（Olle Ljungqvist，Henrik Kehlet，Ken Fearon，Arthur Revhaug，Martinvon Meyenfeldt，Cornlius deJong）组成，他们来自荷兰、丹麦、苏格兰、挪威和瑞典五个国家。该研究小组成立后发现，许多被证实的有效临床方法，由于受到传统观念的影响，没有被临床广泛接受和应用。例如，术前饮水，在 1999 年，美国麻醉医师协会（American Society of Anesthesiologists，ASA）重新修订了禁饮禁食实践指南，该指南推荐术前 2 小时可饮无渣液体，但传统观点仍然认为，术前禁食禁饮时间为晚上 10：00 后。ERAS 研究小组，没有针对临床方法进行真正的创新，而是致力于传统方式的改变，将行之有效的方法广泛推广于临床，进而实现术后患者的加速康复。

---

① 围术期也称为围手术期。

2005 年，欧洲临床营养和代谢学会（European Society for Clinical Nutrition and Metabolism，ESPEN）首先提出了围术期 ERAS 整体管理方案，奠定了加速康复外科的基础。

2009 年，依据循证医学证据方案中加入了直肠手术、结直肠癌 ERAS 方案，成为 ERAS 目前应用的经典方案。

2010 年，在瑞典斯德哥尔摩召开了欧洲第一届 ERAS 学术大会。在大会上创始专家们将 ERAS 小组更名为 ERAS 学会（ERAS Society），该学会旨在国际范围内提升围手术期处理的质量，促进患者的快速康复。

2011 年，在意大利米兰召开了第一届意大利国家层面 ERAS 研讨会；同年在瑞士又举办了第二届 ERAS 研讨会，瑞士多家医院受邀加入首个瑞士的 ERAS 实施方案。

2012 年 10 月，在法国夏纳召开第一届世界 ERAS 年会。

2012—2013 年，《世界外科和临床营养杂志》发表了 3 篇加速康复外科指南：结肠外科、胰腺外科以及直肠和盆腔外科。

2013 年，出台了第 2 个 ERAS 实施方案；同年 4 月由 Slim 和 Alfonsi 教授牵头召开了第一届法国 ERAS 研讨会；同年还分别在加拿大、英国、哥伦比亚举行了三届 ERAS 培训班。

2014 年 4 月，第二届世界 ERAS 年会在西班牙巴伦西亚召开。

2015 年 5 月，第三届世界 ERAS 年会在美国华盛顿召开，并举办了美国第一届 ERAS 学术会议。同年，发布了胃肠外科加速术后康复麻醉实践共识声明。

2016 年 5 月，第四届世界 ERAS 年会在葡萄牙首都里斯本召开，中国外科和麻醉科组团参加。

2017 年 5 月，第五届世界 ERAS 年会在法国里昂市召开。

迄今为止，ERAS 理念已被国际大多数外科专业广泛接受，其中以加速康复外科在结直肠疾病中的应用最为经典，并逐步拓展到骨科、胃肠外科、泌尿外科、心胸外科等外科专业领域。

三、ERAS 的定义和内涵

ERAS 概念最早来源于快通道心脏外科手术（fast-track surgery），英语中"fast-track"一词常用以描述事物能迅速完成的途径和方法，"fast-track surgery"当指手术快速完成之意。

但"surgery"一词在此并非单指手术操作的部分，而是指手术治疗的完整过程，涵盖术前准备到治疗结束出院。ERAS（enhanced recovery after surgery）译为"加速康复外科"更能表达其主要目的，是用一系列有效措施来促进病人的康复。

ERAS 是微创外科领域的一个延伸，是 21 世纪医学一项新的理念和治疗康复模式。主要是通过一系列优化围手术期措施，减少手术及其相关的创伤和应激，从而达到加速患者康复、减少术后并发症、降低死亡率、缩短住院时间、降低医疗费用和减轻社会及家庭负担的目的。总体可分为做好病人术前心理和生理上的准备、选择最佳手术方案，减少创伤应激和强化术后康复治疗，减轻社会及家庭负担三部分。

ERAS 概念的内涵更加重视微创化（包括心理微创、功能微创和结构微创），团队合作（包括外科、麻醉、护理、患者等），更加重视循证医疗（包括被循证医学证实有效的系列措施等），围术期概念（包括术前、术中和术后），效价比最优化（包括用少的费用获得良好的医疗效果），加速康复（采取系列措施，优化流程，加速心理、生理、功能和结构恢复，减少并发症，进而实现快速康复），社会效益（更加切合医改政策、缓解医患矛盾、提高患者满意度）。

ERAS 适用领域广泛，并不局限于结直肠手术，目前已广泛应用于腹部外科（胃肠手术，肝、胆、脾脏等手术）、普胸外科手术（肺脏手术、食管手术）、矫形外科手术、泌尿外科（膀胱、前列腺等手术）、骨科和妇科等领域。

四、ERAS 在国内的发展

加速康复外科在国内的发展相对较晚。20 世纪 80 年代以来，随着国家医疗事业的发展和科技水平的提高，开始引进和吸收国外先进的康复技术和设备，逐渐建立起自己的加速康复外科体系。近年来，加速康复外科取得了巨大进步，在多个学科得到快速的发展。

2006 年，南京军区南京总医院黎介寿院士首次将加速康复外科理念引入中国，其也被称为中国 ERAS 之父。

2007 年，在黎介寿院士指导下，江志伟教授率团队开展 ERAS 研究，并在《中华外科杂志》发表了世界上第一篇有关胃癌 ERAS 第一个临床应用的研究论文。随后他们在结直肠 ERAS 等领域，不断探索和实践，使 ERAS 得到了飞速发展。

2015 年 7 月，在南京召开了由中华医学会肠内肠外营养分会、南京军区南京总医院共同主办的中国第一届加速康复外科（ERAS）学术年会，成立了中国第一个加速康复外科协作组，并邀请 ERAS 之父丹麦 Kehlet 教授到会做了精彩报告，在与会专家的通力协作下，此次大会发布了中国第一个加速康复外科共识《结直肠手术应用加速康复外科中国专家共识》。

同年，全国政协委员冯丹龙女士在全国政协代表大会上提出了议案，即"实施加速康复外科提升医疗服务品质"，获得了国家卫生计生委的积极批复，并且在全国选择实施ERAS 的试点医院，同时制定了国家层面的 ERAS 实施指南。同时，还发布了《促进术后康复的麻醉管理专家共识》和《肝胆胰外科术后加速康复专家共识（2015 版）》。

2016 年 1 月 28 日，国家卫生和计划生育委员会加速康复外科专家研讨会在南京军区总医院成功召开，这是加速康复外科发展的里程碑，是加速康复外科上升至国家战略层面的历史性时刻。同年 4 月，在南京又举办了首届胃肠癌加速康复外科与微创外科南京国际论坛。

2016 年 2 月，国家卫生和计划生育委员会公益性行业科研专项《关节置换术安全性与效果评价》项目组和中华骨与关节外科杂志社，联合中华医学会骨科学分会关节外科学组、中国医疗保健国际交流促进会骨科分会关节外科委员会，组织国内相关专家对数据资料进行整理、分析与挖掘，并召开了多次多学科专家讨论会，同时结合国内外相关文献，遵循循证医学原则，起草并完成了《中国髋、膝关节置换术加速康复——围术期管理策略专家共识》；同年 6 月，《中国加速康复外科围手术期管理专家共识（2016）》发布。

2018 年 1 月，在中华医学会外科分会主任委员会赵玉沛院士、中华医学会麻醉学分会主任委员熊利泽教授的协作下，首次合作发表了《加速康复外科中国专家共识及临床路径管理指南（2018 版）》，首次提出 ERAS 实施的中国指南，标志着 ERAS 在中国的实施达到了一个新高度。

目前国内已有医院开展了 ERAS 临床路径，涉及普通外科、妇科、骨科、肝胆外科、产科等领域，但是 ERAS 在临床的应用方面仍然存在一些阻力。一方面 ERAS 的推广困难，难以突破传统的模式，原因在于传统观念的根深蒂固和 ERAS 理念宣传力度不够；ERAS 多学科协作研究处于探索阶段；紧张的医患关系，导致医院管理及临床工作着重考虑的是"安全第一"等。另一方面，缺乏多学科合作，传统的围术期临床路径，护士与其他临床工作者往往只是履行各自职责，从自身角度出发为病人提供服务，而 ERAS 是外科领域的一种多学科治疗新型模式（multidisciplinary treatment，MDT），强调外科、麻醉、护理等多学科成员之间的相互协作配合，是一种集成创新模式，需要包括临床医生、护士、麻醉师等多学科的参与，改变传统的临床路径。

2019 年，国家卫生健康委员会在改善医疗服务行动计划中提到加速康复外科，在试点工作方案中提到国家卫生健康委医政医管局负责试点工作的组织和管理，制定工作方案并组织实施；成立加速康复外科专家委员会骨科专家组，组织试点医院审核认定和指导评估等工作。

近年来，加速康复外科骨科试点工作取得了积极成效，各地卫生健康行政部门和有关医疗机构积累了宝贵经验。中山大学附属第三医院积极进行申报工作，于 2020 年 3 月获得加速康复外科骨科试点首批试点医院授牌，并迅速成立加速康复外科试点工作委员会。同时，为进一步推进加速康复外科诊疗理念和诊疗模式在外科领域的应用，国家卫生健康委员会总结前期试点经验和有关医疗机构典型做法，于 2023 年印发了《国家卫生健康委办公厅关于进一步推进加速康复外科有关工作的通知》。主要分为 4 部分：一是提高医疗服务能力，提升全流程医疗服务水平；强调医疗机构要加强相关科室建设，提高对加速康复外科理念和模式的认识。二是完善工作制度，促进加速康复外科诊疗模式实施；鼓励医疗机构建立健全相关管理体制机制，制定完善相关工作制度和诊疗方案，推进多学科诊疗模式，优化医疗服务流程。三是加强关键环节管理，提高诊疗效果和医疗服务效率；对术前评估、术前准备、手术质量、术后管理、心理支持等提出要求，指导临床合理选择手术时机、手术方式，加强围手术期管理，减少和控制手术创伤，促进术后功能恢复。四是优化政策环境，保障相关工作顺利开展；指导各级卫生健康行政部门和有关医疗机构完善评价指标体系和评价机制，完善激励机制，加大宣传力度，综合运用相关管理工具推动加速康复外科相关工作。

五、ERAS 理念下护理的发展

随着加速康复外科的发展，护理也在迅速发展。然而，目前国内外护理界对"加速康复外科护理"的概念尚未明确界定，仅提到加速康复外科护理是在加速康复外科的基础上发展而来，是为了保证加速康复外科的顺利实施而采取的护理措施，是加速康复外科的重要环节。其主要策略是在加速康复外科的理念下，以整体护理为基础，以循证护理为依据，优化围术期的护理干预措施，实施加速康复外科的临床护理路径，从而降低创伤和应激，减轻患者的不适，促进患者快速康复。

目前，患者围术期加速康复外科护理方案发展较为成熟。例如，术前在肠道准备、放置胃管尿管、缩短术前禁食时间等方面打破了传统的护理常规；术中注重患者保暖、目标导向性液体治疗（GDFT）；术后提倡早期下床活动、早期经口进食、早期拔除引流管等措施。此外，疼痛管理、营养支持、心理管理、睡眠管理、呼吸道管理、深静脉血栓的防治等贯穿整个围术期的护理方案中。护士在加速康复外科护理中提供着更直接、有效、全面的服务，在加速康复外科的应用中发挥着重要作用。

2007 年，黎介寿院士将加速康复外科理念引入国内，同时推动了国内加速康复外科护理的迅速发展。随着外科技术及微创理念的不断创新，加速康复外科护理模式在我国逐步运用于胃肠外科、骨科、妇科、肝胆外科、泌尿外科、胸外科及心血管外科等领域。

在加速康复外科护理的推行中，部分大型三级甲等医院开展时间较早，积极推进了加速康复外科护理的循证实践与研究。各家医院积极举办加速康复外科护理相关学术活动和培训班，促进了加速康复外科护理新理念的传播与推广。

2017 年中国医疗保健国际交流促进会加速康复专家委员会多名加速康复外科护理专家着手编写了国内首个加速康复外科护理实践专家共识，这标志着国内加速康复外科护理事业的发展将进入规范化时代。

2018 年中国医药教育协会加速康复外科专业委员会加速康复护理协作组在南京成立，纳入全国约 65 家医院 81 名护理专家。这些学术平台的搭建，有助于打破学科间壁垒，共享多学科信息，助力开展加速康复外科护理的蓬勃发展。

加速康复外科带来的医疗、管理实践革新也促使护理专业化、专科化发展。加速康复外科下护士工作模式的核心本质是与医生及其他医务工作者共同合作，确保患者在治疗全程获得及时、高效的照护。加速康复外科下的护理工作模式应具有弹性，以患者需求为中心，能够充分满足患者的照护要求，并成为加速康复外科应用中不可或缺的力量。

六、结语

随着人们对健康的重视程度不断提高，加速康复外科将会成为医学领域的一个重要发展方向。现在，越来越多的外科医生逐渐接受这种方案，但目前最大的挑战是加速康复外科本身并不仅是技术的创新，还包含了围术期管理模式的创新，因此会涉及传统围术期诊疗模式的改变。传统诊疗模式中，医嘱的执行者为临床护士，因此，护士成为加速康复外科实施过程中的重要力量。然而，加速康复外科理念下的护理在国内的应用尚处于初步阶段，对该理念的重视程度还远远不够，笔者认为今后的研究与应用可从以下几个方面进行：

（1）创新思维与理念。加速康复外科在循证医学的基础上需要不断进行整合，护理工作应坚持以患者为中心，以循证为依据，引入"快速康复"的理念，针对不同疾病，为患者提供个性化的护理方案，以促进患者快速康复，提高工作效率，将指南与共识转化应用。

（2）制定标准化护理临床路径。护理临床路径在加速康复中的应用主要是以循证医学为基础，以指南和共识为依据，以问题为导向。通过建立标准化的护理临床路径，从而推动加速康复外科工作向更为规范的方向开展。目前，在医患关系紧张及缺乏行业规范支持的大环境下，制定相应的护理操作规范具有极其重要的意义。

（3）完善远程沟通服务。虽然实施 ERAS 可以减少患者的创伤和应激，加快患者恢复速度，缩短平均住院日，但是患者出院后的延续护理服务也十分重要。把护理服务延伸到患者家中，使出院患者后续的治疗、护理、康复等内容得到科学、专业、便捷的技术服务和医疗保障，及时与患者建立远程信息沟通渠道，快速解答患者相关问题。

可以预见，随着科技的不断进步和医学水平的提高，加速康复外科技术将会更加成熟和先进，将为广大患者提供更加便捷和有效的康复服务。

（杨叶香）

第二节　加速康复外科的定义与内涵

加速康复外科是以优化医疗服务流程和围术期医疗措施为主要方法，以减少术后并发症和应激反应、缩短手术患者时间、降低手术风险、促进术后恢复为目的的诊疗理念，以及在该理念指导下的系统化诊疗模式。加速康复外科诊疗理念和诊疗模式是提高医疗服务效率、提升医疗资源利用率的有效手段，是实现医院精细化管理和医疗服务高质量发展的重要内容。经过临床实践证明，ERAS 的理念及相关路径的实施必须以循证医学及多学科合作为基础，既需要体现以加速康复为主要目的的核心理念，也要兼顾病人基础疾病、手术类别、围手术期并发症等具体情况，更需要开展深入的临床研究以论证 ERAS 相关路径的安全性、可行性及必要性。随着加速康复外科在胃肠、泌尿、心胸、肝胆胰、骨科、妇产等多个专业领域推广，其在促进患者早期安全康复及提高医疗资源合理利用效率方面展现出优势，因此加速康复外科在中国医疗界的广泛推广已是大势所趋。

一、加速康复外科定义

1. 加速康复外科概念

加速康复外科指以循证医学证据为基础，以减少手术病人的生理及心理的创伤和应激反应为目的，通过外科、麻醉、护理、营养等多学科协作，对围手术期处理的临床路径予以优化，从而减少围手术期应激反应及术后并发症，缩短住院时间，促进病人康复。这个概念是丹麦哥本哈根大学的 Henrik Kehlet 教授于 1997 年提出的，因此他也被誉为"加速康复外科"之父。

ERAS 并非一项新技术，而是对现有技术和流程的整合优化。这一优化的临床路径贯穿于住院前、手术前、手术中、手术后、出院后的完整治疗过程，其核心是强调以服务病人为中心的诊疗理念。最初应用于欧洲的开放性结直肠外科手术，其 ERAS 治疗方案也是较为成功的典范之一。后来，ERAS 又在外科许多手术中成功应用，包括骨科、泌尿外科、妇科、胸外科等专科的手术中。研究表明，ERAS 的实施可以减少术后并发症，缩短住院时间，减少医疗费用。2007 年，黎介寿院士首次将加速康复外科理念引入中国，将"recovery"翻译为"康复"，康复医学工作者也逐渐在多学科团队中发挥不可替代的作用。

2. 加速康复外科护理概念

在 ERAS 理念的推动下，加速康复外科护理已成为一种新的护理模式，并且伴随

ERAS 的开展开始广泛应用于临床，其核心是通过已被循证医学证实的行之有效的护理理论，达到良好的治疗效果。即在围术期制定有效的护理方案，给予病人一系列的护理干预措施，从而减少术后并发症，促进病人康复的护理模式。加速康复外科护理主要包括在围手术期的安全评估、健康指导、心肺功能训练、管道维护、营养支持、伤口护理、活动管理等方面，护士作为患者治疗和康复的全程参与者和直接照顾提供者，可以以护理专家、专科护士或个案护士的身份参与到围手术期管理中，在多学科合作中发挥枢纽的作用。

目前，护理学界尚未对加速康复外科护理给出确切概念。国内一部分学者认为，加速康复外科护理是指在围手术期应用各种方法，以减少手术应激，促进患者术后康复，减少并发症；国内另一部分学者认为，加速康复外科护理优化整合最新的护理理念，是以整体护理为基础，以循证护理为依据，以护理干预为措施，实施临床护理路径，建立加速康复外科护理程序，控制和减轻疾病的病理生理反应，从而达到加速患者康复的目的。文献显示，国外护理未对加速康复外科护理的概念进行界定，仅提到加速康复外科护理是在加速康复外科的基础上发展而来，为保证 ERAS 的实施而进行的护理行为。综上所述，加速康复外科护理的核心是护理人员为保证加速康复外科的顺利实施，在患者围手术期应用各种循证护理方法以减少手术应激，从而达到加速患者康复的目的。

二、加速康复外科内涵

加速康复外科的核心是通过多学科协作以减少病人的创伤与应激损害，包括生理和心理的应激。从时间上可将 ERAS 项目分为术前、术中和术后管理。术前包括：收集患者基本资料，指导戒烟戒酒，不做肠道准备，干预心理及睡眠，缩短禁食禁水时间，改善营养情况，给予碳水化合物的负荷，降低胰岛素抵抗和应激反应。术中包括：优化液体管理，维持正常体温，选择麻醉方式，降低组织损失，预防性抗生素应用，血栓的预防，氧疗。术后包括：体位选择，多模式的镇痛，缩短术后禁食禁饮时间，预防恶心呕吐，早期肠内肠外营养，早期下床活动，早期拔除引流管，预防术后并发症。

（一）多学科协作

随着医疗新技术的发展、疾病复杂化、治疗的专业化，以及由"以疾病为中心"向"以患者为中心"的医疗思路转变，疾病的诊断、治疗和康复，不能仅依靠某个学科或某个专业来解决，因此，基于多学科团队协作的诊疗和照护模式已经成为加速康复外科的基础。该模式改变传统个体式、经验式的医疗模式，由临床医学、护理、麻醉科、营养科、康复科、心理科等组成多学科医疗团队。通过多学科合作的形式，以服务病人为中心，各专科配合围手术期管理，在循证的基础上，制定外科患者科学、合理、高效、全面的为围手术期管理方案。除专业的医护团队外，加速康复外科的多学科协作也包括患者及家属的积极参与。Lassen 等总结了 20 项有关术后加速康复外科临床指南中卫生专业人员的责任（表 1 -1）。

表 1 - 1　术后加速康复外科临床指南中卫生专业人员的责任

项　目	团队负责人员	项　目	团队负责人员
手术患者住院前信息咨询	外科医生	鼻胃管引流	外科医生
术前肠道准备	护士	防止术中低温	麻醉师
术前禁食及糖负荷	护士	围手术体液管理	麻醉师
麻醉前给药	麻醉师	结肠吻合术后腹腔引流	外科医生
预防血栓	护士	留置尿管	外科医生
抗菌预防	麻醉师	预防术后肠梗阻	多学科
标准麻醉方案	麻醉师	术后镇痛	多学科
预防和治疗术后恶习与呕吐	麻醉师	术后营养支持	护士
腹腔镜辅助手术	外科医生	早期活动	护士
手术切口	外科医生	审核（核算）	多学科

（二）术前管理

1. 外科预康复

外科预康复（surgical prehabilitation）是在加速康复外科理念基础上进一步提出的术前管理新模式，主要包括体能训练、营养支持和心理干预，旨在强调术前提高机体功能、改善营养状态、减少焦虑等负面情绪，使患者以最佳的生理和心理状态接受手术治疗，减少术后并发症、加速患者术后康复。

（1）体能训练。心肺功能状况是决定患者手术成功与否及影响术后并发症的重要因素，体能训练能增强患者的心肺功能，增强手术耐受能力，改善预后。因此，术前及时评估患者的体能和心肺功能，并给予合理的体能训练是预康复的重要内容。体能评估的工具包括 6min 步行实验和心肺功能试验等多种手段，目前尚未形成统一标准。体能训练干预类型包括骨骼肌运动训练和肺康复训练，前者能有效提高术前身体机能，降低术后对疼痛的敏感度；后者能有利于支气管深部痰液排出，增加呼吸肌肌力，提高术前呼吸功能储备，减少围术期肺不张和肺部感染等并发症的发生率。术前体能训练应在专业人员的指导下进行，遵循"FITT"原则，即频率、强度、时间、类型，根据患者具体情况进行个体化体能训练以达到增强心肺功能的目的。

（2）营养支持。外科手术患者普遍存在营养不良，尤其见于肿瘤、老年以及基础疾病较多的患者。术前营养不良可导致术后并发症发生的风险增加，延长住院时间，提高再入院率，降低生活质量。术前合理的营养支持可改善患者营养状况或减轻营养不良程度，维持机体有效的代谢和机体器官、组织功能，提高患者对手术创伤的耐受性，减少或避免术后并发症。因此，术前应对患者进行营养风险筛查和营养状况评估，对存在营养不良或营养风险患者给予相应的营养支持，对于大手术患者尤为重要。充足的能量和蛋白质是影响营养支持效果和临床结局的重要因素，术前应给予充足的能量和蛋白质来促进合成代谢，保持机体瘦组织群。

（3）心理干预。手术对患者是一种严重的心理应激源，大多数患者，尤其是肿瘤患者在围术期均会产生一定程度的焦虑和抑郁情绪。术前心理干预的首要目的是消除焦虑和抑郁，以减轻焦虑和抑郁为目标的积极心理干预已被证实可以减轻患者术后疼痛以及获得更高的术后功能康复，并可以确保患者对运动和康复计划的依从性，保证手术的效果。通过对患者的焦虑和抑郁情绪进行评分，采用认知干预、行为干预、情绪干预、示范疗法等方法表示支持、理解、鼓励，引导患者增加对围手术期疾病相关知识的了解，增强对医护人员的信任感，能有效调节围手术期患者的心理状态，减少术后疼痛应激等并发症。

2. 术前宣教

医护团队应有针对性地与病人和家属进行沟通交流，建立互信，营造温馨、友好的就医氛围。可采用宣教手册、视频、展板等形式，向病人介绍各项 ERAS 措施的重要性和注意事项，通过心理预康复，缓解其焦虑、恐惧及紧张情绪。充分调动病人的主观能动性，提升参与感，形成正反馈，协助病人在围手术期更好地配合各项治疗措施。有研究指出，个体化的围手术期宣教是 ERAS 成功与否的独立预后因素，建议医护人员在术前通过宣传册、展板、多媒体运用或面对面交流将围手术期相关事项向患者作详细的介绍说明，解答患者的疑问，取得患者的配合，从而使得患者在围手术期的饮食管理、早期活动、功能锻炼、胃肠道功能恢复、呼吸道管理、疼痛控制等方面均能更好地配合，最终降低术后并发症概率。加速康复在围手术期实行中，为确保患者安全及加速康复的顺利实施，需要对患者进行全程健康教育模式的健康宣教，包括入院前、围手术期及出院后随访。全程健康教育模式在住院期间，引导患者主动了解疾病相关情况，建立疾病恢复信心，提高相关知识掌握度，确保与加速康复一致的目标。

3. 禁食禁饮

研究显示，长时间禁食使病人处于代谢的应激状态，抑制了胰岛素的分泌，促使分解代谢激素（胰高血糖素、糖皮质激素等）的释放。缩短术前禁食时间，有利于减少手术前病人的饥饿、口渴、烦躁、紧张等不良反应，减少术后胰岛素抵抗，缓解分解代谢，缩短术后的住院时间。除合并胃排空延迟、胃肠蠕动异常、糖尿病、急诊手术等病人外，目前提倡禁饮时间延后至术前 2 小时，之前可口服清流质饮料包括清水、糖水、无渣果汁、碳酸类饮料、清茶及黑咖啡（不含奶）等，不包括含乙醇类饮品；禁食时间延后至术前 6 小时，之前可进食淀粉类固体食物（牛奶等乳制品的胃排空时间与固体食物相当）。术前推荐口服含碳水化合物的饮品，通常在术前 10 小时饮用 12.5% 碳水化合物饮品 800mL，术前 2 小时饮用 ≤400mL，可缓解饥饿、口渴及焦虑情绪，同时降低术后胰岛素抵抗和高血糖的发生率。

4. 肠道准备

传统的术前肠道准备包括机械性肠道准备（mechanical bowel preparation，MBP）和口服抗菌药物清除肠道细菌。目前多个领域的 ERAS 方案均不建议术前机械性肠道准备。包括结直肠手术在内的多个外科领域的研究结果表明，机械性肠道准备会给病人带来不利的生理效应，可导致病人脱水、电解质紊乱，尤其是老年病人，同时会增加病人的痛苦，且并不能减少术后并发症发生。在结肠手术中，术前 MBP 还有可能延长术后肠功能恢复时间。针对胰十二指肠手术的回顾性研究结果也表明，MBP 并不能使病人获益。因此在加速康复理念下的外科手术不常规进行肠道准备。MBP 仅适用于需要行术中结肠镜检查或有严重便秘的病人。针对左半结肠及直肠手术，根据情况可选择性进行短程的肠道准备。

5. 血栓管理

深静脉血栓形成（deep venous thrombosis，DVT）是血液在深静脉内不正常凝结引起的静脉回流障碍性疾病，常发生于下肢。血栓脱落可引起肺动脉栓塞（pulmonary embolism，PE），DVT 与 PE 统称为静脉血栓栓塞症（venous thromboembolism，VTE），是同种疾病在不同阶段的表现形式。DVT 的主要不良后果是 PE 和血栓形成后综合征（postthrombotic syndrome，PTS），可以显著影响患者的生活质量，甚至导致死亡。外科医护人员须重视 VTE 事件的发生，并采取相应的防治措施，这是保证患者加速康复的必要措施。

住院患者围手术期 VTE 发生风险差异很大，应根据危险程度制定预防措施，通过血栓风险评分对每一例患者进行血栓风险评估，须同时评估出血风险，综合血栓、出血风险选择指南推荐的措施，启动 VTE 预防，预防措施包括基础预防、机械预防和药物预防，基础预防措施包括早期活动、肢体保暖等，药物预防措施可以使用普通肝素、低分子肝素等，机械预防措施可以使用间歇性充气加压泵、梯度压力袜等。血栓栓塞一旦发生后果严重，从围手术期加速康复的角度出发，以预防为主，注意早期识别，治疗中强调循证。

（三）术中管理

1. 麻醉方案及管理

围术期风险是多重的，取决于手术、麻醉和患者个体差异等因素。一般认为，围术期风险包括 30 天内出现的并发症和死亡。麻醉药本身不能为患者带来获益，所以患者风险评估的意义在于基础疾病是否会增加并发症的发生率，手术获益能否高于这些并发症带来的伤害。因此麻醉医师和护理工作者提高决策能力和整体风险评估能力是加速康复外科所面临的一项挑战。

麻醉方案的选择和实施力求对病人的影响最小化，以促进康复。选择全身麻醉联合硬膜外或椎旁神经阻滞、切口局部浸润镇痛等可满足手术无痛的需求并抑制创伤所致的应激反应。麻醉药物的选择应以手术结束后病人能够快速苏醒、无药物残留效应和快速拔管为原则。因此，短效镇静药、短效阿片类镇痛药及肌松药为全身麻醉用药的首选，如丙泊酚、瑞芬太尼、舒芬太尼等，肌松药如罗库溴铵、顺式阿曲库铵等。采用医院焦虑抑郁量表（HADS）筛查病人焦虑状态，术前不常规使用镇静药物，中重度焦虑可增加术后疼痛，建议选用药物或专科治疗。

2. 预防性应用抗生素与皮肤准备

院内发生的外科感染最常见的是手术部位感染（surgical site infection，SSI）以及发生外科病人中的导管相关血流感染、肺炎和泌尿道系统感染。SSI 在接受手术住院患者中的发生率达 2%～5%，是目前最常发生、治疗费用最高的医疗相关感染，并且是最有可能被预防的外科感染。目前已有多项基于循证医学依据的预防措施在指南中达成共识，针对加速康复外科患者围手术期感染防治的推荐措施包括：①控制血糖和肥胖、戒烟、改善营养状况；②术区清洁；③推荐葡萄糖酸氯己定乙醇皮肤消毒液作为皮肤消毒的首选。在清洁－污染及以上手术过程中，使用切口保护器可能有助于减少 SSI，但其使用不应优先于其他预防 SSI 的干预措施；④缩短手术时间，进行手术区引流，术中维持患者血氧、体温、正常体温的下限是 36℃；⑤仔细、合理处理组织，减少组织损伤，关闭无效腔，术后敷料覆盖伤口；⑥严格按照相关指南预防性使用抗生素，动态监测感染指标。

3. 疼痛管理

镇痛是加速康复外科的核心内容之一，早在 1997 年 Kehlet 教授提出加速康复外科理念时，就指出加速康复外科的目标是达到无痛、无风险的手术，其中充分关键的环节是疼痛管理。ERAS 理念下的围术期镇痛管理模式，遵循基于循证医学证据下的多模式镇痛方式，目的是获得最佳的镇痛效果，最小的副作用和加快患者的康复。术后疼痛是患者术后48 小时内主要并发症之一，是临床最常见和最需紧急处理的并发症。术前使用非甾体类抗炎药（nonsteroidal antiinflammatory drugs，NSAIDs）预防镇痛可能改善术后镇痛效果，加速患者康复。加速康复外科术后多模式镇痛方案的原则是使用 NSAIDs 类抗炎镇痛药为术后镇痛基础用药，尽量减少阿片类药物的应用，以减少其引起的并发症，如肠麻痹等，以促进患者的早期康复。

4. 液体管理

围术期液体管理是加速康复外科流程重要的组成部分，围术期液体管理节点覆盖术前、术中和术后全流程，目的在于维持患者围手术期的水电解质平衡。加速康复提出缩短术前禁食禁水时间、提前术后经口摄食、缩短补液量和补液时间的要求，目标导向液体治疗（GDFT）是液体输注的重要举措，围术期液体输注量要尽量接近零平衡，避免液体输注过量和组织低灌注。必须针对患者的个人情况，制定更加合理的液体方案，并根据患者的病情动态调整方案。

5. 体温管理

患者的身体状况和术中用药都会削弱机体的温度调节，术中体温降低时，麻醉药物在机体中的代谢速度减慢，麻醉苏醒时间延长。大规模的随机临床试验证明，即使是术中浅低体温（即降低 1.5～2℃）也会引起不良后果，因此体温管理也是加速康复的重要环节之一。麻醉医师和外科医师在面对外科手术和急诊手术体温有效管理中，可以采取多种措施：加强术中体温监测；采用预加温措施，如手术床上铺保暖床垫；提高手术室室温；减少患者皮肤暴露；术中使用液体加温装置，将静脉输液或冲洗液加热到 37℃ 左右；转运途中保暖。加速康复循证医学依据表明，病人手术时间超过 30 分钟就应该注意体温管理，维持病人核心体温不低于 36℃。

（四）术后管理

1. 恶心呕吐预防

术后恶心、呕吐（postoperative nausea and vomiting，PONV）是指患者术后出现胃部不适伴强烈呕吐欲望，胃内容物强力上排的感觉，是全麻术后常见的并发症，也是影响患者住院满意度和治疗体验的最主要因素。PONV 直接影响术后摄食时间，可引起水电解质紊乱、营养不良、脱水、伤口愈合延迟甚至切口裂开等并发症，导致延长住院时间，是加速康复开展的重要障碍之一。PONV 的发生与患者的年龄、性别、既往史、吸烟史、麻醉药的选择、手术方式有关，麻醉医生、外科医生、病区护士应在术前了解患者的基本情况，术前做好抗焦虑、戒烟、控制血压血糖、禁食禁水等准备，术中选择适当的麻醉方式，术后根据病情抬高床头，运用镇痛药物，规划早期活动，预防术后肠麻痹，根据手术类型和病人情况合理恢复饮食，减轻由 PONV 带来的术后不适感。

2. 早期活动

长期卧床可能导致胰岛素抵抗、血栓形成、骨骼肌萎缩、坠积性肺炎、压疮等问题，影响消化系统、呼吸系统等多系统功能恢复，延迟术后恢复时间，甚至远期影响患者的肌肉强度，因此术后早期活动成为加速康复的重要环节之一，与加速康复能否成功实行显著相关。加速康复中的早期活动包括床上活动、坐起、站立、病房内走动、走廊内走动及低强度的运动。为能够顺利实现早期活动的目标，加速康复要求在患者术前宣教早期活动的目的，包括预防血栓、保护骨骼肌功能和减少呼吸系统并发症及其他部位感染风险，确保术后镇痛的效果，对患者术后进行早期营养支持计划及尽早拔除引流管。多数研究认为，术后早期活动的常规目标为术后清醒即可半坐卧位或适量床上活动，术后第一天下地活动 1～2 小时，根据患者体能状况每日延长步行时间。

3. 管道护理

近年来，随着三维重建、肿瘤示踪技术、机器人辅助手术等的应用和普及，手术操作的精准性不断提高，影响病人术后的临床转归，对术后预防性留置引流管的必要性也产生了诸多争论，目前尚无高级别证据证明预防性引流管留置对病人术后加速康复的影响。手术医生根据手术方式和术中具体情况决定是否留置各类引流管，若无出血、吻合口瘘等并发症，宜尽早拔除。不常规留置胃管，若有特殊情况需留置，建议在麻醉清醒前拔除。术后尽早拔除尿管，无须常规进行膀胱锻炼。术后护理中，根据管道种类及治疗目的对管道进行分类标识，对管道进行安全有效的固定，降低非计划拔管的发生，避免因放置引流管而出现并发症，延长住院时间，影响加速康复的效果。

4. 术后饮食

有研究结果显示，择期腹部手术术后早期恢复经口进食、饮水可促进肠道功能恢复，有助于维护肠黏膜屏障，防止菌群失调和易位，从而降低术后感染发生率及缩短术后住院时间。有高级别证据证实术后早期恢复经口进食在胰腺外科领域的安全性及可行性，与管饲肠内营养比较，经口进食符合生理，可避免管路相关并发症及病人心理负担。因此，术后病人应根据耐受性尽早恢复正常饮食，当经口摄入少于正常量的 60% 时，应添加口服营养补充，出院后可继续口服营养补充。术后营养管理须结合术前营养状态及术中、术后并发症等情况酌定。推荐早期进食，根据营养达标、病人耐受及并发症严重程度，选择经口进食、肠内或肠外营养。

三、以循证为基础的加速康复外科指南及专家共识

加速康复外科的一个重要特征就是以循证医学为基础的围手术期优化管理方案，加速康复外科最先公共发表了有关结肠切除术、结直肠手术围术期照护的共识性文件。在 2010 年加速康复外科学会成立之后，召开了多次国际大会，制定有关加速康复外科的指南及专家共识，积极推广加速康复外科的发展进程，并为各个医疗机构开展实施加速康复提供循证支持（表 1-2）。

表1-2 已公开发表的加速康复外科指南

内容	发行年份
结肠切除术加速康复外科指南	2012
直肠切除术加速康复外科指南	2012
胰十二指肠切除术加速康复外科指南	2012
膀胱癌根治术加速康复外科指南	2013
胃切除加速康复外科指南	2014
胃肠手术围手术期加速康复外科——病理生理学	2015
胃肠手术围手术期加速康复外科——麻醉实践共识	2016
妇科/肿瘤外科术前术中照护指南（第一部分）	2016
妇科/肿瘤外科术前术中照护指南（第二部分）	2016
肥胖手术加速康复外科指南	2016
肝切除术围术期加速康复外科指南	2016
头颈癌手术围术期加速康复外科指南	2016
非心脏胸外科手术围术期加速康复外科指南	2016
乳房重建围术期加速康复外科指南	2017
加速康复外科中国专家共识及路径管理指南（2018版）	2018
食管切除术围术期护理指南	2018
心脏围手术期管理加速康复外科指南	2019
剖宫产围术期加速康复护理指南	2019
髋膝关节置换围手术期加速康复专家共识	2021
中国加速康复外科临床实践指南	2021

（李欢）

第三节 加速康复外科的临床应用

在黎介寿院士的带动下，我国的加速康复外科起始于2007年，现已进入了快速发展阶段，开展加速康复外科的医院、专科越来越多，科研成果数量丰硕，研究的深度不断提升，越来越多的患者从中受益，实现了患者、医务人员、医院、政府的共赢。加速康复外科临床应用中的现状、困难及对策介绍如下。

一、加速康复外科临床应用中的现状

1. 开展范畴逐步拓展

实施加速康复外科后，缩短了住院时间，为更多的患者解决了病疼问题，医院现有资源也得到了更充分的利用，所以更多的医院主动开展加速康复外科，从三级甲等医院到二级医院都有不同程度的开展。开展加速康复外科专科逐步拓展到普外科、妇产科、泌尿外科、神经外科、心胸外科、骨科等专科，而且形成了各专科加速康复外科专科特色。加速康复外科需要多学科团队合作完成，加入加速康复外科的学科从最初的外科医生、护士、麻醉科、手术室为主的团队，到逐步有营养科、康复科、药剂科、中医科、心理科等多专科加入，形成多团队合作模式的加速康复外科。

2. 专科发展方向多样化

加速康复外科发展早期的五个围术期重点措施包括疼痛管理、减少胃管留置时间、早期下床活动、早期经口进食、避免过多或过少静脉输液。随着对加速康复外科的逐步深入，逐步开展了营养管理、心功能康复、肺功能康复、胃肠功能康复、血栓性疾病管理、体温管理、运动功能康复、预康复、出院后管理、心理干预等康复管理。实现了患者围术期全人、全程、全周期管理。

3. 循证依据本土化

加速康复外科在国内经过近 20 年的发展，由中华医学会、中国医师协会、中国加速康复外科专家组等多部门分别颁布了多项加速康复外科专家共识。内容涉及专科疾病围术期管理、围术期用药、围术期营养管理、麻醉管理、日间手术、预康复等多方面。本土化的循证依据更加适合国内的国情、政策、文化、医疗环境等，是加速康复外科学习的重要途径，也是开展工作、科学研究的重要依据。加速康复外科的开展不能教条，不能一概而论，需要结合团队特点、患者个体情况，制定复合实际情况的实施方案。

4. 护理人员角色定位

随着护理学科的发展，培养了诸多加速康复临床实践需要的护理人才，如加速康复专科护士、营养专科护士、康复专科护士、高级外科专科护士、疼痛专科护士、手术麻醉专科护士等，护理人员负责患者的评估、参与方案的制定和实施。护理人员在患者管理的很多方面都承担着越来越重要的角色，如血栓性疾病管理、营养管理、术后活动、疼痛管理、体温管理、肺功能康复、心理护理、健康教育、延续性护理等方面。在加速康复外科实施过程中，专科护理人才有解决患者疑难复杂问题的能力，形成了多学科护理团队。"三分治疗，七分护理"体现了护理在患者管理过程中的重要性。在大健康理念的背景下，在实现疾病治疗到健康管理转变的过程中，护理团队的作用更是不可或缺。

二、加速康复外科临床应用中的困难及对策

加速康复外科在临床应用过程中，取得了一定程度的成果，同时在不同的医疗机构、不同的专科、不同阶段会遇到不同的困难，影响了加速康复的顺利开展。为推动加速康复外科顺利开展，根据加速康复外科开展过程中的困难，提出以下建议及实施策略。

1. 建立科学管理机制

开展加速康复需要多学科协作和配合，过程中涉及人力资源管理、绩效管理、质量管理等方面，需要从国家政策、医疗体制、医院管理等层面，从行政、经济、硬件、软件等方面配套，才能打破学科间的壁垒和多学科合作实施的瓶颈，实现学科间深入协作和配合。

制定体现加速康复价值的质量评价体系。开展加速康复后缩短了患者住院时间，但是

开展加速康复不仅是为了快，其重点不是康复速度而是康复质量。缩短住院时间背后的逻辑是减少患者应激反应，减少并发症。所以除住院时间之外，还需要有体现加速康复价值的其他指标，如疼痛管理相关指标、引流管留置相关指标、并发症相关指标、营养管理相关指标、血栓性疾病管理相关指标等。建立多维度评价体系，有利于加速康复外科科学深入发展。

2. 建立多学科合作模式推进加速康复外科

加速康复外科需要从多模式、多途径开展，包括精细化手术、优化麻醉、疼痛管理、营养管理、血栓性疾病管理、胃肠道功能管理、肺康复、体温管理等多方面，所以需要由手术医生、麻醉科医生、手术室护士、病房护士、康复科、营养科、中医科等多专科、多部门合作完成。在对加速康复统一认识的前提下，制定多学科合作的工作制度、工作流程和人员分工，为患者实施专业的、集成综合的治疗方案。

3. 更新加速康复知识、技能、理念

加速康复外科在推进过程中不断探索、不断实践、不断优化，为各学科的发展提供了更大的空间。正如欧洲加速康复主席 Olle Ljungqvist 所说：加速康复指南一直在变化，加速康复永远在路上。为更好开展加速康复外科，促进学科发展，我们在传统知识技能、工作习惯、工作流程、工作理念的基础上，秉承与时俱进的态度，不断更新知识、技能、理念，把加速康复外科应用到临床工作中。

4. 拓展加速康复应用范围

加速康复包含了一系列先进知识、技术、理念，如疼痛管理、营养管理、血栓管理、运动康复、肺功能康复、心功能康复等方面，这一系列先进知识、技术、理念，不仅适用于手术患者，同样适用于非手术患者。非手术患者住院期间同样需要以上一系列先进知识、技术、理念来得到专业的治疗，从而达到更好的康复效果。例如，卒中患者无论是否手术，很多患者都需要从运动康复、吞咽功能康复、排尿功能康复、营养管理、血栓性疾病管理、肺功能康复等方面制定治疗方案。所以加速康复包含的一系列先进知识、技术、理念同样适用于非手术患者，应用范围不应该局限于手术患者。

加速康复外科发展到现阶段，不再需要讨论开展的必要性和可行性。加速康复外科已然逐步被更多的人接受，并有了更深入的开展，现在已成为学科发展的热点之一。正如美国克利夫兰医学中心预测的 2018 年医学十大发展中，加速康复外科排第八位。更好、更深入开展加速康复外科势在必行，同时加速康复外科也会在现代医学发展中占有一席之地。

（栗霞）

第四节　护理在加速康复外科中的角色与定位

加速康复外科是以团队合作为基础的一项工作，团队成员包括外科医师、护士、麻醉师、康复治疗师、心理治疗师、营养师、医院感染管理科人员等，也包括患者及家属的积极参与。其中护士是花最多时间陪伴患者的专业人员，ERAS 的许多元素与护理角色有关，如术前预康复、围术期健康宣教、心理干预、术中保暖和控液、术后疼痛控制、早期活动、血栓预防、营养支持等。

在欧洲，丹麦、英国等国家对加速康复外科护士的工作描述中有明确要求：①最好是硕士级护士；②擅长运用符合 ERAS 指南及护理流程的临床护士；③在临床中了解患者每日康复的目标和时间；④收集与患者病情相关的数据；⑤根据手术诊断和流程分析及治疗患者；⑥整合 ERAS 协会提供的循证研究；⑦制定符合加速康复外科指导原则的患者护理计划；⑧寻求能反映护理实务的知识与能力，并促进创新；⑨根据医院的政策和业务范围委派适当的任务；⑩为患者和家庭提供教育，支持更好地理解护理计划，并鼓励实现循证目标；⑪当目标未达成时，与跨学科团队进行沟通；⑫澄清不支持 ERAS 指南或不符合实践标准的医嘱；⑬批判性思维能力和集中注意力的能力。从这些高级 ERAS 执业护士要求中我们发现护理人员作为加速康复外科团队中的重要参与者和实施者，发挥着不可或缺的作用，扮演的角色主要有临床实践者、管理者、协调者、咨询者、教育者、研究者等。

一、护理在加速康复外科中的角色与定位

1. 加速康复外科护理实践者

护士作为加速康复护理实践的一线执行者与直接护理的提供者，需在围手术期根据患者的疾病类型、个体化需求等，实施动态、持续、预见性的个体化评估，为患者提供营养管理、心肺功能锻炼指导、疼痛护理、管道维护、血栓风险管理、早期活动指导及伤口管理等全程、系统、延续的整体护理。在多学科联合临床操作中，护理发挥着不可替代的作用，如手术和麻醉方式的选择主要由外科医生与麻醉师决定，而在术前准备和术后护理中，如体位放置、恶心与呕吐、疼痛护理、保温处理、各类引流管与静脉导管的护理都与护士有密切的关系。因此，护士在 ERAS 的具体执行中不是被动地执行医嘱，而是需要积极动态观察和有效地评估、分析患者的病情并主动与医生沟通，主动地采取及时有效的措施提高患者舒适度，个性化地采取护理措施，切实做到因人施护、因病施护。

2. 加速康复外科护理管理者

护理作为加速康复外科的一个重要组成部分，传统的经验管理模式已越来越不适应现代护理科学的发展。在加速康复护理管理过程中，建立标准化工作流程，是保证护理措施高效进行、促进护理质量提升、提高护理人员执业能力的一个重要手段。加速康复外科护理标准化工作流程的建立为护士明确患者围手术期各时间段内的加速康复外科护理项目、措施和工作重点，以此为标准应用正确的护理方法和护理工具实施各项加速康复外科护理措施，并与标准化工作流程进行对照，及时查缺补漏避免工作随意性，确保护理工作及时、全面、准确地完成。随着现代护理管理理念的不断更新，通过实施标准化工作流程，落实护理措施、督导护理行为、提升护理质量已成为护理质量控制工作的重要方法，同时也使护理质量控制形成一个良性循环，促进了护理质量的持续改进。

3. 加速康复外科沟通协调者

ERAS 敢于质疑和挑战传统观念，在医疗技术、设施设备不断进步和革新的背景下，通过科学论证寻找循证医学证据，经多学科合作模式，外科医师协同麻醉医师、护士、康复师、营养师等多个角色的密切配合，将有限精力优先用于解决技术与决策问题，从而提高医疗服务的安全性、高效性及精准性。ERAS 作为一种全面优化的围手术期管理创新策

略，需要改变传统的临床路径，而我国很多医院对于病人的护理虽然按照 ERAS 的理念进行，但是能够做到多学科合作的很少。相关研究表明多学科协作的快速康复护理模式不仅可以有效促进病人术后康复，缩短住院时间，减少病人术后并发症的发生，而且还体现了护理人员在整个过程中的协调促进作用。护理人员是所有诊疗、决策的执行者，能够全面、全程观察病人病情变化与康复进程，有效保障治疗与护理计划得到顺利实施，从而使得多学科团队优势互补；作为多学科协作的沟通协调者，在一定程度上能够保证团队的稳定性和持续性，也促进了护理学科的发展。

4. 加速康复外科护理咨询者

为了让患者用科学的眼光去看待 ERAS，而不是盲目地对照"网络医学""伪医学"乱投医，国内多家医院开设了线下加速康复护理门诊、线上医院微信公众号中的"互联网 +"护理服务平台服务，由出诊专科护士针对患者咨询提供入院前及出院后居家指导及咨询。针对预住院患者及家属缺乏加速康复外科理念相关知识这一问题，医院有相关外科护理团队设预康复护理门诊给予患者超前健康指导，让患者居家等待手术日期间了解"加速康复计划"的每一个环节，帮助术前居家的患者进行戒烟行为、心肺功能锻炼、认知干预及营养储备。为进一步提高患者围术期的依从性，各专科举行患教会活动，围绕术后饮食、营养、活动、管道、并发症等问题开展广泛的科普讲座。主题可围绕为何 ERAS 术前只需要禁饮 2 小时和禁食 6 小时、术后早期营养干预的重要性、术后早期下床活动的目的、出院后的相关护理及复查等，纠正患者及家属的认识误区，提高患者出院后的居家康复效果。

5. 加速康复外科护理教育者

随着现代高端技术的发展与融合，临床护理逐渐朝着专、深、细、精的方向发展，其专业性强、专业技术要求高，存在诸多护理难点，催生了加速康复专科护士岗位，以适应加速康复护理发展的需求。ERAS 可以被描述为一个复杂的过程，因此具有非常大的挑战性。它要求护理管理层让护士处于识别问题并与其他专业人员一起解决问题的最佳位置，需要强有力的管理层来鼓励、激励和授权多学科合作人员和病人。这就是一些困难所在：传统上护士被视为"护理提供者"，而不是那些能够自主决定病人护理的授权临床医生。这种看法可能由护士自己延续，因为她们并不总是认为自己是多学科团队的领导者。ERAS 护士必须优先改变这种过时的心态，才能得到更高的管理人员和临床同事的支持。在过去的几年里，我们看到护士扮演了更多的领导角色，培养具备特色的、系统的、规范的加速康复专科护士，对推动 ERAS 措施的落实、促进多学科团队成员间的协作和沟通、改善患者的临床结局、提高护理服务质量、拓展护理人员职业生涯等方面都起到积极的作用。

6. 加速康复外科护理研究者

Thomas W. Wainwright 在增强术后康复护理中提及直至 2020 年底在 PubMed 数据库中已有 3278 篇发表的 ERAS 文章，当 ERAS 搜索词与护理术语结合使用时，相关护理文章发表了 94 篇文章。国内张茜等人在对我国加速康复外科护理的发展现状及前景进行分析报告中，从 ERAS 推广问题、相关知识方面进行阐述，并给予护理研究人员从如何培养 ERAS 专科护士、如何突破传统的护理模式、如何与社区护士合作、如何做好术后病人的随访工作等方面的建议。护士虽然被普遍认为是 ERAS 概念的核心，但她们面临的挑战在于，护士不仅要改善 ERAS 途径的实施，而且要为 ERAS 造就学术环境，增加科研学术研究，发表相关文章及收录入 SCI，进一步为提升患者护理服务作出贡献。

二、加速康复外科护理展望

加速康复外科在国内开展已有十余年的时间，到目前为止主要还是针对住院期患者，但加速康复计划的完整实施应分为三个阶段：术前、术中和术后，具体而言包括术前预康复、住院期间早期康复和出院后延续护理需要实施全过程管理，而入院前和出院后环节目前尚未得到全面重视，这会对患者康复中动机和行为改变有重要影响作用。Duriaud 等人的观点是可以通过引入一个护士主导的诊所来实现，在该诊所，患者身体问题和心理护理得到照顾，因此在未来由护士主导的门诊随访和对患者出院后的支持将变得更加广泛。

（周雪玲　周裕玲）

第二章　加速康复临床护理路径概述

第一节　护理临床路径的起源与发展

随着人们对医疗服务认识的加深及需求的增加，为达到"患者满意、社会满意、政府满意、护士满意、医生满意"的目的，缩短手术患者的康复时间，改善患者的手术预后，我们寻求建立一个基础护理、专科护理、心理护理、健康指导为一体的整体护理工作模式，即加速康复临床护理路径。

一、定义

1. 临床路径概念

临床路径（clinical path way，CPW）是以循证医学为依据，在多学科共同合作的基础上，运用已证实有效的方法和手段，对特定疾病诊断或手术，制定的有顺序性、时间性、最适当的临床服务计划，借以减少延迟康复和浪费资源，使患者获得最佳服务品质。

2. 临床护理路径概念

临床护理路径属于临床路径范畴，于1996年以"关键模式"的名称引入国内，并在国内护理领域渐渐起步，不断完善。

临床护理路径（clinical nursing pathway，CNP）是一种标准化护理方法，是一种适应新形势的科学、高效的新护理模式。其针对特定的患者群体，以时间为横轴，以入院指导、接诊时诊断、检查、用药、治疗、护理、饮食指导、活动、教育、出院计划等理想护理手段为纵轴，制成一个日程计划表，对何时该做哪项检查、治疗及护理、病情达到何种程度、何时可出院等目标进行详细的描述与记录，使护理工作有计划、有预见性地进行。

临床路径把诊疗护理常规合理化、流程化，使病程的进展按流程进行有效控制，其最终结果就是依据最佳的治疗护理方案，降低医患双方的成本，提高诊疗护理效果。

3. 加速康复临床护理路径概念

加速康复临床路径（enhanced recovery pathways，ERPS）指基于循证医学证据，在多学科团队合作的基础上，针对特定的手术患者，从入院到出院的时间顺序制定护理计划表，采用一系列的干预措施，一旦应用，可改善患者手术后的临床预后。

二、起源与发展

1. 国外加速康复临床护理路径起源与发展

1997年，丹麦外科医生 Kehlet 教授首先提出了 multimodel surgical care 和 fast track surgery 的理念，其最初的含义为迅速途径、康复、早期出院。2001年，英国医生 Ken Featon 和瑞典医生 Olle Ljungqvist 发展了 Kehlet 的概念，从早期出院进展到康复的概念，并推动成立了 ERAS 研究组织，其成员由6位教授组成，他们分别来自欧洲5个国家——英国、荷兰、丹麦、瑞典、挪威。研究会成立后发现，许多被证实行之有效的临床方法，由于受传统观念影响，没有被临床广泛接受和应用。ERAS 研究会并没有真正地创新临床方法，而是致力于"改变传统"，将行之有效的方法在临床进行推广，进而实现加速患者术后康复的目的。ERAS 适用领域广泛，并不局限于结直肠手术，目前已广泛应用于腹部外科、普胸外科手术、矫形外科手术、泌尿外科、骨科和妇科等领域。ERAS 是一个多学科协作程序，随着临床外科的发展，ERAS 护理也随之发展起来，在各专科领域开始了探索与发展。ERAS 在外国护理领域的发展主要是通过学术与实践两方面，西方国家对于 ERAS 的应用主要通过理论结合实践，他们已经开展与快速康复的相关学科，使护士能够从根本上对快速康复有所认识与理解，从而更能有效地运用到实践。ERAS 护理实施对护士的学历要求极其严格，因为护士的文化程度对于 ERAS 的成功实施是非常重要的。在国外，ERAS 护理是一个联动过程，能有效将院内院外相结合，这对于患者的疾病术后康复等起到了重要的作用。

为降低医疗成本，提高医院运营效率和服务质量，美国许多医院开始探索新的管理举措。1985 年，美国马萨诸塞州波士顿新英格兰医疗中心（The New England Medical Center，NEMC）的护士 Karen Zander 和 Kathleen Bower 运用护理程序与路径的概念，大胆尝试以护理为主的临床路径服务计划，将路径应用于医院的医疗护理。结果发现，这种方式既可缩短住院时间，节约护理费用，又可达到预期的治疗效果。此后，临床路径逐渐得到重视并迅速发展。美国、英国、澳大利亚、日本、新加坡及我国台湾、香港地区都有大量文献报道，美国医疗机构联合评审委员会国际部已把临床路径列入医院评审的核心标准之一，在喉切除术、泌尿外科手术、骨外科手术、ISI 等择期手术患者中应用尤其普遍。1997 年起澳大利亚 Westchester 医疗中心已经把临床护理路径用于心脏瓣膜修补、瓣膜置换术、先天性心脏病手术等；2000 年，新加坡樟宜综合医院已将临床护理路径用于 30 个病种。随着临床护理路径研究的不断深入，其研究和实施病例范围也逐渐扩大，已不再局限于外科手术患者，而是从急性病向慢性病、从外科向内科、从临床医疗服务到社区家庭医疗服务扩展。如临床护理路径在卒中、糖尿病、心力衰竭及在门诊术后随诊患者中也能观察其实施效果。实践证明，开展临床护理路径是医院为患者减少医疗费用、有效保证高质量服务的科学方法。

对于加速康复与临床护理路径的快速发展与应用，国外学者将两者结合，构建快速康复临床护理路径，在国外学者文献中总结得出快速康复护理临床路径，主要包括：干预式结构化的多学科护理计划；采取措施将准则或证据转化为符合当地特色的临床路径内容；干预措施详细说明了计划、途径等护理过程的步骤（即干预措施具有时限或基于标准的进展）；规范特定人群护理的干预措施。通过两者的结合能更好地促进患者的康复，缩短住院时间，节约医疗资源。

2. 国内加速康复临床护理路径建立与发展

中国 ERAS 的临床研究已有 10 年的历史，近年来在多个学科得到了快速发展。2006 年，黎介寿院士率先将"加速康复外科"（快通道外科）理念引进中国，他也因此被称为中国 ERAS 之父。2007 年，在黎介寿院士指导下，江志伟教授率团队开展 ERAS 研究，并在《中华外科杂志》发表了世界上第一篇有关胃癌 ERAS 首个临床应用的研究论文。随后他们在结直肠 ERAS 等领域不断探索和实践，使中国的 ERAS 得到了飞速发展。目前我国的 ERAS 发展已涉及外科、美容等领域。

1996 年临床护理路径的概念第一次引入我国。2002 年，在北京召开了临床路径研讨会。四川大学华西医院已在心胸外科等六个病房进行临床护理路径模式试点，现已用于33 个病种。国内许多医院也相继引进临床护理路径，并开展了部分临床护理路径的研究和试点工作。2001 年 7 月，国际著名护理学专家、美国乔治·梅森大学的护理学教授吴袁剑云博士来我国，推动了临床护理路径在我国的进一步发展。在整体护理模式的基础上，将临床护理路径用于临床医疗护理服务，促进了医疗护理质量的全面提高，目前临床护理路径应用范围已有明显扩展，既有传统外科领域的，如剖宫产手术、腹腔镜手术、心脏手术围手术期的应用，也有如慢性病、心血管病的应用。此外，关于医院管理、医疗体制、医疗保险、质量管理、循证护理与临床路径的关系也在深入探讨之中，临床护理路径成功地在健康教育中得到广泛应用，提高了患者健康教育的质量和效果，促进了患者良好行为的养成和疾病康复。但我国制定的单病种临床护理路径病种少，应用范围受局限。

临床护理路径在外科的应用主要是通过多学科合作在患者围手术期实现，编制快速康复临床护理路径表，通过快速康复理念促进患者康复，缩短患者的住院天数，提高患者的满意度。国内对于快速康复护理路径的围手术期护理方案或"手术后快速康复"路径的开发和系统实施还在研究与验证阶段。目前我国缺乏标准实施流程与规范化操作标准，因此对于快速康复护理路径的研究有待进一步完善。

（梁骊敏　陈云）

第二节　护理临床路径的基本步骤和实施

临床路径是近年来国内兴起的一种诊疗新模式，它通过个性化、流程化、标准化的诊疗方案，规范医疗行为，优化医院资源配置，合理控制医疗费用。随着现代医疗科技的发展，优质护理服务的推广，临床护理服务模式的改革，人们对进一步规范护理工作提出了更高的要求和标准。临床护理路径的实施，促进了科学化、规范化、标准化护理服务的开展，对外科护理工作起到了积极的作用。

一、加速康复临床护理路径设计

（一）设计原则与要求

1. 原则

根据卫生部临床路径标准原则，结合本地医疗机构医疗水平，参照现有的医疗护理常规标准，设计出适合本地医疗的临床护理路径表；通过广泛查阅资料，归纳护理实践经验，运用护理程序，制定出适合本科室的临床护理路径表（适用于护理人员的临床指导，便于临床护士的操作；针对特定的患者群体，需要体现以患者为中心）。

2. 要求

（1）医院应结合本院的实际，优先考虑卫生行政部门已经制定临床路径推荐参考文本的病种，组织专家对临床路径文本进行微调和细化，使其既具有可操作性又具有技术适宜性。

（2）根据各医院的专科特色，以疾病的护理常规与标准护理计划为依据，紧扣医疗计划及医嘱，按照患者诊治时间设计具体护理内容。

（3）路径的设计与运行流程应与医院现有的制度和工作模式紧密结合，不能脱离医院的实际。

（4）结合 DRG/DIP 付费政策的相关要求，缩短住院时间、降低住院费用、提高护理质量。

加速康复临床护理路径应具备以下特征：以医疗临床路径为基础；用图表形式按时间顺序提供有效的护理计划以提高护理品质管理为出发点；使治疗、护理、健康教育、康复指导有序及标准化；培养患者自我管理、照护能力，促进健康；减少各项诊疗活动的漏项、缩短住院时间；促进护理质量持续改进。

（二）设计关键点

临床护理路径表的设计是针对特定的患者群体的。以时间为横轴，以入院评估、住院中的检查、用药、治疗、护理、饮食指导、活动、健康教育、出院计划等理想护理手段为纵轴，制成一个标准流程，需要具备以下要素：

（1）与医疗路径保持一致。

（2）路径中对应的设计：护理路径中对应具体实施的主要护理工作，是质量保证和改进的关键环节（路径的功能之一），能有效体现护理程序、专科护理常规和整体照顾。

（3）评估表的设计：具有显著的专科特点及护理特点。

（4）变异的记录、分析及积累。

（三）设计内容

加速康复临床护理路径的内容须以加速患者功能康复为目的，围绕患者住院期间的治疗进程，且包含多学科的参与合作。

（1）预期目标：包括预期住院天数、费用和转归。

（2）日程或时段：以医疗计划日程、时段为依据。

（3）项目：①医疗措施——手术或非手术治疗方案；②检查和化验——与患者疾病相关的检查及化验安排和结果处理；③治疗护理——患者住院期间的治疗措施及护理方案；④活动——患者运动方案指导，包括运动的方式、运动时间、运动的频率、运动的场所等；⑤饮食——依据患者的营养状况及疾病情况指导患者正确进食方案，患有糖尿病、高血脂等疾病的患者需提供特殊饮食护理；⑥宣教——住院期间根据患者的疾病需求提供必要的护理宣教，包括疾病相关知识、用药、活动饮食等方面，可采用宣传册、视频等方式提供"一对一"或团体指导；⑦监测——根据患者的病情需要监测患者的生命体征、营养状况、血栓风险等，定期评估、准确记录、完整交接；⑧出院计划——患者出院时予以出院的宣教，包括居家的饮食、运动、药物、自我监测、定期复诊等内容，保障延续性护理。

二、加速康复临床护理路径的实施

（一）遵循理念

（1）人性化理念：以人为本，以患者为中心。

（2）护理程序理念：评估、计划、实施、评价。

（3）循证护理理念：打破习惯与经验性操作，重新审视和评判以往的护理常规，尤其是涉及时间和具体操作方法的调整时，应有较确定的循证依据。

（二）实施内容

1. 路径标记

（1）移动护理路径标记。可将患者在移动护理系统中加入路径，标记显示路径为"路径患者"，以示区别，可使患者加入路径或退出路径，可随时查看路径导航阶段，可对路径进行删除、新增、提前、推后等操作。

（2）护士站智能交互系统标记。首页一览表可进行护理路径标记，展示护理路径床位，便于初期实施护理路径的监测。

2. 护理、健康宣教

根据临床护理路径表完成活动饮食、护理、监测及出院计划等相关内容。

3. 观察

密切观察患者病情变化，发现变异情况及时通知医师。

4. 实施

通过移动护理完成宣教及护理路径，实现路径闭环管理。

5. 记录

（1）执行护理路径的相关措施后及时在护理文书系统中确认记录，以保持病历完整性。

（2）完善护理路径信息化系统，实现与医疗系统自动同步记录，以进一步提高工作效率。

（三）临床护理路径变异

1. 变异概念

当患者在接受诊疗服务的过程中，出现偏离临床路径程序，或在根据临床路径接受诊疗过程中出现偏差的现象称为变异。

按照变异发生的性质，可以将变异分为正性变异和负性变异两类。正性变异：指虽然不符合路径的计划，但其发生具有一定的合理性，可以缩短住院天数，使患者在路径规定的时间内提前完成治疗，或是可以减少住院费用。负性变异：指不符合路径的计划，虽然其发生可能具有一定的合理性，但会导致住院天数的延长；或其发生不合理，属于管理的失误，最终导致患者治疗时间延长或费用增加。

2. 变异原因

导致变异的原因是多样的，目前常见的临床护理路径变异的原因主要有以下几点：

（1）患者相关的变异：变异的发生常与患者的需求、个体差异、心理状态、病情的严重程度有关。例如，同样诊断为肺癌的 2 例患者，1 例有糖尿病需调整血糖后手术，1 例可如期手术；或 1 例具备良好的心理承受能力，坦然接受化疗，1 例焦虑过度，拒绝化疗。此时，2 例患者的治疗计划实施和效果就会不同，这就导致了患者相关的变异。

（2）医务人员相关的变异：由于医务人员的工作态度、技术水平、医患沟通技巧等差异导致的变异。例如：护理人员发生给药错误而造成不良后果，使患者偏离标准临床路径。

（3）医院系统相关的变异：是因为医院系统的各个部门之间沟通、协调障碍，或者设备不足等问题产生的。例如，医院检查科室发出的患者检查报告未及时传达给临床科室，导致患者治疗进程被延误，从而出现变异。

（4）出院计划因素相关变异：由于等待转诊、家庭社会支持限制或是因为经济因素等而致使患者不能按计划出院。

3. 变异处理

一旦发现变异护理人员应立即将变异情况反馈给主治医师，由医师讨论确认为变异，将变异详细记录在临床护理记录单上，包括产生原因和结果，然后退出临床护理路径，经主治医师共同分析变异原因后制订处理措施。对于正性变异路径，临床路径小组应积极分析其合理性，作为改进路径的参考。对于负性变异路径，临床路径小组应详细分析其原因，及时纠正不合理的负性变异，采取措施，避免再次发生。

（四）加速康复临床护理路径实施目的和意义

临床护理路径的最大特点是体现以患者为中心的服务理念，按照时间性和顺序性向患者提供全程连续的医疗照护，明确了护理人员的职责，促进了优质护理服务的深入开展。优质护理的开展，责任制整体护理工作的落实，为临床护理路径落实到位提供了保障，两者有效结合，能促进整体护理质量的提高，促进护理专业科学化发展。

（1）提高患者的满意度：患者能预先知道所要接受的治疗与护理的过程及住院天数，了解治疗与护理全过程，这能减轻恐惧、焦虑心理，充分调动患者的积极性，使患者主动参与医疗过程，显著提高患者满意度。

（2）促进整体护理的开展：开展临床护理路径体现了以患者为中心的服务理念，促进整体护理的推广和深化，在实施临床路径过程中，能促进护理人员积极发挥主观能动性，为临床路径提供专业信息，提高护理人员各专业之间的协调能力，对发展专科护理起到一定的推动作用。

（3）提高临床教学质量：在临床护理教学中开展临床路径，规范了教学流程，提高了教学效率，增强了教学的系统性，增加了师生沟通，提高了护士生对教学方法的满意度。

（4）促进医院护理管理，提高护理质量：临床护理路径的设计与实施应遵循人本管理、循证医学和 PDCA 循环等理论，采用目前最佳的治疗护理方案，根据临床护理路径表完成活动、饮食、护理、监测及出院指导等。医护人员应协调医患、护患、患者之间的关系，提醒、监督每日进程，保持病历的完整性等。用图表的形式提供有效的护理指导，使诊疗护理有序，减少遗漏项目，提高工作效率，减少了无效住院日，明显缩短了患者的住院天数，降低住院费用，减轻患者负担，节约医疗资源。临床护理路径可使护理人员由被动护理变为主动护理，不再机械地执行医嘱，而是有目的、有预见性地进行护理，使护理效果更有效、更安全，同时能有效地促进护理人员对护理程序的运用，全面提高整体护理质量。

（梁骊敏　顾娇娇）

第三章 加速康复外科麻醉与手术管理

第一节 麻醉前的评估及处理

加速康复外科是指以循证医学证据为基石，通过外科、麻醉、护理、营养等多学科协作，对涉及围术期处理的临床路径予以优化，通过缓解患者围术期各种应激反应，达到减少术后并发症、缩短住院时间及促进康复的目的。术前评估质量直接与手术风险相关，因此麻醉前评估的每一道防线都很重要。

一、术前宣教

术前宣教可采用多种形式，如卡片、手册、多媒体、展板等，重点介绍麻醉手术方式和围术期处理要点，缓解患者紧张焦虑情绪，使患者及家属更好配合 ERAS 项目的实施。

二、术前戒烟戒酒

一般而言，推荐术前戒烟和戒酒超过 4 周，可以明显缩短术后住院时间，降低伤口感染率、血栓栓塞率及肺部并发症的发生率，降低总的并发症发生率。

三、术前访视和评估

术前麻醉评估应包括全面的病史采集、ASA 分级、气道评估、脊柱解剖学的基本评估、改良心脏风险指数评估（revised cardiac risk index，RCRI）、代谢当量评级（metablic equivalent of task，MET），老年患者还应进行术前衰弱评估、精神神经及呼吸系统功能评估等。

四、术前预康复

术前预康复是指拟行择期手术的患者，通过术前的一系列干预措施，改善机体的生理和心理状态，以提高患者对手术应激的反应能力，其主要内容包括：

（1）术前贫血的纠正。

（2）采用非甾体类抗炎药（non-steroidal anti-inflammatory drugs，NSAIDs）或选择性 COX-2 抑制剂，进行预防性镇痛。

（3）加强术前衰弱评估，如采用临床衰弱量表（clinical frailty scale，CFS）进行评估和干预。

（4）进行术前活动耐量的评估，制订术前锻炼计划，提高功能储备。

（5）术前认知功能的评估，如采用简易智力状态评估量表（mini-mental state examination，MMSE）进行认知功能评估，减少术后谵妄等并发症的发生率和降低死亡风险。

（6）术前炎症的控制，在保证安全的前提下，术前应用皮质激素可以减轻术后疼痛、减轻炎症反应和早期疲劳。

（7）术前心理评估和干预，术前采用医院抑郁焦虑量表（hospital anxiety and depression scale，HADS）进行心理状态评估和有效的干预。

（8）术前营养支持，建议术前采用营养筛查 2002（nutritional risk screening 2002，NRS 2002）进行营养风险筛查，改善患者的营养状况，降低术后并发症的发生率。当存在以下任何一种情况时应予以营养支持，包括：① 6 个月内体重下降 >10%；②NRS 2002 评分≥5 分；③BMI <18.5kg/m² 且一般状态差；④血清白蛋白浓度 <30g/L。术前营养支持首选口服及肠内营养途径，必要时可行静脉营养，术前营养支持时间一般为 7～10 天。

（9）预防性抗血栓治疗。恶性肿瘤、术前化疗、手术时间 >3 小时的复杂手术、长时间卧床患者是静脉血栓栓塞症（venous thromboembolism，VTE）的高危人群。术前应该评估患者的 VTE 风险，根据 VTE 风险级别选择机械性或者药物甚至两者联合应用的血栓预防措施。

五、术前禁饮禁食

排除合并胃排空障碍、胃肠蠕动差、糖尿病、急诊手术等患者外，缩短术前的禁饮禁食时间，提倡术前 2 小时可口服清亮液体（不包含酒精类饮品）≤400mL，术前 6 小时可进食淀粉类固体食物和奶制品，有利于减少术前患者口渴、饥饿、烦躁和紧张等不良反应，减少术后胰岛素抵抗，缩短术后住院时间。

六、术前肠道准备

尽量避免和减少术前机械性肠道准备，减少对患者产生的应激反应、脱水和电解质紊乱。必要时可选择性进行短程的肠道准备。

七、术前麻醉用药

术前不应常规给予长效的镇静和阿片类药物，应减少术后苏醒延迟概率。老年患者术前应慎用抗胆碱药物及苯二氮卓类药物，以降低术后谵妄的风险。

（周少丽　龚楚链）

第二节　麻醉方式

加速康复开展下的麻醉方式区别于传统的麻醉方式，目的是减少患者术后的应激及并发症，在麻醉方式的选择上，需要根据手术的风险和患者的具体情况进行权衡，实施个体化的麻醉方案。

一、肝、胆道手术麻醉方法

肝、胆道手术是创伤比较大的手术，麻醉方式可采用静脉麻醉或静吸复合全麻醉联合硬膜外麻醉或区域神经阻滞（竖脊肌平面阻滞、胸椎旁神经阻滞、腰方肌阻滞和腹横肌平面阻滞）或切口局部浸润；全麻复合持续输注右美托咪啶 0.3～0.7μg/（kg·h）可产生与全麻复合硬膜外阻滞相当的抗应激和减轻缺血再灌注损伤的效果。

二、胰腺手术

胰腺手术既可在单纯全身麻醉下完成，也可以联合硬膜外或周围神经阻滞。术中硬膜外给以局部麻醉药物和阿片类药物可获得良好的镇痛效果，减轻创伤所致的激反应，并可减少麻醉药物、阿片类药物和肌松药物的用量。术后还可经硬膜外导管实施镇痛，但是会增加术中低血压的发生率及术后皮肤瘙痒和尿潴留的不良反应，对合并有凝血功能异常、血小板数量减少或功能异常的患者，还有硬膜外血肿的潜在风险。

三、胃和减重手术

麻醉方式的选择和实施力求对患者的影响最小化，以促进术后的康复。全身麻醉作为最常用的麻醉方法，被广泛用于胃切除术，可以辅助硬膜外或者区域神经阻滞（竖脊肌平面阻滞、胸椎旁神经阻滞、腰方肌阻滞和腹横肌平面阻滞）甚至切口局部浸润，提供有效的术后镇痛、降低阿片类药物的用量，减少术后的应激反应。

四、结直肠手术

建议选用全身麻醉联合切口浸润麻醉或全身麻醉联合中胸段硬膜外阻滞或外周神经阻滞等麻醉方式，可以减少术中阿片类药物和其他全身麻醉药物的用量，利于术后快速苏醒、胃肠功能恢复和早期下床活动等。术中辅助静脉输注利多卡因和右美托咪啶等有利于增强镇痛及抗应激效果。

五、胸腰椎手术

胸腰椎患者均需取俯卧位，通常选用全身麻醉，并辅助伤口局部浸润或区域神经阻滞，手术过程选用短效的静脉或吸入麻醉药物、阿片类药物和肌松药物等。

六、颈椎后路手术

颈椎后路手术均为俯卧位，通常选择全身麻醉。插管前应该评估颈椎稳定性、生理弯曲、脊髓受压程度等，必要时提前准备特殊的麻醉药物和插管装置，保证患者中立位插管。

七、颈椎前路手术

颈椎前路均为仰卧位，通常选择全身麻醉，术前应该提前进行气道评估，评估患者的颈椎活动度、稳定性、是否具有面罩通气困难和器官插管困难等，对于颈椎活动度丢失、失稳或者合并困难气道的患者，清醒镇静状态下借助纤维支气管镜行气管插管是实施全身麻醉最安全的方法。

八、脊柱侧凸手术

选用全身麻醉。根据患者的体重、年龄、心肺功能、手术难易程度、创面大小和手术时间等选择安全的麻醉诱导和维持方案。术中需要检测脊髓诱发电位的电生理监测，要选择对诱发电位干扰较小的麻醉药物。术中除进行常规的生命体征监测外，还要进行麻醉深度、体温、有创动脉血压和血容量的监测。

九、剖宫产手术

剖宫产手术选择椎管内麻醉比全身麻醉安全，腰硬联合麻醉比单纯的腰麻机能恢复更快，且硬膜外导管可以改善腰麻的阻滞不足，留置硬膜外导管可以提供良好的术后镇痛。有实施椎管内麻醉禁忌症的患者，可以选用全身麻醉辅助区域神经阻滞（腰方肌阻滞和腹横肌平面阻滞等）及切口局部浸润，术后辅助静脉镇痛可以为患者提供良好的术后镇痛效果，促进患者的康复。

十、妇科手术

根据不同妇科手术情况，可以采用全身麻醉、区域阻滞或者两者联合。麻醉诱导可以选用丙泊酚、芬太尼、舒芬太尼或者瑞芬太尼。手术中麻醉维持采用静脉全麻或者吸入麻醉，术中尽量减少阿片类药物的应用，必要时辅助短效的阿片类药物如瑞芬太尼。肌松药物使用中短效的罗库溴铵、维库溴铵和顺式阿曲库铵等。

（周少丽　龚楚链）

第三节　液体管理

液体管理是麻醉管理中的重要组成部分，这关系到患者术中的水电解质平衡和纠正液体失衡。加速康复外科实施策略包括缩短禁食禁水时间、胃肠道准备、早日恢复摄口进食、缩短补液时间及补液量，这些都对液体管理提出了新的要求。

一、围术期液体管理定义

围术期液体管理是加速康复外科流程重要的组成部分，围术期液体管理节点覆盖术前、术中和术后全流程。液体治疗和患者的预后密切相关，既要避免因低血容量导致的组织灌注不足和器官功能损害，也要避免因容量负荷过重导致的组织水肿。

（一）术前液体管理

术前液体管理包含有术前机械性肠道准备（mechanical bowel preparation，MBP）导致的机体液体丢失；术前长时间禁饮禁食引起的丢失量增加。可以通过术前2h给予口服清亮碳水化合物400mL及术前8～12h口服清亮碳水化合物800mL补充。

（二）术中液体管理

术中液体补充，必须包括以下5部分内容：
（1）禁饮禁食引起的累积丢失量。
（2）每小时机体的生理需要量。
（3）第三间隙转移量和蒸发量。

（4）麻醉药物和麻醉技术导致的血管扩张引发容量不足。

（5）术中出血量。

（三）术后液体管理

围术期实施加速康复给予患者，术后应该根据胃肠道功能恢复情况，鼓励患者尽早给予经口摄入液体和固体食物，减少静脉液体输注量。除外科手术导致的丢失量外，应鼓励患者每天摄水量为 25 ～ 35mL/kg。

二、围术期液体输注种类

治疗液体种类包括晶体液、胶体液及血制品等。晶体液可有效补充禁饮禁食丢失量和人体生理需要量及电解质，但晶体液扩容效果差，血管内停留时间短，大量输注可致组织水肿等不良反应；胶体液扩容效果强，血管内停留时间长（3 ～ 4h），有利于控制输液量和减轻组织水肿，但存在过敏、影响凝血功能和引发肾损伤风险。晶体液治疗提倡尽量输注平衡盐液体，包括林格氏液、乳酸林格氏液和醋酸林格氏液。尽量避免输注 0.9% 的生理盐水，减少由于输注生理盐水导致的高氯性酸中毒和肾功能受损，延长患者的住院时间和增加患者的术后 30 天死亡率。0.9% 生理盐水仅限于用在合并有低氯血症和酸中毒的患者。有急性肾损伤风险患者尽量避免大容量的人工胶体治疗。

三、补液原则

采用目标导向液体治疗原则（goal-directed fluid therapy，GDFT），维持液体输注接近零平衡（near-zero fluid balance），围术期避免液体超负荷，避免体重增加超过基础值 2.5kg，尤其是对于高风险手术和液体交换量大的患者，也要避免液体输注不足导致组织低灌注。

四、液体输注过程注意事项

液体治疗过程中，可以使用合适剂量的血管加压素维持患者的稳定动脉血压和组织血氧灌注，充分维持心脏的每搏量和心输出量。

五、液体治疗总结和建议

目标导向液体治疗（GDFT）是液体输注的重要举措，围术期液体输注量要尽量接近零平衡，避免液体输注过量和组织低灌注，避免围术期液体输注过量导致体重增加超过 2.5kg，尤其是对于高危患者、大量丢失液体和大量出血患者。液体治疗种类尽量采用平衡盐溶液，尽量避免使用 0.9% 生理盐水，适当剂量的人工胶体可以用于低血容量患者。复合硬膜外麻醉和低血压患者，建议给予静脉泵注血管加压素维持血压稳定。有研究显示，术中合理输注醋酸林格氏液及使用醋酸林格氏液替代生理盐水为溶剂的羟乙基淀粉电解质注射液，有助于减少患者术后并发症，促进患者的康复。

（周少丽　龚楚链）

第四节　疼痛管理

ERAS 理念下的围术期镇痛管理模式，遵循基于循证医学证据下的多模式镇痛方式（multimodal analgesic regimen），目的是获得最佳的镇痛效果、最小的副作用和加快患者的康复，促进患者早期下床活动和恢复经口摄饮摄食。多模式镇痛采用多种作用机制不同的镇痛药物和多种不同镇痛技术联合。

一、多种镇痛技术

1. 硬膜外镇痛（epidural analgesia）

硬膜外镇痛尤其是胸腰段硬膜外镇痛，是开放手术（如开放的食管癌根治术、开放的肝切除和胃肠道手术、开放的泌尿和妇产科手术等）术后镇痛的金标准。多种循证医学证据证明，实施硬膜外镇痛可以为患者带来获益，提供术后 3 天良好的术后镇痛效果，减少术后心肺并发症，降低术后胰岛素抵抗，加快胃肠功能恢复，降低术后 30 天患者的死亡率和总体并发症的发生率。但是要注意硬膜外镇痛存在术后低血压、尿潴留、运动阻滞及皮肤瘙痒的副作用。

2. 区域神经阻滞（regional nerve block）

单次或持续腹横肌平面阻滞（transversus abdominis plane block）、腹直肌鞘阻滞（rectus sheath block）、椎旁阻滞（paravertebral block）、腰方肌阻滞（lumbar quadratus muscle block）、前锯肌阻滞（anterior serratus muscle block）、竖脊肌阻滞（erector spinae muscle block）、股神经阻滞（femoral nerve block）、腰丛阻滞（lumbar plexus block）或坐骨神经阻滞（sciatic nerve block）等可以明显降低术后疼痛程度及阿片类药物用量，不会伴有硬膜外镇痛产生的低血压、尿潴留和皮肤瘙痒的副作用，但仍然需要全身应用阿片类药物减少内脏痛。

3. 伤口局部浸润（wound infiltration）

采用长效的局部麻醉药如罗哌卡因和脂质体布比卡因等实施切口局部浸润，可以为患者提供长达 24～72h 的切口体表疼痛的控制，用药成本小，效果确切，是多模式镇痛中的一部分，可以降低腹腔镜手术术后疼痛和阿片类药物的用量，但不能抑制内脏痛，对于创伤较大的手术镇痛，应联合应用 NSAIDs、加巴喷丁等非阿片类药物联合镇痛。

二、多种作用机制药物

（1）非甾体类消炎药（nonsteroidal antiinflammatory drugs，NSAIDs）、高选择性 COX-2 抑制剂和对乙酰氨基酚。

非甾体类消炎药、高选择性 COX-2 抑制剂和对乙酰氨基酚可以有效控制手术应激产生的炎症性疼痛，减少术后阿片类镇痛药物的用量及相关副作用，节约阿片类药物用量近 30%，但为了减少术后吻合口瘘的潜在风险，建议术后持续用药时间不超过 3 天。

（2）糖皮质激素。糖皮质激素对局部炎症介质和疼痛通路具有强大的作用，可以显著减少术后组织水肿和术后疼痛，可以作为多模式镇痛的一部分。围术期单次静脉注射 4～8mg 地塞米松，除协同术后镇痛作用外，还具有良好的防治术后恶心呕吐（PONV）发生，减轻术后疲劳综合征症状，减轻围手术期神经障碍的风险，且不增加术后和肿瘤转移的概率，不抑制免疫功能，不增加术后伤口感染和吻合口瘘发生概率和死亡率。但是合并糖尿病患者要慎用糖皮质激素，因为糖皮质激素会升高术后血糖水平及增加术后胰岛素的用量。

（3）氯胺酮和艾司氯胺酮。氯胺酮和艾司氯胺酮为 NMDA 受体拮抗剂，主要用于各种表浅、短小手术的全身复合麻醉或小儿基础麻醉镇痛。

（4）右美托咪啶。右美托咪啶属于 α_2 肾上腺能受体激动剂，主要用于全麻或区域阻滞的围术期辅助镇痛。推荐在全麻诱导前 10～15min 内持续泵注 0.5～1.0μg/kg，或者在全麻过程及区域阻滞过程，持续泵注 0.2～0.7μg/(kg·h)。有严重心脏传导阻滞或心脏功能衰竭的患者慎用。

（5）加巴喷丁和普瑞巴林。加巴喷丁和普瑞巴林为钙通道阻滞剂，是多模式镇痛的一部分。加巴喷丁推荐方案是术前 1～2h 口服 600mg，术后口服 300～600mg，每天 3 次，持续 3 天；普瑞巴林推荐方案是术前 1～2h 口服 150mg，术后口服 150mg，每天 2 次，持续 3 日。

围术期常用的非阿片类镇痛药及其药理作用见表 3-1，常用注射及口服 NSAIDs 类药物分别见表 3-2 和表 3-3。

总结：围术期采用各种镇痛技术以及多种作用机制药物进行镇痛管理，可以明显降低围术期阿片类药物的用量，降低围术期阿片类药物的不良反应，如抑制中枢或外周疼痛敏化作用，降低术后慢性疼痛的发生率与严重程度。围术期镇痛管理要遵循预防性镇痛、多模式镇痛和全程个体化镇痛原则。

表 3-1　围术期常用的非阿片类镇痛药及其药理作用

类别	药理作用	代表药物
乙酰苯胺类	抑制中枢神经系统中前列腺素的合成	对乙酰氨基酚（扑热息痛）、丙帕他莫
COX 抑制剂	抑制 COX，减少前列腺素的合成	氟比洛芬酯、酮咯酸
选择性 COX-2 抑制剂	抑制 COX-2，减少前列腺素的合成	帕瑞昔布钠、塞来昔布
α_2 肾上腺素能受体激动剂	作用于中枢和外周神经系统的 α_2 肾上腺素能受体	右美托咪定、可乐定
NMDA 受体拮抗剂	抑制 NMDA 受体活性，减少兴奋性神经递质释放	氯胺酮
钙通道阻滞剂	调节中枢神经系统钙通道，减少神经递质的依赖性释放	普瑞巴林、加巴喷丁

注：COX 为环氧合酶；NMDA 为 N-甲基-D-天冬氨酸。

表 3 – 2　常用注射 NSAIDs 类药物

药物	剂量范围/mg	静注起效时间/min	维持时间/h	用法和用量
氟比洛芬酯	50～200	15	8	IV：50mg/次，3～4 次/日 日剂量不超过 200mg
帕瑞昔布	40～80	7～13	12	IV/IM，首剂 40mg，40mg/12h 连续用药不超过 3 天
酮咯酸	30～120	50	4～6	IV/IM，首剂 30mg，15～30mg/6h 连续用药不超过 2 天
氯诺昔康	20	20	3～6	IV：8mg/次，2～3 次/日 日剂量不超过 24mg

注：IV 为静脉注射，IM 为肌内注射。

表 3 – 3　常用的口服 NSAIDs 药物

药物	每次剂量/mg	次/日	每日最大剂量/mg
布洛芬	400～600	2～3	2400～3600
双氯芬酸	25～50	2～3	75～150
美洛昔康	7.5～15	1	7.5～15
塞来昔布	100～200	1～2	200～400
氯诺昔康	8	3	24

备注：口服剂型的 NSAIDs 类药物可以作为术后轻、中度镇痛或者术前、术后多模式镇痛的组成部分。

（周少丽　龚楚链）

第五节　麻醉相关并发症的管理

ERAS 以循证医学证据为基础，通过外科、麻醉、护理、营养等多学科协作，对涉及围术期处理的临床路径予以优化，通过缓解患者围术期各种应激反应，达到减少术后并发症、缩短住院时间及促进康复的目的。加速康复外科理念贯穿整个围手术期，要求减少疾病、手术和麻醉引起的创伤应激和心理应激，减少术后并发症，加速术后早期康复和改善术后远期预后。麻醉恢复期具有特殊性，是患者多项并发症的高发时期，其严重程度可能危及患者生命。如何使患者快速安全地从麻醉状态恢复到接近麻醉前的生理状态，从而减少患者麻醉后恢复室并发症，缩短停留时间，安全舒适地恢复，对麻醉后恢复室医护人员来说是一项重大挑战。因此，本节就加速康复外科理念在麻醉后恢复室的临床应用进行简述。

一、呼吸系统并发症及护理

（一）上呼吸道梗阻

1. 常见原因

上呼吸道阻塞的高危因素包括：解剖原因（肥胖、颈粗、短）、肌肉张力差（继发于阿片类药物、镇静药及肌松药的残余作用，或有神经肌肉疾病）、局部肿胀（继发于手术操作、水肿或过敏）等常见原因。

2. 临床表现

上呼吸道梗阻临床表现包括打鼾，吸气困难，可看见胸骨上、肋间由于肌肉收缩而凹陷，患者通常呈深睡状态，血氧饱和度明显降低。

3. 护理措施

（1）舌后坠。由于全麻和（或）神经肌肉阻滞恢复不完全，舌体向后阻塞了部分咽腔，阻碍了气道。

护理：最有效的方法是使患者头部尽量后仰，托起下颌，如梗阻不能解除则需经鼻或经口放置通气道，必要时行气管插管。若情况紧急而气管插管失败时，可用12～14号套管针在患者环甲膜进行紧急穿刺，以暂时缓解缺氧状态，也为气管切开赢得时间。

（2）喉痉挛。分泌物过多刺激，引起声门（喉内肌）或喉腔（喉外肌）反射性关闭导致喉痉挛。多发生于术前有上呼吸道感染而未完全愈合者，其次是长期大量吸烟患者及小儿患者。在麻醉变浅时这类患者气道应激性增高，咽喉部充血，分泌物增多，有时在吸痰或放置口咽通气道时也可诱发。

护理：除使头后仰外，清除分泌物，有口咽通气道者立即调整口咽通气道位置或去除，面罩加压给予纯氧，症状轻者大多能缓解，若发生喉痉挛导致上呼吸道完全梗阻，可遵医嘱应快速静脉内注射琥珀胆碱（0.15～0.3mg/kg），同时尽快建立人工气道。

（3）气道水肿。以小儿多见，术前有上呼吸道感染病史者，有过敏反应者，头低位长时间手术者，支气管镜检查、食管镜检查及头颈、口腔内手术者应特别注意；其次为肥胖、颈短、会厌宽短、声门显露困难、行反复气管插管者。

护理：常用方法是雾化吸入0.25%肾上腺素0.5～1.0mL，必要时每20分钟重复使用；面罩吸入温湿的纯氧，头部抬高；糖皮质激素常用地塞米松（0.15mg/kg），每6小时1次。若经处理梗阻症状不能缓解或喉头水肿严重者，通常需要紧急气管切开。

（4）手术切口血肿。由于手术部位出血，如甲状腺及甲状旁腺手术、颈廓清扫术、颈动脉内膜切除术等。颈部血肿压迫可引起静脉和淋巴回流受阻、严重水肿。

护理：颈部血肿必须立即处理。用面罩给予纯氧并行气管内插管，同时立即通知手术医生并准备好手术室。如果不能迅速完成气管插管，切口必须立即切开，暂时缓解组织受压充血和改善气道通畅。

（5）声带麻痹。多见于颈部手术、胸科手术、气管手术或气管插管操作粗暴。由喉返神经受累引起声带麻痹可能是暂时性的，而喉返神经切断则可能是永久性的。单侧声带麻痹可能引起误吸。双侧声带麻痹是严重的并发症，会导致上呼吸道完全梗阻，常见于喉癌或气管肿瘤根治术，这是由于喉返神经会受到肿瘤浸润。

护理：患者是否能有效咳嗽及发声，可判断患者的喉返神经受损情况。必要时协助医师行气管内插管，如果为永久性，还需要将气管切开并做好气道护理。

（6）误吸。误吸是一种严重的气道急症，异物（如牙齿、食物）、血液、胃内容物是三种临床常见的误吸物。

①异物吸入可导致咳嗽、气道阻塞、肺不张、支气管痉挛及肺炎，异物吸入会刺激交

感神经系统的反应，可表现为高血压、心率加快及心律失常。

②血液误吸是由于创伤和手术操作引起的，通常只引起小气道的阻塞。

③最严重的是胃内容物的误吸，会导致化学性肺炎，患者会出现支气管痉挛、低氧、肺不张、间质水肿、出血及成人呼吸抑制综合征。因此胃内容物的预防比治疗更加重要。

护理：

①如果误吸引起低氧、气道阻力的增加、肺不张或肺水肿，则需给予氧疗、PEEP、CPAP、机械通气等支持治疗。

②肺水肿常继发于毛细血管渗透的增加，通常不使用利尿剂，以免减少血容量。

③对于胃内容物反流的高危人群（如肥胖、孕妇、有裂孔疝、胃溃疡病史或创伤患者）可在诱导前给予H2受体阻滞剂、胃动力药、非特异性制酸药或抗胆碱药；术中插鼻胃管以减少胃内容量，避免胃扩张，术后只有当患者的气道反射完全恢复后才考虑拔管。

（二）低氧血症

1. 常见原因

麻醉恢复室中常见的低氧原因包括肺水肿、支气管痉挛。

2. 临床表现

主要有呼吸困难、发绀、意识障碍、躁动、迟钝、心动过速、高血压和心律失常等情况。

3. 护理措施

（1）肺水肿。可发生于手术后，可能是心力衰竭或肺毛细血管通透性增加所致。

①心源性水肿多发生于有心脏疾病史的患者，其特点为低氧血症、呼吸困难、端坐呼吸、颈静脉怒张、喘鸣、第三心音奔马律，由液体超负荷、心律失常、心肌缺血诱发。应进行查体、胸部X线检查、动脉血气分析和12导联心电图检查。

②通透性肺水肿可能发生于脓毒症、头部外伤、误吸、输血、输液反应、过敏反应、上呼吸道梗阻，其特点为低氧血症，而无左心室超负荷征象。此类患者在急性期过后恢复很快，通常不留后遗症。

护理：

①面罩给氧维持患者的氧合，也可经面罩给予气道持续正压（CPAP），如有必要则可选择插管后人工通气，呼气末正压通气（PEEP）。

②遵医嘱使用利尿药。

③如果液体潴留造成了肾衰竭，考虑透析治疗。

④给予硝酸甘油、硝普钠可降低后负荷，减少心肌做功。

（2）支气管痉挛。既往有哮喘和慢性呼吸道疾患史的患者在麻醉手术过程中支气管平滑肌增厚，某些麻醉药物促使组胺释放，浅麻醉下手术或气管导管的刺激都可引起支气管痉挛。临床表现为喘息、窒息、辅助呼吸肌活动、呼吸加快等症状。同时气道阻力增加，如果患者正处于机械通气状态，可看到气道峰压上升。

护理：去除诱因，减少刺激，遵医嘱给予激素、解痉药物治疗，并给予加压面罩给氧。

（三）通气不足

1. 常见原因

可能是中枢系统的驱动力不足和（或）呼吸肌功能没有完全恢复。

2. 临床表现

表现为呼吸频率减慢，潮气量少或呼吸浅快，伴随着肺泡通气量下降导致的血二氧化碳分压的上升。

3. 护理措施

（1）肌肉松弛剂、麻醉性镇痛剂的残余作用，常需通气支持。
（2）苏醒期伤口疼痛，需给予镇痛药物缓解。
（3）胸腹部术后加压包扎所致，可适当减压。

二、循环系统并发症及护理

（一）心律失常

1. 常见原因

（1）低氧血症、高碳酸血症、电解质或酸碱失衡、交感神经兴奋、心肌缺血、颅内压增高、低温。
（2）药物（一些麻醉药如阿片类药物和抗胆碱酯酶药）。
（3）恶性高热。
（4）术前原有心律失常。

2. 护理

（1）心电监测，评估心律失常的类型。
（2）保持呼吸道通畅，吸氧，防止低氧血症。
（3）注意患者主诉是否创口疼痛、尿胀等，对症处理。
（4）根据医嘱用药：使用抗心律失常药物，纠正水电解质紊乱，维持循环功能的稳定。
（5）必要时准备除颤仪。

（二）低血压

1. 常见原因

（1）术中失血失液过多，未能及时补充导致有效血容量的不足。
（2）硬膜外复合全麻手术由于阻滞平面宽，药物所致外周血管扩张使血液滞留于外周，引起血容量绝对或相对不足。
（3）原有心脏疾病或心功能不全者由于麻醉药物和其他有心肌抑制作用药物的影响，苏醒过程中发生心律失常、急性心肌缺血缺氧等也可导致心血液输出量下降。
（4）术后继续出血：常见于体外循环手术、前列腺手术、肝移植手术、胸腔手术。

2. 护理措施

（1）通知手术医师，根据医嘱用药，如麻黄碱。

（2）建立中心静脉导管，失血失液过多者加大输液量，加快输入流速，监测中心静脉压。

（3）伴有缺氧者增加氧气浓度，辨别是否呼吸通气不足，及时处理。

（4）体温过低者调节空调温度，采取温毯、输液加温等措施。

（5）做血气分析者、血红蛋白低于 10g/dL 者准备输血。

（6）观察引流量及尿量，怀疑术后继续出血者立即通知医师。

（7）心电图监测（特别注意 ST-T 段变化），对于无大出血现象的胸闷、胸痛、呼吸困难者请心内科医师会诊。

（8）对手术结束时曾给予降血压药剂者加大输液量，加快输入流速，确认术中血压下降的原因。

（三）高血压

1. 常见原因

疼痛；低氧和高碳酸血症；膀胱、胃、肠道的扩张性刺激；低温；心血管手术后的血管重建及对压力感受器的刺激，尤其是术前有高血压且未经系统药物治疗的患者容易发生高血压。

2. 护理措施

（1）心电图监测及血压监测，注意 ST-T 段变化。

（2）去除引起高血压的原因：及时止痛、镇静，给予心理安慰，缓解焦虑；纠正呼吸问题，改善通气；预防低温或给予复温措施；留置胃管，保证有效的胃肠减压；留置导尿管，避免膀胱充盈。

（3）使用降压药，维持血压接近患者的正常范围。

三、谵妄和躁动

1. 常见原因

围术期的一些药物，如氯胺酮、氟哌利多、阿片类药物、苯二氮卓类药物、大剂量的甲氧氯普胺和阿托品可诱发谵妄和躁动。术后的一些药物，包括抗生素（青霉素、链霉素、氯霉素等）、抗结核药（异烟肼、环丝氨酸等）、抗病毒药（阿昔洛韦等）、抗惊厥药（卡马西平、苯妥英钠等）、治疗帕金森病的药（左旋多巴等）以及洋地黄、抗心律失常药都可能是导致谵妄和躁动的原因。与谵妄有关的一些疾病症状，如低氧血症、酸碱中毒、电解质失平衡（镁、钙、钠）、低血糖、颅脑损伤、脓毒症、严重疼痛和酒精戒断综合征。其他术后谵妄的原因：疼痛、内脏牵拉（肠、膀胱）、焦虑（包括儿童被隔离时的焦虑）、体温升高、低温。

2. 临床表现

患者表现为麻醉未苏醒突然开始出现烦躁、尖叫等躁动的表现，四肢和躯体肌张力增高，颤抖和扭动，发作后恢复平静，有可能再次发作。谵妄状态的持续时间长短不一，短则 10～13min，长则可达 40～45min。

3. 护理措施

（1）密切观察病情：气管插管全麻术后，麻醉恢复期护士应密切观察患者的血压、心率、呼吸的节律和频率、缺氧状况、血氧饱和度，注意观察患者意识状态、瞳孔、尿量，必要时可以做动脉血气分析以防低氧血症或二氧化碳潴留。血氧饱和度低于 95% 时，应给予氧疗，可避免因缺氧导致的烦躁不安，有利于伤口的愈合。如果是酸中毒、低血压等病情所致，应及时报告医生给予相应的处理。

（2）加强安全护理：患者进入麻醉恢复室后，正确系上安全带，固定好患者的四肢，并密切观察患者四肢血运、皮肤温度，静脉注射部位等情况，确保皮肤无受压损伤。妥善放置好各种引流管、输液装置。患者发生躁动时，应迅速给予约束与镇静，而非训斥或强行制止，同时可以利用中间清醒阶段唤醒患者，并进行说服引导，使患者安静。

（3）气管导管护理：协助麻醉医生适时拔出气管导管，避免过度刺激。拔管前应清除呼吸道及口腔内分泌物，避免误吸，保持呼吸道通畅。若不符合拔管要求的可遵医嘱给予静脉注射小剂量咪达唑仑或少量的丙泊酚镇静，继续接呼吸机辅助通气，防止因躁动导致气管导管脱出造成患者窒息。

（4）充分镇静镇痛：减轻患者伤口疼痛的不适，根据病情给予镇痛泵或单次静脉镇痛，如果术后镇痛效果不理想，患者仍出现伤口疼痛，应遵医嘱给予止痛药。

（5）减轻尿管不适：苏醒期患者感觉尿管不适，耐心向患者解释留置尿管的重要性，在确保导尿管不滑出的基础上减少气囊内水量，细心检查尿管是否通畅，膀胱是否充盈。

（6）对于其他原因如低氧饱和度、体位不适、心理紧张、缺氧、尿潴留、冷刺激等不适引起躁动，护理原则是去除病因、解除诱因及对症护理，避免盲目使用强制性约束，适当加以保护以防外伤及意外。对于反复发作的躁动，应做血气监测。如有酸碱失衡的患者，应给予及时纠正。

四、疼痛

1. 常见原因

（1）麻醉药效消失。手术过程中因麻醉药物的作用，患者不会感觉疼痛。手术结束后随着麻醉药效的减退，患者会逐渐感到疼痛。

（2）手术部位不同。胸廓切开术术后疼痛最明显，上腹部手术次之，下腹部手术疼痛较轻。

（3）不同年龄。低年龄和高年龄者比中年龄者疼痛反应轻。

（4）其他。体位的改变、咳嗽、患者对疼痛的认识、心理承受度、周围环境。

2. 护理措施

（1）观察记录术后患者的生命体征变化。

（2）评价镇痛效果。

（3）镇痛不全或患者需要剂量调整时，需医师处理。

①目前临床应用范围较广的是患者自控镇痛（patient controlled analgesia，PCA），是

一种根据患者身体状况和疼痛程度，预先设置镇痛药物和剂量，然后予患者"自我管理"的一种疼痛处理技术。常用的有经静脉自控镇痛和经硬膜外自控镇痛。

②椎管内应用阿片类药物是最常见的术后镇痛方法之一。可以有效地减轻上腹部或胸部手术的疼痛，但同时也可能伴随其他一些副作用，如呕吐、瘙痒等。

③其他镇痛方法，如非甾体类药物的使用、区域神经阻滞、局部镇痛以及非药物性的干预措施——舒适的体位、口头安慰、触摸、给予冷热刺激、按摩、经皮神经电刺激、放松技术、想象，但非药物治疗只能作为药物治疗的辅助，而不能替代。

④发现以下运用吗啡类止痛药引起的并发症，应立即通知麻醉医师。

（a）恶心、呕吐：应根据医嘱停用镇痛泵，必要时使用止吐药止吐，保持口腔清洁，防止呕吐物引起误吸。

（b）呼吸抑制：一旦疑有呼吸抑制，应立即检查患者的意识状态和皮肤颜色、气道是否通畅、肌力如何、是否有共济失调。紧急时行人工呼吸，并遵医嘱处理，静脉注射纳洛酮。

（c）皮肤瘙痒：严重者可以用纳洛酮对抗。

（d）内脏运动减弱：发生尿潴留时先进行物理诱导，无效可予以留置导尿管。若消化道通气延迟，使用药物促进胃肠运动，在减轻恶心呕吐症状的同时减轻胃潴留。通过术后早期起床活动加以预防。

⑤遇呼吸抑制、心搏骤停的紧急情况时，应立即就地抢救，并通知医师。

五、恶心呕吐

1. 常见原因

（1）既往有眩晕症状的患者、中年女性、以往有麻醉后恶心呕吐症状的患者。

（2）麻醉因素使用吸入醉剂、笑气、阿片类镇痛药。

（3）与手术时间有关，手术时间延长也就意味着患者将更长时间暴露于吸入麻醉药中，并且手术中需要更大剂量的阿片类药物。手术时间与手术类型有关：如眼科手术、五官科手术和腹腔镜手术等。

（4）其他疾病症状：颅压增高及腹胀等。

2. 护理措施

（1）评估恶心呕吐的风险。

（2）评估恶心呕吐的原因，对症处理，如腹胀应给予胃肠减压等。

（3）避免患者恶心和呕吐，根据医嘱给予止吐药治疗。

（4）给予患者吸氧，并保持患者周边及口腔清洁，头偏向一侧防止患者吸入呕吐物而引起误吸。

（陈信芝　李晓芬）

第六节　术中加速康复护理措施

加速康复的发展对护理提出了新的挑战，由于加速康复外科并不只是技术的创新，还包含围手术期管理模式的创新，其落实涉及传统围手术期诊疗行为的改变，对护理行业的角色有新的定位，且由于诊疗行为的主要执行者是护士，因此实施术中加速康复护理措施的护士也成为了推广加速康复的主力军。

一、概述

ERAS 是以循证医学证据为基础，通过外科、麻醉、护理、营养等多科室协作，对涉及围术期处理的临床路径予以优化，通过缓解患者围术期各种应激反应，达到减少术后并发症、缩短住院时间及促进康复的目的。这一优化的临床路径贯穿于住院前、手术前、手术中、手术后、出院后的完整诊疗过程，其核心是强调以患者为中心的诊疗理念。

手术是加速康复外科实施的重要环节之一，手术室护理在术后加速康复方面担当了重要角色。ERAS 是多学科协作 MDT 模式，手术室作为协作组的重要组成部分，需紧跟医疗技术新进展，优化并制定详细的手术护理流程且应用于临床，通过术后观察及随访，证实是有效的措施。

二、术中加速康复护理措施

ERAS 理念的核心是减少围术期创伤应激，促进机体快速康复。围术期，尤其是术中，麻醉及手术操作带来的机体各个系统应激反应最直接、最激烈。术中护理干预措施更加有针对性，评估—计划—干预—评价—反馈的良性循环，能提供更直接、更加个性化护理措施，避免不必要的刺激和损伤，降低并发症发生率，提高围术期患者手术体验。

1. 护理访视与评估

手术患者会出现不同程度的焦虑、恐惧等不良情绪。这种情绪如果不能得到及时缓解，会随着手术日的临近日渐加重，甚至会增加手术刺激产生的应激反应和术后并发症发生率。手术室护士通过术前访视，初步评估患者的心理状况，根据不同心理状况给予不同疏导，从而缓解患者的不良情绪，帮助患者平稳度过围术期，助力加速康复。

（1）护理访视：术前 1 天进行护理访视，了解患者目前的状态以及术前宣教各项措施的落实情况，如戒烟戒酒、营养支持、心肺功能锻炼。同时，针对患者的文化程度和理解能力，介绍围术期的各项流程，指导患者配合方法。

（2）心理状态评估与护理：使用心理评估量表，充分评估患者目前的心理状态及社会支持情况，可举例说明麻醉状态、手术过程中可能遇到的问题，以及患者能够配合的方法，增强他们对 ERAS 措施执行的信心和密切的配合。

（3）系统化评估与护理计划：查阅病历，针对循环系统、呼吸系统、泌尿系统等进行专项评估，并且制订相应的护理计划。使用 Caprini 风险评估表、压力性损伤风险评估量表、术中低体温风险预测模型分别评估术中深静脉血栓形成、压力性损伤形成及低体温的发生风险，根据评估结果，制订充分的、个性化的护理计划，并逐项落实。

2. 全程体温监测与管理

术中非计划性低体温是指在围术期，由于患者肢体暴露和正常体温调节反应受损导致的体温异常。术中非计划性低体温的常见风险因素主要包括：术中术野暴露、体温调节机制障碍、麻醉因素等。建议术中持续监测体温的变化，采取主动保暖措施，维持核心体温

> 36.0℃。全麻手术期间测量核心温度的最理想部位是鼻咽部。应常规使用适当的主动加温装置维持常温，具体包括以下措施：

（1）监测：全过程监测患者的体温变化。入室时，测得的体温作为基线体温；术中、术后测得的体温，作为调整保温措施的有效依据。

（2）预热：患者进入手术室前，将室温调整为 24～26℃。提前给手术床及盖被加温。必要时，提供加温后的消毒液和冲洗液。

（3）调整：术中根据监测到的患者体温、术野暴露和手术出血等情况，实时调整保温、加温的措施。推荐使用温毯机和保温毯；静脉补液、术中冲洗液适当加温。

（4）护理配合：保持切口周围干燥，敷料被血液、冲洗水浸湿时，及时更换或覆盖，以减少散热。手术物品准备齐全，减少术中等待时间，缩短切口暴露时间。

（5）交接：手术结束后通知病区提前做好接手术患者准备，在患者转运途中做好保暖。

3. 压力性损伤预防

术中获得性压力性损伤是指患者在手术过程中持续受到压力、摩擦力和（或）剪切力的作用而发生的皮肤局限性损伤，常发生在术后 1～3 天，也可能发生在术中或术后 6 天内。其发生率为 4.9%～66.0%，发生后不仅增加手术患者生理和心理负担，而且影响其预后，是手术患者护理重点。现代手术微创化、精准化、复合化，操作精细、时间长，同时患者长时间处于麻醉状态，因此对患者皮肤、神经的保护是加速康复理念的要求之一。

（1）根据术前"手术患者压力性损伤高危因素评估量表"判断风险等级，有利于手术室护士了解患者发生压力性损伤的风险，提前做好预防工作。

（2）体位安置时严格按照相关要求进行，受压部位涂抹皮肤保护剂，垫泡沫敷料及体位防护垫用以预防压力性损伤的发生。

（3）在不影响手术的前提下，每隔 30min 抬起受压部位。

（4）根据术中、术后"手术患者压力性损伤高危因素评估量表"判断风险等级，有利于手术室护士与病房护士的交接，使病房护士了解患者术中情况，以便进一步做好术后皮肤及肢体神经损伤的预防，体现压力性损伤预防的连续性。

4. 目标导向性液体治疗

（1）治疗原则：液体治疗是围手术期处理的重要组成部分，目的在于维持血流动力学稳定，保证器官及组织有效灌注，避免容量不足及容量负荷过多。提倡以目标为导向（GDFT）联合预防性缩血管药物指导围手术期液体治疗，维持等血容量（体液零平衡）。推荐适当使用 α 肾上腺素能受体激动剂，如苯肾上腺素或低剂量去甲肾上腺素等缩血管药物，维持术中血压不低于术前基线血压 80%，老年患者及危重患者不低于术前基线血压 90%。危重及复杂手术患者建议实施有创动脉血压监测，必要时实施功能性血流动力学监测；心功能较差或者静脉内气栓高危患者建议实施经食管超声心动图（TEE）监测。在缺乏目标导向液体监测的条件时，腹腔镜手术建议维持液体用量为 1～2mL/（kg·h），开放手术为 3～5mL/（kg·h），并结合尿量、术中出血量和血流动力学参数等进行适当调整。

（2）液体的选择：治疗性液体种类包括晶体液、胶体液及血制品等。晶体液可有效补充人体生理需要量及电解质，但扩容效果差，维持时间短，大量输注可致组织间隙水肿及肺水肿等副反应。胶体液扩容效能强，效果持久，有利于控制输液量及减轻组织水肿，但存在过敏、影响凝血功能及肾损伤等副反应。

①补液首选平衡盐溶液，可减少高氯性代谢酸中毒的发生。鉴于胶体溶液潜在的出血及肾功能损伤风险，应限制其使用，如确有需要使用，推荐使用羟乙基淀粉溶液，其分子质量相对集中且较小，降解快，安全性更好。

②对于中小型手术，遵医嘱给予 1～2L 平衡盐溶液，并监测和记录患者的血压、呼吸频率、心率和血氧饱和度。如有异常，报告医生，调整补液量及补液速度。

③对于大型手术，应采用"目标导向液体治疗"策略，即建立有创血流动力学监测。对于区域阻滞引起血管扩张导致的低血压，可遵医嘱使用血管活性药物进行纠正。腹腔镜手术中的头高脚低位以及气腹压力可干扰血流动力学监测结果的判断，该类手术中补液量常少于开腹手术。

5. 微创手术护理

根据患者肿瘤分期以及术者的技术等状况，可选择腹腔镜、机器人辅助或开放手术等。创伤是患者最主要的应激因素，而术后并发症直接影响术后康复的进程，提倡在精准、微创及损伤控制理念下完成手术，以降低创伤应激。微创手术对于术者的技术操作水平要求更高，同时也对手术室的设备、器械和手术室护士的围术期准备提出更高的要求。手术室护理人员应在术前明确手术方式，合理统筹安排参与手术的人员、设备、物品，做好与手术相关的沟通协调，在保障手术顺利进行的基础上，缩短手术、麻醉状态的持续时间，避免术后压力性损伤的发生，降低围术期非计划低体温的发生等，促进患者术后康复。

6. 疼痛管理

术后疼痛管理是 ERAS 的重要内容，理想的术后镇痛目标包括：良好的镇痛效果，运动相关性疼痛 VAS≤3 分；减少止痛药物使用的相关不良反应；促进患者术后肠道功能恢复，促进术后早期经口进食及离床活动。疼痛护理包括：

（1）疼痛评估。鼓励患者主动表达疼痛感受，学会配合医护人员使用"VAS""数字等级评分法"以及"面部表情评分"等多种方法持续性动态评估、准确记录患者疼痛感受。患者使用止痛药物后，建议静脉给药后 15～30min 评估疼痛缓解情况。

（2）多模式镇痛。ERAS 倡导多模式镇痛，即多种镇痛方式、多种非阿片类药物联合使用，在达到理想术后镇痛的前提下，减少阿片类药物的使用，保证其他 ERAS 内容的效果，包括术后早期活动、早期进食、减少术后恶心与呕吐（PONV）发生率。

7. 管道护理

（1）引流管护理。术中不常规留置引流管。如必须留置，护理人员应规范做好引流管的标识，注意妥善固定，避免受压、打折、弯曲。复苏期间注意观察引流液的颜色、量、性质等，准确记录引流量。

（2）尿管护理。术中不常规留置导尿管，或在术后 24h 内拔除尿管。妥善固定尿管，避免受压、打折、弯曲，防止逆行感染。保持引流装置密闭、通畅和完整，及时倾倒集尿袋。

（3）鼻胃管护理。择期腹部手术不推荐常规留置鼻胃管减压。如果在气管插管时有气体进入胃中，术中可留置鼻胃管以排出气体，但应在患者麻醉苏醒前拔除。

8. 静脉血栓栓塞症（VTE）的预防

VTE 包括深静脉血栓（DVT）和肺栓塞（PE）。恶性肿瘤、化疗、复杂手术（手术时间≥3h）患者是静脉血栓栓塞症（VTE）的高危人群。血栓的形成严重影响患者的术后康复，增加经济负担和心理压力，严重者可危及生命。术中预防护理干预能改善血液高凝状态，促使血液循环，降低术后血栓的发生率，改善预后和生活质量。术中预防措施包括如下：

（1）术前使用 Caprini 血栓风险评估量表，制定个性化的预防护理措施，给予不同风险的患者相应的标准化预防。建议低危患者采取基本预防，内容包括：尽量避免下肢行静脉穿刺，提高一次穿刺成功率，抬高下肢，促进血液循环；注意下肢保暖，防止寒冷刺激引起静脉痉挛，血液凝固发生血栓；手术前后，评估患者双下肢情况，发现异常及时通知医生进行处理等。中危患者采取在基本预防的基础上，增加物理预防，包括遵医嘱使用间歇性充气压力仪。

（2）对于手术时间超过 60min、盆腔部位手术、恶性肿瘤患者，以及其他 VTE 中、高危患者（Caprini 评分≥2 分），建议使用间歇充气加压装置。

（3）对于术前持续使用激素的患者，应当按照 VTE 高风险人群处理，给予预防性抗凝治疗。术中可考虑使用间歇充气加压装置以促进下肢静脉回流。

9. 预防性使用抗菌药物

清洁手术（Ⅰ类切口）无需预防性应用抗菌药物，但手术如为清洁－污染切口（Ⅱ类切口）、污染切口（Ⅲ类切口），预防性使用抗菌药物可减少手术部位感染（SSI）。

（1）预防性用药应针对可能的污染细菌种类。

（2）应在切皮前 30～60min 输注完毕。

（3）尽量选择单一抗菌药物预防用药。

（4）如果手术时间大于 3 小时或超过所用药物半衰期的 2 倍以上，或成人术中出血量大于 1500mL 时，可在术中重复应用 1 次。应按照规范选择抗生素，并在切皮前 30min 至 1h 静脉滴注完毕。对于肥胖（BMI > 35kg/m^2 或体重 > 100kg）患者，应增加剂量。

三、成功实施关键点

1. 医护协同小组化工作

科室开展 ERAS 理念下，在手术前，病房、麻醉科、手术室的医护人员，必须就科室开展 ERAS 的必要性、病种选择以及实施细节达成共识，形成路径和执行清单，方可进行手术的开展和推进。专科手术医生、麻醉医生、病房护士和手术室护士共同讨论制定纳入病种，并在临床实践中严格参照执行。护理人员参与医生查房、术前讨论、死亡讨论、各种学术活动和科研。在临床护理中实行包干到人的责任制护理，患者自入院、手术到出院，都有病房护士、手术室护士形成链式管理模式，提供连续性、整体性的护理。手术室按 ERAS 护理规范，组建 ERAS 专业化护理队伍。

2. 工作核心是"以患者为中心"

ERAS 不是一项新的手术技术或操作，而是一种围术期患者管理的全新理念，是对传统外科学的重要补充。ERAS 理念的核心内涵是以患者为中心，通过多模式的方法减轻手术应激反应，进而减少并发症发生的风险。我们要时刻铭记 ERAS 的核心是使患者的术后并发症更少，从而更快更好地恢复，所以一定要注重患者体验，避免本末倒置。

3. 注重实施过程中的监管

如何落实加速康复措施与路径，实施全程精细化监督与反馈，实现多学科无缝衔接，减轻术后应激反应与并发症是值得关注的问题。可以 MDT 团队中的参与者为监管方，实时监管与反馈，确保实施过程中的每一项措施落实到位，促进患者获得标准化、规范化的全程综合管理，以改善患者临床结局。

四、主要困难和未来发展方向

（1）ERAS 优化措施的实施是一项系统工程，涉及诊疗活动的各个环节，不可一概而论地机械执行，既要有科学的循证医学证据，也要尊重医院的医疗水平和患者的客观实际情况。在临床实施过程中，要做到医护协同一体化，充分落实相关优化措施，不断地改进完善，使患者最大受益。

（2）标准化临床路径护理：是一种临床护理的新模式，以时间－项目为主要内容，在不同时间下合理安排护理项目，具有条理性、计划性、目的性及预见性等特点。

（3）加速康复外科目前仍停留在贯彻理念以及流程制订阶段，难以评估、难以重复、难以同质化是目前应用的难点。究其原因为缺乏包括过程反馈、终末质控、持续反馈在内的 ERAS 质量逐级控制体系，限制了 ERAS 的进一步推广和应用。

（杨春）

第四章　加速康复外科围手术期护理

第一节　围手术期营养护理

围手术期（perioperation period）是指从患者决定接受手术治疗开始至痊愈出院的整个过程，包含术前、术中及术后 3 个阶段。由于疾病、手术、治疗等因素，手术患者营养状况不容乐观。据报道，外科手术患者营养不良患病率为 20%～80%，这与不同人群及所采用的营养评定方法和标准不同有关，其中老年、恶性肿瘤、重症等患者营养不良风险更高。研究表明，营养不良是导致患者术后预后不良的独立危险因素。合理的围术期营养治疗可以改善患者营养状况，减少因手术应激导致的不良反应，维持患者的机体正常代谢和保护器官功能，从而可改善患者临床结局，减少感染性并发症的发生率及病死率。围手术期营养治疗应遵循规范的营养诊疗流程，应涵盖营养筛查、营养评定、营养干预及营养监测等。

一、基本概念

（1）营养风险（nutritional risk）：因营养有关因素对患者临床结局（如感染相关并发症等）发生不利影响的风险。营养风险的概念内涵有两方面：有营养风险患者由于营养因素导致不良临床结局的可能性大；有营养风险的患者有更多从营养支持中受益的机会。研究表明，有营养风险的患者可能通过营养支持改善临床结局。营养风险筛查是至关重要的，可以有效识别存在营养风险的患者，并使这些患者通过术前营养干预获益。

（2）营养不良（malnutrition）：即营养不足，由于摄入不足或利用障碍引起的能量或营养素缺乏的状态进而引起机体成分改变，生理和精神功能下降，导致不良临床结局。

（3）营养不良风险（malnutrition risk）：是指有营养不良或要发生营养不良的风险。

（4）营养筛查（nutritional screening）：是采用合适工具快速识别患者是否具有营养风险或发生营养不良的风险的过程。

（5）营养评定（nutritional assessment）：对有营养风险的住院患者进一步了解其营养状况的过程。目的在于开具营养用药处方、评定（诊断）营养不良及实施后监测。由营养支持小组（医师、护师、营养师、药师组成）成员独立或合作完成。

（6）营养支持疗法（nutrition support therapy）：经肠内或肠外途径为不能正常进食的患者提供适宜营养素的方法。使人体获得营养素，以保证新陈代谢正常进行，抵抗或修复疾病侵袭，进而改善患者的临床结局，如降低感染性并发症发生率、减少住院时间等。包括营养补充、营养支持和营养治疗三部分内容。在提供的方式上，临床实际应用中包括肠外营养、肠内营养和口服营养补充等。

二、围手术期患者代谢特点

手术治疗是一种创伤性治疗手段，可引起机体的应激反应，激素、血液、代谢及免疫系统随之发生变化以维持机体内稳态。手术应激反应的病理、生理主要是内分泌系统的变化和炎症反应，应激反应程度与组织损伤情况有关。手术应激导致体内营养物质消耗增加、营养状况水平下降及免疫功能受损；饥饿和创伤应激可能导致机体成分改变，包括水分丢失，蛋白质和脂肪消耗，使组织、器官重量减轻；此外，手术前准备如术前禁食，疾病和手术可造成患者无法正常进食或进食不足，均可影响营养物质的摄入，从而造成体重丢失。若不加以营养治疗作为干预手段，长此以往可能造成多器官功能障碍，最终导致不良临床结局。因此，从代谢角度来说，围手术期处理应尽量改善机体的分解代谢状态，同时提供适量营养支持以促进合成代谢，增强机体免疫功能、加速康复。

三、建立围手术期营养支持小组

解决患者营养问题需要医生、护士、患者及照护者"四位一体"全程配合，环环相扣，缺一不可。因此，从临床实际需求及患者自身情况出发，有必要组建围手术期营养支持小组（nutrition support team，NST），为患者营养提供合理、全面而有效的管理和支持，以规范临床营养支持，改善患者的营养水平和临床结局。营养支持小组，其成员主要包括专科医师、营养（医）师、康复医师、临床药师及营养护士等，为患者提供规范的营养筛查、评估、诊断、干预及监测等营养诊疗工作。护士在患者围术期营养管理中占据重要的角色和作用，主要承担营养筛查、营养评估、实施营养方案、营养监测等工作。

四、围手术期营养筛查

营养筛查是进行营养支持的第一步，是采用合适工具快速识别患者是否具有营养风险或发生营养不良的风险的过程，以进一步进行营养不良评定或制订营养支持计划。营养筛查包括营养风险筛查和营养不良风险筛查。营养风险筛查工具是指营养风险筛查表（2002）（nutrition risk screening 2002，NRS 2002）；营养不良风险筛查工具主要包括营养不良通用筛查工具（malnutrition universal screening tools，MUST）、围术期营养筛查工具（perioperative nutrition screen，PONS）、微型营养评定简表（mini-nutritional assessment，MNA-SF）。不同筛查工具所得出的"风险"不同。NRS 2002 得出的结论为"营养风险"，与患者的临床结局相关；其他营养筛查工具所得结论为发生营养不良的风险。目前，关于围手术期患者营养筛查工具应用最广泛的是 NRS 2002。

NRS 2002 由欧洲营养代谢学会推荐，适用于成年住院患者营养风险筛查，具有循证医学基础并且在回顾性和前瞻性临床研究中得到验证，是目前很多指南推荐的首选营养筛查工具，详见表4-1。NRS 2002 包含3方面评分：营养状况、疾病严重程度和年龄评分，三方面评分之和为总评分，总评分为0～7分。若总分≥3分，表示有营养风险，提示需要制订营养治疗计划，应进行进一步的营养评估以确定是否需要和如何实施营养支持治疗；总分<3分，表示无营养风险，不需要给予营养支持，但需要定时进行营养筛查。

表 4-1 营养风险筛查表 NRS 2002

项目	评估内容	得分
疾病严重程度	营养需要量正常	0
	一般肿瘤、髋关节骨折、血液透析、糖尿病、慢性疾病有急性并发症（如肝硬化、COPD）	1
	腹部大手术、脑卒中、重度肺炎、血液恶性肿瘤	2
	颅脑损伤、骨髓移植、ICU 患者（APACHE >10 分）	3
	对于没有明确列出诊断的疾病，参考以下标准进行疾病严重程度评分	
	慢性病患者因出现并发症入院治疗，患者虚弱但不需卧床。蛋白质需求轻度增加，但可通过口服营养补充弥补	1
	患者需要卧床，如大手术或感染。蛋白质需求增加，但仍可以通过肠外或肠内营养支持得到恢复	2
	患者在病房中靠机械通气支持。蛋白质需求明显增加，且无法通过肠外或肠内营养所弥补，但营养支持可以减缓蛋白质分解及氮消耗	3
营养状态受损程度	正常营养状态，BMI≥18.5kg/m²，1～3 个月体重无变化，近 1 周内摄食量无变化	0
	3 个月内体重下降 >5%，或过去 1 周内进食量减少 25%～50%	1
	2 个月内体重下降 >5%，或过去 1 周内进食量减少 50%～75%	2
	1 个月内体重下降 >5%（或 3 个月内体重下降 >15%），或 BMI <18.5kg/m²且一般情况差，或过去 1 周内进食量减少 75%～100%	3
年龄评分	<70 岁	0
	≥70 岁	1
NRS 2002 营养风险筛查总评分 = 疾病严重程度评分 + 营养状态受损评分 + 年龄评分		

说明：总分≥3 分，患者处于营养风险，需要营养干预或营养科会诊；总分 <3 分，每周重复筛查 1 次。

五、围手术期营养评定

营养评定是为确立营养诊断以及进一步行动（包括营养治疗）提供依据的过程，对象为所有营养筛查阳性的患者。营养评定通常从膳食调查、人体测量学指标、实验室指标和综合性评价法 4 方面进行评价患者营养状况。

（一）膳食调查

膳食调查是营养评定的重要组成部分之一。调查内容包括调查对象的日常摄入习惯、饮食爱好、宗教、文化背景、影响营养摄入的症状、营养补充剂的使用量、有无饮食过敏或者不耐受以及患者购买和制作食物的能力等。在临床工作中常用的是 24 小时膳食回顾法。

（二）人体测量学指标

人体测量是一种最常用的静态营养评估方法，是评价人体营养状况的主要手段之一，测量指标主要包括体重、体质指数（body mass index，BMI）、围度、握力、皮褶厚度、人体成分测定等。

（1）体重：体重指人体总重量，是最简单、最直接和最常用的人体测量指标。应在晨起、空腹、排空大小便、且穿着单衣裤进行称重。我国常用 Broca 改良公式计算理想体重：理想体重（kg）＝身高（cm）－105。

（2）体质指数（BMI）：通过测量患者身高、体重，可间接计算 BMI。BMI＝体重（kg）÷身高^2（m^2）。BMI 是评价蛋白质能量营养不良以及肥胖症的可靠指标。我国成人 BMI 评价标准详见表 4－2。

表 4－2　我国成人 BMI 评价标准

等级	BMI 值	等级	BMI 值
重度蛋白质－能量营养不良	＜16.0	正常	18.5～23.9
中度蛋白质－能量营养不良	16.0～16.9	超重	24.0～27.9
轻度蛋白质－能量营养不良	17～18.4	肥胖	≥28.0

（3）围度：临床上常测量上臂围、上臂肌围、小腿围。

①上臂围（biceps circumferenc）：指上肢自然下垂时，在上臂肱二头肌最粗处的水平围长，可间接反映机体蛋白质情况，且与体重密切相关。测量值大于参考值的 90% 为营养正常，80%～90% 为轻度营养不良，60%～80% 为中度营养不良，＜60% 为严重营养不良。我国北方地区成人上臂围正常值如表 4－3 所示。

表 4－3　我国北方地区成人上臂围正常值（cm）

性别	年龄/岁		
	18～25	26～45	46 及以上
男	25.9±2.09	27.1±2.51	26.4±3.05
女	24.5±2.08	25.6±2.63	25.6±3.32

②上臂肌围（mid-arm muscle circumference，MAMC）：是反映人体肌肉蛋白营养状况的指标。该指标不仅可间接反映体内蛋白质的储存水平，而且与血清白蛋白含量存在密切的关联。正常值：我国男性为 24.8cm，女性为 23.2cm。测量值可根据上臂围和三头肌皮褶厚度计算，公式为：上臂肌围（cm）＝上臂围（cm）－3.14×三头肌皮褶厚度（cm）。测量值大于正常值的 90% 为营养正常，80%～90% 为轻度肌蛋白消耗，60%～80% 为中度肌蛋白消耗，小于 60% 为重度肌蛋白消耗。

③小腿围（calf circumference）：小腿围是指小腿肚最粗处的水平周长。测量方法：被测者取站立位，两腿分开与肩同宽，两腿平均负担体重。小腿围是反映人体腿部肌肉及皮

下脂肪水平的指标，变化较为敏感。标准：男性≥34cm，女性≥33cm。

（4）皮褶厚度：皮褶厚度是指皮肤和皮下组织的厚度，是衡量营养状况和肥胖程度较好的指标。三头肌皮褶厚度（triceps skinfold thickness，TSF）是临床上最常用的皮褶厚度测量指标。我国成年居民与年龄、性别相关的 TSF 平均值如表4-4 所示。实测 TSF 与理想 TSF 比值的临床意义如表4-5 所示。

表4-4　我国成年居民与性别、年龄相关的 TSF 平均值

组别	年龄/岁	性别	TSF/mm	性别	TSF/mm
20～59 岁	20～24	男	11.0	女	16.5
	25～29	男	12.1	女	17.3
	30～34	男	12.3	女	18.4
	35～39	男	11.8	女	19.3
	40～44	男	11.7	女	20.4
	45～49	男	11.4	女	21.2
	50～54	男	11.2	女	21.3
	55～59	男	11.2	女	21.4
60～69 岁	60～64	男	11.0	女	20.0
	65～69	男	11.2	女	19.2

注：TSF<5mm 表示脂肪消耗殆尽。

表4-5　实测 TSF 与理想 TSF 比值的临床意义

比值	临床意义	比值	临床意义
≥120%	体脂过多	60%～80%	体脂中度减少
90%～120%	正常	<60%	体脂重度减少
80%～90%	体脂轻度减少		

（5）握力：握力与机体的营养状况相关，是反映患者肌肉功能的有效指标，同时也可反映患者肌肉组织的增减及手术后恢复状况。2010 年发布的国民体质监测公报中绘制出了我国居民与年龄、性别相关的握力参考数据，见表4-6。

（6）人体成分测定：人体成分是组成人体的各组织、器官成分的总称，准确测量人体成分有助于判断患者营养状况和实施精准营养干预。目前人体成分测定最常用的方法是生物电组抗法（BIA）。BIA 的原理：人体不同体成分阻抗值不同（导电性不同），在人体中通过对健康无害的微量电流测量人体的电阻值，分析得出人体各种成分的组成情况；主要测量总体水、细胞内外液、体重和基本代谢、脂肪含量、瘦体重等参数。目前人体成分测定逐渐广泛应用于临床，主要人群包括手术、肿瘤、炎症性肠病、肥胖、糖尿病、肾病、老年肌肉减少症等患者。术前及术后的人体成分分析检查能判断患者的营养状况，以便能及时在术前及术后予以营养支持，改善营养状况，促进术后恢复。

表4-6 我国居民与年龄、性别相关的平均握力值

性别	年龄组	握力/kg	性别	年龄组	握力/kg
男	20～24	45.8	女	20～24	45.8
	25～29	46.2		25～29	46.2
	30～34	46.5		30～34	46.5
	35～39	46.3		35～39	46.3
	40～44	45.6		40～44	45.6
	45～49	44.5		45～49	44.5
	50～54	42.6		50～54	42.6
	55～59	40.7		55～59	40.7
	60～64	37.4		60～64	37.4
	65～69	34.6		65～69	34.6

（三）实验室指标

用于评估营养状况的实验室指标主要包括血液学基础（血常规、血生物化学、维生素、矿物质等）、重要器官功能（如肝、肾功能）、激素水平、炎症因子（IL-1、IL-6、TNF）、蛋白水平（白蛋白、转铁蛋白、前白蛋白、C反应蛋白）、代谢因子及其产物（蛋白水解诱导因子、脂肪动员因子、乳酸）等。利用实验室检查可测定蛋白质、脂肪、维生素及微量元素等，可反映人体的营养状况。因营养素在组织及体液中浓度下降，组织功能降低及营养素依赖酶活性下降等的出现均早于临床或亚临床症状的出现，故实验室检查对及早发现营养素缺乏的类型和程度有重要意义。实验室检查可提供客观营养评价结果，这是人体测量等方法所不具备的优势。

（四）综合营养评定

目前尚无一种营养指标能够准确、全面评估患者营养状况，因此多数学者主张采用综合性营养评估方法来提高营养评估的灵敏性和特异性。临床常用综合营养评定工具主要有主观整体评估（subjective global assessment，SGA）、微型营养评估（mini nutritional assessment，MNA）、患者主观整体评估（patient-generated subjective global assessment，PG-SGA）、全球领导人营养不良诊断标准（global leadership initiative on malnutrition，GLIM）等。GLIM评分使营养不良的诊断标准化，这一评分逐渐成为营养不良诊断的常用手段。

GLIM评分是基于风险筛查和诊断的两步模型。第一步是指可以使用现有的营养不良筛查工具筛查可能存在营养风险或营养不良风险的患者；第二步是在筛查阳性的基础上，根据患者的年龄、体重指数、肌肉量等指标评估营养不良的诊断和严重程度。要对营养不良做出评定，至少需要符合1项表现型诊断标准和1项病因型诊断标准；如果需要对营养不良进行分级，则需要进一步利用3个表现型指标对营养不良严重程度进行等级划分。营养不良的表现型和病因型评定标准见表4-7，营养不良严重程度分级划分见表4-8。

表 4 - 7　营养不良的表现型和病因型评定标准

	非自主性体重丢失/%	低体重指数 BMI/(kg/m²)	肌肉质量减轻
表现型指标	6 个月内，丢失 > 5%；或 6 个月以上，丢失 > 10%	BMI < 18.5（< 70 岁）；或 BMI < 20（≥ 70 岁）	低于各种机体组成测定方法的正常值
	食物摄入或吸收减少	疾病负担或炎症状态	
病因型指标	食物摄入 < 50% 超过 > 1 周，或摄入减少 > 2 周，或慢性胃肠道功能障碍影响食物消化吸收	急性疾病或创伤相关，或慢性疾病相关	

表 4 - 8　营养不良严重程度分级划分：1 级（中度）和 2 级（重度）

		体重丢失/%	低体重指数 BMI/(kg/m²)	肌肉质量减轻
表现型指标	1 级（中度营养不良）	5%～10%（< 6 个月）或 10%～20%（> 6 个月）	< 20（< 70 岁）或 < 22（≥ 70 岁）	轻 - 中度降低
	2 级（重度营养不良）	> 10%（< 6 个月）或 > 20%（> 6 个月）	< 18.5（< 70 岁）或 < 20（≥ 70 岁）	重度降低

六、术前营养管理

1. 能量和蛋白质需求

围手术期患者能量不足的问题极为普遍，主要由疾病本身手术创伤或术后应激等原因所致。因此对于围手术期患者进行能量补充是必要环节，但并不意味着一味追求高营养。过去常认为供应更高的能量有利于围手术期患者的恢复，但近年来大量研究结果表明，高能量供应会加重机体负担，可能引起一些不必要的并发症。推荐术前患者能量摄入目标一般为 25～30kcal/kg[①]。

当机体处于应激状态时，蛋白质需要量显著升高，用于肝脏急性期蛋白质合成，这些合成的蛋白质参与免疫调节和伤口愈合。术前营养支持强调蛋白质补充，有利于术后恢复。推荐口服营养补充（oral nutritional supplements，ONS）强化蛋白质摄入，3 次/天，≥18g 蛋白质/次，可在标准整蛋白制剂基础上额外添加蛋白粉。建议非肿瘤患者术前每餐保证 > 18g 的蛋白质摄入，肿瘤患者术前每餐 > 25g 的蛋白质摄入以达到每天蛋白质需要量。

2. 术前营养支持途径的选择

围手术期营养支持治疗方式包括口服营养补充、肠内营养和肠外营养。患者术前营养支持途径的选择取决于疾病情况、患者的精神状况及胃肠功能等。对于胃肠功能正常或者吞咽功能良好且上消化道无梗阻的患者，首选口服营养补充。对于能经口进食、营养风险

---

①　注：1kcal = 4.184kJ。

为低危的患者，应指导其进食高蛋白质食物（如鸡蛋、鱼、瘦肉、奶制品）和含碳水化合物的饮食，摄入目标能量为 25～30kcal/(kg·d) 和蛋白质量为 1.5g/(kg·d)。对于进食量少或消化道不全梗阻等原因导致的营养风险高危的患者，其蛋白质摄入目标量应保证大于 1.2g/(kg·d)，并指导术前使用 ONS，服用方法如下：小口啜服或者餐间补充，也可以作为一段时间内的饮食替代；推荐 3+3 模式，在 7:00、12:00、18:00 吃正餐，而在 9:00～9:30、15:00～15:30、20:00～20:30 这三个时间段服用口服营养制剂；根据患者缺失量，将口服营养制剂平均分为 3 等份，在上述三个时间段服用；在刚开始服用口服营养补充剂时宜慢服，半个小时喝完 150mL 或者 200mL，饮用时可以适当加热，以 40～50℃为宜。当患者不能通过经口进食或 ONS 的方式补充营养时，应进行管饲肠内营养；若 ONS 和管饲两种方式仍达不到患者蛋白质和目标能量，建议术前行肠外营养支持。

3. 术前营养支持的时间

术前存在营养不良的患者推荐使用 ONS≥7 天；术前需肠外营养支持的患者推荐营养支持时间为 7～14 天，部分重度营养不良患者，可酌情延长至 4 周。关于术前肠外营养使用的时间，有研究结果表明：营养不良患者在接受胃肠手术前给予持续 7～14 天肠外营养的益处最大。为避免严重营养不良患者发生再喂养综合征等并发症，肠外营养能量应逐渐增加。

4. 营养制剂的选择

肠内营养制剂（enteral nutrition preparation）是用于临床肠内营养支持的各种产品的统称，分为氨基酸型（要素型）、整蛋白型（非要素型）和组件型肠内营养制剂，进一步可分为平衡型、疾病特异型肠内营养制剂或其他类型。对于胃肠道功能正常的患者，建议选择整蛋白型（非要素型）制剂；对于像急性胰腺炎等胃肠道功能低下的患者，应给予短肽型（要素型）肠内营养制剂。对于糖尿病、肿瘤、肝病或肺部疾病等患者建议根据疾病特点选择疾病特异型肠内营养制剂。

5. 术前禁饮禁食时间

研究表明缩短术前禁食时间有利于术前代谢准备，可减轻手术应激反应，缓解胰岛素抵抗，减少蛋白质损失和禁食对胃肠功能的损害。对于术前不存在胃肠梗阻及胃瘫的患者，多数情况无需术前隔夜禁食。在麻醉诱导前 2 小时口服 <500mL 透明液体是安全的。可在术前 10 小时和 2 小时分别口服 12.5% 碳水化合物饮品 800mL 和 400mL，在麻醉诱导前 2 小时口服少于 500mL 透明液体。

七、术后营养管理

1. 术后能量需求

临床上大多数情况下无法直接测量患者的能量消耗值，此时可采用体重公式计算法估算机体的能量需要量，常用的公式有 Harris-Benedict 公式、Mifflin-St. Jeor 公式、Schofied 公式、Ireton-Jones 公式等，这些预测公式的总体准确性为 40%～70%，无任何一种公式有明显优势。采用间接测热法测定机体静息能量消耗值是判断患者能量需要量的理想方法，可通过测定患者实际能量消耗值以指导患者的能量供给。近年来多项研究结果证实，应用间接测热法指导营养支持较使用公式法能避免过度喂养或喂养不足。

目前认为，术后摄入热卡的目标量为 25 ～ 30kcal/（kg·d）能满足大多数非肥胖患者围手术期的能量需求，而体重指数≥30kg/m² 的肥胖患者，推荐的能量摄入量为目标需要量的 70%～ 80%，蛋白质摄入目标量为 1.5 ～ 2.0g/（kg·d），但术后患者能量和蛋白质的补充应根据疾病状态的不同来具体分析。

2. 早期恢复经口进食

对于多数患者，术后早期（24 小时内）可经口摄入营养，包括清澈液体。术后早期经口进食是安全的，而且对术后康复至关重要，术后早期经口进食能够减少术后并发症、缩短住院时间、降低住院费用。对于无法开始早期口服营养且经口摄入不足（＜60%）超过 7 天的患者，应开始早期肠内营养（术后 24 小时内）。大量证据表明，胃肠手术后6 ～ 12 小时小肠功能已恢复，术后 24 ～ 48 小时内经口进食或肠内喂养是安全的，除存在胃肠道功能障碍、肠缺血或肠梗阻等情况外，多数患者被推荐在手术后尽早恢复经口进食。结直肠手术患者，手术当天麻醉清醒后即可开始少量经口进食流食。初始口服摄入量应根据胃肠功能状态和个体耐受性进行调整。

蛋白质摄入量不足将会导致瘦组织群的丢失，阻碍机体功能的恢复，故术后早期蛋白质应足量摄入。除存在肠道功能障碍、肠缺血或肠梗阻的患者外，多数患者均推荐在手术后当天通过餐食或 ONS 摄入营养。术后足量的蛋白质摄入比足量的热卡摄入更重要，传统的流质饮食不能够提供充足的营养和蛋白质，可应用成品营养制剂。

3. 术后营养支持途径的选择

患者术后营养支持途径的选择取决于疾病情况、患者的精神状况及胃肠功能等。口服营养能满足多数患者的术后营养需要，包括消化道手术患者。当患者口服营养能够摄入＞50% 的营养目标量时，首选口服营养补充（400 ～ 600kcal/d）和蛋白粉营养辅助（2 ～ 3次/d），以此满足蛋白质及能量需要量；当经口摄入＜50% 营养目标量时，需要通过管饲肠内营养进行营养支持；若口服和管饲肠内营养仍无法达到 50% 的蛋白质或热卡的需要量＞7d 时，则应启动肠外营养。若患者出现喂养不耐受的表现，则需考虑减少或终止肠内喂养。对于营养不良的患者，术后营养支持应当持续实施 4 周或更长时间。

八、出院后营养支持与随访

多数患者出院后仍存在营养摄入量不足问题，因此应加强外科患者出院后的营养管理。对存在营养风险或营养不良的患者应进行合适的营养治疗，并定期随访和监测其营养摄入与体重变化。

出院后营养治疗首选 ONS，ONS 可以加强食物中的蛋白质、碳水化合物、脂肪、矿物质和维生素等营养素含量，提供均衡的营养素以满足机体对营养物质的需求。当膳食提供的能量、蛋白质等营养素在目标需求量的 50%～ 75% 时，提供 ONS 作为额外的营养补充，剂量至少为 400 ～ 600kcal/d，建议餐间服用，以维持或改善患者的营养状况。经过ONS 仍无法维持患者营养状况时建议选择家庭肠内营养（home enteral nutrition，HEN），HEN 无法实施或 HEN 无法提供充足的能量和蛋白质时应补充或选择家庭肠外营养（home parenteral nutrition，HPN）。患者出院当天可将其及家属转介到由营养专科护士主导的专科营养护理门诊，给予患者体质测量、个性化饮食指导及健康教育，制定个体化的出院前期和后期食谱，并指导患者定期复查。

知识拓展

"全合一"肠外营养

"全合一"肠外营养是将机体所需的宏营养素（葡萄糖、氨基酸和脂肪乳）、微营养素（维生素和微量元素）、矿物质和水等在符合要求的洁净环境下，按照一定比例和顺序混合在一个包装袋中，由外周或中心静脉输入体内的方法。

与单瓶输注相比，"全合一"肠外营养可减少代谢性并发症的发生，降低相关感染风险，更符合机体生理代谢过程，是肠外营养建议的应用模式。中华医学会肠外肠内营养学分会药学协作组发布的《规范肠外营养液配制》中明确指出"应避免多瓶串输及单瓶输注"。与单瓶输注相比较，"全合一"肠外营养中各种营养成分充分混合，使之达到合理的配比，更加符合病理生理需求，有利于机体的合成代谢需要。能量物质和氨基酸同时输注可避免氨基酸作为能源物质被消耗，这种输注方式避免了某一阶段某种营养物质输入较多而另一种（些）营养物质输注较少时而产生的不良反应。充分混匀的营养物质可以使各营养剂相互稀释，降低整体渗透压，减少对静脉的刺激。"全合一"溶液中的氨基酸分子可吸附在油水界面上，增强了乳糜微粒的机械屏障，增强脂肪乳剂的稳定性。此外，"全合一"肠外营养可减少频繁更换输液瓶，减少血流感染的发生。国外一项研究指出，单营养素输注血流可使感染风险增加1.53倍，序贯或串输血流可使感染风险增加1.46倍。

由于肠外营养具有组成成分复杂、液体稳定性波动大、在配置和使用过程中存在较高风险，配置不当可导致液体发生沉淀或污染，输注不当则会导致静脉炎、导管相关性血流感染、血糖异常等并发症，严重影响患者安全，故应严格按规范进行肠外营养输注，以保证患者安全。

（蔡有弟　罗倩）

第二节　围手术期心肺功能锻炼

心肺康复是加速康复的重要组成部分，在围手术期关注心肺评估及心肺功能锻炼，能提高患者肺功能和运动耐力，能有效预防患者术后心肺并发症、缩短住院时间，改善术后生活质量，减少住院费用。

一、心肺功能定义

心肺功能也称为心肺耐力、有氧能力，是指人体摄取、运输和利用氧的能力，是摄氧能力、运氧能力、用氧能力的综合。因此，心肺功能反映了人体的肺脏的呼吸功能、心脏血管的循环功能和组织细胞（尤其是骨骼肌细胞）的利用氧气产生能量的功能，是一个人持续进行身体活动的能力。

二、心肺功能锻炼定义

在指定的持续时间内，在一个恒定且较容易水平强度上锻炼，并且有持续更长时间的潜力，心肺系统有足够能力补充氧气到肌肉。心肺训练提高了心脏、肺和血管向身体其他部分输送氧气的能力。

三、围手术期心肺功能锻炼的意义

围术期气道管理是加速康复外科的重要组成部分，在围术期进行心肺功能评估及心肺康复训练能提高患者的肺功能、运动耐力，有效预防及改善患者心肺并发症，缩短住院时间，降低患者再入院率及死亡风险，改善预后和生活质量，同时减少医疗费用。

四、围手术期心肺功能危险因素及评估标准

围术期心肺功能危险因素评估围绕术前、术中及术后三个时期。

1. 术前危险因素

术前危险因素包括患者的身体情况、既往史和目前病情。

（1）年龄 >65 岁。

（2）吸烟数量≥400 支/年。

（3）肥胖（BMI≥28kg/m²）。

（4）哮喘、气道高反应性或疑似有气道定植菌（炎症、TB）。

（5）肺功能临界状态或低肺功能，第一秒用力呼气容积（FEV1）<1L 和一秒率（FEV1%）为 50%～60%；年龄 >75 岁和一氧化碳弥散量（DLCO）为 50%～60%。

（6）肺部基础疾病或其他胸部疾病，包括合并呼吸系统疾病，如哮喘、COPD、结核、肺间质纤维化等。

（7）既往治疗史，如术前接受过放疗，或既往有胸部手术史及外伤史等。

（8）健康状况和其他危险因素：包括贫血、营养不良、阻塞性睡眠呼吸暂停综合征、癌症，以及心、肝、肾功能不全等。

2. 术中危险因素

（1）手术因素：包括手术时间、手术部位、手术类型。

（2）麻醉因素：包括麻醉类型、麻醉药物、麻醉时间、机械通气中的声门上吸引装置使用和呼气末正压。

（3）术中生命体征：

①SpO_2 低于 92%，持续时间超过 2 分钟。

②低血压，收缩压低于 90mmHg，持续时间超过 3 分钟。

③心律失常、心房颤动、室性心动过速、室上性心动过速或室颤。

④输注任何非计划的血管活性药物。

3. 术后危险因素

（1）麻醉后苏醒时间延迟。

（2）疼痛：疼痛可以限制患者体位改变，无法有效咳嗽，使气道内分泌物不能有效地排出，从而增加了肺部感染的发生率。

（3）排痰不充分：排痰不充分易诱发术后肺不张、呼吸道感染及呼吸衰竭等。

（4）胸腔积气、积液：胸腔积液中量或积气大于30%时，则出现呼吸系统症状，增加呼吸道相关并发症。

（5）未进行早期下床活动：易引起肺不张、肺炎及 VTE 等并发症。

（6）术前合并疾病：控制不佳。

（7）有跌倒风险：在早期下床活动前，使用跌倒评估量表对跌倒的相关危险因素进行评估，以保证早期活动的安全性。

五、围手术期心肺功能的评估标准

心肺功能评估是围手术期患者康复评定的重要内容，具体评估方法包括肺功能检测、动脉血气分析、六分钟步行试验、心肺运动试验、心功能分级、呼气峰值流量等。

（1）肺功能检测：呼吸的生理功能是进行其他交换，从外环境中摄取氧并排出二氧化碳。肺循环和肺泡之间的气体交换称为外呼吸，体循环和组织细胞之间的气体交换称为内呼吸。肺功能测试内容主要是包含了肺活量（VC）、用力肺活量（FVC）、第一秒用力肺活量（FVC1）、第一秒用力呼气容积（FEV1）、最大通气量（MVV）等内容。在临床应用中，主要根据肺活量 VC 和最大自主通气量 MVV 实测值占预计值的百分率和第一秒用力呼气容积 FEV1 占用力肺活量的百分率来判断肺功能情况和通气功能障碍类型及损害程度，见表4-9～表4-11。

表4-9　肺功能不全分级

分级	（VC 或 MVV）实际值/预计值/%	FEV1/%
基本正常	>80	>70
轻度减退	80～71	70～61
显著减退	70～51	60～41
严重减退	50～21	≤40
呼吸衰竭	≤20	

表4-10　肺通气功能障碍类型

	阻塞型	限制型	混合型
FEV1/%	↓↓	正常/↓↓	↓
VC	正常	↓↓	↓
MVV	↓↓	正常	↓

表 4 - 11 肺通气功能损害的程度

分级	FEV1/%	VC（FVC）/%
轻度	LLN ～ 70	LLN ～ 70
中度	69 ～ 60	69 ～ 60
中重度	59 ～ 50	59 ～ 50
重度	49 ～ 35	49 ～ 35
极重度	< 35	< 35

注：LLN 正常值下线。

（2）动脉血气分析：术前 SpO_2 < 90 可辅助评估手术风险。

（3）六分钟步行试验：临床上应用最广泛的亚剂量运动测试，主要用于评价中、重度心肺疾病患者对治疗干预的疗效，测量患者的功能状态，可作为临床试验的重点观察指标之一，也是患者生存率的预测指标之一。方法：在平坦的地面划出一段长达 30 米直线距离，两端各置一椅作为标志，患者在其间往返走动，步履缓急由患者根据自己的体能决定。在旁监测的人员每 2 分钟报时一次，并记录患者可能发生的气促、胸痛等不适。如患者体力难支可暂时休息或中止试验。6 分钟后试验结束，监护人员统计患者步行距离进行结果评估。

（4）心肺运动试验：心肺功能运动试验为一种诊察手段，在负荷递增的运动中反映人体的心肺功能指标经过对各项参数的综合分析，了解心脏、肺脏和循环系统之间的相互作用与贮备能力。该实验在 ERAS 的术前评估、制定优化方案和术后康复环节都有良好的应用价值，是评估功能状态的金标准。

（5）心功能分级：美国纽约心脏协会心功能分级是由纽约心脏病协会于 1928 年提出的，该分级根据诱发心力衰竭症状的活动登记对心脏功能进行分级，操作简单，临床使用最为广泛，见表 4 - 12。

表 4 - 12 肺通气功能损害的程度

分级	活动情况
I	患有心脏疾病，其体力活动不受限制。一般体力活动不引起疲劳、心悸、呼吸困难或心绞痛
II	患有心脏疾病，其体力活动稍受限制，休息时感到舒适。一般体力活动时，引起疲劳、心悸、呼吸困难或心绞痛
III	患有心脏疾病，其体力活动大受限制，休息时感到舒适，较一般体力活动为轻时，即可引起疲劳、心悸、呼吸困难及心绞痛
IV	患有心脏疾病，不能从事任何体力活动，在休息时也有心功能不全或心绞痛症状，任何体力活动均可使症状加重

（6）呼气峰值流量：是肺功能评价的简易通气指标，又称最大呼气流量，是指呼气流量最快时的瞬间流速。该指标主要反映呼吸肌的力量以及气道的通畅情况，也可以反映咳嗽能力，用力依赖性强。其下降多见于阻塞性或限制性通气障碍。若 PEF < 320L/min，术后易致咳痰无力，进而导致肺部感染。

六、围手术期心肺功能的锻炼方法

1. 缩唇呼吸

（1）方法：患者闭口经鼻尽可能深吸气后屏气 3 秒，经口像吹口哨样缓慢呼气 4～6 秒，呼气时以能轻轻吹动前面 30cm 白纸为宜，尽量呼尽，吸气与呼气时间比为 1：2 或 1：3。

（2）原理：可在气管与支气管形成压力差，防止细支气管由于失去放射牵引和胸内高压引起的塌陷。

（3）要点：吸气短，呼气长。可以避免气道塌陷而帮助控制呼气。每天练习 3～4 次，每次 10～15 分钟。

（4）适用：基础肺功能较差的患者，也同样适用于术后，可以帮助肺复张和肺功能恢复。

2. 腹式呼吸

（1）方法：取仰卧或舒适的腹式呼吸冥想坐姿，放松全身，观察自然呼吸一段时间，右手放在腹部肚脐，左手放在胸部，吸气时，最大限度地向外扩张腹部，胸部保持不动，呼气时，最大限度地向内收缩腹部，胸部保持不动。

（2）原理：腹式呼吸是让横膈膜上下移动。由于吸气时横膈膜会下降，把脏器挤到下方，因此肚子会膨胀，而非胸部膨胀。呼气时横膈膜将会比平常上升，因而可以进行深度呼吸，吐出较多易停滞在肺底部的二氧化碳。

（3）要点：由鼻慢慢吸气，鼓起肚皮，每口气屏气坚持 10～15 秒，再徐徐呼出，每分钟呼吸 4 次，持续 10～20 分钟，每日 2～3 次，反复训练。

（4）适用：基础肺功能较差的患者，也同样适用于术后，可以帮助肺复张和肺功能恢复。

3. 有效咳嗽

（1）方法：患者取坐位，身体稍微前倾，双手环抱一个枕头，进行数次深而缓慢的腹式呼吸，于深呼吸末摒气 3～5 秒，从胸腔进行 2～3 次短促有力的咳嗽，张口咳出痰液。

（2）原理：气管黏膜、胸膜受到屏气的影响，这时候声门就会关闭，呼吸肌会发生严重的收缩，肺内压力会剧烈地升高，然后声门张开，肺内的空气喷射而出，使远端呼吸道的分泌物向上呼吸道清理。

（3）要点：深呼吸末屏气后爆发性咳嗽。

（4）适用：适用于术后，可以帮助肺复张和肺功能恢复，也适用于术前痰多患者且咳痰困难患者。

4. 吹气球

（1）方法：选择一个容量在 800～1000mL 的弹性适中的气球，先深吸一口气，然后稍微屏住呼吸，对着气球口，缓慢地把气体吹入气球，一直到刚才深吸气的气体都被吹出，直到吹不动为止。

（2）原理：能把肺部的多余空气完全排出体外，从而能够有效地增强肺活量。

（3）要点：鼻子吸气，嘴巴吐气。吹气球时需要确认嘴巴包紧气球口，以免漏气，完成一次练习的时间控制在 3～4 秒，强调缓慢吹气，不能贪快。训练时间以一天 2～3

次，每次 10～15 分钟最佳。

（4）适用：术前术后均适用。

5. 呼吸功能训练器

（1）方法：病情允许情况下，安装好呼吸功能训练器，在正常呼吸的前提下，通过咬嘴深长地吸气，会看到器械上面的浮子缓慢地升起来，吸气结束之后，尽量屏住呼吸使浮子的上升状态长时间保持，随后放开咬嘴，开始缓慢呼气，保持呼吸均衡后，重新开始不断地重复训练

（2）原理：遵循阻抗训练基础原理，训练器通过调整气流口的直径大小，来产生不同的吸气或呼气阻抗，以此训练吸气肌力和耐力。缓慢用力呼气有助于肺内气体交换和二氧化碳排出。

（3）要点：尽可能选择坐位或者站立位进行呼吸训练，选择合适的训练装置，尽可能快地吸入负载，每次呼吸时尽量最大程度吸气和呼气，训练时间以一天 2～3 次，每次 10～15 分钟最佳。

（4）适用：术前术后均适用。

6. 主动循环呼吸技术

（1）方法：包括三个动作——平静呼吸、扩胸、用力哈气。三个动作可以灵活组合使用。可以是"扩胸→平静呼吸→哈气→平静呼吸"，也可以是"扩胸→平静呼吸→扩胸→平静呼吸→哈气→平静呼吸→哈气→平静呼吸"。

①平静呼吸：常用半卧位或坐位，能让呼吸肌放松，减少呼吸困难，提高肺容积。正常呼吸 3～4 次放松。

②扩胸：缓慢深吸气，吸气末屏气 3～5 秒，然后放松呼气，可以做 3～4 次。

③用力哈气：保持嘴和声门（喉咙）开放，用力呼气，发出"哈"的声音。此动作可以加快呼气流速，促进痰液排出。

（2）原理：这是一组特定的呼吸练习方法，属于呼吸训练中气道廓清技术的一种，旨在去除支气管中多余的分泌物。

（3）要点：每次锻炼 10 分钟左右。咳嗽剧烈、呼吸困难、气道痉挛的情况可以增加平静呼吸时间。

（4）适用术前、术后气道分泌物多的患者，尤其适用于术后排痰困难的患者。

7. 爬楼梯

（1）方法：双手弯曲，身体稍微向前倾，呼吸保持匀速，速度适中，坚持爬五层楼左右最好。

（2）原理：改善下肢大血管壁的弹性，提高肺功能，增加肺活量，发展下肢肌肉力量。

（3）要点：运动场合选择空气流通好的地点。运动量力而行，以不累、不挑战身体极限为准，循序渐进。爬楼时以向上爬楼为主，下楼时尽量坐电梯以减少膝盖受损。如果出现明显的胸痛、难以忍受的呼吸困难、冒虚汗、面色苍白，就要停止测试；如果在近一个月内有过心绞痛、心肌梗死、心动过速、严重的高血压（舒张压 >100mmHg，收缩压 >180mmHg）或其他危险因素，如骨关节疾病、神经系统疾病导致行走困难等，也不推荐进行此类锻炼。

（4）适用：一般情况好，无严重基础疾病的患者。同样适用于术后恢复期患者。

8. 气道管理

除了肺功能锻炼、气道分泌物排出等锻炼方法外，术前建议戒烟 1～2 周，避免接触有毒有害气体，以改善气道环境。术前合并哮喘、COPD、气道高反应患者应考虑使用长效支气管扩张剂或吸入性糖皮质激素；气道分泌物较多患者应使用黏液溶解剂；合并致病菌感染者合理使用抗生素。

（梁骊敏　张中林）

第三节　疼痛护理

镇痛是加速康复的核心内容之一，疼痛是术后 48 小时以内的主要并发症，是临床最需紧急处理的并发症。良好的疼痛管理不仅有能提高患者的术后生活质量和满意度，还是重要的诊疗质量控制指标。

一、定义

疼痛被认为是继呼吸、脉搏、血压、体温之后的第五个生命体征。

术后疼痛是急性疼痛，给患者带来很大痛苦，处理不及时会给机体造成一系列不良影响。术后镇痛治疗可以降低围术期心血管并发症、肺不张、感染、下肢血栓形成及肺栓塞的发生率。

二、发生机制

疼痛的发病机制尚不完全清楚。一般认为感觉神经末梢（伤害性感受器）受到各种伤害刺激（物理或化学性）后，经过传导系统（传入神经、脊髓）传至大脑，而产生疼痛感觉。同时，中枢神经系统对疼痛感觉的发生及发展具有调控作用。

三、疼痛的影响因素及对机体的影响

（一）疼痛的影响因素

麻醉作用消失后的切口疼痛，与手术部位、损伤程度、切口类型、患者对疼痛耐受程度等因素有关。胸部、腹腔及骨关节大手术后约有 60% 的患者发生剧烈切口疼痛；而在头颈部、四肢及腹壁表浅手术后，仅有 15% 的患者疼痛较重。凡是增加切口张力的动作如咳嗽、翻身，都会加剧疼痛。切口疼痛在术后最初 24 小时内最剧烈，2～3 天后明显减轻。如果切口持续疼痛，或在减轻后再度加重，可能存在切口血肿、炎症乃至脓肿形成，应仔细检查，及时处理。

（二）疼痛对机体的影响

（1）精神、情绪反应。短期急性疼痛可导致患者情绪处于兴奋、焦虑状态；长期慢性疼痛可导致抑郁、对环境淡漠、反应迟钝。

（2）神经内分泌及代谢。疼痛刺激可引起应激反应，促使体内释放多种激素，如儿茶酚胺促肾上腺皮质激素、皮质醇、醛固酮、抗利尿激素等。由于促进分解代谢的激素分泌增加，合成代谢激素分泌减少，使糖原分解作用加强，从而导致水钠潴留，血糖水平升高，酮体和乳酸生成增加，机体呈负氮平衡。

（3）心血管系统。疼痛可兴奋交感神经系统，使患者血压升高，心率加快，甚至心律失常，增加心肌耗氧量。这些变化对伴有高血压、冠脉供血不足的患者极为不利。剧烈的深部疼痛有时可引起副交感神经兴奋，引起血压下降，心率减慢，甚至发生虚脱、休克。疼痛常限制患者活动，使血流缓慢，血液黏滞度增加，对于有深静脉血栓的患者，可能进一步加重原发疾病。

（4）呼吸系统。腹部或胸部手术后，疼痛对呼吸功能影响较大。疼痛引起肌张力增加及隔肌功能降低，使肺顺应性下降；患者呼吸浅快，肺活量、潮气量、残气量和功能残气量均降低，通气/血流比值下降，易产生低氧血症等。由于患者不敢用力呼吸和咳嗽，积聚于肺泡和支气管内的分泌物不易排出，易并发肺不张和肺炎。

（5）消化系统。疼痛可导致恶心、呕吐等胃肠道症状。慢性疼痛常引起消化功能障碍，食欲缺乏。

（6）泌尿系统。疼痛本身可引起膀胱或尿道排尿无力，同时由于反射性肾血管收缩，垂体抗利尿激素分泌增加，导致尿量减少。较长时间排尿不畅可引起尿路感染。

（7）骨骼、肌肉系统。疼痛可诱发肌肉痉挛进一步加重。同时，由于疼痛时交感神经活性增加，可进一步增加末梢伤害感受器的敏感性，形成痛觉过敏或触诱发痛。

（8）免疫系统。疼痛可引起机体免疫力下降，对预防或控制感染以及控制肿瘤扩散不利。

（9）凝血机制。对凝血系统的影响包括：使血小板黏附功能增强、纤溶功能减弱，使机体处于高凝状态。

四、镇痛方法

（一）多模式镇痛

多模式镇痛是联合应用多种镇痛药物和方法，使镇痛作用相互补充、协同或叠加，同时减少每种药物的剂量，以降低相应不良反应，从而达到最大的效应/不良反应比。联合用药的途径包括静脉、硬膜外、神经阻滞、局部麻醉、口服、外用贴剂等，常用药物包括阿片类与非甾体类抗炎药、COX-2 抑制剂或对乙酰氨基酚等。

（二）超前镇痛

超前镇痛是指在伤害性刺激作用于机体前采取一定措施，通过阻止神经纤维传递疼痛信号至中枢神经系统，防止神经中枢敏感化，有利于减轻术后疼痛。

（三）个体性镇痛

个体化镇痛即镇痛治疗方案个体化，通过监控 PCA 的按压次数、评估疼痛强度及相关镇痛药物不良反应，实现个体化的术后疼痛管理，提高患者对术后镇痛的满意度，减少医护人员的工作量，提高工作效率。

（四）患者自控镇痛（patient-controlled analgesia，PCA）

PCA是指患者根据自身的疼痛情况，自我控制给药的镇痛方式，能最大程度地减少血药浓度的波动，维持有效镇痛浓度，减少个体差异，达到镇痛完善且副作用较小的目的。通常PCA装置包括三部分：储药器、给药装置和连接导管。其参数包括单次剂量（demand dose）、锁定时间（lockout time）、背景输注（background infusion），单位时间最大剂量（maximum dose），较复杂的PCA装置还可以有负荷量、注药速率以及数据回放等。麻醉科医师根据手术种类和患者的特点确定上述参数后，患者可据自身疼痛程度通过按压按钮自己给药。

PCA给药途径一般有静脉、硬膜外腔、皮下给药以及外周神经置管给药等，在使用PCA技术之前，应向患者详细解释，并进行操作培训。术后镇痛药物配方和PCA注射泵参数设置应该根据静息和运动时VAS、无效按压次数和总按压次数、是否寻求其他镇痛药物作为镇痛补救措施和患者的满意度等因素进行评估并应及时调整。

PCA将患者个体差异和药物治疗窗的理念进行有机的结合。采用PCA治疗术后疼痛的主要优点有：①镇痛及时、迅速，无需报告、开医嘱、药物准备、注射等一系列过程；②基本消除不同患者对镇痛药剂量的个体差异，镇痛效果好；③减少剂量相关性不良反应的发生；④减少护理人员的工作量；⑤使用方便，可携带；⑥患者满意度高。

（五）区域阻滞技术

区域阻滞技术包括局部浸润、外周单支神经或神经丛阻滞等。目前临床上多采用神经刺激器定位技术或超声引导下外周神经阻滞技术。区域阻滞的一线药物是局麻药。一般首选长效、毒性低、对运动神经影响小的药物，如低浓度罗哌卡因、布比卡因等。也可放置导管连续输注，以维持较长时间的镇痛效果。区域阻滞尤其是连续输注时，应注意局麻药的蓄积问题。优点包括：①对术后呼吸、循环及神经内分泌功能影响较小；②减少了术后深静脉血栓形成和出血的可能。缺点是神经刺激器和超声定位技术需要适当的培训，对特殊部位阻滞需要经验积累等。

（六）椎管内镇痛

采用在硬膜外腔或蛛网膜下腔使用局麻药、阿片类药或其他镇痛药物，减轻或阻止伤害性刺激的传入，以达到镇痛的目的。此方法具有与区域阻滞相同的优点，而且镇痛更为完善，但需要特殊器械和操作，对操作技术要求较高，阻滞范围相对较大，对血流动力学有一定影响，并发症发生率较高且危险，对镇痛管理及监测要求也高。

五、疼痛评估

（一）评估时机

（1）患者入院/转入时进行疼痛筛查，首次疼痛评估应在患者入院8小时内完成。

（2）出现新发疼痛、爆发痛、疼痛加重或剂量滴定时进行疼痛筛查。

（二）评估频率

（1）疼痛评分≤3分疼痛控制稳定者，应每天至少评估一次。

（2）疼痛评分≥4分，至少每4～8小时评估一次。

（3）采取镇痛措施后需要常规评估，根据药物达到血药浓度峰值的时间进行评估，口服给药后60分钟，皮下给药后30分钟，静脉给药后15分钟。

（三）评估工具

同一患者最好固定采用某一种评估工具。

1. 疼痛自评工具

（1）数字评分量表（numeric rating scale，NRS）：用0～10代表不同程度的痛，0为无痛，10为最剧烈疼痛，数字越大，疼痛程度越重。由患者自己选择一个最能代表其疼痛程度的数字。该评估工具适用于＞7岁可理解数字并能表达疼痛的儿童及成人。

（2）改良面部表情疼痛评估工具（faces pain scale-revised，FPS-R）：用涵盖快乐到悲伤及哭泣6个不同表情的面孔表达不同的疼痛强度，由患者选择最能表达其疼痛程度的面部表情。该评估工具适用于儿童、老年人及语言理解能力差、无法语言交流的人群。

（3）口述分级法（verbal rating scale，VRS）：根据患者对疼痛程度的表达，将疼痛程度分为4级。无痛；轻度疼痛：有疼痛但可忍受，不影响睡眠；中度疼痛：疼痛明显，不能忍受，要求使用镇痛药物，影响睡眠；重度疼痛：疼痛剧烈，不能忍受，须用镇痛药物，严重影响睡眠。该评估工具适用于可理解文字并能表达疼痛的患者。

评估患者卧床、坐位、转移、日常活动、康复、运动等的疼痛程度，根据患者疼痛程度进行处理。

（四）疼痛分级

（1）Ⅰ级（轻度疼痛）：疼痛评分1～3分；疼痛感不影响患者生活，不干扰其睡眠；患者未服用止痛药。

（2）Ⅱ级（中度疼痛）：疼痛评分4～6分；明显无法忍受疼痛，已影响到患者的生活、自我照护能力或身体功能，睡眠受到干扰；要求使用止痛剂。

（3）Ⅲ级（重度疼痛）：疼痛评分7～10分；出现爆发痛；疼痛无法忍受；新增疼痛部位；已严重影响患者的自理能力与生活，会痛醒，严重影响睡眠；必须使用止痛剂。

六、主要治疗方法

（一）术前镇痛和睡眠管理

（1）对于术前静息时疼痛视觉模拟评分（VAS）≥3分、活动时疼痛VAS≥5分的患者，可给予COX-2特异性抑制剂抗炎镇痛（如塞来昔布200mg bid）；

（2）对于睡眠不佳的患者给予地西泮5mg或艾司唑仑1～2mg睡前口服，如睡眠仍不佳或有焦虑情绪，则改用阿普唑仑0.4mg或0.8mg睡前口服，并可加用奥氮平2.5mg或5mg qd。手术前一晚可给予地西泮10mg肌内注射。

（二）术中镇痛

（1）首选腔镜手术方式，术毕前切口处于长效局麻药物罗哌卡因阻滞。

（2）腔镜手术开始前或者手术结束前可以辅助行双侧腰方肌阻滞或者双侧腹横筋膜阻滞等。

（3）开放手术没有硬膜外镇痛禁忌症患者可以辅助行硬膜外连续阻滞，或者辅助行腹横筋膜阻滞或者腰方肌阻滞。

（三）术后镇痛

（1）根据疼痛评分，采用多模式镇痛，经口服或静脉采用的镇痛应当采用 NSAIDs 药物联合对氨基己酚等药物镇痛，尽量减少阿片类止痛药物，从而减少由此类药物引起的肠功能延迟恢复，影响患者加速康复。

（2）动态进行疼痛评估。

七、疼痛护理

（一）患者教育

（1）术前向患者及家属说明术后疼痛管理的重要性。

（2）术前教会患者使用疼痛评分尺进行自我疼痛评分的方法。

（3）术后告知镇痛泵的作用原理、如何自控镇痛。

（4）指导患者放松疗法，减轻紧张对疼痛的影响。

（5）疼痛≥4 分时及时告知医护人员以便及时予追加止痛处理。

（二）疼痛评估及记录

（1）观察患者疼痛的时间、部位、性质和规律。

（2）鼓励患者表达疼痛的感受，简单解释切口疼痛的规律。

（3）尽可能满足患者对舒适的需要，如协助变换体位、减小压迫等。

（4）指导患者正确运用非药物镇痛方法，减轻机体对疼痛的敏感性，如分散注意力等。

（5）大手术后 1～2 天内，可持续使用患者自控镇痛泵进行止痛。

（6）遵医嘱给予镇静、镇痛药，如地西泮、布桂嗪、哌替啶等。

（7）在指导患者开展功能活动前，一方面告知其早期活动的重要性，取得配合，另一方面还要根据患者的身体状况，循序渐进地指导其开展功能活动，若患者因疼痛无法完成某项功能活动时，应及时终止该活动并采取镇痛措施。

（8）评估频率：术后 48 小时 q8h，第 3～4 天 q12h，第 5 天后 qd。当疼痛≥4 分予处理后 30 分钟评估镇痛效果并记录。

（9）持续时间：连续评估 3～5 天。

（10）镇痛方案落实及效果评价：

①确定医生开具镇痛医嘱，按时按量使用镇痛药物。

②向主管医生提供患者反应、镇痛效果评估结果，用作是否调整镇痛方案的依据。

患者疼痛护理加速康复临床路径实施流程见表 4 - 13。

表 4 - 13　患者疼痛护理加速康复临床路径实施流程

实施项目	实施者	加速康复管理目标	实施时间
术前镇痛和睡眠管理	主管医生病区护士	（1）对于术前静息时疼痛视觉模拟评分（VAS）≥3 分、活动时疼痛 VAS≥5 分的患者可给予 COX-2 特异性抑制剂抗炎镇痛（如塞来昔布 200mg bid）。 （2）对于睡眠不佳的患者给予地西泮 5mg 或艾司唑仑 1～2mg 睡前口服，如睡眠仍不佳或有焦虑情绪，则改用阿普唑仑 0.4mg 或 0.8mg 睡前口服，并可加用奥氮平 2.5mg 或 5mg（qd）。手术前一晚可给予地西泮 10mg 肌内注射	术前
麻醉及镇痛	麻醉医生	（1）选择全身麻醉联合中段硬膜外（开放手术）或者外周神经阻滞（竖脊肌阻滞/腰方肌阻滞/腹横筋膜阻滞/前锯肌阻滞等）及伤口局部浸润。 （2）选用短效镇静药、短效全麻药、短效阿片类药物及肌松药，如丙泊酚、瑞芬太尼、顺式阿曲库铵、七氟烷和地氟烷等	术前
术中镇痛	外科医生麻醉医生	（1）首选腔镜手术方式、术毕前切口处于长效局麻药物罗哌卡因阻滞。 （2）腔镜手术开始前或者手术结束前可以辅助行双侧腰方肌阻滞或者双侧腹横筋膜阻滞等。 （3）开放手术没有硬膜外镇痛禁忌症患者可以辅助行硬膜外连续阻滞，或者辅助行腹横筋膜阻滞或者腰方肌阻滞	缝皮前
术后镇痛	外科医生病区护士	镇痛原则及方案： （1）根据疼痛评分，采用多模式镇痛，经口服或静脉采用的镇痛应当采用 NSAIDs 药物联合对氨基己酚等药物镇痛，尽量减少阿片类止痛药物，从而减少由此类药物引起的肠功能延迟恢复，影响患者加速康复。 （2）动态进行疼痛评估	术后
	病区护士	患者的配合： （1）疼痛评估工具的正确使用。 （2）疼痛教育：告知患者及家属疼痛的危害和镇痛的必要性，疼痛评估的方法及镇痛方案的选择等，教育需贯穿住院全过程	术后

（顾娇娇　陈奕辰）

第四节　管道维护

　　加速康复是外科医学领域的一个新理念和实践，其优势日渐显著，现阶段已经被推广及应用到许多医学领域。外科常用管道是外科医疗护理临床工作的主要项目，是加速康复外科围术期患者治疗和护理的重要组成部分。保持临床管道的有效性是加速康复外科护理的重点，科学、安全、实用的管道固定技术是加速康复外科术后各管道护理的安全保证，直接关系到患者的康复。

一、定义

临床常用的管道种类多，例如胃管、尿管、深静脉置管、各种引流管、监测管道等，它们具有不同的功能，作为治疗、观察病情的手段和判断预后的依据。

二、管道分级护理

护士接患者时需区分管道的作用，评估管道的种类、数量、位置引流是否通畅，引流液的颜色、性状和量。根据留置管道的种类、治疗目的分为输入性管道、引流性管道、监测性管道；根据管道治疗目的、管道发生意外后的风险程度，分为低危、中危、高危管道。

（一）低危管道

（1）输入性管道：普通胃管（鼻饲）。
（2）引流管道：普通胃管（胃肠减压）、普通尿管、输尿管支架管（双J管）。

（二）中危管道

（1）输入性管道：中心静脉导管（CVC、PICC）、胃肠造瘘管、鼻空肠营养管。
（2）引流管道：脑室外引流管、腹腔引流管、肝穿刺管、盆腔引流管、宫腔填塞球囊引流管、肾造瘘管、膀胱造瘘管、输尿管支架管（单J管）、伤口引流管（甲状腺窝引流管、腋窝引流管、肾窝引流管、肾周引流管、肛管等）、鼻空肠管。

（三）高危管道

（1）输入性管道：透析管、硬膜外镇痛管等。
（2）引流管道：胸腔引流管、心包引流管、三腔二囊管、鼻胆管、T管、PTCD管、腰大池引流管、专科尿管（前列腺及尿道术后）、专科胃管（食道及胃术后）等。
（3）监测性管道：动脉导管、漂浮导管、人工气道（气管插管/气管切开）等。

三、目视管理

根据管道分级使用不同颜色标识贴对管道进行分级标识，注明管道名称和留置时间。
（1）低危管道：使用绿色标识。
（2）中危管道：使用黄色标识。
（3）高危管道：使用红色标识。

四、管道固定

安全有效的固定能确保管道成功留置，有效降低非计划性拔管的发生。固定的形式有：胶布外固定、缝线固定＋胶布外固定、气囊内固定＋胶布外固定、胶布＋棉绳外固定。
（1）固定的方式有胶布外固定、缝线固定＋胶布外固定、气囊内固定＋胶布外固定、胶布＋棉绳外固定。
（2）常用的固定的方法：高举平台法、蝶形交叉固定。

（3）固定原则：

①操作遵循无菌原则。

②皮脂、残胶过多的皮肤可以先用75%酒精清洁皮肤；适当处理渗液、唾液；必要时剪除毛发，避免刮除；若患者皮肤薄且易破损，可在贴胶布之前喷涂皮肤保护膜；确保皮肤充分干燥。

③在粘贴胶带时注意正确的手法，避免从一端拉向另一端，应先固定中间，再向两边抚平。

④胶布末端反折，便于下次更换时撕除。

五、管道观察和记录

（1）明确管道置入的目的、部位、置管时间。

（2）每班观察：

①插入或外露长度。

②引流液性质、量、颜色。

③敷料有无松脱、卷边，有无渗血渗液。

④管道二次固定是否有效。

（3）保持管道通畅，摆放位置合理，防止受压、扭曲、牵拉。

（4）根据治疗要求选择引流管附加（引流）装置，调节引流装置摆放位置，保证有效引流。保持其无菌状态，定期更换。

（5）翻身、过床等操作，先摆放好管道，避免意外脱管。

（6）对烦躁、不配合的患者，加强巡视观察，必要时给予保护性约束。

（7）每班做好护理记录和交接班。

六、常见并发症的观察及处理

（1）管道非计划性拔管：若发生脱管，根据管道种类及分级，通知医生，立即采取应急处理措施，避免发生不良后果，保证患者安全。

（2）管道移位：检查管道的置入长度，判断放置位置；观察输入管道的输注速度、局部皮肤情况及全身反应；观察引流管引流液的颜色、性质和量的变化。局部和全身反应如有异常应及时通知医生进行处理；指导患者避免突然、活动度大的动作。

（3）管道堵塞：保持管道通畅，避免折叠、受压。输入管道应检查管道的通畅程度、观察输注速度，在输注前和输注过程中按照输注液不同性质定时冲管，输注完毕后正确封管。如发现堵塞，根据发生堵塞的原因及时处理，不可盲目高压冲洗。引流管道应观察引流量的变化、穿刺口处有无渗液、渗液性质、患者局部体征和全身状态。如发现引流管堵塞，通知医生进行处理。

（4）导管相关感染：严格执行手部卫生，执行无菌操作，置管时保持最大无菌屏障，选用尽可能小的管路。保持管道及附加装置的密闭性，一旦发现无菌状态被打破、连接断开或液体漏出，即更换管道附加（引流）装置。引流管保持引流通畅，避免扭曲。引流袋避免接触地面或直接置于地上。袋内液体达到其容量的四分之三时及时排放，转运患者前应排空。留置尿管不常规进行膀胱冲洗。每日评估留置管道的必要性，尽早拔管，在拔除尿管前不需要夹闭导管进行膀胱训练，这能降低导管相关感染发生。

七、拔除管道

病情允许尽早拔除各管道，拔除时间为：

（1）胃管：单纯胃肠减压患者在麻醉清醒后复苏即可拔除。因病情及手术方式需要停留胃管则根据医嘱决定拔除时间。

（2）尿管：

①一般术后 24～48 小时内拔除，不常规进行膀胱功能锻炼。

②尿潴留高危患者：术后第一天予盐酸坦索罗辛缓释胶囊每日一粒口服，间断夹闭尿管，目标术后第三天拔除尿管。

③血流动力学不稳定者：保留尿管记尿量，直至临床状态稳定。

（3）中心静脉置管：常规放置 7～10 天，原则上不超过 14 天。

八、拔管后护理

（1）腹腔引流管：拔管后观察患者全身及腹部体征变化，引流口敷料有无渗血、渗液，及时更换敷料，周围皮肤可涂凡士林保护。

（2）尿管：拔管后鼓励患者多饮水，观察自主排尿情况，有排尿困难情况的及时处理。

（3）胃管：拔管后注意观察有无呕吐及腹部体征情况。

（4）中心静脉置管：检查管道是否完整，穿刺口处予无菌敷料覆盖 24 小时，观察敷料有无渗血、渗液。

九、健康教育

（1）告知患者和家属留置各管道的目的、管道放置位置、作用及重要性。

（2）局部皮肤如有瘙痒等不适，及时告知护士处理。

（3）变换体位、穿脱衣服时，注意保护管道。检查管道是否折叠、受压，保持管道通畅。

（4）离床活动时，先固定好管道，避免牵拉。引流瓶（袋）低于引流管插入部位的 20～30cm。

（5）指导患者/家属观察引流液正常的颜色、性质和量，如发现异常及时告知医护人员处理。

（6）避免突然活动、活动度过大和剧烈的运动。

（7）发生非计划拔管的应急处理方法。

（金子）

第五节　成人静脉血栓栓塞症风险管理

成人静脉血栓栓塞症是围术期患者常见并发症之一，危险因素较多并且因素之间互相作用，临床诊疗具有一定的困难。加速康复外科护士应在掌握危险因素的基础上，有效地运用针对性较强的风险评估量表进行有效的评估，保证对患者实施有效的预防措施，才能确保患者加速康复的落实，减少并发症的发生。

一、静脉血栓栓塞症定义

静脉血栓栓塞症（venous thromboembolism，VTE）是继缺血性心脏病和卒中之后位列第三的最常见的心血管疾病。VTE 是指血液在静脉内不正常的凝结，使血管完全或不完全阻塞，包括深静脉血栓形成（deep venous thrombosis，DVT）和肺栓塞（pulmonary embolism，PE）。DVT 与 PE，是静脉血栓栓塞症在疾病发展的不同阶段和不同部位的表现形式。

二、病因和危险因素

VTE 的主要原因是静脉壁损伤、血流缓慢和血液高凝状态。危险因素包括原发性因素和继发性因素。

原发性因素：抗凝血酶缺乏，先天性异常纤维蛋白原血症，高同型半胱氨酸血症，抗心磷脂抗体阳性，纤溶酶原激活物抑制剂过多，凝血酶原 20210A 基因变异，Ⅷ、Ⅸ、Ⅺ因子增高，蛋白 C 缺乏，Ⅴ因子 Leiden 突变，纤溶酶原缺乏，异常纤溶酶原血症，蛋白 S 缺乏，Ⅻ因子缺乏等。

继发性因素：髂静脉压迫综合征，损伤/骨折，脑卒中，瘫痪或长期卧床，高龄，中心静脉留置导管，下肢静脉功能不全，吸烟，妊娠/产后，Crohn 病，肾病综合征，手术与制动，血液高凝状态（Waldenstrom 巨球蛋白血症，骨髓增生异常综合征），血小板异常，长期使用雌激素，恶性肿瘤，化疗患者，肥胖、心、肺功能衰竭，长时间乘坐交通工具，口服避孕药，狼疮抗凝物，人工血管或血管腔内移植物，VTE 病史，重症感染。DVT 多见于大手术或严重创伤后、长期卧床、肢体制动、肿瘤患者等。

三、临床表现

根据发病时间，DVT 分为急性期、亚急性期和慢性期。

急性期是指发病 14 天以内；亚急性期是指发病 15～30 天；发病 30 天以后进入慢性期。

急性期主要临床表现为患肢的突然肿胀、疼痛等，体查可见患肢呈凹陷性水肿、软组织张力增高、皮肤温度增高，在小腿后侧和（或）大腿内侧、股三角区及患侧髂窝有压痛。发病 1～2 周后，患肢可出现浅静脉显露或扩张。血栓位于小腿肌肉静脉丛时，Homans 征和 Neuhof 征呈阳性。严重时患者可出现股青肿，是下肢 DVT 中最严重的情况，由于髂股静脉及其属支血栓阻塞，静脉回流严重受阻，组织张力极高，导致下肢动脉受压和痉挛，肢体缺血。临床表现为下肢极度肿胀、剧痛、皮肤发亮呈青紫色、皮温低伴有水疱，足背动脉搏动消失，全身反应强烈，体温升高。如不及时处理，可发生休克和静脉性坏疽。静脉血栓一旦脱落，可随血流漂移、堵塞肺动脉主干或分支，根据肺循环障碍的不同程度引起相应 PE 的临床表现。

慢性期可发展为深静脉血栓形成后综合征（post-thrombotic syndrome，PTS），一般是指急性下肢 DVT6 个月后，出现慢性下肢静脉功能不全的临床表现，包括患肢的沉重、胀痛、静脉曲张、皮肤瘙痒、色素沉着、湿疹等，严重者出现下肢的高度肿胀、脂性硬皮病、经久不愈的溃疡。在诊断为下肢 DVT 最初 2 年内，即使经过规范的抗凝治疗，仍有 20%～55% 的患者发展为 PTS，其中 5%～10% 的患者发展为严重的 PTS，从而严重影响患者的生活质量。

四、诊断

患者近期有手术、严重外伤、骨折或肢体制动、长期卧床、肿瘤等病史，出现下肢肿胀、疼痛、小腿后方和/或大腿内侧有压痛时，提示下肢 DVT 的可能性大。如果患者无明显血栓发生的诱因，仅表现为下肢肿胀或症状不典型时，需进一步的实验室检查和影像学检查明确诊断，以免漏诊和误诊。辅助检查包括如下：

（1）血浆 D－二聚体测定。D－二聚体是纤维蛋白复合物溶解时产生的降解产物。下肢 DVT 时，血液中 D－二聚体的浓度升高，可用于急性 VTE 的筛查、特殊情况下 DVT 的诊断、疗效评估和 VTE 复发的危险程度评估。但应注意 D－二聚体检查的敏感性较高、特异性稍差。

（2）彩色多普勒超声检查。敏感性、准确性均较高，临床应用广泛，是 DVT 诊断的首选方法，适用于筛查和监测。该检查对股腘静脉血栓诊断的准确率高（＞90%），对周围型小腿静脉丛血栓和中央型髂静脉血栓诊断的准确率较低。

（3）CT 静脉成像（computed tomography venography，CTV）主要用于下肢主干静脉或下腔静脉血栓的诊断，准确性高，联合应用 CTV 及 CT 肺动脉造影检查，可增加 VTE 的确诊率。

（4）磁共振静脉成像（magnetic resonance venography，MRV）准确显示髂、股、腘静脉血栓，但不能很好地显示小腿静脉血栓。尤其适用于孕妇，而且无需使用造影剂，但有固定金属植入物及心脏起搏器植入者，不可实施此项检查。

（5）静脉造影准确率高，不仅可以有效判断有无血栓，血栓部位、范围、形成时间和侧支循环情况，而且常被用来评估其他方法的诊断价值，目前仍是诊断下肢 DVT 的"金标准"。缺点是有创伤、造影剂过敏、肾毒性以及造影剂本身对血管壁的损伤等。

五、VTE 的预防

VTE 的预防首选血栓一级预防，目前疗效已得到充分证实，并且比并发症发生后的治疗更具成本效益。

（1）一级预防。一级预防是预防 VTE 的首选方法。可使用药物或机械方法进行，这些方法可有效预防深静脉血栓形成。理想的一级预防方法的特征包括：易于给药，具有有效性、安全性和成本效益（或至少成本中性）。住院患者可用的预防措施包括健康教育、低剂量普通肝素、低分子量（LMW）肝素、磺达肝素、间歇性气动加压（IPC）和（或）梯度加压袜（GCS）、口服 Xa 因子或直接凝血酶抑制剂。

（2）二级预防。二级预防包括通过对 DVT 存在敏感的客观测试筛查患者，从而早期发现和治疗亚临床静脉血栓形成。然而，现有筛查方法（例如，静脉超声、磁共振成像静脉造影）对患者重要结局的益处尚未得到充分证实。因此，二级预防通常保留给初级预防禁忌或无效的患者。

六、VTE 防治重点人群

（1）重症患者：包括但不限于入住外科重症监护病房（SICU）、内科 ICU（MICU）、冠脉监护病房（CCU）、急诊 ICU（EICU）、肾脏 ICU（KICU）等所有重症科室的患者。

（2）骨科手术患者：包括但不限于髋/膝关节置换术患者、创伤外科手术患者、脊柱外科手术患者、骨折手术患者等。

（3）肿瘤手术患者：因恶性肿瘤行外科手术的患者，包括但不限于因恶性肿瘤入住普外科、胸外科、泌尿外科、神经外科等的手术患者。

（4）因急性内科疾病而住院的患者：≥40岁合并充血性心力衰竭、急性呼吸系统疾病、脑卒中、风湿性疾病、合并感染（如脓毒血症、腹腔感染等）的患者。

（5）易栓症患者：包括但不限于入住呼吸科、心内科、血液科（如明确的遗传性易栓症、骨髓增殖性疾病或淋巴瘤）、消化科（如炎症性肠病）、肾内科（如肾病综合征）、风湿科（如原发性或继发性抗磷脂综合征）等遗传性或获得性的易栓症患者。

（6）妇科和产科患者：妇科患者及妊娠和产褥期患者等。

（7）住院时间较长或年龄较大患者：入住眼科、耳鼻喉科、口腔科等住院时间≥14天或年龄≥70岁的患者等。

七、风险评估

（一）评估关键动态时点

患者住院期间的VTE风险和出血风险是不断变化的。手术、麻醉等有创操作会增加VTE风险和出血风险，而急性病情缓解也可能会使VTE风险或出血风险降低，因此，整个住院期间需要对患者进行动态评估和预防。需重点关注患者住院期间三个关键动态时点的评估和预防：

（1）入院后24小时内。

（2）病情或治疗变化时：如进行手术或介入操作（术前24小时内、术中、术后24小时内）、转科（转科后24小时内）、护理级别发生变化、报病危（病重）等特殊情况。

（3）出院前24小时内。

（二）VTE形成风险评估

针对性对住院患者选择合适的评估量表进行VTE风险评估。

（1）手术患者建议采用2005年版的Caprini评分量表，按照不同Caprini评估分值，将VTE风险分为：低危（0～2分）、中危（3～4分）、高危（≥5分）。

（2）非手术患者建议采用Padua评分量表，按照不同Padua评估分值，将VTE风险分为：低危（0～3分）、高危（≥4分）。

（3）肿瘤患者主要采用Caprini和Khorana评估量表，Caprini评估量表倾向适用于需外科手术治疗的肿瘤患者，Khorana评估量表倾向适用于进行放化疗的内科和门诊肿瘤患者。有条件的情况下，可以同时给患者采用两种量表评分，以危险分层高者为指导后续处置的措施依据。

（4）关于妊娠期和产褥期患者的VTE风险评估，中华医学会妇产科学分会产科学组于2021年4月发布的《妊娠期及产褥期静脉血栓栓塞症预防和诊治专家共识》中，参考了近几年国际各类权威妇产科学术机构更新的相关指南，制定了"妊娠期和产褥期VTE的风险因素及其相应的预防措施"，建议以此为指导，规范临床实践对产科VTE的防治。

（5）其他专科的住院患者（如儿科、精神科等），目前暂无成熟适用的专科评估量表，可以考虑采用 Caprini 和 Padua 评估量表。随着国际、国内相关指南的更新进展，再适时选择相应的专科评估量表。

（三）出血风险评估

应获得完整的病史和检查，以评估所有需要药物预防性 VTE 的急性病住院患者的出血风险。通常禁忌药物血栓预防的高出血风险患者包括：活动性出血或颅内出血患者、计划在 6～12 小时内进行外科手术的患者（如脊神经轴向麻醉）、中度或重度凝血病患者以及重度出血倾向或血小板减少症患者。鼻出血和月经出血不是药物血栓预防的禁忌症。

八、预防 VTE 措施

（一）低风险患者

对于大多数因急性医学疾病住院且无明显 VTE 风险因素的患者，无需进行药物血栓预防。可进行健康教育，包括常规进行静脉血栓相关知识的教育。积极的活动可减少 VTE 的发生，鼓励低危患者及早进行主动或被动活动，早期进行功能锻炼。建议患者改善生活方式，如戒烟、戒酒、控制血糖和血脂等。

（二）中度风险患者

对于大多数因急性内科疾病住院的患者，拥有至少一个 VTE 风险因素，并且没有上升的出血风险，建议使用药物血栓预防，而不是机械方法或不预防。低分子量（LMW）肝素通常是首选抗凝剂，其在预防深静脉血栓形成（DVT）方面具有上级优势。对于肾功能衰竭患者（肌酐清除率 < 30mL/min），普通肝素（UFH）是 LMW 肝素的合理替代品。

（三）高危患者

具有 VTE 高风险（例如，危重病、癌症、卒中）和低出血风险，建议在机械预防的基础上，增加药物血栓预防。首选低分子量肝素，但 UFH 是肾衰竭患者的替代品。

（四）特殊人群

（1）肝素诱导的血小板减少。磺达肝癸钠可作为肝素的替代药物用于有肝素诱导的血小板减少症病史的患者。

（2）具有出血风险。如果患者存在 VTE 风险因素，并且出血风险较高或禁忌抗凝治疗（如胃肠道或颅内出血），则建议采用机械方法预防 VTE（间歇性气压泵、梯度加压袜、静脉足底泵）。在这些方法中，气动加压装置和渐进式加压袜是最常用的机械预防形式。当使用机械形式的预防时，一旦出血风险变成可接受的范围或已经逆转，应立即转换为药物治疗。

九、预防血栓形成的方法

（一）药物预防

预防药物有低分子肝素、低剂量普通肝素、磺达、阿司匹林、华法林或直接口服抗凝剂。

（二）血栓预防机械方法

1. 间歇性充气加压泵（IPC）

（1）定义：是一种通过间歇充气加压装置主机对其气囊循环充气和放气，实现对气囊包裹的肢体间断施加压力，以促使肢体肌肉被动收缩，从而促进静脉血液回流的方法。IPC 不仅可用于 VTE 的预防，还可用于淋巴水肿、慢性静脉功能不全等疾病的治疗。

（2）作用机制：IPC 可在不增加出血事件及死亡率的同时，通过压迫深静脉促进血液回流，增加静脉峰值血流速度，还可以提高内皮细胞一氧化氮合成酶的活性，使内皮细胞释放一氧化氮，促进血管扩张，减少血液凝集，并可以降低纤溶酶原。

（3）注意事项：IPC 器械是预防出血风险高或禁忌使用抗凝药物（如胃肠道出血、颅内出血）的内科患者 VTE 的替代方案。虽然没有关于 IPC 使用的皮肤并发症的数据，但皮肤破裂是一种已知的并发症，特别是在虚弱的老年人人群中。IPC 器械也禁忌用于有外周血管疾病导致腿部缺血证据的患者。必须注意最佳顺应性以及 IPC 装置的适当配合。

2. 梯度压力袜（GCS）

（1）定义：医用压力袜或弹力袜，是一种具有梯度压力、可对腿部进行压迫的长袜，其设计按照严格的医学技术规范，采用的梯度压力原理是在足踝处建立最高压力，并沿腿部向心脏方向逐渐降低。

（2）可能的作用机制为：GCS 从足踝向腿部施加梯度压力，促进血液从浅静脉通过静脉回流向深静脉，使深静脉内血流速度和血流量增加。

（3）注意事项：压力袜需选择与患者合适的码数，穿脱需严格按照流程进行，防止发生局部的皮肤压迫。

（马盈盈　张晓玲）

第六节　围手术期早期活动指导

加速康复外科是基于循证医学理念对围手术期进行优化管理，以减少身心应激反应，减少医疗成本，缩短住院时间，加快患者术后康复。而早期活动是加速康复外科的主要内容之一，围术期早期活动能改善手术患者心肺功能，促进血液循环，维持关节及骨骼肌功能，促使胃肠道功能恢复，预防腹胀及肠粘连，皮肤压力性损伤、肌肉萎缩、血栓形成、胰岛素抵抗、坠积性肺炎等相关并发症及不良反应，对于提高患者对手术及麻醉的耐受性、缩短术后住院时间，尽快恢复日常生活能力起着重要的作用。

一、早期活动能力评估

早期活动能力的评估包括患者的全身情况和整体功能。重点在于关注患者的心肺及肢体功能、日常活动能力、疼痛、营养、心理、并发症的预防等方面。在协助患者早期下床活动前合理评估患者的活动能力，可以提高患者的活动依从性及活动过程中的安全性。

（1）全身健康状态评估：重点关注基础生理指标、心肺功能、精神、心理、营养状况、饮食、睡眠等。

（2）疼痛评估：调查发现80%的患者术后经历中重度疼痛，术后疼痛会导致患者情绪紧张及焦虑，增加其对下床活动的抗拒甚至恐惧，导致下床时间延迟。因此需重视进行术后疼痛评分，特别是运动疼痛的评分，评估是否影响睡眠及锻炼，评分异常患者需及时采取多模式镇痛干预措施。

（3）切口评估：观察切口情况，是否存在红、肿、热、痛，或切口是否存在渗血、渗液，采用腹带保护伤口，可有效减轻活动引起的牵拉痛。

（4）管路安全评估：动态、持续地评估患者的管路情况，当符合拔管指征时，应尽早遵医嘱拔管；其次，根据病情需要，对于不能早拔管的患者，在正确固定引流管和输液通路后，可使用输液杆、助行器、折叠椅、可悬挂引流管、氧气瓶和心电监护设备的多功能移动输液架为实现患者围手术期早期下床活动提供必要条件，保证患者安全。

（5）肌力评估：采用英国医学研究委员会制定的MRC肌力评定量表来评价肌力，该量表将肌力分为6级。肌力≥4级时，可指导及协助患者下床活动。

（6）直立不耐受评估：如果患者在活动过程中出现头晕、恶心、发热、视力模糊甚至晕厥，则认为存在直立不耐受，需暂缓下床活动。

（7）并发症及相关风险评估：谵妄、出血、肺部感染、血栓、压疮、跌倒等风险评估。

二、早期活动指导方法

实现早期下床活动应建立在术前宣教、多模式镇痛以及早期拔除鼻胃管、尿管和腹腔引流管等各种导管，特别是患者自信的基础之上。推荐术后清醒即可取半卧位及适量床上活动，无需去枕平卧6小时；病情许可下，术后第1天即可开始下床活动，建立每日活动目标，逐日增加活动量，根据患者落实情况作个体化动态调整，在保障患者安全的情况下充分挖掘患者的活动潜能。

（1）早期活动宣教：让患者及照护者了解围手术期早期活动的重要性，指导患者及照护者早期活动具体实施计划、方法和注意事项等，取得患者及照护者的配合，保障活动计划的有效实施。

（2）疼痛控制：切口疼痛会严重影响患者术后早期活动的有效实施，延缓其康复进程。而疼痛控制是确保患者早期下床活动的先决条件，围手术期患者可采用多模式预防性镇痛，将疼痛控制在VAS≤3分内，以减轻患者对伤口牵拉及下床活动的恐惧，为术后早期活动提供可靠的保障，同时注意筛查是否存在焦虑失眠状态，根据患者的具体情况联合使用镇痛药和抗焦虑镇静药物。

（3）直立不耐受预防：按照患者"下床三部曲"，第一步先摇高床头至30°或60°，每次保持3分钟以上；第二步协助患者90°坐于床沿，双腿悬于床边，前后踢腿3分钟以上；第三步下床原地站立3分钟，并加强防跌倒宣教，确保患者安全。

（4）术后营养支持和早期进食：术前的禁饮禁食，特别是消化道手术患者由于术后禁食禁水，长期处于负氮平衡，营养状态及体力恢复差，影响患者早期下床活动。因此需对围术期患者进行动态的营养风险筛查、营养评估，存在营养风险或营养不良的患者需采取积极的营养干预措施。根据石汉平教授的五阶梯营养治疗原则，满足患者每日能量及蛋白质需求，以预防和纠正营养不良，从而增加患者对手术创伤的耐受性，促进胃肠功能恢复，减少肌肉的丢失，促进肌力的恢复。

（5）早期床上活动与下床活动：

①床上活动：术后全身麻醉患者清醒后，或腰麻、硬膜外麻醉患者运动功能恢复后可即刻进行床上四肢功能锻炼，并落实呼吸控制、气道廓清、有效咳嗽咳痰、呼吸肌训练等心肺功能康复措施。对于肌力1级病人给予被动活动四肢和关节的指导，对于肌力2级病人告知其采取主动与被动活动相结合的活动方式，对于肌力3级的病人，建议进行床椅转移锻炼，即从床上转移到床沿、桌椅。

②下床活动：手术当日评估患者生命体征平稳、全身状况良好、无活动限制的患者，在无明显不适、乏力的情况下，评估肌力≥4级时，应下床锻炼行走。早期下床活动时需在医护人员的指导下扶助行器步行，可根据患者情况选择步行方式。注意第一次下床步行时间不宜太长，视患者耐受情况渐进性增加行走的活动量。

③制定与完成活动目标：通过护士系统而具体的术前宣教，指导和协助患者制定合理的术后活动计划及目标，活动原则是"量力而行，尽力而为"，为患者建立饮食活动日记，可利用计步器、运动手环等仪器设备，记录患者每日活动完成情况，鼓励和督促患者确切落实每日活动目标，并根据患者体能状况酌情逐日增加活动量。在英国，Dorthe Hjort Jakobsen 为乳腺癌术后患者制定详细的每日活动计划（图4-1）置患者床旁；周雪玲、蔡蕾等人为结肠癌术后患者制定的饮食活动日记如图4-2所示。有超过90%的患者能在术后24小时内完成首次下床活动，通过这种定计划、目标并监督完成的方式，有效提高了患者早期下次活动的依从性和活动潜能。

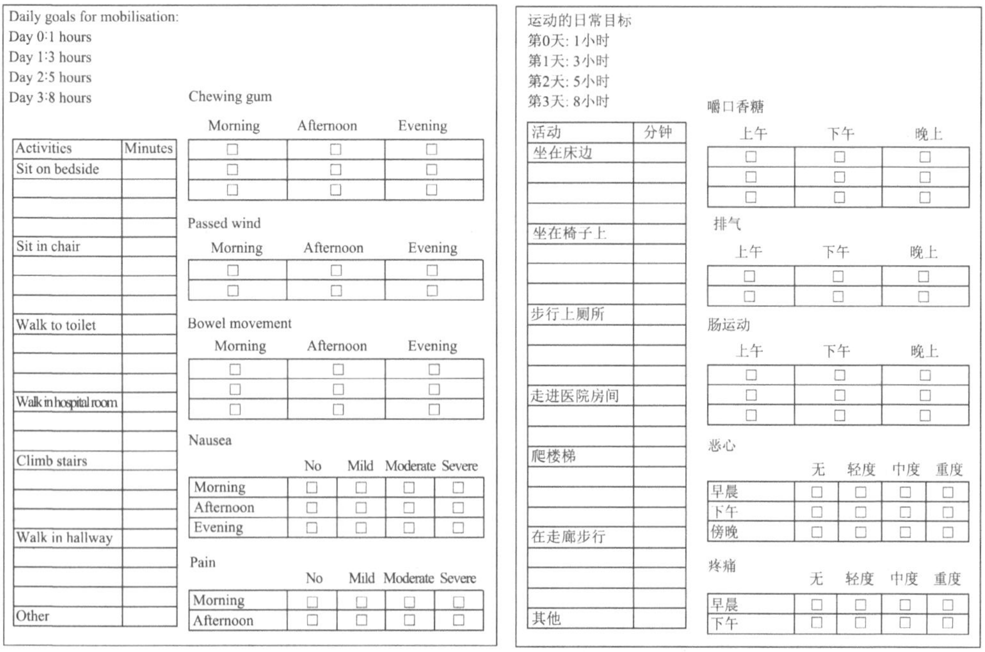

图4-1 Dorthe Hjort Jakobsen 为乳腺癌患者制定的每日活动计划

中山大学附属第三医院胃肠外科患者饮食活动日记

床号　　　登记号　　　姓名　　　　体重　kg　　　BMI　　　kg/m² 　　　每日能量需求　　　kcal

手术日期：

清流质：温水、电解质饮料

流质：米汤、营养素、蒸蛋、胡萝卜汁、过滤蔬菜汁、过滤鲜果汁（酸味太强水果除外）、蛋花汤等

半流质：白粥、肉沫粥、鱼片粥、面条、云吞、肠粉、豆腐花、蔬菜泥、熟软（去皮）水果等

日期	时间	食物品种及量	营养粉（勺）		未完成原因	活动距离/m		未完成原因/活动后有无不适	肠鸣音次/min	排气时间	排便时间	Ⅰ-FEED Ⅱ-评分
			计划	实际		计划	实际					

图4-2　周雪玲、蔡蕾等人为结肠癌术后患者制定的饮食活动日记

（周雪玲　蔡蕾）

第七节 手术伤口管理

因外科手术治疗特点，患者在术后会存在急性或慢性的伤口，患者存在伤口的状态被认为是一种创伤，会引起生理功能的损害和情感脆弱。若合并疼痛、感染等，会增加患者伤口应激，延长伤口治疗时间和增加伤口治疗费用。伤口愈合是一系列事件有序发生的复杂过程，在伤口治疗领域仍存在一些问题，如患者抱怨伤口治疗时间长、治疗费用高等。而加速康复外科的核心是减少应激与创伤，从而减少住院时间和住院费用，促进患者康复。故将加速康复外科引入外科伤口治疗领域，可在现有成熟的多学科合作基础上，通过创新伤口管理模式，采用系统的健康教育、疼痛管理、营养支持、微创技术、新的伤口治疗方法等集束化措施，进一步整合资源，优化配置，达到整体提高伤口治疗的质量、促进预后的目的。

一、定义

伤口：指正常解剖结构和功能的损伤，可分为急性伤口和慢性伤口。急性伤口主要是由创伤或手术引起的。

伤口愈合：指由于致伤因子的作用造成组织损伤后，局部组织修复是通过细胞和细胞间质再生增殖、充填、连接或替代损伤的组织等一系列病理生理过程。

二、伤口愈合的主要进程

伤口愈合是一系列事件有序发生的复杂过程，开始于损伤发生，终止于伤口完全闭合和良好的功能性瘢痕组织的重建。尽管组织修复常被描述为一系列的阶段，但实际上机体细胞在致伤后经历了大量复杂的生理变化，以促进凝血、抵抗感染和细胞迁移至伤口部位，它是一个持续进行的过程，使基质沉积，形成新生血管，最后收缩以闭合缺损。

伤口的愈合分为四个阶段，即止血期、炎症期、增殖/修复期、成熟/重塑期。每个阶段在时间上相互重叠。

三、伤口愈合的病理生理

（1）生理性愈合：即正常创面的愈合是一个复杂的过程，包括出血期、炎症期、增生期、重建期。

（2）病理性愈合：又称慢性伤口愈合。伤口愈合是一个综合问题，其愈合时间、类型及程度与伤口大小、受伤原因及患者自身身体状况等多种因素有关。

四、伤口愈合的类型

（1）一期愈合：伤口小、清洁、无肉芽组织的愈合，如外科伤口的愈合。

（2）二期愈合：伤口大，有感染，坏死组织多，不能直接对合，需清洁肉芽组织填充。

（3）三期愈合：一期和二期的结合形成，伤口污染重，需先处理感染，感染好转后行二期手术缝合。

五、加速康复下外科手术切口的分类

（1）清洁切口：Ⅰ类切口，是指非外伤性的、未感染的伤口。手术未进入呼吸道、消化道、泌尿生殖道及口咽部位，即缝合的无菌切口，如甲状腺次全切除术、单纯疝修补术、单纯骨折切开复位术、开颅术等。

（2）清洁污染的切口：Ⅱ类切口，是指手术涉及生殖道、泌尿道、呼吸道和消化道，无内容物溢出的手术切口。如胃大部切除术、阑尾切除术、胆囊切除术、肾切除术、肺切除术等，切口可能受到空腔脏器内容物的污染；又如某些部位，如阴囊及会阴部，皮肤灭菌不易彻底，其切口亦属此类；重新切开新近愈合的切口，如二期胸廓成形术的切口，以及6小时以内的创伤切口，经过初期外科处理而缝合的切口均属此类。

（3）污染切口：Ⅲ类切口，是指急性炎症性疾病实行的手术切口，如十二指肠绞窄疝手术、结核性脓肿或窦道切除术等切口；与口腔通连的手术切口，如唇腭裂手术亦属此类。

（4）感染切口：Ⅳ类切口，消化道等空腔器官穿孔或化脓性病灶的手术切口，如化脓性阑尾炎阑尾切除术、胃十二指肠溃疡穿孔修补术等。

六、影响术后伤口愈合的因素

（一）外源性因素（局部性因素）

外源性因素包括伤口大小、微生物负荷、伤口感染、伤口床结痂、异物、坏死组织、温度和湿度（伤口基底过于干燥或过多渗液）、局部血供不足等。

（二）内源性因素（全身性因素）

（1）年龄：老年患者组织再生能力减退，血管的硬化使局部血液供应减少，纤维母细胞的分裂增殖周期明显延长，导致伤口修复能力减弱。

（2）营养状况：机体蛋白质合成障碍、糖类利用障碍、脂肪供能不足、维生素与微量元素的缺乏均能导致伤口修复速度减慢。

（3）基础疾病：如免疫系统疾病、代谢类疾病使机体修复速度减慢，以致伤口愈合不良。

（4）肥胖：若患者脂肪丰富，手术后切口易发生脂肪液化，影响伤口愈合。

（5）心理因素：焦虑等因素，影响机体内分泌及免疫功能，也会影响创面愈合过程。

七、外科手术切口感染的相关因素

手术切口感染相关因素，除了上述影响伤口愈合的各种内源性因素和外源性因素外，还要关注以下几方面。

（1）急诊手术：急诊手术切口感染率高于择期手术。主要原因为急诊手术以急腹症患者占多数，且多为感染性、污染性手术；加上在急诊条件下术前各种准备无法完善，有可能削弱消毒、隔离和灭菌技术。因此，急诊手术感染率较高。

（2）持续时间长手术：手术每增加1小时，切口感染的相对危险度增加1倍。同时，

长时间的手术，患者多伴有机体创伤面大、出血及局部血肿等，从而降低了全身和局部的抵抗力，这些都是导致术后切口容易感染的原因。

（3）季节：适当的温度有助于血液循环及细胞的生长。而南方的夏季由于气候湿热、室内降温措施不利、患者汗液等分泌物增多、细菌繁殖快而污染切口，导致感染增加。

（4）术野皮肤的准备：手术患者进行手术区域备皮，使用备皮刀剃除毛发可造成皮肤损伤，导致微生物侵入，其手术部位感染率明显高于体毛剪除者。术前未很好沐浴也可增加患者发生手术部位感染的概率。

（5）手术清除坏死组织不彻底：伤口内残留坏死组织、异物、缝线以及血肿等，会成为细菌的培养基，或成为细菌的隐匿场所，导致细菌性污染难以清除，对切口内组织的侵袭性增加，从而加大手术切口感染发生率。

（6）手术缝合技术欠佳，切口引流不畅导致切口内存在积液、积血，增加感染机会。

（7）术前全身或局部存在的感染病灶未能控制，导致术后切口感染风险增加。

八、加速康复理念下伤口的管理

（一）伤口评估

1. 全身评估

（1）全身一般状况的评估。

①性别、年龄、生命体征、体型、营养状况、意识状态、面容与表情、体位、步态。

②体温波动：外科手术 48～72 小时出现术后吸收热，体温≤38.0℃不需要做特殊处理；超过 72 小时，体温≥38.5℃，考虑术后伤口并发感染。患者可能会伴有乏力、嗜睡、不适等症状。

（2）全身系统性因素的评估。

①血管疾病：如下肢动静脉溃疡。

②免疫抑制状态：如癌症、化疗、放疗等。

③神经系统受损：如麻风病，感觉受损，对刺激无法感觉、无法自卫性保护伤口。

④凝血功能障碍：如血友病、肝病、肾病、抗凝血剂使用。凝血时间过长，会阻止伤口愈合过程中的第一个步骤——出血凝血。使后续伤口愈合过程无法进行，延长伤口愈合过程，导致感染机会增加。

⑤用药史：类固醇类药物防止蛋白水解酶及其他促炎症反应物质释放，抑制伤口愈合的炎症期，使伤口愈合过程受阻。

2. 局部伤口评估

正确评估手术切口，能早发现和处理切口感染，促进伤口愈合，缩短伤口治疗周期。

（1）外观：观察切口缘对合是否整齐，上皮生长是否良好。

（2）缝合部位：切口是否有红、肿、热、痛等炎症迹象。无感染切口一般度过炎症期后上述症状逐渐消失。

（3）触诊伤口：切口有无波动感，引流是否通畅。切口有波动感提示切口内可能有积血、积液或积脓。切口内血肿外观可见皮肤瘀青，能触摸到局限性包块，切口有出血或渗血时，外层敷料可见鲜红的血液或血凝块，提示切口有活动性出血。

（4）切口相关并发症：切口有无缝线反应、脂肪液化，并根据并发症情况选择扩创敞开切口引流或保护切口，依据切口渗液情况选择合适的敷料。

（5）引流管路及周围皮肤：引流管固定是否稳妥，管路周围皮肤有无红肿、浸渍，引流液颜色、质、量、气味是否正常。

3. 心理、社会评估

缺乏社会支持可导致患者焦虑和紧张，从而导致伤口愈合延迟。

4. 其他

实验室检查：手术切口感染时，血象会有改变，如血白细胞总数、中性粒细胞占比增多等。

（二）伤口护理

1. 清洁切口护理

（1）清洗液的选择：切口无感染时，以保持切口的无菌和清洁为目标。用安尔碘消毒或生理盐水清洗切口即可，覆盖外层敷料之前用无菌干纱布擦干伤口，擦拭的顺序由内向外，遵循无菌原则。

（2）适时拆除缝线：切口愈合良好时，应及时拆除缝线。缝线拆除时间根据切口所在人体的部位而定：血运丰富的部位拆线时间早，如头面部 5～7 天即可以拆线；肢体末梢血运循环差的部位拆线时间晚，如手指、足趾拆线时间一般在 12～14 天。关节活动部位、高龄患者拆线时间应相对延长。缝线拆除后，可用免缝胶带拉拢切口，减少切口张力，降低裂开机会。若切口愈合良好，缝线未能及时拆除可引发缝线反应，即缝线处出现红肿、渗液，也可能造成缝线切割皮肤，增加感染风险。

（3）引流管护理：引流管的主要作用是将伤口内的渗液、血液及脓液引流出来。护理引流管时要注意：

①管路固定：一般引流管都会用缝线固定于皮肤上，应检查缝线是否脱落。

②观察引流管周围皮肤情况：如有皮肤红肿提示有感染存在，如有浸渍提示引流管对引流液收集不佳，或引流管堵塞、位置偏移等。

③引流液颜色：不同颜色的引流液给我们提供不同的信息。如鲜红不凝固引流液提示切口出血，清亮淡黄色引流液提示可能是血浆类渗液，绿色引流液提示可能是胆汁，淡红色引流液提示为切口内残留的渗液，具体何种性质的引流液应结合患者的本身疾病和手术部位来判断。

④引流管的拔除：大部分引流管的拔除指征是根据引流液的多少，引流管拔除过早可能导致伤口引流不够充分，拔除过晚可能形成窦道难以愈合。

（4）敷料的选择：无感染渗液量少的切口敷料选择相对单一，一般用岛状透明薄膜敷料即可。如岛状透明薄膜敷料不能有效管理渗液，可在切口上覆盖脂质水胶体或泡沫敷料，外层加盖纱布或棉垫包扎。

（5）出血：切口浅表的出血与手术及缝合技术不良有关，可以通过加压包扎止血。出血外渗时，可标记敷料渗血面积大小来观察。加压包扎后 48～72h 应能止血，如出血未停止，应联系医生进行二次手术。出血位置较深且量较大时，切口外观可无改变，但患者可能会有早期休克症状（如低血压、心跳加速、皮肤湿冷等），此时尽快联系医生进行二次手术，取出切口中血肿，找到出血点结扎止血，血肿清除可避免切口感染。

2. 感染切口护理

大部分手术切口都能在预计时间内拆线痊愈，少部分因为各种原因继发切口感染，在护理感染切口时除了参照清洁切口护理的方法外，还需注意以下问题。

（1）充分引流：感染切口一般都会有局部红肿、渗液增多、疼痛等不适，应选择在感染病灶处拆除缝线，将切口扩创，把感染性渗液排出体外。引流可分为被动引流和主动引流。

①被动引流：主要起到吸附、导流、虹吸作用。如在切口内放置引流条，切口渗液吸附在引流条上将其引流到体外；也可在切口内放置引流管，凭借大气压差，渗液可通过引流管被引出体外。

②主动引流：是将引流管接于吸引装置，借助负压吸出伤口内渗液。

（2）引流物的放置：引流物放置时要注意放置位置、松紧度、操作技巧等。

①引流物一般都放置在切口的低位，促进充分引流。

②引流物填塞过松易致引流外口缩小过快，影响切口观察，不利换药操作或致假性愈合；引流物填塞过紧影响切口血运，阻碍引流通畅。

③填塞引流物时应先将其放置于引流腔隙最深处，而后逐步往外退出，让腔隙自内而外生长，避免遗留无效腔；填塞在腔隙内的引流物应有尾端外置，以便于清点记录放置数目，避免遗漏形成阻碍愈合的异物。

（3）清创：感染切口处理时首先要移除导致感染的病因，如切口中的脓液、积血、异物、无效腔和坏死组织。彻底的清创可以减少切口中细菌的负荷，便于观察切口，促进组织再生。清创方法既要简单又要安全，常用自溶性清创和外科机械清创，也可以两种方法交替使用联合清创。

（4）伤口的清洗：常用的清洗方法有擦拭法和冲洗法，清洁切口选用擦拭法即可完成切口护理。感染切口可能形态不规则，常伴有窦道、潜行或开口外小内大等情况，冲洗法则更适合。选用20～50mL注射器连接18～22号针头进行冲洗，冲洗时的压力可将切口上的细菌、坏死组织移除，在进行窦道或开口较小的切口冲洗时，则采用20～50mL注射器连接去针头的头皮针或10～14号吸痰管冲洗切口。操作中避免冲洗压力过高，高压冲洗可能损伤组织的抵抗力，使切口更易受到感染。另外，冲洗时应该用手将冲入切口中的液体轻轻挤压出来。每次冲洗结束时将冲洗管缓慢拉出，并做回抽动作，将切口中多余的液体抽吸出来，减少冲洗液的残留。

（三）敷料的选择

（1）炎症期：渗液量大，以引流通畅抗感染为主要目的。促进引流的敷料可选择脂质水胶体硫酸银、高渗盐敷料等。抗感染敷料可采用纳米晶体银、亲水纤维银、藻酸盐银、聚维酮碘软膏等。感染切口外层覆盖足够厚度的纱布或棉垫，根据渗液量确定敷料更换频率，一般每日或隔日更换敷料。不可选用密闭敷料，密封切口后会加重感染。

（2）增生期：以控制渗液促进切口生长为目标。常规使用藻酸盐、亲水纤维等敷料。

当切口快速生长、肉芽组织为100%红色、渗液量少时，可直接用免缝胶带拉闭，外层敷料选用纱布或棉垫，感染控制后可将切口密封。更换敷料时间可相对延长，一般3～5天更换一次。

（3）成熟期：主要是加快切口上皮化，可选用水胶体、泡沫敷料、薄膜类敷料。每周更换敷料1～2次。

（四）合理使用抗生素

切口感染应规范使用抗生素，迁延不愈的切口需做细菌培养和药敏试验，为选择抗生素提供可靠的实验室检查依据。感染铜绿假单胞菌、溶血性链球菌的患者必须进行全身治疗。

（五）健康指导

（1）加强患者术后营养。食物尽量做到多样化，多吃高蛋白、高热量、多维生素、低动物脂肪、易消化的食物及新鲜水果蔬菜。

（2）加强术后锻炼，促进血液循环，提高免疫力。

（3）做好自我保护，注意保暖，避免感冒。

（4）保持心情舒畅，利于切口愈合。

（张扬扬）

第二篇

成熟病种的加速
康复外科临床护理路径

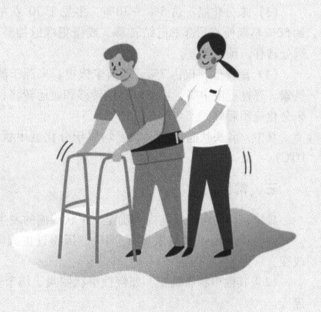

第五章 甲状腺乳腺疾病加速康复外科临床护理路径

第一节 甲状腺癌

一、定义

甲状腺癌（thyroid carcinoma，TC）是最常见的甲状腺恶性肿瘤，约占肿瘤的1%，除髓样癌外，绝大部分甲状腺癌起源于滤泡上皮细胞。中国甲状腺癌的发病率逐年上升，标化发病率从1990年的1.4/10万人年上升至2016年的14.65/10万人年，已经成为中国发病率第7位的恶性肿瘤，尤其在女性群体中的发病率不断上升，现在女性发病率高于男性。甲状腺癌主要包括乳头状癌、滤泡状癌、未分化癌、髓样癌四种类型。

二、病理

（1）乳头状癌。约占成人甲状腺癌的70%和儿童甲状腺癌的全部。多见于21～40岁的中青年女性，低度恶性，生长缓慢，较早出现颈部淋巴结转移，预后较好。

（2）滤泡状癌。约占15%。多见于50岁左右妇女，中度恶性，发展较快，有侵犯血管倾向，33%可经血运转移至肺、肝、骨及中枢神经系统，预后不如乳头状癌。

（3）未分化癌。占5%～10%，多见于70岁左右的老年人，高度恶性，发展迅速，约50%早期便有颈部淋巴结转移，或侵犯喉返神经、气管或食管，常经血运向肺、骨等远处转移，预后很差。

（4）髓样癌。仅占7%，常有家族史。来源于滤泡旁细胞（C细胞），可分泌大量降钙素。恶性程度中等，可经淋巴结转移和血运转移，预后不如乳头状癌及滤泡状癌，但较未分化癌预后好。

其中，乳头状癌和滤泡状癌均属于分化型甲状腺癌（differentiated thyroid carcinoma，DTC）。

三、常见病因

具体确切的病因目前尚难确定，甲状腺癌的发生可能与下列因素有关：

（1）碘和促甲状腹激素（TSH），摄碘过量或缺碘均可使甲状腺的结构和功能发生改变。

（2）其他甲状腺病变，如慢性甲状腺炎、结节性甲状腺肿或某些毒性甲状腺肿发生癌变。

（3）放射性损伤。

（4）遗传因素。

四、临床表现

1. 甲状腺肿大或结节

乳头状癌和滤泡状癌初期多无明显症状，前者有时可因颈部淋巴结肿大而接诊。淋巴结肿大最常见于颈深上、中、下淋巴结，体表可触及。随着病程进展，肿块渐增大、质硬、可随吞咽上下移动，吞咽时肿块移动度变小。髓样癌除有颈部肿块表现外，因其能产生激素样活性物质（5－羟色胺和降钙素）等，还可导致患者出现腹泻、心悸、颜面潮红、多汗和血钙降低等类癌综合征。合并家族史者，可能存在内分泌失调表现。

2. 压迫症状

随着病情进展，肿块迅速增大，压迫周围组织，可产生一系列症状。特别是未分化癌，上述症状发展迅速，并侵犯周围组织：晚期癌肿增大压迫气管，使气管移位，可产生不同程度的呼吸障碍；癌肿侵犯气管可导致呼吸困难或咯血；癌肿压迫或浸润食管，可引起吞咽困难；癌肿侵犯喉返神经可出现声音嘶哑；交感神经受压则可出现 Horner 综合征；颈丛浅支受侵犯时，患者可有耳、枕、肩等处疼痛。

3. 远处转移症状

乳头状癌颈部淋巴结转移灶发生率高、出现早、范围广、发展慢、可有囊性变。滤泡状癌易发生远处转移，以血行转移为主，常转移至肺和骨。颈部淋巴结转移发生较早，可出现颈部淋巴结肿大，有少部分患者甲状腺肿块不明显，因转移灶就医时，应考虑甲状腺癌的可能；远处转移多见于扁骨（颅骨、椎骨、胸骨、盆骨等）和肺。

五、主要治疗方法

手术切除是各型甲状腺癌（除未分化癌外）的基本治疗方法。根据患者情况再辅以放射性核素治疗、内分泌治疗及放射外照射治疗等疗法。

（一）非手术治疗

（1）放射性核素治疗：甲状腺组织和分化型甲状腺癌细胞具有摄碘－131（^{131}I）的功能，利用^{131}I 发射的 β 射线的电离辐射生物效应可破坏甲状腺组织和癌细胞，从而达到治疗目的；适用于 45 岁以上高危乳头状癌、滤泡状癌而接受甲状腺全切术的患者。

（2）内分泌治疗：甲状腺癌作全（近全）切除者在^{131}I 治疗后均应及时、长期、足量地接受 TSH 抑制治疗，预防甲状腺功能减退。治疗药物首选左甲状腺素（L-T$_4$）口服制剂。L-T$_4$ 的起始剂量视患者年龄和伴发疾病情况而异，最终剂量的确定有赖于血清 TSH 的监测，并以保持 TSH 低水平但不引起甲亢为原则。

（3）放射外照射治疗：是一种采用高能量的射线来杀死颈部或者癌灶转移部位的癌细胞的疗法，主要用于未分化型甲状腺癌。

（二）手术治疗

手术治疗包括甲状腺本身的切除及颈部淋巴结的清扫。甲状腺本身的切除主要有甲状腺全（近全）切除术和甲状腺腺叶加峡部切除术等方式。目前，分化型甲状腺癌甲状腺的切除范围虽有分歧，但最小范围为腺叶切除已达成共识。而对肿瘤直径小于或等于4cm者，即可行甲状腺腺叶＋峡部切除术，也可做甲状腺全（近全）切除术。手术方式的选择，需结合术前评估、复发危险度和患者意愿综合考虑。其疗效与肿瘤的病理类型有关，并应根据病情及病理类型决定是否加行颈部淋巴结清扫术或放射性碘治疗等。

六、并发症的观察与护理

（一）出血

出血是最危急的并发症，多发生于术后48小时内。

常见原因：主要系手术时止血不完善、血管结扎线滑脱或凝血功能障碍所致。

临床表现：主要表现为引流量增多，呈血性，颈部肿胀，患者自觉呼吸困难。

护理措施：①测量颈围，予心电监护，患者取半卧位，密切关注引流液情况、颈周肿胀进度、患者意识神志及生命体征情况；②保持呼吸道通畅及高流量吸氧，迅速建立两条静脉通路；③必要时协助医生床旁抢救（环甲膜穿刺或紧急气管插管、气管切开）；④需送手术室时，备氧气袋、气管套管、血压计、指脉氧仪、气管切开包、呼吸囊等抢救物品。

（二）呼吸困难和窒息

常见原因：①切口内出血压迫气管；②喉头水肿，主要是手术创伤所致，也可因气管插管引起；③气管塌陷，是气管壁长期受肿大甲状腺压迫，发生软化，切除甲状腺体的大部分后软化的气管壁失去支撑的结果；④双侧喉返神经损伤。

临床表现：进行性呼吸困难、烦躁、喘鸣、发绀，甚至发生窒息。如颈部肿胀、切口渗出鲜血，多为切口内出血所引起。

护理措施：①甲状腺术后患者床旁常规放置气管切开包、大针头、手套，以备急用；②立即于床旁抢救，及时剪开缝线，敞开切口，迅速除去血肿；③必要时协助医生环甲膜穿刺或紧急气管插管、气管切开；④情况好转后，再送手术室作进一步的检查、止血等处理。

（三）喉返神经损伤

常见原因：①手术处理不当将喉返神经切断、缝扎或挫夹、牵拉造成永久性或暂时性损伤；②血肿或瘢痕组织压迫或牵拉。

临床表现：①一侧喉返神经损伤，大都引起声音嘶哑，术后虽可由健侧声带代偿性地向患侧过渡内收而恢复发音，但喉镜检查显示患侧声带依然不能内收，因此不能恢复其原有的音色；②双侧喉返神经损伤，视其损伤全支、前支抑或后支等不同的平面，可导致失音或严重的呼吸困难，甚至窒息。

护理措施：单侧喉返神经损伤，可采用针灸、维生素B1、维生素B12、理疗、发声治疗等，多数患者由于健侧声带的代偿，声嘶现象逐步缓解。双侧喉返神经损伤应积极配合医生争取在短时间内作探查术，根据病情进行相应的神经松解术。若发生呼吸困难和窒息，立即行气管切开术。术后及时使用神经营养药和激素，预防神经性水肿。挫夹、牵拉、血肿压迫所致者，多为暂时性，经理疗等及时处理后，一般可在3～6个月内逐渐恢复。

（四）喉上神经损伤

常见原因：多是处理甲状腺上极时损伤喉上神经内支（感觉支）或外支（运动支）所致。

临床表现：外支损伤可使环甲肌瘫痪，引起声带松弛和声调降低；内支受损会使喉部黏膜感觉丧失，在进食、特别是饮水时，患者因喉部反射性咳嗽的丧失而易发生误咽或呛咳。

护理措施：一般经理疗后可自行恢复。注意观察发音情况，注意有无音调改变、声音嘶哑；观察吞咽情况，注意有无饮水呛咳、误咽。指导饮水呛咳者务必以端坐位进食，不喝清水，不用吸管吸饮流质，喝有溶质的流质，如牛奶、豆浆、果汁，鼓励进食固体类食物，不进食松散有碎屑的食物（如饼干等），吞咽时用手按压颈部切口，低头吞咽或点头吞咽有助顺利吞咽，进食速度要慢。同时给予心理安慰，告知饮水呛咳会自行好转。

（五）甲状腺功能减退

常见原因：手术时由于甲状旁腺被误切除、挫伤或其血液供应受累所致。

临床表现：多在术后1～3天出现手足抽搐、低钙血症。多数患者只有面部、唇部或手足部的针刺样麻木感或强直感；少数严重者可出现面肌和手足伴有疼痛的持续性痉挛；每天发作多次，每次持续10～20min或更长，甚至可发生喉、膈肌痉挛，引起窒息死亡。

护理措施：①补钙。症状轻者可口服葡萄糖酸钙或乳酸钙2～4g，每日3次；症状较重或长期不能恢复者，可加服维生素D3，每日5万～10万U，以促进钙在肠道内的吸收。最有效的治疗是口服双氢速固醇油剂，该药物有提高钙含量的特殊作用；②应对抽搐发作。立即静脉注射10%葡萄糖酸钙或氯化钙10～20mL。③观察病情，加强血钙浓度动态变化的监测，留意患者的主诉，同时观察患者的症状。④注意饮食。适当限制肉类、乳品和蛋类等含磷较高食品的摄入，以免影响钙的吸收。

（六）淋巴漏

常见原因：在施行颈廓清扫术中损伤颈段胸导管或右淋巴管所致。

临床表现：临床上典型的淋巴漏表现为大量乳白色液体自颈部引流管中流出，早期乳糜漏量少，外观为淡黄色或淡红色血清样，不易被发现，引流量一般都在颈廓清扫术后2～3天增加，每日最小引流量80mL，最大可达4300mL。

护理措施：①术后严密监测血压、脉搏、呼吸的变化，全麻清醒、血压平稳后取半卧位，以利呼吸和引流。②保持引流管在有效的负压状态下。观察引流液的量、性质和颜色，及早发现术后淋巴漏的早期征象。③可进食者应以高蛋白、高碳水化合物以及低脂肪食物为主，禁食者应给予静脉高营养。

七、加速康复临床路径实施流程和表单

甲状腺癌围术期加速康复临床路径实施流程详见表5-1，甲状腺癌围术期病房护士护理路径实施表单详见表5-2。

表 5 - 1　甲状腺癌围术期加速康复临床路径实施流程

实施项目	实施者	加速康复管理目标	实施时间
患者宣教	主管医生 病区护士	（1）术前应给予患者充分的专业宣教和心理指导，告知手术相关信息及围手术期诊疗，缓解患者焦虑紧张情绪，发放甲状腺围手术期健康教育单张。 （2）责任护士指导呼吸功能训练；戒烟限酒（建议2周以上）；术前皮肤清洁及备皮；术前后进食介绍。 （3）主管医生评估是否可进入 ERAS 通道，血糖控制不稳定患者进入 ERAS 需慎重。口头/书面告知患者围手术期各项相关事宜，告知患者预设出院标准，告知患者随访时间安排等。 （4）住院患者若合并严重心脑血管及呼吸系统疾病、气管狭窄等，在完善相关检查后请麻醉科会诊，全面评估患者情况	接诊后至术前
术前检查	主管医生	（1）常规检查：常规心电图、胸部正侧位片、血常规、血型、生化全套、凝血四项、术前筛查八项、尿常规、大便常规。 （2）专科检查：甲功、甲状腺 B 超、喉镜。 （3）选择性检查：颈部/胸部 CT、肝肾/心脏彩超、动态心电图、肺功能检查等	术前
术前营养支持	主管医生 病区护士 营养科	入院后营养筛查与评估： （1）使用 NRS 2002 评估患者营养风险（年龄≥18 岁）。 （2）NRS 2002≥3 分进行营养状况评估。 （3）已有营养不良的患者行营养支持后再进入 ERAS。 （4）胃排空障碍和胃瘫患者慎入（按 ERAS 理念管理，除术后饮食依情况调整外，其余各项照常进行） 营养支持指征： （1）6 个月内体重下降 10%～15% 或者更多。 （2）患者进食量低于推荐摄入量的 60% 达 10 天以上。 （3）BMI < 18.5kg/m^2。 （4）白蛋白 <30g/L（无肝肾功能障碍）。 （5）NRS 2002 评分≥3 分 营养支持目标： （1）白蛋白 >35g/L。 （2）如条件允许，建议术前营养支持 7～10 天或至术前	术前
肠道准备	主管医生 病区护士	如不涉及消化道重建，术前不推荐常规行机械性肠道准备	术前
麻醉访视	麻醉医生	（1）联系麻醉科、手术室，确定手术时间及麻醉方案。 （2）ASA 分级 3 级、75 岁以上或合并严重并发症的患者，术前需要提前申请麻醉科住院总值医生会诊	术前

续上表

实施项目	实施者	加速康复管理目标	实施时间
禁食禁饮	病区护士	（1）术前 8 小时禁固食，术前 2 小时禁饮。 （2）术前 2 小时饮能量饮料（5mL/kg）（糖尿病患者可 1：3 稀释后饮），需排除术前口服禁忌症患者	术前 8 小时 术前 2 小时
送手术	病区护士	（1）送手术前接台患者留置 22G 留置针（甲状腺术前穿刺部位优选右手腕头静脉）。 （2）送手术前核对手术标记、ERAS 标识、路径清单等	送手术前
患者评估	手术室护士	（1）心理评估：了解患者心理状况，适当宽慰。 （2）手术评估：熟悉病情及手术方式、介绍自己及手术配合要点。 （3）术前基本情况评估：基础病、体位训练效果等。 （4）患者舒适度：保护隐私和保暖，核对后即给予静脉穿刺部位涂抹利多卡因软膏，以减少患者疼痛	进入手术室至麻醉完成
预防性使用抗生素	手术室护士	甲状腺手术无需使用抗生素	术前
麻醉及镇痛	麻醉医生	根据手术需要和患者情况，由麻醉医师制定具体麻醉方案，建议采用对心肺功能影响小、抑制术中应激和提供良好镇痛麻醉方式，提倡全麻辅助神经阻滞等	术前
手术方式	外科医生	精细化、个体化操作	术中
预防性给氧	麻醉医生	围术期常规面罩给氧	术中
术中送冰冻标本	手术室护士	（1）提前了解手术方式和是否需要送冰冻标本，准备标本袋及标签。 （2）标本下来立即登记、送病理科，并追踪结果进度。 （3）等待期间升高室温，抬高患者头部	术中
体温控制	手术室护士	（1）保温：①患者入手术室，立即温热盖被；②提前升高房间温度至 24～26℃；③术前全覆盖（肩膀、脚），术中尽量覆盖（除外术野）；④可提前加热床垫或使用温毯机（自制保温小毯）；⑤输入的液体适当加温；⑥加热消毒液、冲洗液、麻醉气体等。 （2）监测体温：入室时、麻醉完成后、手术结束、离开前需保证患者核心温度 >36℃	术中
液体及血压管理	麻醉医生	使用目标导向液体治疗（GDFT），避免患者液体超载；低血压时使用血管活性药物；晶体平衡液优于生理盐水。注意：①术中适当减少晶体液的输入量；②必要时输入适量的胶体液；③备用血管活性药物；④完善循环监测，MAP≥65mmHg	术中

实施项目	实施者	加速康复管理目标	实施时间
管道留置	外科医生	导尿管：短时手术尽量不留置或单次导尿；留置后尽早拔除	术中
		引流管：根据患者情况放置引流管，术后尽早拔除	术中 术后
患者护理	手术室护士	（1）协助做好伤口包扎及管道护理（引流管、尿管），做好管道标记及固定，确保引流通畅。 （2）患者着装整齐，保护患者隐私。 （3）注意保暖，尤其是肩颈和足部。必要时复苏期间继续保温。 （4）患者安返病房前：着重观看患者呼吸、发音、神志、伤口敷料情况、引流液和静脉通路情况	术毕
复苏期病情观察	复苏室护士	（1）苏醒期或拔管后：如有呛咳、误吸、出血，汇报麻醉医生，同时准备利多卡因（1～1.5mg/kg）和小剂量麻醉镇痛剂（阿片类药物、右美托咪定等）。 （2）如可能出现呼吸道水肿，拔管前可预防性应用糖皮质激素（如甲强龙），如术后有明确（高度怀疑）的困难气道，实施预防性气管切开后再拔管。 （3）Steward苏醒评分：4分以上且单项评分不为0分时可转入病房	复苏
术中镇痛	外科医生 麻醉医生	采用多模式镇痛： （1）根据甲状腺手术方式可选择使用双侧颈浅丛神经阻滞（BSCPB）和/或切口阻滞。 （2）术毕前静脉使用阿片类药物：羟考酮或NSAIDs	缝皮前
术后镇痛	外科医生 病区护士	镇痛原则及方案： （1）根据疼痛评分，采用多模式镇痛。以NSAIDs为基础用药，建议辅助神经阻滞、尽量减少阿片类药物的应用，以减少肠麻痹等并发症的发生风险。 （2）术后2小时氟比洛芬酯50mg静脉注射，动态进行疼痛评估	术后
	病区护士	患者的配合： （1）疼痛评估工具的正确使用。 （2）疼痛教育：告知患者及家属疼痛的危害和镇痛的必要性、疼痛评估的方法及镇痛方案的选择等，教育需贯穿住院全过程	术后

续上表

实施项目	实施者	加速康复管理目标	实施时间
预防术后恶心呕吐	外科医生病区护士	（1）术后恶心、呕吐的风险因素包括年龄＜50岁、女性、非吸烟者、晕动病或术后恶心呕吐（PONV）病史以及术后给予阿片类药物。 （2）多模式控制PONV包括药物及非药物方法的联合。常用的止吐药包括类胆碱能、多巴胺能、5-羟色胺和组胺类，非药物方法包括避免使用吸入性麻醉药。 （3）术后建议使用可以调整头高位手术车床，使患者苏醒后便半坐卧位，返病房麻醉清醒后即可头垫枕头	术后
胃肠功能恢复	外科医生麻醉医生病区护士	（1）减少使用阿片类镇痛药、避免过量液体输入、早期恢复进食。 （2）有呕吐误吸风险和未苏醒患者，避免过早进食。 （3）术后2小时无恶心呕吐鼓励患者口服常温水，进水量不超过200mL，甲状腺术后患者进食前需进行饮水试验；2小时后可根据胃肠耐受量增加进食次数和进食量。 （4）术后如出现淋巴瘘，可口服中链脂肪酸，不需要禁食	围术期
营养治疗	病区护士	术后4小时应鼓励患者口服进食，进食量根据胃肠耐受量逐渐增加	术后4h
症状管理	外科医生病区护士	（1）术后出现咽痛的患者可适当应用局部镇痛药物。 （2）术后声音嘶哑的患者可适当应用营养神经药物	术后
术后早期下床活动	病区护士	（1）实现早期下床活动应建立在术前宣教、术后监测患者生命体征无异常、多模式镇痛以及早期拔除尿管等基础上。 （2）推荐术后清醒即可半卧位或适量床上活动；术后第1天即可开始下床活动，建立每日活动目标，逐日增加活动量。采用下床活动"三步曲"即：①床上坐起30秒；②坐在床沿双腿下垂30秒；③床旁站立30秒，若无不适症状方可下床活动	术后至出院
康复功能锻炼	病区护士	甲状腺手术患者：放松肩部—低头—左右转头—左右偏头—肩部画圈—举手放下等步骤	术后至出院
出院标准	主管医生	（1）恢复进食半流质饮食，无须静脉补液；口服止痛药可以很好地止痛；可以自由活动到卫生间；各项检验指标无明显异常。患者达到以上全部要求并愿意出院时，应给予出院。 （2）应充分遵守确定的出院指征	术后至出院前
随访及结果评估	病区护士	出院1个月门诊回访，护士在出院1个月后电话随访（包括颈部活动度、疼痛、并发症、复查和口服优甲乐依从性）	出院后

表5-2 甲状腺癌围术期病房护士护理路径实施表单

入院日	术前1日	手术日	手术次日至出院
□护理评估	□护理评估	□护理评估	□护理评估
○建立入院护理病历	○一般评估：生命体征及饮食、睡眠情况，对手术的认知	○意识及生命体征	○生命体征
○生命体征		○颈周、伤口敷料及发音情况	○发音、进食情况
○发音情况		○输液情况，穿刺处有无肿胀	○伤口、管道情况
○注意气管有无受压、呼吸困难、干咳	○专科评估：甲状腺彩超、气管正位片、喉镜检查情况及结果、体位训练情况、疾病及治疗相关知识掌握	○各种引流管、受压皮肤情况	○口周、手足麻木
○既往史、家族史		○疼痛及ADL评估	○睡眠、二便情况
○药物过敏史		○压疮、跌倒危险评估	○疼痛、ADL评估
○ADL评估		○有无手足/口周麻木、抽搐	○压疮风险评估
○营养评估	□专科护理	○吞咽情况，饮水有无呛咳	○相关护理知识掌握
○疼痛评估（VAS）	○术前准备：物品/药品准备、第1台手术备皮	□专科护理	○出院患者满意度
○跌倒风险评估		○接台手术备皮	□专科护理
○压疮风险评估	○指导练习深呼吸、咳嗽咳痰	○妥善固定引流管，保持有效引流，并做好观察及记录	○做好管道护理
□专科护理	○指导术后进食、咳嗽时如何减轻吞咽痛、切口痛的方法		○并发症观察：内出血、呼吸困难与窒息、声音嘶哑、手足抽搐
○协助完成入院检查、化验	□基础护理	○并发症观察：内出血、呼吸困难与窒息、喉返或喉上神经损伤、饮水呛咳、手足抽搐	○拔引流管后观察局部渗血渗液情况，保持切口干洁
□基础护理	○关注睡眠情况，必要时给予安眠药		
○普食，忌刺激性食物	○术前晚洗澡洗头、剪指甲、去手术室前排空大小便	□基础护理	○指导颈部活动
○关注睡眠情况		○术后单位准备：备气切包、吸氧、吸痰用物、心电监护仪	□基础护理
□心理护理	○告知入手术室仅穿病号衣裤，不穿内衣裤	○术后体位：生命体征平稳后给予半坐卧位	○半流饮食过渡至软食
○介绍主管医生、护士	○床上排便训练	○指导及检查踝泵运动	○观察咳痰情况，予氧气雾化吸入
○介绍病房环境、设施	○踝泵运动训练	○协助翻身和皮肤清洁卫生	○拔尿管后观察排尿
○介绍住院注意事项	□心理护理	□心理护理	○协助下床活动
○鼓励患者表述对疾病的感受和对护理的需求	○指导放松疗法（深呼吸、听音乐）	○鼓励患者表述对疾病的感受和对护理的需求	□心理护理
	○介绍认识同病种术后患者，树立治疗信心	○关注患者主诉，告知术后伤口痛和吞咽痛属正常	○及时答疑
□健康教育	□健康教育	□健康教育	□健康教育
○指导戒烟、戒酒	○发放甲状腺围手术期健康教育单张	○告知监护设备、管路功能及注意事项	○下床活动防跌倒、防脱管、防逆流方法
○术前检查的目的及配合	○告知术前准备目的及意义	○说明留置管道的目的及注意事项，强调防脱管、防逆流	○含钾、钙丰富食物
○介绍疾病相关知识	○指导术前晚24:00后禁食，术前2小时禁饮	○饮食：术后2～4小时无恶心呕吐时鼓励患者口服常温水，量不超过200mL。注意有无呛咳，4小时后可根据胃肠耐受量增加进食次数和量，忌过冷过热、辛辣刺激食物	□出院指导
○介绍标本留取方法	○告知术后留置管道的目的		○颈部功能锻炼
	○告知手术日相关注意事项		○伤口护理注意事项
			○口服优甲乐时间、目的及注意事项
		○指导深呼吸和有效咳嗽	○如需碘扫描、治疗的注意事项
		○指导减轻疼痛的方法	○一月后复查甲功
			○告知复查时间、主管医师出诊时间

知识拓展

乳糜漏

乳糜漏是颈淋巴结清扫术后的严重并发症，胸导管或淋巴管主要分支破损引起乳糜液溢出即为乳糜漏，发病率为 1%～3%。大量乳糜液漏出可引起水电解质紊乱、低蛋白血症、感染甚至出血，还可发生乳糜胸或乳糜腹，导致呼吸困难、胸腹腔感染，严重者可危及生命。乳糜漏的处理包括体位调整、饮食管理和营养支持、持续负压吸引、局部加压包扎、局部粘连剂的应用、生长抑素及其类似物的应用等非手术治疗，当非手术治疗方法无效时可考虑外科干预。

（李欢　马从忆）

第二节　乳腺癌

一、定义

乳腺癌（breast cancer）是通常发生在乳房上皮组织的恶性肿瘤，是女性最常见的恶性肿瘤之一，在我国发病率占全身各种恶性肿瘤的 7%～10%。发病常与遗传有关，好发于 40～60 岁、绝经期前后的妇女，乳腺癌男性较少见。临床表现包括乳房肿块、乳房皮肤改变（如酒窝征、橘皮征、皮肤卫星结节等）、乳头溢液、腋窝淋巴结肿大等；晚期会出现恶病质的表现，部分患者可出现肺、胸膜、骨、肝、脑等转移灶的症状。

二、病理

乳腺癌有多种分型方法，目前国内多采用以下病理分型。

（1）非浸润性癌：此型属早期，预后较好。

①导管内癌：癌细胞未突破导管壁基底膜。

②小叶原位癌：癌细胞未突破末梢乳管或腺泡基底膜。

③乳头湿疹样乳腺癌（伴发浸润性癌除外）。

（2）浸润性特殊癌：此型一般分化较高，预后尚好，包括乳头状癌、髓样癌（伴大量淋巴细胞浸润）、小管癌（高分化腺癌）、腺样囊性癌、黏液腺癌、顶泌汗腺样癌、鳞状细胞癌等。

（3）浸润性非特殊癌：约有 80% 的乳腺癌为此型。此型一般分化低，预后较差，但判断预后需结合疾病分期等因素。此型包括浸润性小叶癌、浸润性导管癌、硬癌、髓样癌（无大量淋巴细胞浸润）、单纯癌、腺癌等。

（4）其他罕见癌：如炎性乳腺癌。

三、病因

乳腺癌的病因尚不清楚，目前认为与下列因素有关：

（1）激素作用：乳腺是多种内分泌激素的靶器官，其中雌酮及雌二醇对乳腺癌的发病有直接关系。20 岁前本病少见，20 岁以后发病率迅速上升，45～50 岁较高，绝经后发病率继续上升，可能与雌酮含量升高有关。

（2）家族史：一级女性亲属中有乳腺癌病史者的发病危险性是普通人群的 2～3 倍。

（3）月经婚育史：月经初潮年龄早、绝经年龄晚、未育、初次足月产年龄较大及未进行母乳喂养者发病率增加。

（4）乳腺良性疾病：与乳腺癌的关系尚有争论，多数认为乳腺小叶有上皮高度增生或不典型增生可能与本病发生有关。

（5）饮食与营养：营养过剩、肥胖和高脂肪饮食可加强或延长雌激素对乳腺上皮细胞的刺激，从而增加发病机会。

（6）环境和生活方式：如北美、北欧地区乳腺癌发病率约为亚、非、拉美地区的 4 倍，而低发地区居民移居到高发地区后，第二、第三代移民的发病率逐渐升高。

四、临床表现

（一）常见乳腺癌

1. 乳房肿块

（1）早期：表现为患侧乳房出现无痛性、单发小肿块，病人常在无意中发现。肿块多位于乳房外上象限，质硬、表面不光滑，与周围组织分界不清，在乳房内不易被推动。

（2）晚期：①肿块固定：癌肿侵入胸筋膜和胸肌时，固定于胸壁不易推动。②卫星结节、铠甲胸：癌细胞侵犯大片乳房皮肤时，可出现多个坚硬小结节或条索，呈卫星样围绕原发病灶。若结节彼此融合，弥漫成片，可延伸至背部和对侧胸壁，致胸壁紧缩呈铠甲状，患者呼吸受限。③皮肤破溃：癌肿处皮肤可溃破而形成溃疡，常有恶臭，易出血。

2. 乳房外形改变

随着肿瘤生长，可引起乳房外形改变。

（1）酒窝征：若肿瘤累及 Cooper 韧带，可使其缩短而致肿瘤表面皮肤凹陷，出现"酒窝征"。

（2）乳头内陷：邻近乳头或乳晕的癌肿因侵入乳管使之缩短，可将乳头牵向癌肿一侧，进而使乳头扁平、回缩、凹陷。

（3）橘皮征：如皮下淋巴管被癌细胞堵塞，引起淋巴回流障碍，可出现真皮水肿，乳房皮肤呈"橘皮样"改变。

3. 转移征象

（1）淋巴转移：最初多见于患侧腋窝肿大的淋巴结，少数散在，质硬、无痛可被推动，继而逐渐增多并融合成团，甚至与皮肤或深部组织粘连。

（2）血行转移：乳腺癌转移至肺、骨、肝时可出现相应症状。如肺转移可出现胸痛、气急，骨转移可出现局部骨疼痛，肝转移可出现肝大或黄疸等。

（二）特殊类型乳腺癌

（1）炎性乳腺癌（inflammatory breast carcinoma）发病率低，年轻女性多见。表现为患侧乳房皮肤发红、水肿、增厚、粗糙、表面温度升高等，类似急性炎症，无明显肿块。病变开始比较局限，短期内即扩展到乳房大部分皮肤，常可累及对侧乳房。本病恶性程度高，发展迅速，早期即转移，预后极差，患者常在发病数月内死亡。

（2）乳头湿疹样乳腺癌（paget carcinoma of the breast）少见。乳头有瘙痒、烧灼感，之后出现乳头和乳晕皮肤发红、糜烂，如湿疹样，进而形成溃疡；有时覆盖黄褐色鳞屑样痂皮，病变皮肤较硬。部分患者于乳晕区可扪及肿块。本病恶性程度低、发展慢，腋窝淋巴结转移较晚。

五、主要治疗方法

手术治疗为主，辅以化学药物、内分泌、放射、生物等治疗措施。

（一）非手术治疗

（1）化学治疗：乳腺癌是实体瘤中应用化学治疗最有效的肿瘤之一。浸润性乳腺癌伴腋窝淋巴结转移是应用辅助化学治疗的指征，可以改善生存率。目前对腋窝淋巴结阴性者是否应用辅助化学治疗尚有不同意见。一般认为腋窝淋巴结阴性而有复发的高危因素者，如原发肿瘤直径大于2cm，组织学分类差，雌激素、孕激素受体阴性，人表皮生长因子受体2（human epidermal growth factreceptor-2，HER 2）有过度表达者，应进行术后辅助化学治疗。术前化学治疗又称新辅助化学治疗，目前多用于局部晚期病例，可探测肿瘤对药物的敏感性，并使肿瘤缩小。常用化学治疗药物为蒽环类药物和紫杉类药物。

（2）内分泌治疗（endocrinotherapy）：肿瘤细胞中雌激素受体（estrogen receptor，ER）含量高者，称激素依赖性肿瘤，对内分泌治疗有效；ER含量低者，称激素非依赖性肿瘤，对内分泌治疗效果差。因此，对手术切除标本除做病理检查外，还应测定ER和孕激素受体（progesterone recepto，PgR）。ER阳性者优先应用内分泌治疗，阴性者优先应用化学治疗。

（3）放射治疗：在保留乳房的乳腺癌手术后，应给予较高剂量放射治疗。单纯乳房切除术后可根据患者年龄、疾病分期分类等情况决定是否放射治疗。在乳腺癌根治术后的放射治疗，多数人认为对Ⅰ期病例无益，对Ⅱ期以后者可降低局部复发率。

（4）生物治疗：近年临床上已推广使用的曲妥珠单抗注射液，是通过转基因技术制备的，对HER 2有过度表达的乳腺癌患者有一定效果。

（二）手术治疗

对病灶仍局限于局部及区域淋巴结患者，手术治疗是首选。手术适应症为TNM分期的0、Ⅰ、Ⅱ和部分Ⅲ期的患者。已有远处转移、全身情况差、主要脏器有严重疾病者，以及年老体弱不能耐受手术者为手术禁忌。

（1）保留乳房的乳腺癌切除（breast conserving surgery）：完整切除肿块及其周围1～2cm的组织，适合于Ⅰ期、Ⅱ期患者，且乳房有适当体积，术后能保持外观效果者。术后必须辅以放射治疗。

（2）乳腺癌改良根治（modified radical mastectomy）有2种术式：一是保留胸大肌，切除胸小肌；二是保留胸大、小肌，该术式保留了胸肌，术后外观效果较好，适用于Ⅰ、

Ⅱ期乳腺癌患者，与乳腺癌根治术的术后生存率无明显差异，目前已成为常用的术式。

（3）乳腺癌根治术（radical mastectomy）和乳腺癌扩大根治术（extensive radical mastectomy）：切除整个乳房，以及胸大肌、胸小肌、腋窝及锁骨下淋巴结。后者在此基础上切除胸廓内动脉、静脉及其周围淋巴（即胸骨旁淋巴结）。

（4）全乳房切除术（total mastectomy）：切除整个乳腺，包括腋尾部及胸大肌筋膜。适用于原位癌、微小癌及年迈体弱不宜作根治术者。

（5）前哨淋巴结活检术（sentinel lymph node biopsy）和腋淋巴结清扫术（axillary lymph node dissection）：对临床腋淋巴结阳性的乳腺癌患者常规行腋淋巴结清扫术，阴性者应先行前哨淋巴结活检术。前哨淋巴结指乳腺癌淋巴引流的第一枚（站）淋巴结，可用示踪剂显示后切除活检。根据前哨淋巴结的病理结果可预测腋淋巴结是否有肿瘤转移。前哨淋巴结阴性者可不做腋淋巴结清扫术。

手术方式的选择应结合患者的意愿，根据病理分型、疾病分期及辅助治疗的条件综合确定。对病灶可切除者，手术首先应最大限度消除局部及区域淋巴结，以提高生存率，其次再考虑外观及功能。对Ⅰ、Ⅱ期乳腺癌可采用改良根治术及保留乳房的乳腺癌切除术。

六、并发症的观察与护理

（一）出血

常见原因：患者凝血功能异常，除此之外，多与术中处理相关，包括术中止血不彻底、结扎线或凝血痂脱落。

临床表现：主要表现为伤口敷料渗血渗液，引流量增多，呈鲜红色或暗红色。

护理措施：①严密观察生命体征变化，观察切口敷料渗血、渗液情况，并予以记录；②发生术后出血的患者，一般可选择局部压迫，不能缓解的患者及时清创止血；③若患者出现失血性休克，需迅速给予休克体位，开通两条静脉通路，大量快速补液，保持呼吸道通畅，记录出入量，采取积极抢救措施。

（二）切口感染

常见原因：①高龄、糖尿病、营养状况不良以及新辅助化疗是切口感染的高危因素。②长期留置引流管也是导致感染的原因。

临床表现：术后切口疼痛。切口局部有红、肿、热、压痛或波动感等，伴有体温升高、脉率加快和白细胞计数升高，可怀疑为切口感染。

护理措施：①术中严格遵守无菌原则，严密止血，防止残留死腔、血肿或异物等，对于具有发生感染高危因素的患者，可以预防性使用抗生素；②保持伤口清洁、敷料干燥；③加强营养支持，增强患者抗感染能力；④遵医嘱合理使用抗生素；⑤感染早期可给予局部理疗；⑥化脓部分需拆除部分缝线，充分敞开切口，清理切口后，放置凡士林油纱条（布）引流脓液，定期更换敷料。

（三）皮瓣坏死

常见原因：皮瓣血运障碍是皮瓣坏死的根本原因。皮瓣游离过程损伤真皮下血管网、切口设计不合理以致皮瓣缝合张力大、术后包扎局部压力过大都是导致皮瓣血运障碍的常见原因。同时，皮下积液以及合并感染也会加重皮瓣坏死过程。

临床表现：正常皮瓣的温度较健侧略低，颜色红润，并与胸壁紧贴；若皮瓣颜色暗红，提示血液循环欠佳，有坏死可能。

护理措施：①常规放置负压引流管且保证通畅；②术后适度加压包扎促进皮瓣与胸壁贴合等方法都是减少皮瓣坏死的重要防治措施；③已经发生皮瓣坏死者可根据坏死的范围酌情选择重新游离皮瓣减张缝合或植皮。

（四）皮下积液

常见原因：肥胖、高龄、低蛋白血症、新辅助治疗后、大范围淋巴结清扫、使用大功率电刀游离皮瓣引起脂肪液化、止血不彻底造成血肿以及引流管不通畅是发生皮下积液的常见原因。

临床表现：发生积液的部位，手触有波动感，穿刺有积液。腋窝发生积液时，可表现为腋下及上肢肿胀，积液过多时，还可看到大面积皮瓣漂浮。

护理措施：①皮瓣下常规放置引流管并接负压引流装置，负压吸引可及时、有效地吸出残腔内的积液、积血，并使皮肤紧贴胸壁，从而有利于皮瓣愈合；②在术后十日内限制肩关节外展；③若拔管后仍有皮下积液，可在严格消毒后抽液并局部加压包扎。

（五）上肢水肿

常见原因：①患侧腋窝淋巴结切除、头静脉被结扎、腋静脉栓塞、局部积液或感染等因素可导致上肢淋巴回流不畅和静脉回流障碍，从而引起患侧上肢肿胀；②放疗也可加重淋巴回流障碍；③肥胖、感染、久坐、紧身服饰、复发肿瘤等都可增加淋巴水肿发生概率。

临床表现：乳腺癌术后淋巴水肿发生在术侧上肢，该上肢通常出现沉重感、胀痛、麻痹或轻度压痕、手臂活动受限，甚至局部肢体瘫痪、表面角质化、皮肤变硬，易继发感染。

护理措施：

①避免损伤：勿在患侧上肢测血压、抽血、注射或输液等，避免患肢过度活动、负重和外伤；②抬高患肢：平卧时患肢下方垫枕抬高 $10°\sim15°$，肘关节轻度屈曲；半卧位时屈肘 $90°$ 放于胸腹部；下床活动时用吊带托或用健侧手将患肢抬高于胸前，需要他人扶持时只能扶健侧，以防腋窝皮瓣滑动而影响愈合，避免患肢下垂过久；③促进肿胀消退：在专业人员指导下向心性按摩患侧上肢，或进行握拳、屈肘、伸肘和缓慢渐进的举重训练等，促进淋巴回流；深呼吸运动改变胸膜腔内压，并引起膈肌和肋间肌的运动，从而持续增加胸腹腔内的淋巴回流；肢体肿胀严重者，用弹力绷带包扎或戴弹力袖以促进淋巴回流；局部感染者，及时应用抗生素治疗；④患侧上肢功能锻炼：由于手术切除了胸部肌肉、筋膜和皮肤，患侧肩关节活动明显受限。术后加强肩关节活动可增强肌肉力量，松解和预防粘连，最大限度地恢复肩关节的活动范围。为减少和避免术后残疾，鼓励和协助患者早期开始患侧上肢功能锻炼。

七、加速康复临床路径实施流程和表单

乳腺癌围术期加速康复临床路径实施流程参考表 5-1，并根据乳腺癌手术的特性进

行调整，其中：

（1）术前检查的专科检查内容改为"乳腺彩超、乳腺钼靶检查"，选择性检查内容改为"乳腺 MR、TOMO 断层显象、颈部和（或）胸部 CT、肝肾和（或）心脏彩超、动态心电图、肺功能检查等"。

（2）预防性使用抗生素内容改为"如预计手术时间 >3 小时或行假体植入和（或）皮瓣移植等术式可遵医嘱使用抗生素"。

（3）术中镇痛采用多模式镇痛内容改为"根据乳腺手术方式可选择前锯肌平面阻滞（SPB）和（或）改良前锯肌平面阻滞（MSPB）"。

（4）胃肠功能恢复内容需删减"甲状腺术后患者进食前需进行饮水试验""2 小时后可根据胃肠耐受量增加进食次数和进食量""术后如出现淋巴瘘，可口服中链脂肪酸，不需要禁食"；需增加"3～4 小时后可根据胃肠耐受量增加进食次数和进食量"。

（5）康复功能锻炼内容改为"按照手腕 - 肘部 - 肩部，由远端到近端，循序渐进，个性化指导，发放乳腺癌功能锻炼手册"。

（6）随访及结果评估内容改为"术后一个月电话随访（包括输液港并发症、引流管留置情况、伤口愈合情况、上臂肢体活动度、功能锻炼掌握情况、化疗副反应情况等）"。

乳腺癌围术期病房护士护理路径实施表单参考表 5 - 2，并根据乳腺癌的特性进行调整，其中：

入院日，护理评估需增加"乳房肿块大小、活动度、质地，有无乳头内陷、溢液溢血，乳房皮肤情况，有无乳房溃疡"。专科护理需增加"协助医生行乳腺肿物穿刺活检术"。

术前 1 日，专科评估需增加"乳腺彩超/MR/钼靶结果、注意有无癌远处转移、患者对疾病及治疗相关知识掌握"。健康教育需增加"发放乳腺癌围手术期健康教育单张"。

手术日，护理评估需删减"手足/口周麻木、抽搐"，专科护理删减"内出血、呼吸困难与窒息、喉返/喉上神经损伤、饮水呛咳、手足抽搐"；需增加"观察放假体/扩张器者乳头乳晕血运循环，如皮温、感觉、颜色，有无肿胀、出血、皮瓣、乳头坏死"。基础护理需增加"术后 2～4 小时饮水，注意有无呛咳，之后半小时可进半流食物"。专科护理需增加"患侧上肢予抬高，禁外展、测血压、抽血、静脉穿刺"。

手术次日至出院，护理评估需增加"患侧上肢血液循环、皮瓣颜色、伤口包扎松紧度、放假体/扩张器者乳头乳晕血运循环"。专科护理需删减"指导颈部活动""并发症观察：内出血、呼吸困难与窒息、声音嘶哑、手足抽搐"；需增加"患侧上肢适当抬高，下床时用三角巾悬吊，术后 7～10 天禁外展肩关节""术后 4～7 日用患侧肢体刷牙、洗脸、摸对侧肩和同侧耳朵""并发症观察内容为出血、皮瓣、乳头坏死"。基础护理需增加"普食""术后第 1 天协助并指导下床活动"，健康教育需增加"循序渐进功能锻炼"。出院指导内容改为"功能锻炼重要性及注意事项""佩戴义乳指导""复查指导""如需化疗，告知化疗注意事项及下一次化疗时间""告知 5 年内要避孕"。

知识拓展

淋巴水肿

　　淋巴水肿是由淋巴循环障碍产生的淋巴液在组织间隙滞留所引起的，包括组织水、慢性炎症和组织纤维化等一系列的病理改变。因治疗方式或诊断方法不同，发生率各异（0～94％）。患者可出现患肢肿胀、沉重、疼痛、麻木和僵硬等症状，严重影响其生活质量；可引起患侧上肢畸形，晚期可致残；严重的感染可导致败血症甚至危及生命，晚期会形成难以治疗的慢性溃疡。淋巴水肿的治疗主要有皮肤的护理、上肢功能锻炼、手法淋巴引流、手法按摩等。

（李欢　马从忆）

第六章　胃肠系统疾病加速康复外科临床护理路径

第一节　胃癌

一、定义

胃癌（gastric carcinoma）是位于上皮的恶性肿瘤，在我国各种恶性肿瘤中居首位，年死亡率为 25.23/10 万，好发年龄在 50 岁以上，男性发病率明显高于女性，男女比例约为 2∶1。

二、病理

胃癌好发部位以胃窦部为主，约占一半，其次为胃底贲门部，约占 1/3，发生在胃体者较少。

（1）大体分型：根据胃癌发展所处的阶段可分为早期胃癌和进展期胃癌。早期胃癌仅局限于黏膜和黏膜下层，不论病灶大小或有无淋巴结转移；进展期胃癌包括中、晚期胃癌。癌组织超出黏膜下层浸入胃壁肌层为中期胃癌，病变达浆膜下层或是超出浆膜向外浸润至邻近脏器或有转移者为晚期胃癌。

（2）组织学分型：腺癌、乳头状腺癌、管状腺癌、黏液腺癌、印戒细胞癌、腺鳞癌、鳞状细胞癌、小细胞癌、未分化癌、其他。胃癌绝大部分为腺癌。

（3）转移扩散途径：直接浸润、淋巴转移、血行转移、腹腔种植转移。

三、病因

胃癌的病因尚未完全清楚，目前认为与下列因素有关：

（1）地域环境。我国西北与东部沿海地区胃癌的发病率明显高于南方地区。

（2）饮食生活。长期食用腌制、熏、烤食品者胃癌的发病率高，吸烟者的胃癌发病风险较不吸烟者高 50%。

（3）幽门螺旋杆菌（Hp）感染。Hp 能促使硝酸盐转化成亚硝胺而致癌；感染 Hp 会引起胃黏膜慢性炎症并通过加速黏膜上皮细胞的过度增殖导致畸变；Hp 的毒性产物如 CagA、VacA 可能具有促癌作用。

（4）癌前疾病和癌前病变，如慢性萎缩性胃炎、胃息肉、胃溃疡、残胃炎等。

（5）遗传因素。研究发现胃癌病人有血缘关系的亲属发病率较对照组高 4 倍。

四、临床表现

（1）症状。早期胃癌多无明显症状，部分病人可有上腹隐痛、嗳气、反酸、进食后饱胀、恶心等消化道症状，无特异性。胃窦癌常出现类似十二指肠溃疡的症状，按慢性胃炎和十二指肠溃疡治疗，症状可缓解，易被忽视。随着病情的发展，症状日益加重，常有上腹疼痛、食欲不振、呕吐、乏力、消瘦等症状。不同部位的胃癌有其特殊表现：贲门胃底癌可有胸骨后疼痛和进行性哽噎感；幽门附近的胃癌可有呕吐宿食的表现；肿瘤破溃血管后可有呕血和黑便。

（2）体征。胃癌早期无明显体征，仅可有上腹部深压不适或疼痛，晚期可扪及上腹部肿块。若出现远处转移，可有肝大、腹水、锁骨上淋巴结肿大。

五、主要治疗方法

早期发现、早期诊断和早期治疗是提高胃癌疗效的关键。外科手术是治疗胃癌的主要手段，也是目前能治愈胃癌的唯一方法。对中晚期胃癌，积极辅以化学治疗、放射治疗及免疫治疗等综合治疗以提高疗效。

（一）非手术治疗

（1）化学治疗是最主要的辅助治疗方法，方案有奥沙利铂＋5-FU（氟尿嘧啶）、奥沙利铂＋卡培他滨（XELOX方案）、奥沙利铂＋替吉奥（SOX方案）。

（2）其他治疗：放射疗法、热疗、免疫治疗、中医中药治疗。

（二）手术治疗

（1）根治性手术。

（2）姑息性切除术，包括姑息性胃切除术、胃空肠吻合术、空肠造口术等。

六、并发症的观察与护理

（一）出血

（1）常见原因：如术中循环血液中残留肝素，使用抗凝血药物可影响凝血因子的生成与活性，早期活动方式不当伤口撕裂导致术后出血。

（2）临床表现：术后24小时内可有少量暗红色或咖啡样颜色液体自胃管引出，一般≤300mL；如术后短期内从胃管引出大量鲜红色血液，应警惕胃出血。腹腔引流管引出大量血性液，应警惕腹腔内出血。

（3）护理措施：

①紧急开放双静脉通道，加快补液速度，监测生命体征、中心静脉压，急查血常规、生化、凝血功能。

②胃出血时冰盐水洗胃，必要时输血。若经非手术治疗不能有效止血或出血量＞500mL/h时，积极完善术前准备。

（二）感染

（1）常见原因：患者术后感染的概率大概在5%～18%不等，与患者年龄大、基础疾病、自身免疫力低下、侵入性操作造成肺部感染、腹腔感染、泌尿系统感染、血液导管相关性感染等因素相关。

（2）临床表现：常全身表现为高热、乏力、寒战；肺部感染表现有咳嗽、咳痰、局部胸腔积液；腹腔感染局部伤口疼痛、红肿、脓液，伤口局部周围皮肤发红、发黑、发紫症状；泌尿系统感染主要表现为尿频、尿急、尿痛，会有膀胱刺激征；静脉导管感染表现为导管尖端培养细菌阳性。

（3）护理措施：

①术后血压平稳后予半卧位。

②停留胃管者口腔护理每日两次。

③保持腹腔引流管通畅，妥善固定，观察和记录腹腔引流液的颜色和量，严格按无菌操作。

④术前做好呼吸道准备、皮肤清洁准备、戒烟，指导患者进行有效咳嗽和深呼吸训练；术后早期活动，预防肺部并发症及深静脉血栓形成。

（三）吻合口瘘或残端破裂

常见原因：

（1）术前原因有年龄、吸烟、饮酒、肠道准备不佳、胃体水肿，术前合并基础疾病（糖尿病、肾功能不全、低蛋白血症等）。术前药物治疗如肿瘤相关药物会影响组织微循环，增加瘘的严重程度，长期应用糖皮质激素以及联合其他免疫抑制药物会增加瘘的风险。

（2）术中原因有手术方式、围术期输血量、使用闭合器的数目。

（3）术后原因：全身状况、营养不良、局部组织氧供不足。

临床表现：

（1）患者不明原因的突发高热，伴有腹膜炎体征。

（2）引流管引流出化脓性、食物残渣样液体。

（3）口服亚甲蓝可见引流液蓝染。

（4）CT检查吻合口周围伴有积液或积气。

（5）内镜检查可见明确瘘口。

护理措施：

（1）营养支持：指导能进食者进食高热量、高蛋白、高维生素、少渣软食、半流食或流食饮食，食物宜新鲜易消化。对重度营养不良、低蛋白血症、贫血者，术前应补充足够的热量和氮量，使用口服营养补充，每天补充400～600kcal。贫血者必要时输血浆或全血。对于不能进食或禁食者，可实施肠外营养或（和）管饲肠内营养。

（2）胃准备：幽门完全梗阻者术前禁食，必要时行胃肠减压。术前3日起每晚用温生理盐水或3%生理盐水500～1000mL洗胃，以减轻胃黏膜的水肿。

（3）肠道准备：如需行胃空肠吻合术的患者，前3天口服肠道不吸收的抗生素，如甲硝唑0.2g和链霉素100万单位qid，必要时清洁肠道。

（4）胃肠减压：对瘘出量多且估计短期内瘘难以愈合的患者，术后维持胃肠减压，遵医嘱给予禁食、输液，纠正水、电解质和酸碱失衡，合理使用抗生素、肠外营养支持及相关护理，以促进愈合。

（5）腹腔冲洗：瘘较小的患者，可以经过双套管向腹腔进行双向冲洗、负压吸引以保持吻合口瘘周围无食物残渣。

（四）胃瘫

常见原因：

糖尿病、甲状腺和甲状旁腺疾病、迷走神经损伤。

临床表现：

餐后上腹疼痛、饱胀、恶心、呕吐、食欲下降和体重减轻。

护理措施：

（1）幽门后喂养营养支持。护理时应注意以下事项：抬高床头 30°～45°，妥善固定喂养管，每 2～4h 冲管一次，每次输注营养液前后用温开水或生理盐水 20～30mL 冲管；控制营养液的温度、速度和浓度，温度以接近体温为宜，浓度不宜过高，速度不宜过快，否则易诱发倾倒综合征；观察有无呛咳、恶心、呕吐、腹痛、腹胀、腹泻和水电解质紊乱等并发症的发生。

（2）遵医嘱予 250～500mL 高渗温盐水洗胃，鼓励适当下床活动。

（3）遵医嘱使用促胃动力药如甲氧氯普胺和多潘立酮，胃动素受体激动剂如红霉素及其衍生物。

（4）拔鼻空肠管后当日可饮少量水或米汤；第 2 日进食流质，每次 50～80mL，给予口服营养补充，由少到多，由稀到浓；第 3 日进食半流质，每次 100～150mL，如青菜瘦肉粥、鱼片粥、蒸水蛋等，如进食后无腹痛、腹胀等，增加食物的量与品种，继续口服营养补充；第 10～14 日进食软食，少量多餐，开始时每天 5～6 餐，随后逐渐减少次数并增加每次进餐量，逐步恢复正常饮食，口服营养补充维持到术后 100 天。

七、加速康复临床路径实施流程和表单

胃癌围术期加速康复临床路径实施流程详见表 6-1，胃癌围术期病房护士护理路径实施表单详见表 6-2。

表 6-1 胃癌围手术期加速康复临床路径实施流程

实施项目	实施者	加速康复管理目标	实施时间
患者宣教	主管医生 病区护士	（1）住院第 1～3 天，医师询问病史及进行体格检查，完成住院病历，完善检查，上级医师查房并进行初步术前评估，完成初步的病情评估和治疗方案。 （2）护士对患者进行疾病和病房安全宣教，进行入院护理评估，制订护理计划，填写护理记录，指导病人进行心电图、胸片、验血等检查	接诊后 至术前

实施项目	实施者	加速康复管理目标	实施时间
术前预康复	病区护士	（1）心肺功能预康复：术前应戒烟2周以上，教会病人深呼吸、有效咳嗽和咳痰；老年患者建议使用呼吸训练器，每天锻炼3组，每组20次；在病情允许下鼓励病人进行步行及爬楼梯锻炼，提升心肺功能，以预防术后肺部感染。 （2）肌肉关节运动预康复：指导患者床上活动上肢（抓拳、旋腕、肘部运动、双手上举），床上活动下肢（踝泵运动、股四头肌活动、屈膝、屈髋、臀部上抬等），25～30次/组，4组/天。 （3）教会病人使用助行器和正确上下床，遵循"床边坐起－床边站立－床边活动"的步骤，给予防跌倒知识宣教，固定保护管道，协助下床活动。 （4）胃肠道功能正常情况下，术前每天三次口服营养补充，约补充能量400～600kcal	术前
术前检查	主管医生	（1）常规心电图、胸部正侧位片、血常规、血型、生化全套、凝血四项、术前筛查八项、交叉配血、尿常规、大便常规。 （2）专科检查：全腹CT、胃镜、肠镜。 （3）选择性检查：冠脉/胸部CT、肝肾/心脏彩超、动态心电图、肺功能检查等	术前
术前营养支持	主管医生 病区护士 营养科	入院后营养筛查与评估： （1）使用NRS 2002评估患者营养风险（年龄≥18岁）。 （2）NRS 2002≥3分进行营养状况评估，并启用饮食日记和营养护理评估单。 （3）已有营养不良的患者行营养支持后再进入ERAS。 （4）胃排空障碍和胃瘫、梗阻、急诊手术患者剔除ERAS管理	术前
		营养支持指征： （1）6个月内体重下降10%～15%或者更多。 （2）患者进食量低于推荐摄入量的60%达10天以上。 （3）BMI<18.5kg/m^2。 （4）白蛋白<30g/L（无肝肾功能障碍）。 （5）NRS 2002评分≥3分。 （6）PG-SGA评定为营养不良患者	
		营养支持目标： （1）白蛋白>35g/L。 （2）患者实际摄入能量≥目标需要量的60%。 （3）如条件允许，建议术前营养支持7～10天或入院至术前	

实施项目	实施者	加速康复管理目标	实施时间
麻醉访视	麻醉科医生	（1）联系麻醉科、手术室，确定手术时间及麻醉方案。 （2）ASA 分级 3 级、75 岁以上或合并严重并发症的患者，术前需要提前申请麻醉科、外科 ICU、呼吸科、心内科等多学科会诊	术前
禁食禁饮	病区护士	（1）术前 6h 禁固食，术前 2h 禁饮。 （2）术前 2h 口服能量饮料 200～300mL（糖尿病患者可 1∶3 稀释后饮），需排除术前口服禁忌症患者。 （3）接台手术行术前补液，以备接台手术。预约手术时请排好每台顺序	术前 6 小时 术前 2 小时
送手术	病区护士	（1）送手术前接台患者留置 22G 留置针（优先选择手背头静脉）。 （2）送手术前核对手术标记、ERAS 标识、路径清单等。 （3）手术区域皮肤准备，清洗肚脐	送手术前
病人评估	手术室护士	（1）心理评估：了解患者心理状况，适当宽慰。 （2）手术评估：熟悉病情及手术方式、向患者介绍自己及手术配合要点。 （3）术前基本情况评估：既往史、手术史、药物过敏史。 （4）病人舒适度：保护隐私和保暖，核对后即给予静脉穿刺部位涂抹利多卡因软膏，减少患者疼痛	进入手术室至麻醉完成
预防性使用抗生素	手术室护士	（1）常规经静脉途径给予一、二代头孢抗生素预防感染。 （2）头孢菌素过敏者使用克林霉素 + 氨基糖苷类或者氨基糖苷类 + 甲硝唑	术前 30min
术前镇痛和睡眠管理	主管医生病区护士	（1）对于术前静息时疼痛数字评分（NRS）≥3 分、活动时疼痛 NRS≥3 分的病人可给予 COX - 2 特异性抑制剂抗炎镇痛（如塞来昔布 200mg，bid）。 （2）对于睡眠不佳的病人给予地西泮 5mg 或艾司唑仑 1～2mg 睡前口服，如睡眠仍不佳或有焦虑情绪，则改用阿普唑仑 0.4mg 或 0.8mg 睡前口服，并可加用奥氮平 2.5mg 或 5mg qd。手术前一晚可给予地西泮 10mg 肌内注射	术前
麻醉及镇痛	麻醉医生	选择 NSAIDs 类药物静脉镇痛泵，如氟比洛芬酯、帕瑞昔布等	术前
手术方式	外科医生	腹腔镜手术减少组织损伤，微创手术操作方式减少出血	术中
预防性给氧	麻醉医生	围术期常规面罩给氧	术中

实施项目	实施者	加速康复管理目标	实施时间
体温控制	手术室护士	（1）保温：①病人入手术室，立即温热盖被；②提前升高房间温度至24～26℃；③术前全覆盖（肩膀、脚），术中尽量覆盖（术野除外）；④可提前加热床垫或使用温毯机（自制保温小毯）；⑤输入的液体适当加温；⑥消毒液、冲洗液、麻醉气体加热等。 （2）监测体温：入室时、麻醉完成后、手术结束、离开前患者核心温度＞36℃	术中
液体及血压管理	麻醉医生	使用目标导向性液体治疗（GDFT），避免液体超载；低血压时使用血管活性药物；晶体平衡液优于生理盐水。 （1）术中适当减少晶体液的输入量。 （2）必要时输入适量的胶体液。 （3）备用血管活性药物。 （4）完善循环监测，MAP≥65mmHg	术中
	外科医生病区护士	（1）严格记录24小时出入量。 （2）腹腔管、尿管、胃管等管道的观察与护理。 （3）监测患者的CVP、血糖	术后
管道留置	外科医生病区护士	免留置或者减少管道留置	术中
		导尿管：短时手术尽量不留置或仅做单次导尿；留置后尽早拔除。引流管：根据患者情况放置引流管，术后尽早拔除	术中 术后
病人护理	手术室护士	（1）协助做好伤口包扎及管道护理（引流管、尿管），做好管道标记及固定，确保引流通畅。 （2）着装整齐，保护隐私。 （3）注意保暖，尤其是肩颈和足部，必要时复苏期间继续保温。 （4）患者安返病房前：观察患者呼吸、神志、伤口敷料情况、引流夜和静脉通路情况	术毕
复苏期病情观察	复苏室护士	（1）苏醒期或拔管后：如有呛咳、误吸、出血，汇报麻醉医生，同时准备利多卡因（1～1.5mg/kg）和小剂量麻醉镇痛剂（阿片类药物、右美托咪定等）。 （2）Steward苏醒评分：4分以上且单项评分不为0分时可转入病房	复苏
术中镇痛	外科医生麻醉医生	（1）尽量缩短手术时间，优化手术操作及止血带应用。 （2）术中切口周围注射镇痛，可选择罗哌卡因100～200mg盐水稀释液，罗哌卡因稀释液中还可加芬太尼、肾上腺素、酮咯酸等药物	缝皮前

实施项目	实施者	加速康复管理目标	实施时间
术后镇痛	外科医生 病区护士	镇痛原则及方案： （1）根据疼痛评分，采用多模式镇痛，经口服或静脉采用的镇痛应当采用 NSAIDs 药物联合对氨基己酚等药物镇痛，尽量减少阿片类止痛药物，从而减少由此类药物引起的肠功能延迟恢复，影响病人加速康复。 （2）术后三天每天进行 NRS 疼痛评估	术后
	病区护士	患者的配合： （1）疼痛评估采用 NRS 评估工具，患者疼痛评分大于 3 分应及时复评。 （2）疼痛教育：告知患者及家属疼痛的危害和镇痛的必要性，疼痛评估的方法及多模式镇痛方案的选择等，教育需贯穿住院全过程。 （3）教会患者及家属正确使用镇痛泵及镇痛泵注意事项。 （4）教会患者使用非药物方法控痛：体位调整、音乐疗法等	术后
预防术后恶心呕吐	外科医生 病区护士	（1）术后恶心、呕吐的风险因素包括：年龄 <50 岁、女性、非吸烟者、晕动病或术后恶心呕吐（PONV）病史以及术后给予阿片类药物。 （2）多模式控制 PONV 包括药物及非药物方法的联合。常用的止吐药包括类胆碱能、多巴胺能、5 - 羟色胺和组胺类。 （3）术后建议患者苏醒后取低半卧位	术后
胃肠功能恢复	外科医生 麻醉医生 病区护士	（1）术后 6h 内禁食禁饮。 （2）观察患者有无恶心呕吐，通过闻柠檬清香来改善患者恶心不适症状。 （3）可用棉枝蘸水或者石蜡油帮助患者湿润嘴唇。 （4）遵医嘱予护胃、止吐等药物。 （5）术后第二天，遵医嘱予中药热奄包、穴位贴敷、温水足浴、维生素 B1 肌注等集束化措施促进患者肠功能恢复	围术期
术后静脉血栓预防	外科医生 病区护士	（1）术后尽早进行主动功能锻炼是预防 DVT 的关键。 （2）术后 3 天内使用间歇充气加压装置。 （3）指导患者进行双下肢直腿抬高及踝泵运动。 （4）术后 3 天，指导一天两次温水足浴	术后
术后早期功能活动	病区护士	（1）实现术后早期功能活动应建立在术前宣教、术后监测患者生命体征无异常、多模式镇痛以及早期拔除尿管等基础上。 （2）病人术后回病房麻醉清醒后即开始咳嗽、咳痰锻炼，并主动做踝关节背伸、跖屈和股四头肌等长收缩锻炼。 （3）遵循"床边坐起 - 床边站立 - 床边活动"的步骤，实施防跌倒知识宣教，固定保护管道，协助下床活动。量化活动量：第一天 100m，第二天 300m，第三天 500m。逐步增加，分次累计完成活动量	术后至出院

实施项目	实施者	加速康复管理目标	实施时间
出院标准	主管医生	（1）复查实验室指标无异常。 （2）无须静脉补液，切口干燥，无红肿、硬结等感染征象。 （3）患者拔除引流管，伤口无明显疼痛。 （4）患者无恶心呕吐、倾倒综合征、反流性胃炎等其他不适症状。 （5）患者进食流质、半流质后无腹部不适感	术后
随访及结果评估	门诊医生病区护士	（1）术后1周内，电话或微信随访一次，关注病人是否存在腹痛、腹胀、恶心、呕吐等不适主诉。 （2）术后2～3周后，首次门诊随访、完成伤口拆线、人体成分分析仪监测、饮食监测。 （3）常规术后1个月、3个月、6个月、1年，以后每年门诊随访，如有异常情况及时复诊	出院后

表6-2　胃癌围术期病房护士护理路径实施表单

入院日	术前1日	手术日	手术次日至出院
□介绍主管医师、护士 □介绍病房环境、设施、陪护制度、探视与作息时间 □介绍住院注意事项 □建立入院护理病历 □纳入临床路径 □介绍标本留取大小便方法 □交代抽血禁食禁水时间，协助完成入院化验、心电图、胸片、全腹CT、胃肠镜检查等 □术前评估 ○生活及自理程度评估（Barthel评估表） ○营养评估 ○疼痛评估（NRS） ○进食评估（EAT10） ○跌倒风险评估（Morse跌倒评分） ○压疮风险评估（Braden评分量表）	□宣教术前准备 □告知准备物品 □检查手腕带 □抽交叉备血 □皮肤准备 ○术前晚清洗全身 ○护士用酒精及松节油清洗患者肚脐及脐周 □告知手术日饮食方案，禁食禁水时间 ○指导术前6小时禁食，术前2小时禁饮 □肠道准备：除梗阻及禁忌患者外，术前一日18:00口服250kcal营养补充剂，22:00口服营养补充剂250kcal；术前两小时可喝200mL清饮料；术前当晚遵医嘱口服泻药 □术前康复训练监督 ○有效胸式呼吸功能训练 ○有效保护伤口咳嗽训练 ○术后康复功能锻炼：踝泵运动、股四头肌收缩运动、直腿抬高运动、膝关节屈伸运动、腕关节旋转、肘关节伸运动、肩关节抬举运动	□手术前常规护理 ○查看术区皮肤状态 ○安慰患者紧张情绪 □口服必要药物 ○生命体征监测 ○核对患者病历资料及带药 □告知监护设备、管路功能及注意事项 □告知疼痛注意事项 □执行术前ERAS营养方案 □接台患者术前留置22G～20G留置针 □术后病情观察 ○生命体征 ○神志情况 ○吞咽情况 ○伤口渗血情况 ○各种管道情况 ○Morse跌倒风险评估 ○Braden压疮风险评估 ○DVT风险评估（Caprini评分） ○疼痛评估（NRS） ○4AT谵妄评分 ○营养状况评估（NRS 2002表）	□术后病情观察 ○生命体征 ○生化指标 ○神志情况 ○皮肤情况 ○伤口情况 ○饮食及营养：参考营养五阶梯原则，遵医嘱实施肠内、肠外营养或口服营养补充，指导患者的饮食，告知饮食流程及种类，记录饮食日记 ○二便情况、睡眠 ○胃肠道功能评估 ○疼痛评估（NRS） ○生活及自理程度评估（Barthel评估表） ○营养状况评估（NRS 2002表） ○主观整体营养评定量表（PG-SGA） ○跌倒风险评估（Morse跌倒评分） ○压疮风险评估（Braden评分量表）

续上表

入院日	术前1日	手术日	手术次日至出院
○DVT 风险评估（Caprini 评分） ○PHQ－9 抑郁症筛查量表 ○4AT 谵妄评分 ○食欲刻度尺评分 ○摄食量刻度尺评分 ○专科评估：肠鸣音、排气、排便、腹胀、呕吐、是否有梗阻 ○肌力评估 ○口腔及皮肤情况：口腔黏膜有无溃疡、真菌感染，必要时用漱口液，肛门皮肤有无破损、真菌感染 □术前训练：疼痛自评、指导患肢踝泵运动、股四头肌收缩运动、抬臀运动、膝关节屈伸运动、直腿抬高运动、上肢肌力训练等 □心肺功能训练：指导吹气球或呼吸功能训练仪、爬楼梯训练 □用药指导：根据医嘱，指导患者使用排泄药物 □指导患者戒烟、戒酒，告知吸烟对全麻手术的危害性 □指导呼吸功能锻炼，预防肺部感染，计划性饮水1500～2000mL □指导患者调整饮食结构，口服营养支持	□心理疏导，安慰患者紧张情绪，保证夜间睡眠，如无法安睡可告知医生，适当应用药物 □术前用药指导、发放腹部手术宣教册 □交代术后可能的不适感及预防措施 □家属在微信端关注医院公众号，查看手术状态	□术后常规护理 □体位安置：全麻术后床头抬高30°～45°可减轻疼痛，有利于引流液引流出 □皮肤情况：协助更换体位，实施减压措施，预防压疮护理 ○持续低流量吸氧 ○安置心电监护仪 ○遵医嘱应用药物：抗生素、止痛药 ○治疗：如雾化吸入 □口渴管理：可用湿棉纸或润唇膏涂抹嘴唇，无恶心呕吐者，4～6小时可口服20mL水或电解质饮料 □活动指导：术后感觉运动恢复即可进行踝泵运动、股四头肌收缩运动、上肢肌力练习 □输液管理：特殊药物记录 □管道管理：双重固定 □镇痛管理：指导家属如何使用镇痛泵 □预防血栓措施：气压治疗、抗凝药物、弹力袜、预防性饮水、功能锻炼等 □预防恶心呕吐：柠檬芳香疗法，减少患者恶心呕吐 □伤口管理：腹带包腹	○DVT 风险评估（Caprini 评分） □管道管理：术后第1～2天拔除尿管，特殊情况除外 □术后康复训练监督 ○指导患肢踝泵运动、股四头肌收缩运动、抬臀运动、膝关节屈伸运动、直腿抬高运动 ○有效呼吸功能锻炼 □物理治疗：红外线治疗、气压治疗 □促进胃肠功能治疗：吴茱萸、穴位贴敷、咀嚼无糖口香糖、温水足浴、维生素B1肌注 □预防肺部感染、血栓等并发症：计划性饮水、穿抗血栓压力袜、气压治疗、呼吸功能锻炼、24小时下床活动等 □出院评估 ○排便情况 ○伤口愈合情况 ○患者满意度 □出院指导 ○饮食：安排患者及其家属到专科营养护理门诊，告知居家康复饮食注意事项 ○带管出院者：带鼻空肠管者出院后告知冲管时间及给药、食物方式，提供就诊复诊地点及时间 ○倾倒综合征知识及预防宣教 ○告知恢复期注意事项 ○告知复查拆线时间

知识拓展

口服营养补充

口服营养补充（oral nutritional supplements，ONS）是指在非自然饮食条件下，口服由极易吸收的中小分子营养素配置的营养液或粉剂，多为全营养补充，也可只补充某种或某类营养素。ONS 的适用人群包括存在营养不良或营养风险的住院患者、接受手术或放化疗的恶性肿瘤患者、能量和蛋白质摄入量较低的慢性病患者、需要高能量饮食者、咀嚼和吞咽障碍者、虚弱或食欲不振的老年人等。

胃癌患者由于疾病消耗、术前放化疗应激、术后解剖位置的改变等因素造成进食减少和吸收障碍。在制订 ONS 治疗计划前，对于胃癌患者应实施综合评估，内容包括疾病状况、营养状况、饮食摄入情况、胃肠道功能、心理状况、吞咽功能、咀嚼状况、口腔黏膜状况、对 ONS 的认知和态度、经济状况、社会支持状况等。实施 ONS 时，应根据个体的耐受情况进行动态调整，如胃癌患者手术切除后，胃体可容纳量小，应遵循从小剂量、低浓度开始的循序渐进原则，服用时可采取啜饮、少量多次口服、将 ONS 加入日常食物中等方法，逐渐增加 ONS 的摄入量，直至达到目标摄入量。

在临床工作中，护士可以鼓励胃癌术后患者通过日记或表格的形式记录每日摄食、ONS 服用、能量及蛋白质达标等情况，因胃癌为持续消耗性疾病，需鼓励患者及其照护者主动参与居家营养支持计划的制定和实施，并鼓励照护者居家期间加强对患者 ONS 依从性的监督与管理，促进患者加速康复。

（周雪玲　周裕玲）

第二节　肠癌

一、定义

肠癌包括结肠癌及直肠癌，是指肠黏膜上皮在环境或遗传等多种致癌因素作用下发生的恶性病变，是常见的消化道恶性肿瘤之一。近年来结直肠癌发病率呈明显上升趋势，2020 年中国癌症统计报告显示：我国结直肠癌发病率和死亡率在全部恶性肿瘤中分别位居第 2 位和第 5 位，其中 2020 年新发病例 55.5 万例，死亡病例 28.6 万例。

二、病理与分型

按病理类型分类：隆起型、浸润型、溃疡型。
按组织学分类：腺癌、腺鳞癌、未分化癌。
按扩散和转移方式分类：直接浸润、淋巴转移、血行转移、种植转移。

三、病因

肠癌的病因尚未明确，可能与以下因素有关：

（1）饮食习惯。暴饮暴食，喜油炸辛辣刺激的食物，会增加肠癌的发病危险。

（2）遗传因素。遗传易感性在肠癌的发病中具有重要地位，如家族性肠息肉病患者、遗传性非息肉病性结直肠癌的突变基因携带者以及散发性大肠癌病人的家族成员的大肠癌发病率高于一般人群。

（3）癌前病变。有些疾病如家族性肠息肉病已被公认为癌前病变；血吸虫性肉芽肿、大肠腺瘤、溃疡性结肠炎等，也与大肠癌的发生有较密切的关系。

四、临床表现

（一）结肠癌

（1）排便习惯和粪便性状改变：排便次数增多、腹泻、便秘、排血性、脓性或黏液性粪便。

（2）腹痛或腹部不适：疼痛部位不明确，为持续性隐痛或仅为腹部不适或腹胀感；当癌肿并发感染或肠梗阻时腹痛加剧，甚至出现阵发性绞痛。

（3）腹部肿块：肿块多为癌肿本身，腹部触诊可扪及，也可能是梗阻近侧肠腔内积粪，位于横结肠或乙状结肠的癌肿可有一定活动度。

（4）肠梗阻：多为中晚期症状。一般呈慢性、低位、不完全性肠梗阻，表现为腹胀、便秘。可伴全腹部胀痛或阵发性绞痛，进食后症状加重，部分患者可出现呕吐，呕吐物含大量粪渣。

（5）全身症状：由于长期慢性失血、癌肿破裂、感染以及毒素吸收入血等，病人可出现贫血、消瘦、乏力、发热等全身性表现。晚期可出现肝肿大、全身黄疸、浮肿、腹水增多及恶病质等。

（二）直肠癌

（1）直肠刺激症状：癌肿刺激直肠常产生频繁便意，引起排便习惯改变，便前常有肛门下坠、里急后重感和排便不尽感；晚期可出现下腹痛。

（2）黏液血便：80%～90%病人可发现便血。

（3）肠腔狭窄症状：初始粪便变形、变细，之后可有腹痛、腹胀、排便困难、肠鸣音亢进等不完全性肠梗阻症状。

（4）转移症状：当癌肿穿透肠壁，侵犯前列腺、膀胱时可出现尿道刺激征、血尿、排尿困难等；侵及骶前神经则出现骶尾部、会阴部持续性剧痛、坠胀感。女性直肠癌可侵及阴道后壁，引起妇科白带增多；若穿透阴道后壁，则可导致直肠阴道瘘，可见粪质及血性分泌物从阴道排出。

五、主要治疗方法

（一）非手术治疗

（1）放射治疗：术前放射治疗可缩小癌肿体积、降低癌细胞活力，提高手术切除率。

（2）化学治疗：①FOLFOX方案：奥沙利铂、氟尿嘧啶和亚叶酸钙联合用药；②MAYO

方案：氟尿嘧啶和亚叶酸钙联合用药；③XELOX 方案：奥沙利铂和卡培他滨联合用药。

（3）其他治疗：中医治疗、局部治疗、基因治疗、靶向治疗、免疫治疗。

（二）手术治疗

（1）根治性手术：结肠癌根治性手术、直肠癌根治性手术。

（2）姑息性手术：大肠癌并发急性肠梗阻的手术、局部癌肿尚能切除但已发生远处转移的手术、Hartmann 手术。

六、并发症的观察与护理

（一）术后大出血

1. 常见原因

（1）术后手术创面持续渗血，或者因术中小动脉断端痉挛、术后舒张，术后血管结扎线滑脱。

（2）全身因素主要与凝血障碍相关，包括血小板及各类凝血因子缺乏。

2. 临床表现

（1）腹腔引流管引流出大量鲜红色液体。

（2）患者出现口渴、烦躁不安、面色苍白、呼吸急促、脉搏细弱。

（3）心率加快、收缩压下降，尿量逐渐减少，尿液颜色变深，尿密度增加。

3. 护理措施

（1）嘱卧床，持续监测生命体征。

（2）遵医嘱扩容、输血，维持有效循环血容量；止血，必要时做好送手术室止血准备。

（3）观察腹腔引流瓶的颜色、量、性质。

（4）安慰患者及家属，给予人文关怀、心理护理。

（二）术后感染等相关并发症

1. 常见原因

（1）全麻患者手术时需要气管插管辅助呼吸，术后可能会造成肺部感染。

（2）肠道手术患者，肠道炎症及肠道清洁准备不充分造成腹腔感染、切口感染。

（3）留置中心静脉导管导致血流相关性感染。

2. 临床表现

（1）肺部感染表现为咳嗽咳痰、痰液增多、胸腔积液、肺不张。

（2）腹腔感染表现为发热、寒战、腹痛，切口红肿疼痛、愈合不良。

（3）导管相关性感染表现为患者持续高热，导管尖端培养出阳性菌群。

3. 护理措施

（1）术前预康复训练，指导患者训练胸式呼吸、缩唇呼吸，有效咳嗽咳痰，必要时使用呼吸功能锻炼器，遵医嘱规律使用抗感染化痰药物。

（2）腹腔感染的患者发热时需先控制体温，同时了解患者血常规、炎症反应、血培养等相关指标，遵医嘱予抗生素控制感染，触诊腹部柔软情况，观察引流管引流液是否混浊。

（3）遵医嘱拔除中心静脉导管，必要时重置。

（三）吻合口瘘并发症

1. 常见原因

大肠癌术后吻合口瘘发生率在 2.6% ～ 14.3% 之间，吻合口瘘是严重的肠癌术后并发症。其发生主要与营养不良、肠道吻合不确切、吻合口血运欠佳、吻合口张力过大及超低位吻合等因素有关。一旦发生吻合口瘘会造成严重的腹腔感染，引起感染性休克甚至死亡，需要引起医护人员高度重视。吻合口瘘出现时间长短不一，最早出现在术后 3 ～ 5 天内。

2. 临床表现

腹痛、发热，腹腔引流液淀粉酶、脂肪酶升高。

3. 护理措施

（1）术前对有营养不良的患者，遵循营养五阶梯先进行营养支持，纠正患者存在的贫血和低蛋白血症等。

（2）对于超低位直肠吻合的患者，术后 1 ～ 2 天以卧床休息为主，避免大幅度牵拉骶尾部造成吻合口裂开。

（3）双重固定吻合口处引流管，必要时遵医嘱予腹腔管冲洗，严格记录患者出入量。

（四）肠梗阻

1. 常见原因

肠癌患者手术中因术中肠道表面水分的蒸发、手术操作对肠道的损伤，均有可能导致术后肠道浆膜层分泌纤维蛋白，造成肠道的粘连，当粘连成角时，可能发生肠梗阻。其次，手术后腹腔内的积血和积液、术后吻合口狭窄、患者进食难消化食物也可能引起肠梗阻，严重的肠梗阻可能需要再次手术治疗。

2. 临床表现

腹痛、腹胀、便秘、肠道痉挛。

3. 护理措施

（1）鼓励患者术后早期下床活动，量化活动方案，促进肠蠕动。

（2）遵医嘱予促进肠道蠕动、解痉止痛的药物。

（3）可遵医嘱使用中医护理措施促进肠康复，如中药温水足浴每天 2 次，每次 20 分钟；吴茱萸中药热封包治疗每天 2 次，每次 30 分钟。

（4）指导患者术后饮食，以"流质饮食—半流质—软食—普食"的方式过渡。

（五）造口相关并发症

1. 常见原因

患者及家属缺乏更换造口袋知识：使用不合适造口的底盘；清洗皮肤不彻底造成粪液长时间浸泡皮肤，导致造口周围皮肤溃烂；揭除造口底盘时暴力撕脱造成皮肤损伤。还有其他相关并发症，如造口出血、缺血和坏死，造口狭窄、造口回缩、造口脱垂。

2. 临床表现

造口周围皮肤发红，伴或不伴表皮破溃、渗液明显、有出血，疼痛感明显。造口旁疝表现为造口旁出现腹部膨隆。

3. 护理措施

（1）更换时机：造口袋满1/3时及时倾倒，或胀气及时排放。

（2）清洁：以清水清洁为主，使用不带酒精的湿纸巾。

（3）储存：每次购买量不超3个月，忌高、低温环境，防潮保存，宜在干净专柜平放。

（4）更换造口袋顺序：除袋—清洗—测量—裁剪—粘贴—上夹。

（5）早期术后第1～2周饮食遵循胃肠道患者手术饮食原则，康复期按照患者目标所需能量进食，应定量，防止暴饮暴食。

（6）少食易产气的食物及易产异味的食物，避免进食易引起腹泻的食物，食物要保持新鲜，多食绿色蔬菜、水果，合理搭配肉、蛋、豆类。

（7）指导患者每日补充水和无机盐，应增加水分的摄入，建议每日饮水1500～2000mL。

七、加速康复临床路径实施流程和表单

肠癌围术期加速康复临床路径实施流程参考表6-1，部分内容应根据肠癌手术的特性进行调整，其中：

（1）术前预康复需增加"术前每天3次，每次约200mL口服营养剂补充"。

（2）麻醉及镇痛内容改为"可选择股神经或收肌管内隐神经阻滞，可选择NSAIDs类药物静脉镇痛泵，如氟比洛芬酯、帕瑞昔布等"。

（3）胃肠功能恢复内容改为"病情稳定无呛咳者，6小时后可少量口服10～20mL温水"；

（4）出院标准需删减"患者无恶心呕吐、倾倒综合征、反流性胃炎等其他不适症状"；需增加"患者肛门或造口有排气排便""患者及家属能正确更换造口袋"。

肠癌围术期病房护士护理路径实施表单参考表6-2，部分内容应根据肠癌的特性进行调整，其中：

术前1日，皮肤准备需增加"推荐术前晚用抗菌沐浴乳清洗全身"。

手术次日至出院中，出院指导需删减"倾倒综合征知识及预防宣教"；增加"造口更换：造口患者，予指导更换造口及皮肤护理""直肠前切综合征知识及预防宣教"。

⊟ 知识拓展

穴位贴敷疗法

穴位贴敷疗法是以中医经络学说为理论依据，把药物研成细末，用水、醋、酒、蛋清、蜂蜜、植物油、姜汁、药液等调成糊状来贴敷穴位，用来治疗疾病的一种无创性外治疗法。它是中医治疗学的重要组成部分，一般无危险性和毒副作用，是一种安全、简便易行的疗法。

足阳明胃经循行经过足三里、三阴交两个穴位，手阳明大肠经合谷穴，手厥阴心包经内关穴。足三里穴，位于小腿外侧，犊鼻下3寸，犊鼻与解溪连线上，浅层布有腓肠外侧皮神经；三阴交在小腿内侧，当足内踝尖上3寸，胫骨内侧缘后方；合谷穴，位于手背，第一、第二掌骨间，第二掌骨桡侧的中点处；内关穴位于前臂掌侧，腕横纹上2寸，掌长肌腱与桡侧腕屈肌腱之间。四者合其主治肠鸣、腹胀、腹泻等脾胃虚弱诸证。

穴位贴敷采用现配现用，取苍术散、蜂蜜于药盒，充分调制成糊状，贴于双下肢足三里穴、三阴交穴、双上肢合谷穴、内关穴位4h，早晚各一次。注意：对苍术、蜂蜜过敏患者、孕妇禁用。

（蔡蕾　周裕玲）

第三节　腹股沟疝

一、定义

体内任何内脏器官或组织离开其正常解剖位置，通过先天或后天形成的薄弱点、缺损或孔隙进入另一部位，称为疝。腹股沟疝是指发生在腹股沟区的腹外疝，包括腹股沟斜疝和腹股沟直疝。我国发病率据目前统计约为每年347万例，人数众多。

二、病理

典型的腹外疝由疝囊、疝内容物和疝外被盖组成。疝囊是壁腹膜憩室样突出部，由疝囊颈、疝囊体组成。疝囊颈又称疝门，是疝囊比较狭窄的部分，是疝环所在的位置，也是疝突向体表的门户、是腹壁薄弱区或缺损所在。临床上各类疝通常以疝门部位作为命名依据，如腹股沟疝、股疝、脐疝、切口疝等。疝内容物是进入疝囊的腹内脏器或组织，以小肠最为多见，大网膜次之。盲肠、阑尾、乙状结肠、横结肠、膀胱等均可作为疝内容物进入疝囊，但较少见。疝外被盖指疝囊以外的各层组织，通常由筋膜、皮下组织和皮肤等组成。

三、病因

腹壁强度降低和腹内压增高是腹外疝发病的两个主要原因：

（1）腹壁强度降低。常见因素有：①某些组织穿过腹壁的部位是先天形成的腹壁薄弱点，如精索或子宫圆韧带穿过腹股沟管、脐血管穿过脐环、股动静脉穿过股管等处；②腹白线发育不全；③腹壁神经损伤、手术切口愈合不良、外伤、感染、年老、久病、营养不良等所致肌萎缩；④胶原代谢紊乱、成纤维细胞增生异常、血浆中促弹性组织离解活性增高等异常改变影响筋膜、韧带和肌腱的韧性和弹性。

（2）腹内压增高。常见原因有慢性咳嗽（如慢性阻塞性肺疾病（COPD）患者）、长期便秘、排尿困难（如前列腺增生、膀胱结石）、腹水、妊娠、搬运重物、婴儿经常啼哭等。正常人腹壁强度正常时，虽不时有腹内压增高的情况，但不致发生疝。

四、临床表现

按疝内容物进入疝囊的状况，腹外疝有易复性、难复性、嵌顿性、绞窄性4种临床类型。

（1）易复性疝（reducible hernia）最常见，腹外疝在腹内压增高时突出，于平卧、休息或用手向腹腔推送时很容易将疝内容物回纳入腹腔。

（2）难复性疝（irreducible hernia）内容物不能或不能完全回纳入腹腔内，但并不引起严重症状。原因有：①疝内容物反复突出，致疝囊颈受摩擦而损伤，产生粘连，导致内容物不能回纳，是较常见的原因，此类疝的内容物多数是大网膜；②有些病程长、腹壁缺损大的巨大疝，因内容物较多，腹壁已完全丧失抵挡内容物突出的作用，也常难以回纳；③少数病程较长的疝，因内容物不断进入疝囊时产生的下坠力量将疝囊颈上方的腹膜逐渐推向疝囊，尤其是髂窝区后腹膜与后腹壁结合得极为松弛，更易被推移，以致盲肠（包括阑尾）、乙状结肠或膀胱随之下移而成为疝囊壁的一部分，称为滑动性疝，也属难复性疝。难复性疝同易复性疝一样，其内容物并无血运障碍，故无严重的临床症状。

（3）嵌顿性疝（incarcerated hernia）环较小而腹内压突然增高时，疝内容物可强行扩张疝囊颈而进入疝囊，随后因疝囊颈的弹性回缩而将内容物卡住，使其不能回纳。疝发生嵌顿后，如其内容物为肠管，肠壁及其系膜在疝环处受压，静脉回流受阻，导致肠壁淤血和水肿，疝囊内肠壁及其系膜逐渐增厚，颜色由正常的淡红色逐渐转为深红色，囊内可有淡黄色渗液积聚，使肠管受压加重，更难以回纳。此时肠系膜内动脉的搏动可扪及，嵌顿若能及时解除，病变肠管可恢复正常。

（4）绞窄性疝（strangulated hernia）肠管嵌顿如不能及时解除，肠壁及其系膜受压情况不断加重可使动脉血流减少，最后导致完全阻断，即为绞窄性疝。此时肠系膜动脉搏动消失，肠壁逐渐失去光泽、弹性和蠕动能力，最终坏死变黑。疝囊内渗液变为淡红色或暗红色，如继发感染则为脓性渗液；感染严重时，可引起疝外被盖组织的蜂窝织炎。积脓的疝囊可自行穿破或被误切开引流而发生肠瘘。

五、主要治疗方法

（1）非手术治疗：棉线束带法或绷带压深环法（适用于1岁以下婴儿）、使用医用疝带、手法复位。

（2）手术治疗：高位结扎疝囊、无张力疝修补术、加强或修补腹股沟管管壁、经腹腔镜疝修补术。

六、并发症的观察与护理

（一）阴囊水肿

1. 常见原因

一是疝气的疝囊体积较大，术中将疝内容物还纳入腹腔后，较大的疝囊无法还纳，部分疝囊坠入阴囊，手术后患者可出现阴囊明显肿胀。此时由于没有肠管和网膜突出，所以患者不会出现明显的疼痛症状。二是年龄较大或自身凝血机制较差的患者，手术后可在腹股沟区形成局部渗血，血液顺腹股沟管可流入阴囊而出现明显的血肿。

2. 临床表现

阴囊区肿胀，严重者皮肤会肿胀瘀紫。

3. 护理措施

（1）观察阴囊肿胀情况，有无渗血、渗液积聚于阴囊。
（2）术后可用丁字带将阴囊托起以促进回流。

（二）切口感染

1. 常见原因

手术前皮肤清洁消毒不规范，无菌器械不达标等。

2. 临床表现

腹部伤口红、肿，渗液，异常疼痛。

3. 护理措施

（1）观察体温和脉搏的变化及切口有无红、肿、疼痛等。
（2）保持敷料清洁、干燥，避免大小便污染，若发现敷料污染或脱落，应及时更换；绞窄性疝行肠切除、肠吻合术后，应及时合理应用抗生素；一旦发生切口感染，尽早通知医生处理。
（3）术后1周可擦浴，切口完全愈合后可淋浴。

（三）复发性疝气

1. 常见原因

通过严格规范的无张力修补术后，术后疝气复发率低于1%，但仍有患者由于工作及日常生活原因（如便秘、重体力劳动等）使腹内压升高的情况，导致疝复发。

2. 临床表现

疝气复发时的表现跟原发性疝气一样，在腹股沟区域出现包块。

3. 护理措施

（1）术后体位与活动。膝下垫一软枕，减少腹壁张力；6小时后可下床活动。年老体弱、复发性疝、绞窄性疝、巨大疝病者则适当延迟下床活动时间，延长腹带加压时间。
（2）疼痛护理。术后髋关节微屈，减轻腹股沟切口的张力，必要时可用止痛药。

（3）预防腹内压增高。防止受凉引起咳嗽；指导患者在咳嗽时用手按压切口，以免缝线撕脱造成手术失败；保持排便通畅，便秘者予通便药物；积极处理尿潴留，必要时导尿。

（4）饮食护理。术后 6 小时若无恶心、呕吐可进半流食，如白粥、肉粥，如无不适逐步过渡到普食。行肠切除吻合术者应禁食，待吻合口愈合良好、肠道功能恢复后，方可进食，避免吃难消化、辛辣刺激的食物。

（5）术后三个月避免重体力劳动或提重物，以及激烈运动，如跑步、打篮球、举哑铃等。

七、加速康复临床路径实施流程和表单

疝气围术期加速康复临床路径实施流程参考表 6 - 1，并根据疝气围手术期的特性对部分内容进行修改，其中：

（1）术前预康复内容需删减"胃肠道功能正常情况下，术前每天三次口服营养补充，约补充能量 400 ～ 600kcal"；需增加"指导患者正常饮食"。

（2）术前检查中专科检查需删减"全腹 CT、胃镜、肠镜"；需增加"腹部是否有突起的疝囊，平躺和休息时是否回纳"。选择性检查需删减"冠脉 CT"；需增加"颈部 CT"。

（3）术前营养支持中入院后营养筛查与评估内容需删减"胃排空障碍和胃瘫、梗阻、急诊手术患者剔除 ERAS 管理"；需增加"胃排空障碍和胃瘫患者慎入（按 ERAS 理念管理，除术后饮食依情况调整外，其余各项照常进行）"。

（4）麻醉访视需删减"外科 ICU、呼吸科、心内科等多学科会诊"；需增加"ASA 分级3 级、75 岁以上或合并严重并发症的患者，术前需要提前申请麻醉科住院总值医师会诊"。

（5）送手术需增加"送手术前提醒患者排空膀胱"。

（6）术前镇痛和睡眠管理需删减"活动时疼痛 NRS≥3 分的病人可给予 COX - 2 特异性抑制剂抗炎镇痛（如塞来昔布 200mg，bid）"；需增加"活动时疼痛 NRS≥5 分的病人可给予 COX-2 特异性抑制剂抗炎镇痛（如塞来昔布 200mg，bid）"。

（7）麻醉及镇痛内容改为"可选择股神经或收肌管内隐神经阻滞，可选择 NSAIDs 类药物静脉或肌内注射，如氟比洛芬酯、帕瑞昔布等"。

（8）管道留置内容改为"疝气术后不常规放置引流管"。

（9）术后镇痛中镇痛原则及方案内容改为"根据疼痛评分，动态进行疼痛评估，采用多模式镇痛，经口服或静脉采用的镇痛应当采用 NSAIDs 药物联合对氨基己酚等药物镇痛一天 2 次，尽量减少阿片类止痛药物，从而减少由此类药物引起的肠功能延迟恢复，影响患者加速康复"。

（10）术后镇痛中需删减"教会患者及家属正确使用镇痛泵及镇痛泵注意事项"。

（11）胃肠功能恢复内容改为"有睡意者以睡眠休息为主，保持病房安静""术后回病房患者，予心电监护及吸氧 6 小时，沙袋加压 6 小时""无恶心呕吐者，术后安返病房后，无呛咳者可少量多次口服温凉水 5 ～ 10mL/次""病情稳定无呛咳者，术后 6 小时可进食流质，6 小时后可根据胃肠耐受量增加进食次数和进食量，早期肛门未排气前，避免进食豆浆、牛奶及含糖高的产气食物增加腹胀导致胃肠道不适"。

（12）术后静脉血栓预防内容改为"术后尽早进行主动功能锻炼是预防 DVT 的关键，手术 6 小时后指导患者可下床活动，指导下床三部曲，协助患者排尿。"

（13）术后早期功能活动内容改为"指导患者清洁口腔，予口腔护理，遵医嘱指导患

者的饮食，告知其饮食流程及种类，指导患者适当下床活动"。

（14）出院标准内容需删减"患者拔除引流管，伤口无明显疼痛，患者无恶心呕吐、倾倒综合征、反流性胃炎等其他不适症状，患者进食流质、半流质后无腹部不适感"。

（15）需增加出院宣教，内容为"指导患者3个月内应避免重体力劳动或举重物""指导调整饮食习惯，保持排便通畅""防止复发，指导减少和消除引起腹外疝复发的因素，并注意避免增加腹内压的动作，如剧烈咳嗽、用力排便""相关药物知识宣教"。

（16）随访及结果评估内容改为"术后门诊随访和复查，如有异常情况随时门诊就诊"。

疝气围术期病房护士护理路径实施表单参考表6－2，并根据疝气围手术期的特性对部分内容进行修改，其中：

入院日，用药指导内容改为"根据医嘱，指导患者使用降压降糖等药物"。需删减口服营养支持。

术前1日，术前准备需删减"护士用酒精及松节油清洗肚脐及脐周"。肠道准备需删减"术前当晚遵医嘱口服泻药"。

手术日，术后病情观察需增加"观察疝囊情况、阴囊肿胀等情况"，需删减"4AT谵妄评分"。术后常规护理需增加"体位安置：床头抬高30°～45°，膝下垫一软枕""6小时低流量吸氧""囊突出处压沙袋6小时""遵医嘱应用药物：止痛药、护胃药"；需删减"体位安置：全麻术后床头抬高30°～45°可减轻疼痛，有利于引流液引流出""持续低流量吸氧""遵医嘱应用药物：抗生素、止痛药"；需增加"饮食指导：无恶心呕吐者，6小时即可流质饮食"；需删减"口渴管理"。

手术次日至出院，物理治疗需删减"红外线治疗"；需增加"热疗"。出院评估需增加"疝囊情况"。出院指导需删减"安排患者及家属到专科营养护理门诊""带鼻空肠管者出院后告知冲管时间及给药、食物方式，提供就诊复诊地点及时间""倾倒综合征知识及预防宣教"；需增加"疝气术后相关运动知识""告知复查时间""药物指导"。

ⓘ 知识拓展

腹股沟疝术后不同强度运动恢复时间

术后恢复时间	运动强度	监测指标			运动举例
		心率/（次/min）	呼吸	主观体力感觉	
术后	低强度	<100	平稳	轻松	散步
1个月后	中等强度	100～140	比较急促	稍累	健步走、慢跑、骑自行车、太极拳、网球双打
3个月后	高强度	>140	急促	累	跑步、快速骑自行车、快节奏健身操、快速爬山登楼梯、网球单打

（蔡蕾　周裕玲）

第七章 肝脏疾病加速康复外科临床护理路径

第一节 肝肿瘤

一、定义

肝肿瘤分为恶性和良性两种，肝癌（liver cancer）是常见的恶性肿瘤，主要包括原发性肝癌（primary liver cancer）和继发性肝癌（secondary liver cancer），其中原发性肝癌是我国常见的恶性肿瘤。肝肿瘤年死亡率占肿瘤死亡率的第二位。肝癌患者的年龄大多为40～50岁，男性比女性多见，东南沿海地区发病率较其他地区高。

二、病理

肝癌按人体病理形态分为三型：结节型、巨块型和弥漫型。按肿瘤大小分为4种：微小肝癌（直径≤2cm）、小肝癌（2cm＜直径≤5cm）、大肝癌（5cm＜直径≤10cm）和巨大肝癌（直径＞10cm）。

病理组织分为三型：肝细胞、胆管细胞和两者同时出现的混合型，其中肝细胞癌（hepatocellular carcinoma，HCC）约占91.5%。

三、病因

（1）肝硬化。肝癌合并肝硬化的发生率较高，肝癌中以肝细胞癌合并肝硬化的发生率最高，占64.1%～94%。

（2）病毒性肝炎。肝癌患者常有"急性肝炎→慢性肝炎→肝硬化→肝癌"的病史。研究发现，与肝癌有关的肝炎病毒有乙型（HBV）、丙型（HCV）和丁型（HDV）3种。HBsAg阳性者其肝癌的相对危险性为HBsAg阴性者的10～50倍。我国90%的肝癌患者为HBV阳性。

（3）黄曲霉毒素。主要是黄曲霉毒素B1。

（4）其他。亚硝胺、烟酒、肥胖、寄生虫、遗传等可能与肝癌发生有关；肝癌发病与农作物中硒含量过少有一定关系。

四、临床表现

肝癌早期缺乏特异性表现，中、晚期可有局部和全身症状。

（一）症状

（1）肝区疼痛：多为右上腹或中上腹持续性钝痛、胀痛或刺痛，夜间或劳累后加重。

疼痛是癌肿迅速生长时肝包膜紧张所致。疼痛部位与病变位置有密切关系，如位于肝右叶顶部的癌肿累及膈肌时，疼痛可牵涉至右肩背部，左肝癌常表现为胃区疼痛。当肝癌结节发生坏死、破裂，引起腹腔内出血时，则表现为突发右上腹剧痛、腹膜刺激征等。

（2）消化道症状：表现为食欲减退、腹胀、恶心、呕吐或腹泻等，且早期不明显，易被忽视。

（3）全身症状：

①消瘦、乏力：早期不明显，随病情发展而逐渐加重，晚期体重进行性下降，可伴有贫血、出血、腹水和浮肿等恶病质表现。

②发热：多为不明原因的持续性低热或不规则发热，37.5～38℃，个别可达39℃。

③癌旁综合征（paracarcinoma syndrome）：由于癌肿本身代谢异常或癌肿产生的一些物质进入血流并作用于远处组织，对机体发生各种影响而引起的一组症候群。表现多种多样，主要有高血糖、红细胞增多症、高钙血症和高胆固醇血症；也可有皮肤卟啉症、女性化、类癌综合征、上局部症状出现；症状还包括肥大性骨关节病，高血压和甲状腺功能亢进。其中大多数表现为特征性的生化改变，而且先于肝癌局部症状出现。

（二）体征

（1）肝肿大或肿块：为中晚期肝癌最常见的体征。肝进行性不对称肿大，表面有明显结节和肿活动结受限，有时出现胸水（胸腔积液）。

（2）黄疸：多见于弥漫型肝癌或胆管细胞癌。因癌肿侵犯肝内主要胆管，或肝门外转移淋巴结压迫肝外胆管所致。癌肿破入肝内较大胆管，可引起胆道出血、胆绞痛、黄疸等。癌肿广泛扩散可引起肝细胞性黄疸。

（3）腹水：呈草黄色或血性。由于腹膜受浸润、门静脉受压、门静脉或肝静脉内的癌栓形成。癌肿破裂可引起腹腔积血。

（4）其他：合并肝硬化者常有肝掌、蜘蛛痣、男性乳房增大、脾大、腹壁静脉扩张以及食管胃底静脉曲张等表现。

五、主要治疗方法

（一）非手术治疗

（1）放射疗法：对一般情况较好，不伴有严重肝硬化，无黄疸、腹水、脾功能亢进和食管静脉曲张，癌肿较局限，无远处转移而又不适于手术切除或手术后复发者，可采用放射为主的综合治疗。

（2）全身药物治疗：包括生物和分子靶向药物以及中医中药治疗。

（二）介入治疗

（1）经肝动脉和（或）门静脉区域化疗或经肝动脉化疗栓塞（TACE）。用于治疗不可切除的肝癌或作为肝癌切除术后的辅助治疗。常用药物为氟尿嘧啶、丝裂霉素、顺铂、卡铂、表柔比星、多柔比星等；常用栓塞剂为碘化油。有些不适应一期手术切除的大或巨大肝癌，经此方法治疗后肿瘤缩小，部分患者可获得手术切除机会。

（2）肿瘤消融（ablation）。通常在超声引导下经皮穿刺行微波、射频、冷冻、无水乙醇（PEI）注射等消融治疗，适应症是不宜手术或不需要手术的肝癌；也可在术中应用或术后用于治疗转移、复发瘤。优点：简便、创伤小，有些患者可获得较好的治疗效果。

（三）手术治疗

（1）部分肝切除：部分肝切除目前仍是治疗肝癌首选和最有效的方法。

（2）肝移植：由于同时切除肿瘤和硬化的肝脏，因此可以获得较好的长期治疗效果。适用于肝功能 C 级或长期为 B 级，经护肝治疗不能改善的小肝癌（1 个肿瘤 <5cm；2 个或 3 个肿瘤，直径均 <3cm，无血管侵犯或肝外转移）。

六、并发症的观察与护理

（一）出血

出血是肝切除术后常见并发症之一。

（1）常见原因：多由凝血机制障碍、腹内压力增高及手术缝合不佳引起。

（2）临床表现：主要是失血性休克的表现，引流液突然增多，为鲜红色血性。

（3）护理措施：重在预防和控制出血。

①病情观察：动态观察患者生命体征的变化；严密观察引流液的量、性状和颜色。一般情况下，手术后当日可从肝周引出鲜红色血性液体 100～300mL，若血性液体增多，应警惕腹腔内出血。

②预防出血：手术后患者血压平稳，可取半卧位；术后 1～2 日应卧床休息，避免剧烈咳嗽和打喷嚏等，以防止术后肝断面出血；保持引流管引流通畅。

③止血处理：若明确为凝血机制障碍性出血，可遵医嘱给予凝血酶原复合物、纤维蛋白原、输新鲜血，纠正低蛋白血症；若短期内或持续引流较大量的血性液体，或经输血、输液后，患者血压、脉搏仍不稳定时，应做好再次手术止血的准备。

（二）膈下积液及脓肿

膈下积液及脓肿是肝切除术后的一种严重并发症，多发生在术后 1 周左右。

（1）常见原因：术后引流不畅或引流管拔除过早，使残肝旁积液、积血，或肝断面坏死组织及渗漏胆汁积聚造成膈下积液，如继发感染则形成膈下脓肿。

（2）临床表现：患者术后体温正常后再度升高，或术后体温持续不降；同时伴有上腹部或右季肋部胀痛，呃逆、脉速、白细胞计数增多，中性粒细胞比值达 90% 以上。

（3）护理措施：

①保持引流通畅，妥善固定引流管，避免受压、扭曲和折叠，观察引流液颜色、性状及量。若引流量逐日减少，一般在手术后 3～5 日拔除引流管。对经胸手术放置胸腔引流

管者，应按胸腔闭式引流的护理要求进行护理。

②严密观察体温变化，高热者给予物理降温，必要时采取药物降温。

③若已形成膈下脓肿，协助医师行超声定位引导下穿刺抽脓或置管引流，必要时冲洗。

④体位：取半坐位，以利于呼吸和引流。

⑤加强营养支持和使用抗生素的护理。

（三）胆汁漏

（1）常见原因：因肝断面小胆管渗漏或胆管结扎线脱落、胆管损伤所致。

（2）临床表现：腹痛、发热和腹膜刺激征，切口有胆汁渗出或（和）腹腔引流液有胆汁。

（3）护理措施：

①保持引流通畅，并注意观察引流液的量与性质变化。

②如发生局部积液，应尽早超声定位行穿刺置管引流；如发生胆汁性腹膜炎，应尽早手术。

（四）肝性脑病

（1）常见原因：肝脏解毒功能降低及肝脏受到手术创伤，易致肝性脑病。

（2）临床表现：患者出现性格行为变化，如欣快感、表情淡漠或扑翼样震颤等前驱症状，应警惕发生肝性脑病。

（3）护理措施：

①病情观察：注意观察患者有无肝性脑病的早期症状，一旦出现及时通知医师。

②吸氧：半肝以上切除者，需间歇吸氧3～4日，以提高氧的供给，保护肝功能。

③避免肝性脑病的诱因，如上消化道出血、高蛋白饮食、感染、便秘、应用麻醉剂、镇静催眠药等。

④禁用肥皂水灌肠，可用生理盐水或弱酸性溶液（如食醋1～2mL加入生理盐水100mL），使肠道pH保持酸性。

⑤口服抑制肠道细菌繁殖药物，以有效减少氨的产生。

⑥使用降血氨药物，如谷氨酸钾或谷氨酸钠静脉滴注。

⑦给予富含支链氨基酸的制剂或溶液，以纠正支链氨基酸与芳香族氨基酸的比例失调。

⑧限制蛋白质摄入，以减少血氨的来源。

⑨便秘者可口服乳果糖，以促使肠道内氨的排出。

七、加速康复临床路径实施流程和表单

肝切除围术期加速康复临床路径实施流程详见表7-1，肝切除围术期病房护士护理路径实施表单详见表7-2。

表 7-1　肝切除围术期加速康复临床路径实施流程

实施项目	实施者	加速康复管理目标	实施时间
患者宣教	主管医生 病区护士	（1）入院集中宣教：图文结合形式讲解麻醉及手术过程，减轻麻醉及手术带来的恐惧和焦虑；介绍围手术期快速康复方案； （2）术前个体宣教：结合术前常规，对患者及主要照顾者进行术后呼吸功能锻炼、疼痛控制、胃肠功能恢复、宣教及示范指导； （3）教会患者使用疼痛 NRS 评分法评估疼痛程度，提高患者及家属的掌握度及主动参与的积极性	接诊后至术前
术前检查	主管医生	（1）常规心电图、胸部正侧位片、血常规、血型、生化全套、凝血四项、术前筛查八项、尿常规、大便常规； （2）专科检查：MR/CT、肝脏储备功能能测定； （3）选择性检查：胸部 CT、心脏彩超、冠脉 CT、动态心电图、肺功能检查等	术前
术前预康复	病区护士	（1）评估是否是肺部感染高危患者：对有吸烟史、呼吸道相关疾病史、年龄 >60 岁、术前胸片结果有肺纹理增粗或肺炎征象、卧床时间长等情况的患者，及早干预； （2）心肺功能预康复：术前戒烟，教会患者深呼吸、有效咳嗽和咳痰，术前三天指导呼吸功能锻炼、呼吸训练器的使用；若近期有呼吸系统感染或痰多患者考虑雾化吸入或药物处理；在病情允许下鼓励患者进行步行及爬楼梯锻炼，提升心肺功能，预防术后肺部感染； （3）术前 1 天康复科会诊评估患者	术前
皮肤准备	病区护士	（1）不常规剃除毛发，对手术区域明显毛发予剪除； （2）术前晚、术日晨用抗菌沐浴露沐浴洗头，着重术区皮肤皱褶处的清洁； （3）使用酒精和石蜡油清洁脐部	术前
肠道准备	病区护士	术前不常规清洁灌肠	术前
术前营养支持	主管医生 病区护士 营养科	入院后营养筛查与评估： （1）使用 NRS 2002 评估患者营养风险（年龄≥18 岁）； （2）NRS 2002≥3 分进行营养状况评估； （3）营养不良患者根据胃肠功能情况采取肠内/肠外营养支持； （4）存在肝硬化、肝功能不全、胆道梗阻等情况，或合并有水电解质紊乱、糖尿病、腹腔感染等特殊情况的患者应加强营养支持 营养支持指征： （1）6 个月内体重下降 10%～15% 或者更多； （2）患者进食量低于推荐摄入量的 60% 达 10 天以上； （3）BMI <18.5kg/m²； （4）白蛋白 <30g/L（无肝肾功能障碍）； （5）NRS 2002 评分≥3 分 营养支持目标： （1）白蛋白 >35g/L； （2）如条件允许，建议术前营养支持 7～10 天或至术前	术前

续上表

实施项目	实施者	加速康复管理目标	实施时间
麻醉访视	麻醉科医生	（1）联系麻醉科、手术室，确定手术时间及麻醉方案； （2）ASA 分级 3 级、75 岁以上或合并严重并发症的患者，术前需要提前申请麻醉科住院总值医师会诊	术前
禁食禁饮	病区护士	（1）术前 6 小时禁固体食物，术前 2 小时禁饮； （2）术前 2 小时口服能量饮料（糖尿病患者可 1∶3 稀释后饮），需排除术前口服禁忌症患者	术前 6 小时 术前 2 小时
术前镇痛和睡眠管理	主管医生 病区护士	（1）术前不使用阿托品、鲁米钠、抗焦虑药等药物； （2）高度紧张的患者，可在手术前夜遵医嘱给予口服舒乐安定 2mg 等镇静药，以帮助患者睡眠休息	术前
送手术	病区护士	（1）送手术前接台患者留置 20G 留置针（优先选择手背头静脉）； （2）送手术前核对手术标记、ERAS 标识、药物等	送手术前
患者评估	手术室护士	（1）心理评估：了解患者心理状况，适当宽慰； （2）手术评估：熟悉病情及手术方式、介绍自己及手术配合要点； （3）术前基本情况评估：既往史、手术史、药物过敏史； （4）患者舒适度：保护隐私和保暖，核对后即给予静脉穿刺部位涂抹利多卡因软膏，减少患者疼痛	进入手术室至麻醉完成
预防性使用抗生素	手术室护士	（1）常规经静脉途径给予一代头孢抗生素预防感染； （2）头孢菌素过敏者使用左氧氟沙星类抗生素	术前 30min
麻醉及镇痛	麻醉医生	选择静脉＋吸入复合麻醉；可选择 NSAIDs 类药物静脉或肌内注射，如氟比洛芬酯、帕瑞昔布等	术前
手术方式	外科医生	腹腔镜下肝段/左半肝/右半肝肝癌切除术（必要时转开腹）	术中
预防性给氧	麻醉医生	围术期常规面罩给氧	术中
体温控制	手术室护士	（1）保温：①患者入手术室，立即温热盖被；②提前升高房间温度至 24～26℃；③术前全覆盖（肩膀、脚），术中尽量覆盖（术野除外）；④可提前加热床垫或使用温毯机（自制保温小毯）；⑤输入的液体适当加温；⑥消毒液、冲洗液、麻醉气体加热等； （2）监测体温：入室时、麻醉完成后、手术结束、离开前核心温度 >36℃	术中
液体及血压管理	麻醉医生	目标导向性液体治疗（GDFT），避免液体超载；低血压时使用血管活性药物；晶体平衡液优于生理盐水。 （1）术中适当减少晶体液的输入量； （2）必要时输入适量的胶体液； （3）备用血管活性药物； （4）完善循环监测，MAP≥65mmHg	术中

实施项目	实施者	加速康复管理目标	实施时间
管道留置	手术室护士 外科医生	导尿管：手术前留置 胃管：手术前麻醉后留置，一般复苏室清醒后予拔除	术中
		引流管：根据患者情况放置引流管，术后尽早拔除	术中术后
患者护理	手术室护士	（1）协助做好伤口包扎及管道护理（引流管、尿管、胃管），做好管道标记及固定，确保引流通畅； （2）着装整齐，保护隐私； （3）注意保暖，尤其是肩颈和足部，必要时复苏期间继续保温； （4）患者安返病房前：着重观看患者呼吸、神志、伤口敷料情况、引流液和静脉通路情况	术毕
复苏期病情观察	复苏室护士	（1）苏醒期或拔管后：如有呛咳、误吸、出血，汇报麻醉医生，同时准备利多卡因（1～1.5mg/kg）和小剂量麻醉镇痛剂（阿片类药物、右美托咪定等）； （2）Steward苏醒评分：4分以上且单项评分不为0分时可转入病房	复苏
术中镇痛	外科医生 麻醉医生	（1）尽量缩短手术时间，优化手术操作及止血带应用； （2）术中切口周围注射镇痛，可选择罗哌卡因100～200mg盐水稀释液，关节囊及皮下细针多点注射，罗哌卡因稀释液中还可加芬太尼、肾上腺素、酮咯酸等药物	缝皮前
术后镇痛	外科医生 病区护士	镇痛原则及方案： （1）根据疼痛评分，采用多模式镇痛，经口服或静脉采用的镇痛应当采用NSAIDs药物联合对氨基己酚等药物镇痛，尽量减少阿片类止痛药物，从而减少由此类药物引起的肠功能延迟恢复，影响患者加速康复； （2）动态进行疼痛评估	术后
	病区护士	患者的配合： （1）疼痛评估工具的正确使用； （2）疼痛教育：告知患者及家属疼痛的危害和镇痛的必要性，疼痛评估的方法及镇痛方案的选择等，教育需贯穿住院全过程	术后
预防术后恶心呕吐	外科医生 麻醉医生 病区护士	（1）术后恶心、呕吐的风险因素包括年龄<50岁、女性、非吸烟者、晕动病或术后恶心呕吐（PONV）病史以及术后给予阿片类药物； （2）多模式控制PONV包括药物及非药物方法的联合；常用的止吐药包括类胆碱能、多巴胺能、5-羟色胺和组胺类，非药物包括避免使用吸入性麻醉药； （3）术后建议患者苏醒后低半卧位	术后

实施项目	实施者	加速康复管理目标	实施时间
管道护理	外科医生 病区护士	（1）尿管：常规术后 24 小时内拔除； （2）尿潴留高危者（前列腺肥大，年龄 > 80 岁老年男性，尿潴留病史）拔尿管前常规口服盐酸坦罗辛缓释胶囊；目标为术后第二至第三天拔除尿管；血流动力学不稳定患者，保留尿管记尿量，直至临床状态稳定； （3）引流管：根据管道材质大小选择合适的胶布及固定方法，对管道、引流袋进行标识和规范标记；医生根据引流情况尽早拔除引流管	术后
皮肤护理	外科医生 病区护士	（1）术后检查患者受压皮肤，处理完手术流程后用温水清洁手术周围皮肤，去除消毒液对皮肤的刺激； （2）压疮风险评估，落实防压疮护理措施； （3）每班检查伤口渗液情况，及时处理保持清洁干燥；必要时采用造口袋收集渗液以减少对周围皮肤刺激	术后
胃肠功能恢复	外科医生 病区护士	（1）术后 4～6 小时饮温开水 20～50mL（q2h），术后第一天流质饮食；术后采用定量定性原则，根据肠道耐受情况，少量多次、循序渐进从流质过渡到普通饮食；必要时酌情补充肠内营养液； （2）关注进食量，进食后有无肛门排气、有无腹胀、腹痛并记录，每天听诊肠鸣音、测量腹围，关注电解质等实验室检查结果，及早纠正； （3）促进胃肠功能恢复：清醒后咀嚼口香糖，每天 3 次；术后第一天开始足三里穴位按摩 3～5 分钟，每天 2～3 次至胃肠蠕动恢复；落实以上措施并开展早期活动； （4）术后康复治疗师予床边康复训练； （5）必要时予足三里注射、开塞露纳肛、灌肠、药物治疗	围术期
术后静脉血栓预防	外科医生 病区护士	（1）术后尽早进行主动功能锻炼是预防 DVT 的关键； （2）术后第一天使用间歇充气加压装置； （3）静脉 + 口服补充足够液体量； （4）必要时给予抗凝药物	术后
术后早期功能活动	病区护士	（1）术后当天进行四肢伸展屈曲活动和床上被动翻身； （2）术后第一天医护共同查房评估制订活动计划： ①床上活动：自主刷牙洗脸；床上/床边坐起；模拟踩自行车动作； ②离床活动：根据患者的病情及精神状况决定首次下床活动时间；除患者病情不允许外，患者首次下床活动时间在术后 24 小时内； ③逐渐增加下床活动量，术后第三天每天下床活动时间达到 1～2 小时	术后至出院

续上表

实施项目	实施者	加速康复管理目标	实施时间
出院标准	主管医生	（1）患者生活基本自理，体温正常、白细胞计数正常、器官功能良好； （2）疼痛缓解或口服止痛药能良好控制； （3）能正常进食，无需静脉输注给药，排气排便通畅； （4）切口愈合良好、无感染；患者能自由行走	术后
随访及结果评估	门诊医生病区护士	（1）术后1月内电话或微信随访一次，关注患者是否存在腹痛、腹胀、饮食和营养问题，询问引流管情况； （2）常规术后每3个月门诊随访，复查肝功能、上腹部CT/MR，如有异常情况随时拨打随访电话及时就诊； （3）需要进行预防性介入治疗的患者术后1月后返院，治疗1～2次，每月1次； （4）靶向免疫治疗每3周1次回院治疗	出院后

表7-2　肝切除围术期病房护士护理路径实施表单

入院日	术前1日	手术日	手术次日至出院
□介绍主管医师、护士 □介绍病房环境、设施 □介绍住院注意事项 □建立入院护理病历 □介绍标本留取方法 □协助完成入院检查、化验 □术前评估 ○生活及自理程度评估（Barthel评估表） ○营养评估 ○疼痛评估（VAS） ○进食评估（EAT-10） ○跌倒风险评估（Morse跌倒评分） ○压疮风险评估（Braden评分量表） ○DVT风险评估（Caprini评分） ○PHQ-9抑郁症筛查量表 ○CAM谵妄评分 ○专科评估：皮肤有无黄疸、瘀斑；四肢有无水肿、腹胀、腹痛、移动性浊音；有无肝掌、蜘蛛痣	□宣教手术相关知识 ○麻醉及手术相关知识 ○留置各管道的目的及配合 □陪护注意事项 □检查手腕带 □发放购物清单及饮食计划单 □交叉备血 □皮肤准备 □剪除腹部明显毛发；清洁肚脐；术前晚抗菌沐浴露沐浴更衣 □告知手术日饮食方案 □术前晚24：00后禁食；术前2小时禁饮 □术前康复训练指导及质控掌握程度 ○有效呼吸功能训练 ○床上大小便训练 ○术前康复功能锻炼：翻身、伤口保护、四肢运动、模拟踩自行车	□手术前常规护理 ○查看术区皮肤状态 ○安慰患者紧张情绪 ○口服必要药物：如降压药 ○生命体征监测 ○核对患者病历资料及带药 □执行术前饮食方案 □接台患者术前留置20G留置针（穿刺部位优选健侧上肢） □术后病情观察 ○生命体征 ○中心静脉压、尿量 ○神志情况 ○吞咽情况 ○伤口渗血情况 ○引流液情况 ○腹部症状体征 ○检验结果：血常规、电解质、血糖、白蛋白、肝功能及凝血功能 □术后风险评估 ○生活自理能力评估 ○Morse跌倒风险评估 ○Braden压疮风险评估 ○DVT风险评估（Caprini评分） ○疼痛评估（VAS） ○营养风险评估 ○CAM谵妄评分	□术后病情观察 ○生命体征 ○中心静脉压、尿量 ○生化指标 ○神志情况 ○吞咽情况 ○伤口渗血情况 ○引流液情况 ○腹部症状体征 ○胃肠功能恢复 ○检验结果：血常规、电解质、血糖、白蛋白、肝功能及凝血功能 ○二便情况、睡眠 □术后风险评估 ○生活自理能力评估 ○Morse跌倒风险评估 ○Braden压疮风险评估 ○DVT风险评估（Caprini评分） ○疼痛评估（VAS） ○营养风险评估 □饮食及营养： ○循序渐进从流质饮食过渡到普通饮食 ○补充ONS □促进胃肠功能恢复 ○咀嚼口香糖 ○足三里穴位按摩 ○开塞露纳肛 ○足三里穴位注射（必要时）

续上表

入院日	术前1日	手术日	手术次日至出院
□用药指导：继续服用原有抗病毒、降压、降糖药 □指导患者戒烟、戒酒 □指导呼吸功能锻炼，预防肺部感染，肺部感染高危患者术前3天使用呼吸训练器，计划性饮水 □指导患者调整饮食结构 （术前指导：扫码观看快速康复视频；关注专科公众号宣教资料）	□心理疏导，安慰患者紧张情绪 □术前用药指导、发放饮食护理单 □家属微信关注医院公众号查看手术状态 □自我疼痛评分	□术后常规护理 ○体位：平卧清醒后予半卧位 ○皮肤情况：清洁皮肤，协助更换体位等预防压疮护理 ○持续低流量吸氧 ○安置心电监护仪 ○腹带保护伤口 ○遵医嘱应用药物：抗生素、止痛药、护肝药、制酸药等 □饮食指导：无恶心呕吐者，术后4～6小时饮温开水20～50mL（q2h） □活动指导 ○四肢伸展屈曲活动和床上被动翻身 ○深呼吸训练 □输液管理：根据中心静脉压、尿量、心率调节输液速度 □管道管理 ○固定、标识、观察、记录 ○管道自我护理指导 □预防血栓措施：气压治疗、抗凝药、弹力袜、计划性饮水、功能锻炼	□管道管理 ○尿管术后第1天拔除，特殊情况除外 ○床上及下床活动管道固定 □术后康复训练监督 ○刷牙洗脸 ○床上运动：四肢屈曲、模拟踩自行车 ○下床活动 ○有效呼吸功能锻炼：深呼吸、咳嗽咳痰、翻身拍背、呼吸训练器 □治疗 ○气压治疗、磁热疗法/红外线照灯 ○雾化吸入 □预防肺部感染、血栓等并发症：静脉输液＋口服补充液体、气压治疗、功能锻炼、下床活动、应用抗凝药物等 □出院评估 ○体温情况、白细胞计数 ○肝功能恢复情况 ○腹部症状体征 ○伤口愈合情况 ○疼痛评估 ○饮食与排气排便情况 ○患者活动情况及自理能力 □出院指导 ○伤口及管道护理 ○服药指导 ○饮食和营养指导 ○自我观察：体重、二便情况 ○告知复查时间

知识拓展

剩余肝脏体积

目前，肝脏根治性切除术仍是临床治疗肝癌的主要手段，但术后剩余肝脏体积（future liver remnant，FLR）限制了肝切除的范围，也影响了肝切除术的疗效；术后发生肝衰竭风险明显增加。联合肝脏离断和门静脉结扎的分阶段肝切除术（ALPPS）

是一种能够有效促使 FLR 增加的手术方法。在第 1 步手术实施的 7～14 天后，待剩余肝脏体积迅速增生至安全范围，再施行第 2 步手术完整地切除原先已经离断的肝脏。

（赖丹妮　李桂萍）

第二节　胆道疾病

一、定义

胆道系统具有分泌、贮存、浓缩与输送胆汁的功能。胆道系统疾病种类有很多，其中以胆石病最为常见。对有严重症状和（或）并发症的胆道疾病，多以手术治疗为主。术前预防并控制感染，术中预防胆道损伤，术后保持引流管通畅，积极预防并有效处理胆道出血及胆瘘等并发症是促进病人快速康复的关键。

二、分类

（一）胆石病

胆石病（cholelithiasis）包括发生在胆囊和胆管内的结石，是胆道系统的常见病和多发病。

胆石的成因十分复杂，是多因素综合作用的结果。

（1）胆道感染。胆汁淤滞、细菌或寄生虫入侵等引起胆道感染，细菌产生的 β - 葡萄糖醛酸酶和磷脂酶能水解胆汁中的脂质，使可溶性的结合胆红素水解为非结合胆红素，后者与钙盐结合，成为胆色素钙结石的起源。

（2）胆道异物。蛔虫、华支睾吸虫等虫卵或成虫的尸体可成为结石的核心，促发结石形成；胆道手术后的缝线线结或 Oddi 括约肌功能紊乱时，食物残渣随肠内容物反流入胆道成为结石形成的核心。

（3）胆道梗阻。胆道梗阻引起胆汁滞留，滞留胆汁中的胆色素在细菌作用下分解为非结合胆红素，形成胆色素钙结石。

（4）代谢因素。胆汁中胆固醇浓度明显增高时，胆汁酸盐和卵磷脂含量相对减少，不足以转运胆汁中的胆固醇，使胆汁中的胆固醇呈过饱和状态并析出、沉淀、结晶，从而形成结石。

（5）胆囊功能异常。胆囊收缩功能减退，胆囊内胆汁淤滞亦有利于结石形成。胃大部分或全胃切除术后、迷走神经干切断术后、长期禁食或完全肠外营养治疗者，可因胆囊收缩减少，胆汁排空延迟而增加发生结石的可能。

（6）其他。雌激素可促进胆汁中胆固醇过饱和，与胆固醇类结石形成有关；遗传因素亦与胆结石形成有关。

（二）胆道感染

胆道感染包括胆囊炎和不同部位的胆管炎，分为急性、亚急性和慢性炎症。胆道感染主要因胆道梗阻、胆汁淤滞造成，胆道结石是导致胆道梗阻最主要的原因，胆道反复感染又可促进胆石形成并进一步加重胆道梗阻。

（三）胆道蛔虫病

胆道蛔虫病（biliary ascariasis）是指由于饥饿、胃酸降低或驱虫不当等因素，肠道蛔虫上行钻入胆道引起的一系列临床症状。

（四）胆道肿瘤

胆道肿瘤包括胆囊息肉、胆囊癌、胆管癌。胆囊息肉（gallbladder polyps）是指向胆囊腔内突出或隆起的病变，呈球形或半球形，有蒂或无蒂，多为良性。胆囊癌（carcinoma of gallbladder）是指发生在胆囊的癌性病变，是胆道系统最常见的恶性肿瘤。胆管癌（cholangiocarcinoma）是指发生在肝外胆管，即左、右肝管至胆总管下端的恶性肿瘤。

三、病理生理

（一）胆囊结石

饱餐、进食油腻食物后胆囊收缩，或睡眠时体位改变致结石移位并嵌顿于胆囊颈部，导致胆汁排出受阻，胆囊强烈收缩引发胆绞痛。结石长时间持续嵌顿和压迫胆囊颈部，或排入并嵌顿于胆总管，临床可出现胆囊炎、胆管炎或梗阻性黄疸。小结石可经胆囊管排入胆总管，通过胆总管下端时可损伤 Oddi 括约肌或嵌顿于壶腹部，从而引起胆源性胰腺炎。结石压迫引起胆囊慢性炎症导致穿孔，可造成胆囊十二指肠瘘或胆囊结肠瘘，大的结石通过瘘管进入肠道偶尔可引起肠梗阻称为胆石性肠梗阻。此外，结石及炎症的长期刺激可诱发胆囊癌。

（二）胆道感染

（1）急性结石性胆囊炎。结石致胆囊管梗阻，胆囊内压升高，黏膜充血水肿、渗出增多，此时为急性单纯性胆囊炎。如病因未解除，炎症发展，病变可累及胆囊壁全层，白细胞弥漫浸润，浆膜层有纤维性和脓性渗出物覆盖，成为急性化脓性胆囊炎。如胆囊内压持续增高，导致胆囊壁血液循环障碍，引起胆囊壁组织坏疽，则为急性坏疽性胆囊炎。坏疽性胆囊炎常并发胆囊穿孔，多发生于底部和颈部。急性胆囊炎因周围炎症浸润至邻近器官，也可穿破至十二指肠、结肠等形成胆囊胃肠道内瘘。

（2）急性非结石性胆囊炎。病理过程与急性结石性胆囊炎基本相同，致病因素主要是胆汁淤滞和缺血，导致细菌繁殖且供血减少，更易出现胆囊坏疽、穿孔。

（3）慢性胆囊炎。由于胆囊受炎症和结石的反复刺激，胆囊壁炎性细胞浸润和纤维组织增生，胆囊壁增厚并与周围组织粘连，最终出现胆囊萎缩，胆囊完全失去功能。

（4）急性梗阻性化脓性胆管炎。基本病理变化为胆管梗阻和胆管内化脓性感染。胆管梗阻及随之而来的胆道感染造成梗阻以上胆管扩张、胆管壁黏膜肿胀，梗阻进一步加重并趋向完全性。胆管内压力升高，胆管壁充血、水肿、炎症细胞浸润及形成溃疡，管腔内逐渐充满脓性胆汁或脓液，使胆管内压力继续升高，当胆管内压力超过 $30cmH_2O$ 时，肝细胞停止分泌胆汁，胆管内细菌和毒素逆行进入肝窦，产生严重的脓毒血症，大量的细菌毒素可引起全身炎症反应、血流动力学改变和多器官功能衰竭（MODS）。

（三）胆道蛔虫病

蛔虫有钻孔习性，喜碱性环境。当胃肠道功能紊乱、饥饿、发热、驱虫不当、妊娠等致肠道内环境发生改变时，蛔虫可窜行至十二指肠。如遇 Oddi 括约肌功能失调，蛔虫可钻入胆道，机械性刺激可引起 Oddi 括约肌痉挛，导致胆绞痛和诱发急性胰腺炎。蛔虫将肠道的细菌带入胆道，造成胆道感染，严重者可引起急性化脓性胆管炎、肝脓肿；如经胆囊管钻至胆囊，可引起胆囊穿孔。括约肌长时间痉挛致蛔虫死亡，其残骸日后可成为结石的核心。

（四）胆道肿瘤

（1）胆囊息肉。病理上可分为肿瘤性息肉和非肿瘤性息肉。肿瘤性息肉包括：腺瘤、腺癌、血管瘤、脂肪瘤、平滑肌瘤、神经纤维瘤等；非肿瘤性息肉包括：胆固醇息肉、炎性息肉、腺肌增生等。由于术前难以确诊病变性质，故统称为"胆囊息肉样病变"或"胆囊隆起性病变"。

（2）胆囊癌。胆囊癌多发生在胆囊体部和底部。病理上分为肿块型及浸润型，前者表现为胆囊腔内大小不等的息肉样病变，后者表现为胆囊壁增厚与肝牢固粘连。组织学上分为腺癌、未分化癌、鳞状细胞癌、腺鳞癌等，以腺癌多见，约占82%。转移方式主要为直接浸润肝实质及邻近器官，如十二指肠、胰腺、肝总管和肝门胆管；也可通过淋巴结转移，血行转移的少见。

（3）胆管癌。95%以上为腺癌，分化好；少数为未分化癌、乳头状癌或鳞癌。肿瘤多为小病灶，呈扁平纤维样硬化，同心圆生长，引起胆管梗阻，并直接浸润相邻组织。沿肝内、外胆管及其淋巴分布和流向转移，并沿肝十二指肠韧带内神经鞘浸润是其转移的特点。

四、临床表现

（一）胆囊结石

大多数病人可无症状，称为无症状胆囊结石。胆囊结石的典型症状为胆绞痛，只有少数病人出现，其他常表现为急性或慢性胆囊炎。

1. 症状

（1）胆绞痛：右上腹或上腹部阵发性疼痛，或持续性疼痛阵发性加剧，可向右肩胛部或背部放射，可伴有恶心、呕吐。常发生于饱餐、进食油腻食物后或睡眠中体位改变时。

（2）上腹隐痛：多数病人仅在进食油腻食物、工作紧张或疲劳时感觉上腹部或右上腹隐痛，或有饱胀不适、嗳气、呃逆等，常被误诊为"胃病"。

（3）胆囊积液：胆囊结石长期嵌顿或阻塞胆囊管但未合并感染时，胆囊黏膜吸收胆汁中的胆色素并分泌黏液性物质导致胆囊积液。积液呈透明无色，称为白胆汁。

（4）Mirizzi 综合征：是一种特殊类型的胆囊结石，由于胆囊管与肝总管伴行过长或胆囊管与肝总管汇合位置过低，持续嵌顿于胆囊颈部的结石或较大的胆囊管结石压迫肝总管，引起肝总管狭窄；炎症反复发作导致胆囊肝总管瘘，胆囊管消失、结石部分或全部堵塞肝总管，引起反复发作的胆囊炎、胆管炎以及明显的梗阻性黄疸。

2. 体征

右上腹有时可触及肿大的胆囊。若合并感染，右上腹可有明显压痛、反跳痛或肌紧张。

（二）胆道感染

1. 急性胆囊炎

（1）腹痛：右上腹部疼痛，开始时仅有胀痛不适，逐渐发展至阵发性绞痛；常在饱餐、进食油腻食物后或夜间发作；疼痛可放射至右肩、肩胛和背部。

（2）消化道症状：腹痛发作时常伴有恶心、呕吐、厌食、便秘等消化道症状。

（3）发热：常为轻度至中度发热。如出现寒战高热，提示病变严重，可能出现胆囊化脓、坏疽、穿孔或合并急性胆管炎。

（4）体征：右上腹可有不同程度的压痛或叩痛，炎症波及浆膜时可出现反跳痛和肌紧张。Murphy征阳性是急性胆囊炎的典型体征。

2. 慢性胆囊炎

慢性胆囊炎病人的症状常不典型，多数病人有胆绞痛病史，并有上腹部饱胀不适、嗳气和厌油腻饮食等消化不良的症状，也可有右上腹和肩背部的隐痛。体格检查可发现右上腹胆囊区有轻压痛或不适。

3. 急性梗阻性化脓性胆管炎

本病发病急，病情进展迅速，除了具有急性胆管炎的 Charcot 三联征外，还有休克及中枢神经系统受抑制的表现，称为 Reynolds 五联征。

（1）腹痛：表现为突发剑突下或右上腹持续性疼痛，阵发性加重，并向右肩胛下及腰背部放射。肝外梗阻者腹痛较重，肝内梗阻者腹痛较轻。

（2）寒战高热：体温持续升高，达 $39 \sim 40$ ℃或更高，呈弛张热。

（3）黄疸：多数病人可出现不同程度的黄疸，肝外梗阻者黄疸较肝内梗阻者明显。

（4）休克：口唇发绀，呼吸浅快，脉搏细速达 $120 \sim 140$ 次/分钟，血压在短时间内迅速下降，可出现全身出血点或皮下瘀斑。

（5）神经系统症状：神志淡漠、嗜睡、神志不清，甚至昏迷；合并休克者可表现为烦躁不安、谵妄等。

（6）胃肠道症状：多数病人伴恶心、呕吐等消化道症状。

（三）胆道蛔虫病

"症征不符"是本病的特点，即剧烈的腹痛与较轻的腹部体征不相称。

胆道蛔虫病表现为突发性剑突下方钻顶样绞痛，伴右肩或左肩部放射痛，痛时辗转不安、呻吟不止、大汗淋漓，可伴有恶心、呕吐甚至呕出蛔虫。疼痛可突然平息，又可突然再发，无一定规律。合并胆道感染时，可出现寒战高热，也可合并急性胰腺炎的临床表现。体征甚少或轻微，当病人胆绞痛发作时，除剑突下方有深压痛外，无其他阳性体征。体温多不增高，少数病人可有轻微的黄疸，严重者表现同急性梗阻性化脓性胆管炎。

（四）胆道肿瘤

1. 胆囊息肉

大部分病人因体检行腹部超声检查时发现，无症状。少数病人可有右上腹部疼痛或不适，偶尔有恶心、呕吐、食欲减退等消化道症状；极个别病人可引起阻塞性黄疸、无结石性胆囊炎、胆道出血等。少数胆囊息肉可发生癌变，临床上应予以重视。

2. 胆囊癌

胆囊癌发病隐匿，早期无特异性症状，部分病人可因胆囊切除时意外发现。合并胆囊结石或慢性胆囊炎者，早期多表现为胆囊结石或胆囊炎的症状。当肿瘤侵犯浆膜层或胆囊床时，出现右上腹痛，可放射至肩背部，伴有食欲下降等。胆囊管梗阻时可触及肿大的胆囊。胆囊癌晚期，可在右上腹触及肿块，并出现腹胀、体重减轻或消瘦、贫血、黄疸、腹水及全身衰竭等症状。少数肿瘤可穿透浆膜，导致胆囊急性穿孔、急性腹膜炎、胆道出血等。

3. 胆管癌

（1）黄疸：为进行性加重的梗阻性黄疸，表现为皮肤巩膜黄染、全身皮肤瘙痒、尿色深黄、大便呈灰白色或陶土样等。

（2）腹痛：少数无黄疸者有上腹部饱胀不适、隐痛、胀痛或绞痛等症状。

（3）其他：可有恶心、厌食、消瘦、乏力等；合并胆道感染时出现急性胆管炎的临床表现。

4. 体征

（1）胆囊肿大：病变在胆管中、下段的常可触及肿大的胆囊，Murphy 征可呈阴性；病变在上段胆管时胆囊常缩小且不能触及。

（2）肝大：部分病人出现肝大、质硬，有触痛或叩痛；晚期可在上腹部触及肿块，可伴有腹水和下肢水肿。

五、主要治疗方法

（一）胆囊结石

（1）非手术治疗。包括溶石治疗、体外冲击波碎石治疗、经皮胆囊碎石溶石等方法，但这些方法危险性大、效果不肯定。

（2）手术治疗。胆囊切除术是治疗胆囊结石的最佳选择。无症状胆囊结石不需积极手术治疗，可观察和随访。

①适应症：（a）结石反复发作引起临床症状；（b）结石嵌顿于胆囊颈部或胆囊管；（c）慢性胆囊炎；（d）无症状，但结石已充满整个胆囊。

②手术方式：包括腹腔镜胆囊切除术（laparoscopic cholecystectomy，LC）和开腹胆囊切除术（open cholecystectomy，OC），首选 LC。LC 具有伤口小、恢复快、瘢痕小等优点，

已得到迅速普及。行胆囊切除时，如有必要可同时行胆总管探查术。

（二）胆道感染

1. 急性胆囊炎

原则上争取择期手术治疗，手术时机和方式取决于病人的病情。急性非结石性胆囊炎因易发生坏疽、穿孔，一经诊断，应及早手术治疗。

（1）非手术治疗。可作为手术前的准备。方法包括禁食、抗感染、解痉、补液、营养支持、纠正水电解质及酸碱平衡失调等。大多数病人经非手术治疗后病情缓解，再行择期手术；如病情无缓解或恶化，或出现胆囊穿孔、弥漫性腹膜炎、并发急性化脓性胆管炎等，应行急诊手术。

（2）手术治疗。急性期手术应力求安全、简单、有效，对年老体弱、合并多个重要脏器疾病者，选择手术方法更应慎重。①胆囊切除术：首选腹腔镜胆囊切除，也可采用开腹胆囊切除。②胆囊造口术：对高危病人或局部粘连解剖不清者，可先行胆囊造口术减压引流，3个月后再行胆囊切除。③超声引导下经皮经肝胆囊穿刺引流术（percutaneous trans hepatic gallbladder puncture drainage，PTGD）：可降低胆囊内压，待急性期后再行择期手术，适用于病情危重且不宜手术的化脓性胆囊炎病人。

2. 慢性胆囊炎

对伴有胆囊结石或确诊为本病的无结石患者应行胆囊切除，首选腹腔镜胆囊切除。对年老体弱或伴有重要器官严重器质性病变者，可选择非手术治疗，方法包括限制脂肪饮食、口服胆盐和消炎利胆药物、中药治疗等。

3. 急性梗阻性化脓性胆管炎

立即解除胆道梗阻并引流。当胆管内压降低后，病人情况能暂时改善，有利于争取时间进一步治疗。

（1）非手术治疗。既是治疗手段，又是手术前准备。①抗休克治疗：补液扩容，恢复有效循环血量；休克者可使用多巴胺维持血压。②纠正水、电解质及酸碱平衡失调：常发生等渗或低渗性缺水、代谢性酸中毒，应及时纠正。③抗感染治疗：选用针对革兰氏阴性杆菌及厌氧菌的抗生素，联合、足量用药。④其他治疗：包括吸氧、禁食和胃肠减压、降温、解痉镇痛、营养支持等；短时间治疗后病情无好转者，应考虑使用肾上腺皮质激素保护细胞膜和对抗细菌毒素。经以上治疗病情仍未改善者，应在抗休克的同时紧急行胆道减压引流。

（2）手术治疗。主要目的是解除梗阻、降低胆道压力，挽救病人生命。手术力求简单、有效，多采用胆总管切开减压、T管引流术。在病情允许的情况下，也可采用经内镜鼻胆管引流术或PTCD治疗。急诊手术常不能完全去除病因，待病人一般情况恢复，1～3个月后根据病因选择彻底的手术治疗。

（三）胆道蛔虫病

1. 非手术治疗

（1）解痉镇痛：疼痛发作时可注射阿托品、山莨菪碱等，必要时可用哌替啶。

（2）利胆驱虫：发作时口服食醋、乌梅汤、驱虫药、33%硫酸镁或经胃管注入氧气可有驱虫作用。

（3）控制胆道感染：多为大肠埃希菌感染，选择合适的抗生素预防和控制感染。

（4）纤维十二指肠镜驱虫：ERCP检查如发现虫体，可用取石钳取出虫体。

2. 手术治疗

大多数病人经积极非手术治疗可治愈或症状缓解。若病情未缓解，或合并胆管结石、急性梗阻性化脓性胆管炎等可行胆总管探查、T管引流术，术中使用胆道镜去除虫体。术后驱虫治疗，防止胆道蛔虫复发。

（四）胆道肿瘤

1. 胆囊息肉

有明显症状者，在排除精神因素、胃十二指肠和其他胆道疾病后，宜行手术治疗。无症状者，有以下情况需考虑手术治疗：①息肉直径超过1cm；②单发病变且基底部宽大；③息肉逐渐增大；④合并胆囊结石和胆囊壁增厚，特别是年龄超过50岁者。有手术指征但无恶变者行胆囊切除术；若发生恶变，则按胆囊癌处理。

2. 胆囊癌

胆囊癌首选手术治疗，化学治疗及放射治疗效果均不理想。

（1）单纯胆囊切除术：适用于癌肿仅限于黏膜层者，多见于胆囊结石或胆囊息肉样病变行胆囊切除术后发现的胆囊癌，单纯胆囊切除可达到根治的目的。

（2）胆囊癌根治性切除术：适用于肿瘤侵及胆囊肌层或全层，伴区域性淋巴结转移者。

（3）胆管癌：手术切除是本病主要的治疗手段，化学治疗和放射治疗的效果不肯定。根据病变部位，可采用肝门胆管癌根治切除术、胆管/肝总管－空肠吻合术、胰十二指肠切除术等。肿瘤晚期无法手术切除者，为解除胆道梗阻，可选择经皮肝穿刺胆道引流术（PTCD）或放置内支架、经内镜鼻胆管引流或放置内支架；为解除消化道梗阻，可行胃空肠吻合术，以改善病人生存质量。

六、并发症的观察与护理

（一）出血

常见原因：多由凝血机制障碍、腹内压力增高及手术缝合不佳引起。

临床表现：主要是失血性休克的表现，引流液增多，为鲜红色血性。

护理措施：

（1）病情观察：观察生命体征、腹部体征和伤口渗血情况；有腹腔引流管者，观察引流液的颜色、性状及量。如出现面色苍白、冷汗、脉搏细弱、血压下降，及时报告医师并做好抢救准备。严密观察引流液的量、性状和颜色。一般情况下，手术后当日可引出鲜红色血性液体100～300mL，若血性液体增多，应警惕腹腔内出血。

（2）预防：手术后病人血压平稳，可取半卧位；术后1～2日应卧床休息，避免剧烈咳嗽和打喷嚏等，以防止术后出血；保持引流管引流通畅。

（3）处理：若明确为凝血机制障碍性出血，可遵医嘱给予凝血酶原复合物、纤维蛋白原，输新鲜血，纠正低蛋白血症；若短期内或持续引流较大量的血性液体，或经输血、输液，病人血压、脉搏仍不稳定时，应做好再次手术止血的准备。

（二）胆瘘

常见原因：术中胆道损伤、胆囊管残端破漏是胆囊切除术后发生胆瘘的主要原因。

临床表现：病人出现发热、腹胀、腹痛、腹膜刺激征等表现，或腹腔引流液呈黄绿色胆汁样，常提示发生胆汁渗漏。

护理措施：

（1）充分引流胆汁：取半卧位，安置腹腔引流管，保持引流通畅，将漏出的胆汁充分引流至体外是治疗胆瘘最重要的措施。

（2）维持水、电解质平衡：长期大量胆瘘者应补液并维持水、电解质平衡。

（3）防止胆汁刺激和损伤皮肤：及时更换引流管周围被胆汁浸湿的敷料，予氧化锌软膏或皮肤保护膜涂敷局部皮肤。

（三）CO_2 气腹相关并发症

常见并发症包括高碳酸血症与酸中毒、皮下气肿、气胸、心包积气、气体栓塞、心律不齐、下肢静脉淤血、静脉血栓、腹腔内器官缺血、体温下降等。

常见原因：CO_2 气腹使腹腔压力增加，导致膈肌上抬、肺顺应性降低、有效通气减少、心输出量减少、心率减慢、下肢静脉淤血、内脏血流减少，从而对心肺功能产生影响。人体对 CO_2 的吸收与术中气腹压力成正相关，当腹腔内 CO_2 气压较高时，CO_2 逸入组织间隙并加速经腹膜大量吸收入血。CO_2 在血浆中有较高的弥散性和溶解度，引起高碳酸血症及酸中毒，多为可逆性。如果手术持续时间过长，高碳酸血症导致酸中毒时，交感肾上腺兴奋性增加，机体受 CO_2 压力和化学因素的影响会出现心动过速、高血压、颅内压增高等严重后果，甚至会引起全身重要脏器损伤和生理功能紊乱。

临床表现：腹胀、皮下捻发音；呼吸困难、气促；低体温；心律失常、下肢静脉淤血、血压增高、颅内压增高等。

护理措施：

（1）预防：术中发生高碳酸血症及酸中毒时，立即通知医师将气腹压力降至12mmHg，同时病人头胸部抬高20°，减轻 CO_2 挤压膈肌对心肺的压迫，促进体内 CO_2 排出；术毕缝合腹部切口前，在病人腹壁轻轻加压促使体内和皮下 CO_2 气体排出，减少体内残留。术后6小时取半卧位，保持呼吸道通畅、低流量给氧、深呼吸，促进体内 CO_2 排出。

（2）处理：皮下气肿者取半卧位，症状轻者延长吸氧时间，CO_2 可自行吸收；症状严重者须及时报告医师，准备穿刺排气用物；监测呼吸状态和血氧饱和度，必要时作血气分析，纠正酸中毒。

七、加速康复临床路径实施流程和表单

胆道疾病围术期加速康复临床路径实施流程参考表7-1，部分内容需根据胆道疾病

围手期的特点进行修改，其中：

（1）患者宣教内容改为"术前应给予患者充分的专业宣教和心理指导，告知手术相关信息及围手术期诊疗，缓解患者焦虑紧张情绪，发放胆道疾病围手术期健康教育单张""主管医生评估是否可进入 ERAS 路径，血糖控制不稳定患者进入 ERAS 需慎重，口头或书面告知患者围手术期各项相关事宜，告知患者预设出院标准，告知患者随访时间安排等""住院患者若合并严重心脑血管及呼吸系统疾病、气管狭窄等，在完善相关检查后请麻醉科会诊，全面评估患者情况"。

（2）术前检查中专科检查内容改为"肝胆脾胰彩超/肝胆 CT/MR 检查"。

（3）术前预康复内容改为"心肺功能预康复：术前应戒烟 2 周以上，教会病人深呼吸、吹气球、有效咳嗽和咳痰，提升心肺功能，预防术后肺部感染""肢体肌力运动预康复内容为在病情允许下鼓励病人进行步行及爬楼梯锻炼""练习床上大小便""评估患者心理状况，给予心理支持及护理"。

（4）术前营养支持中入院后营养筛查与评估需删减"营养不良患者根据胃肠功能情况采取肠内/肠外营养支持""存在肝硬化、肝功能不全、胆道梗阻等情况，或合并有水电解质紊乱、糖尿病、腹腔感染等特殊情况的患者应加强营养支持"；需增加"已有营养不良的患者行营养支持后再进入 ERAS，胃排空障碍和胃瘫患者慎入（按 ERAS 理念管理，除术后饮食依情况调整外，其余各项照常进行）"。

（5）术前镇痛和睡眠管理内容改为"对于术前静息时疼痛视觉模拟评分（VAS）≥3 分、活动时疼痛 VAS≥5 分的病人可给予 COX-2 特异性抑制剂抗炎镇痛（如塞来昔布 200mg，bid）""对于睡眠不佳的病人给予地西泮 5mg 或艾司唑仑 1～2mg 睡前口服，如睡眠仍不佳或有焦虑情绪，则改用阿普唑仑 0.4mg 或 0.8mg 睡前口服，并可加用奥氮平 2.5mg 或 5mg。手术前一晚可给予地西泮 10mg 肌内注射"。

（6）预防性使用抗生素需删减"头孢菌素过敏者使用左氧氟沙星类抗生素"；需增加"头孢菌素过敏者使用克林霉素＋氨基糖苷类或者氨基糖苷类＋甲硝唑"。

（7）麻醉及镇痛内容改为"选择全身麻醉联合中段硬膜外（开放手术）或者外周神经阻滞（竖脊肌阻滞/腰方肌阻滞/腹横筋膜阻滞/前锯肌阻滞等）及伤口局部浸润""选用短效镇静药、短效全麻药、短效阿片类药物及肌松药，如丙泊酚、瑞芬太尼、顺式阿曲库铵、七氟烷和地氟烷等"。

（8）手术方式内容改为"腹腔镜下肝切除、胆囊切除术、胆总管切开取石、T 管引流术"。

（9）液体及血压管理需删减"MAP≥65mmHg"；需增加"完善循环监测，腹腔镜肝切除术患者需要行控制性低中心静脉压的策略，减少出血，控制液体输入量及采用复合静脉麻醉控制 CVP 在 2～5cmH$_2$O"。

（10）管道留置中需删减"胃管：手术前麻醉后留置，一般复苏室清醒后予拔除"。

（11）术中镇痛内容改为"首选腔镜手术方式、术毕前切口长效局麻药物罗哌卡因阻滞""腔镜手术开始前或者手术结束前可以辅助双侧腰方肌阻滞或者双侧腹横筋膜阻滞等""开放手术没有硬膜外镇痛禁忌症患者可以辅助硬膜外连续阻滞，或者辅助腹横筋膜阻滞或者辅助腰方肌阻滞"。

（12）胃肠功能恢复内容改为"有睡意者以睡眠休息为主，不刻意安排饮食""术后回病房患者，有恶心呕吐者暂禁食""术后 4～6 小时无恶心呕吐，应鼓励病人每两小时口服温水 20～50mL""术后第一天无特殊禁忌，可开始进食流质，关注进食量、进食后反应，并根据胃肠耐受量增加进食次数和进食量，早期肛门未排气前，避免进食豆浆、牛奶及含糖高的产气食物增加腹胀致使胃肠道不适""麻醉清醒后可咀嚼口香糖，一天三次，每次 1～2 粒""一天两次足三里穴位按摩，术后第一天开始"。

（13）术后早期功能活动内容改为"实现术后早期功能活动应建立在术前宣教、术后监测患者生命体征无异常、多模式镇痛以及早期拔除尿管等基础上""病人术后回病房麻醉清醒后即开始咳嗽、咳痰锻炼，并主动做踝泵运动等锻炼""术后第一天指导患者下床活动"。

（14）出院标准内容改为"恢复进食半流质饮食或者口服营养补充""无须静脉补液""口服止痛药可以良好止痛""伤口愈合佳，无感染迹象""器官功能状态良好，可以自由活动及到卫生间""各项检验指标无明显异常，复查 CT/B 超未见需要处理的情况""病人达到以上要求并同意出院"。

（15）随访及结果评估内容改为"术后 1 周内，电话或微信随访一次，关注病人是否存在腹痛、腹胀、恶心、呕吐等不适主诉""术后 2 周后，完成伤口拆线；术后一个月首次门诊随访""常规术后 1 个月、3 个月、6 个月、1 年，以后每年门诊随访，如有异常情况随时拨打随访电话及时就诊"。

胆道疾病围术期病房护士护理路径实施表单参考表 7-2，部分内容需根据胆道疾病围手术期的特点进行修改，其中：

入院日，用药指导内容改为"根据医嘱，指导患者使用药物"。需删减专科评估。

术前 1 日，术前康复功能锻炼内容改为"踝泵运动、直腿抬高运动、膝关节屈伸运动"。需删减自我疼痛评分。

手术日，需增加"执行术前 ERAS 营养方案"。术后常规护理中需删减"体位：平卧清醒后予半卧位"；需增加"体位为安置：予低半坐卧位或斜坡卧位""治疗：如雾化吸入、会阴抹洗、口腔护理等"。术后病情观察需删减"腹部症状体征""检验结果：血常规、电解质、血糖、白蛋白、肝功能及凝血功能""CAM 谵妄评分"。活动指导内容改为"术后感觉运动恢复即可进行踝泵运动、股四头肌收缩运动、抬臀运动、上肢肌力练习"。

手术次日至出院，术后病情观察需删减"中心静脉压""腹部症状体征""胃肠功能恢复"；需增加"饮食及营养：指导过渡饮食，由流质饮食慢慢过渡到普通饮食，根据胃肠耐受量增加进食次数和进食量，指导进食高蛋白、高纤维、高维生素饮食"。术后康复训练监督内容改为"指导踝泵运动、膝关节屈伸运动、直腿抬高运动""有效呼吸功能锻炼"。预防肺部感染血栓等并发症内容改为"肺部、泌尿系感染""血栓：计划性饮水、穿抗血栓压力袜、气压治疗、功能锻炼、下床活动等"。出院评估内容改为"伤口愈合情况""疼痛评估""饮食与排便情况""患者满意度"。出院指导内容改为"饮食指导""带管道出院者予管道居家护理指导""伤口护理""告知恢复期注意事项""告知复查时间"。

知识拓展

术后腹胀的评估及护理

术中牵拉相邻器官、麻醉药物副作用、手术时间过长、术后电解质紊乱等原因，易引起患者术后腹胀的发生，导致患者舒适感降低、营养摄入不足、住院时间延长等。文献报告腹部手术患者术后腹胀发生率为8%～28%，因此护理人员应及时评估及处理。

腹胀评估采用数字评分法：0分代表无，1～3分代表轻度腹胀，4～6分代表中度腹胀，7～10分代表重度腹胀。每班进行评估。

集束化护理措施：①多模式、预防性镇痛，落实早期活动；②做好饮食管理，减少产气食物的摄入，缩短术前禁食禁水时间，术后早期经口进食；③术后麻醉清醒咀嚼口香糖假饲；④足三里穴位按摩促进胃肠蠕动；⑤指导患者记录饮食活动日记。

（顾娇娇）

第三节　肝内外胆管结石

一、定义

胆管结石为发生在肝内、外胆管的结石。左右肝管汇合部以下的肝总管和胆总管结石为肝外胆管结石，汇合部以上的结石为肝内胆管结石。

二、病因

（1）肝外胆管结石。多为胆固醇类结石或黑色素结石，按照病因分为原发性结石和继发性结石。原发性结石的成因与胆汁淤滞、胆道感染、胆道异物（包括蛔虫残体、虫卵、华支睾吸虫、缝线线结等）、胆管解剖变异等因素有关。继发性结石主要由胆囊结石排入胆总管内引起，也可由肝内胆管结石排入胆总管引起。

（2）肝内胆管结石。绝大多数为胆色素钙结石，病因复杂，主要与胆道感染、胆道寄生虫（蛔虫、华支睾吸虫）、胆汁淤滞、胆道解剖变异、营养不良等有关。肝内胆管结石常呈肝段、肝叶分布，由于胆管解剖位置的原因，左侧结石比右侧多见，左侧最常见的部位为肝左外叶，右侧则为肝右后叶。肝内胆管结石可双侧同时存在，也可多肝段、肝叶分布。

三、病理生理

胆管结石所致的病理生理改变与结石的部位、大小及病史长短有关。

（1）肝胆管梗阻。结石可引起胆道不同程度的梗阻，阻塞近段的胆管扩张、胆汁淤滞、结石积聚。长时间的梗阻导致梗阻以上的肝段或肝叶纤维化和萎缩，最终引起胆汁性肝硬化及门静脉高压症。

（2）胆管炎。结石导致胆汁引流不畅，容易引起胆管内感染，反复感染加重胆管的炎性狭窄；急性感染可引起化脓性胆管炎、肝脓肿、胆道出血及全身脓毒症。

（3）胆源性胰腺炎。结石通过胆总管下端时可损伤 Oddi 括约肌或嵌顿于壶腹部，可引起胰腺的急性和（或）慢性炎症。

（4）肝胆管癌。肝胆管长期受结石、炎症及胆汁中致癌物质的刺激，可发生癌变。

四、临床表现

（一）肝外胆管结石

平时无症状或仅有上腹不适，当结石造成胆管梗阻时可出现腹痛或黄疸，如继发感染，可表现为典型的 Charcot 三联征，即腹痛、寒战高热及黄疸。

（1）腹痛：发生在剑突下或右上腹，呈阵发性绞痛或持续性疼痛阵发性加剧，疼痛可向右肩背部放射，常伴恶心、呕吐。系结石嵌顿于胆总管下端或壶腹部刺激胆总管平滑肌或 Oddi 括约肌痉挛所致。

（2）寒战、高热：胆管梗阻并继发感染后导致胆管炎，细菌和毒素可逆行经毛细胆管入肝窦至肝静脉，再进入体循环引起全身中毒症状。多发生于剧烈腹痛后，体温可高达 $39 \sim 40℃$，呈弛张热。

（3）黄疸：胆管梗阻后胆红素逆流入血所致。黄疸的程度取决于梗阻的程度、部位和是否继发感染。部分梗阻时黄疸较轻，完全性梗阻时黄疸较重；合并胆管炎时，胆管黏膜与结石的间隙随炎症的发作及控制发生变化，因而黄疸呈间歇性和波动性。出现黄疸时，可有尿色变黄、大便颜色变浅和皮肤痛痒等症状，胆管完全梗阻时大便呈陶土样。

（二）肝内胆管结石

可多年无症状或仅有上腹部和胸背部胀痛不适。多数病人因体检或其他疾病做影像学检查而偶然发现。常见的临床表现为伴发急性胆管炎时引起的寒战、高热和腹痛。梗阻和感染仅发生在某肝段、肝叶胆管时，病人可无黄疸；双侧肝内胆管结石或合并肝外胆管结石时可出现黄疸。体格检查可有肝大、肝区压痛和叩击痛等体征。

五、主要治疗方法

胆管结石以手术治疗为主。原则为尽量取尽结石，解除胆道梗阻，去除感染病灶，通畅引流胆汁，预防结石复发。

（1）肝外胆管结石，以手术治疗为主。

①胆总管切开取石、T 管引流术：该术式可保留正常的 Oddi 括约肌功能，为首选方法，适用于单纯胆总管结石，胆管上、下端通畅，无狭窄或其他病变者。若伴有胆囊结石和胆囊炎，可同时行胆囊切除术。术中可采用胆道造影、超声或纤维胆道镜检查，防止或减少结石遗留。术中应尽量取尽结石，如条件不允许，可在胆总管内留置 T 管，术后行造影或胆道镜检查、取石。安置 T 管的目的为：（a）引流胆汁和减压：防止因胆汁排出受阻导致的胆总管内压力增高、胆汁外漏引起腹膜炎。（b）引流残余结石：使胆道内残余结石，尤其是泥沙样结石通过 T 管排出体外；亦可经 T 管行造影或胆道镜检查、取石。（c）支撑胆道：防止胆总管切开处粘连、瘢痕狭窄等导致管腔变小。

②胆肠吻合术：该术式废弃了 Oddi 括约肌的功能，使用逐渐减少，适用于：（a）胆总管下端炎性狭窄且梗阻无法解除，胆总管扩张；（b）胆胰汇合部异常，胰液直接流入胆管；（c）胆管因病变已部分切除无法再吻合者。常用吻合方式为胆管空肠 Roux-en-Y 吻合，胆肠吻合术后，胆囊的功能已消失，故应同时切除胆囊。对于嵌顿在胆总管开口的结石不能取出时可在内镜下或手术行 Oddi 括约肌切开，这是一种低位的胆总管十二指肠吻合术，须严格掌握手术适应证。

（2）肝内胆管结石。无症状的肝内胆管结石可不治疗，定期观察、随访即可。临床症状反复发作者应手术治疗。

①胆管切开取石术：是最基本的方法，难以取尽的局限性结石需行肝切除。高位胆管切开后，常需同时行胆肠吻合术。

②胆肠吻合术：多采用肝管空肠 Roux-en-Y 吻合。Oddi 括约肌有功能时，尽量避免行胆肠吻合术。

③肝切除术：是治疗肝内胆管结石积极的方法，切除病变部分的肝，包括结石和感染的病灶、不能切开的狭窄胆管。肝切除去除了结石的再发源地，且可防止病变肝段、肝叶的癌变。

④残留结石的处理：肝内胆管结石手术后结石残留较常见，有20%～40%，后续治疗包括经引流管窦道胆道镜取石，激光、超声、体外震波碎石，以及中西医结合治疗等。

六、并发症的观察与护理

（一）出血

出血可能发生在腹腔、胆管内或胆肠吻合口。

常见原因：

（1）腹腔内出血可能与术中血管结扎线脱落、肝断面渗血及凝血功能障碍有关。

（2）胆管内或胆肠吻合口出血多因结石、炎症引起血管壁糜烂、溃疡或术中操作不慎引起。

临床表现：

（1）腹腔内出血多发生于术后24～48小时内，可见腹腔引流管引流出的血性液体超过100mL/h、持续3小时以上，伴有心率增快、血压波动。

（2）胆管内或胆肠吻合口出血在术后早期或后期均可发生，表现为 T 管引流出血性胆汁或鲜血，粪便呈柏油样，可伴有心率增快、血压下降等。

护理措施：

（1）严密观察生命体征及腹部体征。

（2）一旦发现出血征兆，及时报告医师并采取相应措施，防止发生低血容量性休克。

（二）胆瘘

常见原因：术中胆管损伤、胆总管下端梗阻、T 管脱出所致。

临床表现：病人出现发热、腹胀、腹痛、腹膜刺激征等表现，或腹腔引流液呈黄绿色胆汁样，常提示发生胆汁渗漏。

护理措施：观察腹部体征及引流液情况，一旦发现异常，及时报告医师并协助处理。

（1）充分引流胆汁：取半卧位，安置腹腔引流管，保持引流通畅，将漏出的胆汁充分引流至体外是治疗胆瘘最重要的措施。

（2）维持水、电解质平衡：长期大量胆瘘者应补液并维持水、电解质平衡。

（3）防止胆汁刺激和损伤皮肤：及时更换引流管周围被胆汁浸湿的敷料，予氧化锌软膏或皮肤保护膜涂敷局部皮肤。

七、加速康复临床路径实施流程和表单

肝内外胆管结石围术期加速康复临床路径实施流程和肝内外胆管结石围术期病房护士护理路径实施表单详同本章第二节七。

📖 知识拓展

T 管及 PTCD 管路的居家护理

T 管及 PTCD 管为胆石症患者手术常用管路，大部分患者需要带管出院，主要作用为充分引流胆汁、结石以及解除梗阻。有研究显示，PTCD 管相关并发症发生率高达 17.2%～39.5%，并发症主要发生在院外，院外导管维护欠佳的发生率高达 26.25%，因此患者的管道居家自我护理尤其重要。

护理人员应充分了解患者自我护理需求，做好出院宣教及随访。

（1）宣教方式：制作管道护理视频；制作宣教手册；应用思维导图等。

（2）宣教内容：从管道固定、保持引流通畅、引流液观察及记录、更换引流袋、症状监测、定期复查、遵医嘱用药、活动、饮食营养等方面开展健康宣教。

（3）随访：可建立医护合作的随访团队，应用微信、电话随访；开展随访护理门诊或互联网门诊，为患者提供远程指导。

（顾娇娇　陈奕辰）

第八章　胸科疾病加速康复外科 临床护理路径

第一节　肺癌

一、定义

肺癌（lung cancer）又称原发性支气管肺癌，指的是源于支气管黏膜上皮的恶性肿瘤，是我国及世界各国发病率和死亡率都较高的恶性肿瘤之一。肺癌在 2022 年中国的所有恶性肿瘤新发病例中排名第一位，占 18.06%，而肺癌死亡人数占我国恶性肿瘤死亡总数的 23.9%，同样排名第一位。

二、病理分类

（1）按解剖学分类：中央型肺癌、周围型肺癌。

（2）按病变形态可分为：管壁、管内型、球形、块形、浸润型、弥漫浸润型等。

（3）按组织学分型。

①鳞状细胞癌：与吸烟密切，男性占多数，常为中央型肺癌。

②腺癌：近年来发病率明显上升，发病年龄普遍低于鳞癌和小细胞肺癌，多为周围型。

③小细胞癌：与吸烟密切，老年男性、中央型多见，很早可出现淋巴和血行转移，预后差。

④大细胞癌：相对少见，周围型多见。

三、病因

肺癌的病因至今尚不完全明确，肺癌危险因素包括吸烟、化学物质、放射性物质、大气污染、烹饪油烟、职业接触、饮食因素、遗传易感性、肺部慢性感染、免疫状态、其他诱惑因素等。长期大量吸烟是肺癌的最重要因素，吸烟量越大、开始年龄越早、吸烟年限越长，则患肺癌的危险性越高。

四、临床表现

肺癌的临床表现与肿瘤部位、大小、类型、发展阶段、是否有并发症或转移有密切关系。早期肺癌特别是周围型肺癌往往无任何症状，仅在常规体检、胸部影像学检查时发现。随着肿瘤的进展，出现不同的症状。按部位可分为原发肿瘤、肺外胸内扩展、胸外远处转移、肺癌非转移性胸外表现有四类：

（1）原发肿瘤引起的症状和体征：咳嗽、血痰或咯血、气促、气短或喘鸣、发热、体重下降等。

（2）肿瘤肺外胸内扩展引起的症状和体征：胸痛、声音嘶哑、咽下困难、胸腔积液、上腔静脉阻塞综合征、Horner 综合征。

（3）胸外远处转移引起的症状和体征：

①脑转移可引起头痛、眩晕、恶心、呕吐、视觉障碍、精神状态异常、颅内压增高等。

②骨转移可引起骨痛、病理性骨折等。

③转移至腹部，部分小细胞肺癌可转移至胰腺，表现为胰腺炎症状或阻塞性黄疸，而肝转移可导致肝大、肝区疼痛、腹水等。

④淋巴结转移，锁骨上淋巴结是肺癌转移的常见部位，可毫无症状，固定且坚硬，逐渐增大增多，可以融合，多无痛感。

（4）肺癌非转移性肺外表现：少数病人，由于肿瘤产生内分泌物质，临床上呈现非转移性的全身症状，如骨关节综合征（杵状指、骨关节痛等）、库欣综合征、神经肌肉综合征、低钠血症、高钙血症、低血糖症、类癌综合征等。这些症状在切除肺肿瘤后有可能会消失。

五、主要治疗方法

肺癌的治疗方法主要有外科手术治疗、化学药物治疗、放射治疗、靶向治疗、免疫治疗等。解剖性肺切除是早期肺癌主要治疗手段，也是目前临床治愈肺癌的重要方法。目前推荐个性化多学科综合治疗的原则，肺癌的多学科综合治疗是指根据肿瘤的病理组织学类型、分子分型、侵及范围和发展趋势，结合患者的机体状况，综合应用手术、化疗、放疗、免疫治疗、靶向治疗等手段，最大程度地延长患者的生存时间，控制肿瘤进展和改善患者的生活质量。

（一）外科手术治疗

外科手术治疗肺癌手术分为完全性切除、不完全性切除和不确定性切除。应力争完全性切除，以达到完整地切除肿瘤，减少肿瘤转移和复发，并且进行精准的病理 TNM 分期，力争分子病理分型，指导术后综合治疗。电视辅助胸腔镜外科（video assisted thoracic surgery，VATS）为成熟的胸部微创手术技术，在没有手术禁忌症的情况下，推荐使用 VATS 及其他微创手段。

手术适应症主要有：

（1）非小细胞肺癌以手术治疗为主，辅以化学治疗、放射治疗或靶向和免疫治疗，Ⅰ期、Ⅱ期、部分ⅢA期（T3N1、T4N0－1）和少部分ⅢB期（T3N2、N2 为单一淋巴结转移且直径＜3cm）都是手术适应症。

（2）已明确纵隔淋巴结转移（N2）者可考虑放射治疗、化学治疗或新辅助治疗后再实施手术。

（3）小细胞肺癌早期（T1-2N0M0）病人适合手术治疗。

（二）化疗

化疗分为姑息化疗、辅助化疗和新辅助化疗，应当严格掌握治疗的适应症，在肿瘤内科医师主导下进行。化疗应当充分考虑患者的病情、体力状况，评估患者可能的获益和对治疗的承受能力，及时评估疗效，密切监测并有效防治不良反应。

（三）放射治疗

肺癌放射治疗包括根治性放疗、姑息放疗、辅助放疗、预防性放疗等。

（四）分子靶向治疗

肺癌分子靶向药物治疗是近年来发展非常迅速的新兴肿瘤治疗方式。与毒性及不良反应很大的化疗相比，肺癌的分子靶向药物疗法最显著的优势是能够瞄准肿瘤细胞上特有的靶点，准确打击肿瘤而又不伤害正常的细胞。

（五）免疫治疗

随着肿瘤免疫学及分子生物学研究的不断深入，肺癌的免疫治疗逐渐得到广泛关注，并为临床肺癌患者提供了一种新的治疗方向。

（六）其他治疗

目前包括中医、射频消融等治疗方式。

六、并发症的观察与护理

（一）胸腔内出血

常见原因：
（1）手术时胸腔粘连紧密。
（2）术中止血不彻底或血管结扎线脱落。
（3）恶性肿瘤患者合并肝肾功能、造血功能异常，凝血功能异常。
（4）胸腔内大量毛细血管充血及胸腔内负压等因素均可导致胸腔出血。

临床表现：多发于术后24h内，胸腔引流的血性液体量多（每小时＞100mL，持续3小时以上），呈鲜红色、有凝血块、伤口敷料及引流管周围渗血，病人出现烦躁不安、血压下降、脉搏增快、尿少等容量不足的表现时，应考虑有活动性出血。

护理措施：密切观察病人的生命体征，定时检查伤口敷料及引流管周围渗血情况，注意胸腔引流液的颜色、性状和量。及时通知医生，建立静脉双通道，遵医嘱补液，补充血容量，给予止血药物，少量出血可以通过止血药物治疗得到控制，中度出血要在止血治疗的同时密切观察单位时间出血量，注意保温，保持胸腔引流管的通畅，确保胸内积血能及时排出，必要时做好开胸探查止血的准备。

（二）肺炎和肺不张

常见原因：

（1）由于麻醉副作用使膈肌受抑制。

（2）术后疼痛或咳嗽咳痰无力，气道分泌物无法及时排出，分泌物堵塞支气管，引起肺炎、肺不张。

临床表现：病人出现体温升高、哮鸣、发绀、呼吸困难、心动过速、缺氧和二氧化碳潴留，血气分析显示低氧、高碳酸血症。

护理措施：

（1）肺炎及肺不张重在预防。鼓励病人咳嗽、咳痰，定时给予氧气雾化吸入，促进痰液的排出，同时应补充水分，因为脱水可导致痰液黏稠而不易咳出。

（2）对于术后咳嗽力量不足者，最常见原因是疼痛。指导呼吸训练及咳嗽时用手抱住胸廓，术后使用镇痛泵及镇痛药物等方法减轻咳嗽所致的伤口疼痛。

（3）保持胸腔闭式引流的通畅，协助拍背及有效咳嗽、咳痰。根据患者情况尽早下床活动。

（4）必要时行鼻导管吸痰或协助医生行支纤镜下吸痰。

（三）心律失常

常见原因：

（1）与疼痛、缺氧、出血、水电解质酸碱失衡有关。

（2）术前合并糖尿病、心血管疾病者和行全肺切除术的病人更易发生心律失常。

临床表现：常见类型有心动过速、心房纤颤、室性或室上性期前收缩等。

护理措施：术后心电监护显示心律失常，应立即报告医生，遵医嘱应用抗心律失常药物，密切观察心率、心律，严格掌握药物剂量、浓度、给药方法和速度，观察药物疗效及不良反应，控制静脉输液速度。

（四）支气管胸膜瘘

常见原因：多是支气管缝合不严密、支气管残端血运不良或支气管缝合处感染、破裂、低蛋白血症等所致。

临床表现：术后 3～14 日仍可从胸腔引流管持续引流出大量气体，病人出现发热、刺激性咳嗽、咳浓血性痰、痰中带血或咯血、呼吸困难、呼吸音低等症状。用亚甲蓝注入胸膜腔，病人咳出蓝色痰液可确诊。支气管胸膜瘘可引起张力性气胸、皮下气肿、脓胸等。

护理措施：

（1）一旦发生，立即通知医生，让病人行患侧卧位，以防患侧胸液经瘘口流入对侧支气管内。

（2）做好胸腔闭式引流护理，保证充分引流，促进肺的复张。

（3）使用抗生素以预防感染。

（4）加强营养支持。

（五）肺水肿

常见原因：与原有心脏疾病、输血输液过多过快、病肺切除或余肺膨胀不全使肺泡毛细血管床容积减少有关，以全肺切除病人更为明显。

临床表现：病人出现呼吸困难、发绀、心动过速、咳粉红色泡沫痰等。

护理措施：一旦发生，立即减慢输液速度，控制液体入量，给予高流量吸氧，保持呼吸道通畅，遵医嘱予心电监护及强心、利尿、镇静和激素治疗，安抚病人紧张情绪。

七、加速康复临床路径实施流程和表单

肺部手术围术期加速康复临床路径实施流程详见表 8-1，肺部手术围术期病房护士护理路径实施表单详见表 8-2。

表 8-1　肺部手术围术期加速康复临床路径实施流程

实施项目	实施者	加速康复管理目标	实施时间
患者宣教	主管医生 病区护士	（1）护士完成入院评估，讲解入院须知，做好病区环境、责任护士、病区护士长、主管医生的介绍； （2）讲解疾病相关知识及健康事项，重点讲解戒烟及肺功能锻炼，通过集体或个体面对面口头宣教、宣传单、多媒体视频方式告知相关事宜； （3）主管医生评估是否可进入 ERAS 通道对患者进行全面的综合评估，包括一般状态、感染情况初步评估、肺功能初步评估、营养状态、心理、睡眠及认知评估等，以便对患者进行风险分层，制订检查计划，根据患者情况进行气道准备，用以制订个体化、有选择和侧重的安全预康复方案； （4）住院患者若合并严重心脑血管及呼吸系统疾病、气管狭窄等，在完善相关检查后请麻醉科会诊，全面评估患者情况	接诊后至术前

续上表

实施项目	实施者	加速康复管理目标	实施时间
术前预康复	病区护士	肺康复训练： （1）术前呼吸道准备： ①术前严格戒烟（戒烟2周以上）； ②呼吸功能训练器使用：按年龄、身高对应值设定患者需达到的目标值，术后患者根据手术切除肺组织的面积适当减小。在非睡眠时间，每4小时重复一组训练，每组进行10～15次，以不引起患者疲劳为宜； 具体操作方法：患者取易于深吸气的体位，一手握住呼吸功能训练器，用嘴含住咬嘴并确保密闭不漏气，以深长均匀的吸气流使浮子保持升起状态，达到吸气量或流量目标，保持3～5秒，移开呼吸训练器呼气； ③呼吸训练： （a）腹式呼吸：一手放于腹部，另一手放于锁骨下。双膝轻弯，鼻吸气时挺腹，胸部不动，屏气1～2秒；经口缓慢呼气，腹部内陷，并用手按压腹部使气呼尽，持续4～6秒； （b）缩唇呼吸：经鼻吸气，吸气后稍屏气片刻再呼气，呼气时嘴角缩成吹笛状，使气流通过狭窄的口形缓慢呼出，呼气时间尽量延长，吸呼比为1∶2； （c）有效咳嗽：平卧位或坐位，作3～5次深呼吸，深吸气后屏气3～5s，再用力咳嗽，将痰咳出，咳嗽时腹部用力； （d）卧式呼吸：双手握拳，屈肘吸气，伸肘呼气；两臂交替伸，伸举时吸气，复原时呼气；双腿屈膝，双臂上举外展并深吸气、复原时呼气； （e）坐式呼吸：坐于椅上或床边，双手握拳，展臂吸气、抱胸呼气；双膝交替屈伸，伸吸屈呼；双手抱单膝时吸气，压胸时呼气；双手分别搭同侧肩，上身左右旋转，旋转时吸气，复位时呼气； ④运动训练：在病情允许下鼓励病人进行步行及爬楼梯锻炼，提升心肺功能，每次15～30分钟，2次/天； ⑤药物康复：对于高龄、吸烟指数≥800支/年、合并中到重度慢性阻塞性肺炎病人，术前予消炎、平喘、雾化吸入糖皮质激素或支气管扩张剂等。 （2）营养支持：对于营养不良患者，优先选择口服营养补充或肠内营养，对合并吞咽困难或消化道梗阻患者，必要时给予肠外营养，为手术后的分解代谢补充足够的储备。 （3）心理支持：消除焦虑，使患者放松，建立战胜疾病的信心，可鼓励患者表达自己的感受，采用冥想、睡前听放松音乐入眠等多种方式进行心理调节。心理支持的另一目的是增强患者完成预康复运动和营养计划的信心	术前

实施项目	实施者	加速康复管理目标	实施时间
术前检查	主管医生	（1）实验室检查：血常规、血型、生化全套、凝血四项、术前筛查八项、尿常规、大便常规、肿瘤标记物等； （2）影像学检查：胸部和（或）冠脉 CT、PET-CT、头部 MRI、全身骨扫描； （3）超声检查：腹部超声、心脏超声、浅表部位淋巴结超声； （4）肺功能监测； （5）有助于明确病理的检查：支气管镜检查、痰细胞学检查、胸腔积液检查、其他穿刺活检等均可以明确病理诊断	术前
术前营养支持	主管医生 病区护士 营养科	入院后营养状况评估： （1）使用 NRS 2002 评估患者营养风险（年龄≥18 岁）； （2）NRS 2002≥3 分进行营养状况评估 营养支持指征： （1）6 个月内体重下降 10%～15% 或者更多； （2）患者进食量低于推荐摄入量的 60% 达 10 天以上； （3）BMI < 18.5kg/m^2； （4）白蛋白 < 30g/L（无肝肾功能障碍）； （5）NRS 2002 评分≥3 分 营养支持目标： （1）白蛋白 > 35g/L； （2）如条件允许，建议术前营养支持 7～10 天或至术前	术前
麻醉访视	麻醉科医生	（1）麻醉师阅读病历，了解临床诊断、病史及相关检查； （2）访视患者，询问相关问题，包括手术麻醉史、吸烟史、药物过敏史及目前用药治疗情况，了解体力活动能量； （3）重点检查项目包括生命体征、心、肺、呼吸道及神经系统，并对存在疾病的严重程度进行评估	术前 1 日
禁食禁饮	病区护士	（1）术前 6 小时禁固食，术前 2 小时禁饮； （2）术前 2 小时口服能量饮料（糖尿病患者可 1：3 稀释后饮），需排除术前口服禁忌症患者； （3）所有全麻手术在术前晚 12 点后禁食，手术当日 8 点后全部禁饮，并行术前补液，以备加台手术。预约手术时请排好每台顺序	术前 6 小时 术前 2 小时
送手术	病区护士	（1）送手术前接台患者留置 22G 留置针； （2）送手术前核对手术标记、ERAS 标识、路径清单等	送手术前
病人评估	手术室护士	（1）心理评估：了解患者心理状况，适当宽慰； （2）手术评估：熟悉病情及手术方式、介绍自己及手术配合要点； （3）术前基本情况评估：既往史、手术史、药物过敏史； （4）病人舒适度：保护隐私和保暖，核对后即给予静脉穿刺部位涂抹利多卡因软膏，减少患者疼痛	进入手术室至麻醉完成

实施项目	实施者	加速康复管理目标	实施时间
预防性使用抗生素	手术室护士	（1）预防性使用抗菌药物，有充分研究证据支持术前预防性使用抗菌药物，可降低手术部位感染发生率，术前 0.5～1.0 小时予静脉给药。 （2）抗菌药物有效期覆盖时间包括整个手术室过程，若手术时间 >3 小时或超过所用抗菌药物半衰期的 2 倍，或成年病人术中出血量 >1500mL，术中应追加单次剂量	术前 30min
术前镇痛和睡眠管理	主管医生 病区护士	（1）患者入院后由责任护士采用视觉模拟评估法（VAS）评估患者疼痛情况，如患者无疼痛或轻度疼痛，予继续观察；如患者疼痛为中至重度（VAS≥4 分），通知医生，按医嘱给予镇痛药物，且每日每班进行 VAS 评分并记录。 （2）对于睡眠不佳的病人给予地西泮 5mg 或艾司唑仑 1～2mg 睡前口服，如睡眠仍不佳或有焦虑情绪，则改用阿普唑仑 0.4mg 或 0.8mg 睡前口服	术前
手术方式	外科医生	肺癌手术方式包括楔形切除、肺段切除、解剖性部分肺叶切除加淋巴结清扫、袖式肺叶切除、全肺切除、双肺叶切除的微创手术操作方式	术中
体温控制	手术室护士	（1）保温：①病人入手术室，立即温热盖被；②调整手术室至适宜温度，也可以使用暖风机保温；③术前全覆盖（肩膀、脚），术中尽量覆盖（术野除外）；④使用保温毯、保温被、可加热的手术台床垫防止热量的散发；⑤输液、冲洗液均采用保温箱内的液体或使用输液加温器加温输注的液体；⑥腔镜手术中冲洗液采用预加温，使用肩周垫给肩部保暖，缓解肩部不适。 （2）监测体温：在手术过程中注意控制病人的体温，将体温维持在 36～37℃	术中
液体及血压管理	麻醉医生	针对不同患者的个性化目标采用导向性液体治疗（GDFT）可维持患者合适的循环血容量和组织氧供，达到加快术后康复的目的。 （1）术中维持性输液速率为 1～3 mL/(kg·h)。 （2）术中首选的静脉输液种类是平衡晶体液（如乳酸林格氏液）。 （3）术中若发生失血，有效循环血容量减少时适当使用晶体液和（或）胶体液补充血管内容量，直至达到红细胞输注阈值。晶体液与失血量的最佳容量比约为 1.5∶1.0，胶体液与失血量的最佳容量比是 1∶1。 （4）维持血压下降幅度≤正常值的 20%，心率加快幅度≤正常值的 20%，CVP 为 4～12mmHg，尿量维持在 >0.5mL/(kg·h)，乳酸≤2mmol/L	术中

实施项目	实施者	加速康复管理目标	实施时间
术中体位管理	手术室护士	侧卧位是肺癌手术过程中较常见的体位，但是长期保持会存在受力面少、局部压力大等问题，需要积极采取改良体位管理模式。在结合病人实际身体状况的基础上，进行压力性损伤量表评估预警，通过术中精密观察与护理以及应用凝胶减压垫等多种方式，减少术中压力性损伤的发生	术中
管道留置	外科医生	导尿管：短时手术尽量不留置或单次导尿，留置后尽早拔除	术中
		胸腔引流管：短时手术尽量不留置，留置后尽早拔除，根据患者情况放置引流管，"个体化"选择胸腔引流管型号，若无临床必需应用原因，无漏气及严重的皮下气肿，肺复张好，每日引流量<300mL（非乳糜性、血性或脓性），即可拔除	术中 术后
病人护理	手术室护士	（1）协助做好伤口包扎，固定引流管道护理（引流管、尿管），做好管道标记，确保引流通畅； （2）着装整齐，保护隐私； （3）注意保暖，尤其是肩颈和足部；必要时复苏期间继续保温； （4）患者安返病房前：着重观察患者心率、呼吸、血压、血氧饱和度、神志、伤口敷料情况、胸腔引流液和静脉通路情况	术毕
复苏期病情观察	复苏室护士	（1）苏醒期或拔管后：如有呛咳、误吸、出血，汇报麻醉医生，同时准备利多卡因（$1 \sim 1.5mg/kg$）和小剂量麻醉镇痛剂（阿片类药物、右美托咪定等）； （2）Steward苏醒评分：4分以上且单项评分不为0分时可转入病房	复苏
术中镇痛	外科医生 麻醉医生	（1）尽量缩短手术时间，优化手术操作及止血带应用； （2）麻醉用药舒芬太尼、利多卡因、丙泊酚、力月西等药物； （3）静脉自控镇痛泵用药NSAIDs类药物＋舒芬太尼＋托烷司琼等	缝皮前
术后镇痛	外科医生 病区护士	镇痛原则及方案： （1）术后良好镇痛可缓解紧张和焦虑，具体措施：采用预防、按时、多模式镇痛，包括自控镇痛泵、肋间神经阻滞、经皮神经电刺激（TENS）疗法、口服或静脉注射采用NSAIDs药物连贯镇痛； （2）动态进行疼痛评估	术后
	病区护士	患者的配合： （1）疼痛评估工具的正确使用； （2）疼痛教育：告知患者及家属疼痛的危害和镇痛的必要性，疼痛评估的方法及镇痛方案的选择等，教育需贯穿住院全过程	术后

实施项目	实施者	加速康复管理目标	实施时间
预防术后恶心呕吐	外科医生病区护士	（1）术后恶心、呕吐为常见麻醉不良反应，风险因素包括年龄<50岁、女性、非吸烟者、晕动病或术后恶心呕吐（PONV）病史以及术后给予阿片类药物； （2）早期活动、进食及不应用或减少吗啡类、阿片类药物能减少术后恶心呕吐的发生； （3）联合用药预防PONV包括药物及非药物方法的联合，常用的止吐药包括类胆碱能、多巴胺能、5-羟色胺和组胺类，非药物包括避免使用吸入性麻醉药； （4）术后建议患者苏醒后半卧	术后
术后饮食	外科医生麻醉医生病区护士	（1）术后清醒2h后可口服温水20mL，无不适。之后每1h口服温水40mL，6h后无恶心呕吐等不适进食流质饮食，每次100mL左右，若病人未感腹胀，每2～3h可进食一次。 （2）术后1～3天以半流食或清淡普食为主，指导进食适量高蛋白、高维生素食物，加餐牛奶、酸奶，水果每日2次。 （3）糖尿病患者进食糖尿病餐，控制血糖；合并其他疾病的患者遵守相关疾病的饮食要求。 （4）术后回病房患者，有恶心呕吐者暂禁食。 （5）术后进食温热，勿过冷、过热、过粗糙，忌油腻、辛辣、生冷、刺激性的食物	术后
呼吸功能锻炼	病区护士	（1）深呼吸：病人麻醉清醒后非睡眠时间鼓励并协助深呼吸，每次1～2h，每次3～5min，以患者不感到疲劳为宜。 （2）有效咳嗽、咳痰：咳嗽前协助病人由下向上，由外向内叩背，使分泌物松动，病人作3～5次深呼吸，深吸气后屏气3～5s，再用力咳嗽，将痰咳出。病人咳嗽时，环抱伤口，以减轻震动引起的疼痛。 （3）其他呼吸训练参考术前，以患者不感到疲劳为宜	术后
术后静脉血栓预防	外科医生病区护士	实现术后早期功能活动应建立在术前宣教、术后监测患者生命体征无异常、多模式镇痛以及早期拔除尿管等基础上： （1）术后采取半卧位，麻醉清醒、生命体征良好、无明显疼痛、恶心呕吐及出血的情况下，协助病人进行床上肢体活动，行屈肘运动、屈膝运动、抬臀、抬/放双下肢、踝泵运动等； （2）非药物预防：①术后尽早进行主动功能锻炼时预防DVT的关键；②术后第一天使用间歇充气加压泵（IPC）加压装置； （3）药物预防：①普通肝素；②低分子量肝素：包括低分子肝素钠、低分子肝素钙；③利伐沙班口服抗凝	术后

续上表

实施项目	实施者	加速康复管理目标	实施时间
术后早期功能活动	病区护士	（1）术后第一天开始，患侧肩臂主动运动，逐渐练习抬臂、抬肩、手搭对侧肩部、举手过头或手爬墙运动，每日3次，每次5～10min，以患者不感到疲劳为宜； （2）下肢运动屈膝、抬臀、抬/放双下肢、踝泵运动，每日3次，每次10～20min，每个动作重复20次； （3）早期下床活动，病人生命体征平稳，疼痛控制在轻微程度时可以协助坐床边，双腿下垂或床边站立移步，如无不适，专人扶持下室内行走3～5h，以后根据病人情况逐渐增加活动量，延长活动距离，活动量应循序渐进，以病人体力可耐受为准	术后
出院标准	主管医生	（1）无须液体补液，口服止痛药可以良好地止痛； （2）术后胸部X线检查显示肺复张良好； （3）伤口愈合佳，无感染迹象； （4）器官功能状态良好，自由活动	术后
出院后复查及随访	门诊医生 病区护士	（1）出院前主管医生和责任护士对病人进行全面评估，选择是否需要随访以及具体随访方式，同时对病人进行告知，取得病人配合； （2）随访内容：包括出院后治疗效果、饮食、伤口愈合、疼痛、呼吸功能训练、康复锻炼等情况； （3）术后1个月复查，常规需要完成胸部正侧位及生化血常规的检查，以便医生了解术后恢复情况； （4）恶性肿瘤患者应坚持定期门诊复查随访，门诊复查时间为术后1个月、3个月、6个月，之后根据病情每3个月或半年复查一次，第五年后每年复查一次	出院后

表8-2　肺部手术围术期病房护士护理路径实施表单

入院日	术前1日	手术日	手术次日至出院
□介绍主管医师、护士 □介绍病房环境、设施 □介绍住院注意事项 □介绍探陪制度 □建立入院护理病历 □介绍标本留取方法 □协助完成入院检查、化验	□宣教术前准备 □告知准备物品 □检查手腕带 □交叉备血 □皮肤准备 ○推荐葡萄糖酸氯己定乙醇皮肤消毒液作为皮肤消毒的首选，共3次，手术前一天2次，手术晨一次	□手术前常规护理 ○查看术区皮肤状态 ○安慰患者紧张情绪 ○口服必要药物 ○生命体征监测 ○核对患者病历资料及带药 □告知监护设备、管路功能及注意事项 □告知疼痛注意事项 □执行术前ERAS营养方案	□术后病情观察 ○生命体征、呼吸音、血氧饱和度 ○实验室指标、胸部X线结果 ○神志情况 ○皮肤情况 ○伤口情况 ○饮食及营养：指导高蛋白、高纤维、高维生素饮食 ○二便情况、睡眠情况 ○疼痛评估（VAS） ○生活及自理程度评估（Barthel评估表） ○营养状况评估（NRS 2002表） ○跌倒风险评估（Morse跌倒评分）

续上表

入院日	术前 1 日	手术日	手术次日至出院
□术前评估 ○生活及自理程度评估（Barthel 评估表） ○营养评估 ○疼痛评估（VAS） ○进食评估（EAT－10） ○跌倒风险评估（Morse 跌倒评分） ○压疮风险评估（Braden 评分量表） ○DVT 风险评估（Caprini 评分） ○PHQ－2/PHQ－9 抑郁症筛查量表 □术前训练：疼痛自评、床上排便训练、防便秘训练、膀胱功能训练、指导下肢踝泵运动、股四头肌收缩运动、抬臀运动、膝关节屈伸运动、直腿抬高运动等 □疾病相关知识及健康宣教 □用药指导：根据医嘱，指导患者氧气雾化吸入、使用胰岛素、抗凝药物等主要事项 □指导患者戒烟、戒酒 □指导呼吸功能锻炼，预防肺部感染，计划性饮水 □指导患者调整饮食结构	□告知手术日饮食方案，禁食禁水 ○指导术前晚 24:00 后禁食，术前 2 小时禁饮 □术前康复训练监督 ○有效呼吸功能训练 ○体位训练：术后体位、床上肢体锻炼 ○床上大小便训练 ○术后康复功能锻炼：踝泵运动、股四头肌收缩运动、直腿抬高运动、膝关节屈伸运动 □心理疏导，安慰患者紧张情绪 □术前用药指导、发放疾病宣教册 □家属微信关注医院公众号查看手术状态	□接台患者术前留置 22G 留置针（穿刺部位优选手术部位对侧上肢） □术后病情观察 ○生命体征 ○神志情况 ○吞咽情况 ○伤口敷料情况 ○各种管道情况（胸腔闭式引流水柱波动情况，并观察引流量情况） ○Morse 跌倒风险评估 ○Braden 压疮风险评估 ○DVT 风险评估（Caprini 评分） ○疼痛评估（VAS） □术后常规护理 ○体位安置：抬高床头 30°～45°予半卧位 ○皮肤情况：协助更换体位等预防压疮护理 ○持续中流量吸氧 ○安置心电监护仪 ○遵医嘱应用药物：抗生素、祛痰药物、止痛药 ○治疗：如雾化吸入、冷疗 □饮食指导：无恶心呕吐者，术后 2 小时可饮水 □呼吸功能锻炼：腹式呼吸、有效咳嗽咳痰 □活动指导：术后麻醉清醒后即可进行踝泵运动、股四头肌收缩运动、抬臀运动、上肢肌力练习 □输液管理 □管道管理 □预防血栓措施：气压治疗、抗凝药、弹力袜、计划性饮水、功能锻炼	○压疮风险评估（Braden 评分量表） ○DVT 风险评估（Caprini 评分）、下肢血管彩超 ○4AT 谵妄评估 □管道管理 ○术后第 1 天拔除尿管，特殊情况除外 ○尽早拔除胸腔引流管，胸管护理，管道周围有无皮下气肿 ○尽早拔除中心静脉导管 □术后康复训练监督 ○加强呼吸道管理，促进肺复张 ○呼吸功能训练 ○呼吸功能锻炼器的使用 ○协助拍背咳痰 ○早期下床活动 ○有效咳嗽咳痰 ○指导患肢踝泵运动、股四头肌收缩运动、抬臀运动、膝关节屈伸运动、直腿抬高运动 □物理治疗：气压治疗、红外线治疗、TENS 疗法 □预防并发症：预防肺部、泌尿系统感染；预防血栓——计划性饮水、功能锻炼、下床活动、应用抗凝药物等 □出院评估 ○伤口愈合情况 ○术侧肺部恢复情况 ○疼痛评估 ○饮食与排便情况 ○患者满意度 □出院指导 ○术后休养 2～3 周逐渐恢复正常生活 ○视体质恢复工作，避免重体力劳动及剧烈运动，避免外伤 ○术后半年内坚持术侧的肢体功能锻炼 ○可长期行缩唇呼吸、腹式呼吸、使用呼吸功能训练器锻炼 ○重视呼吸道保养，避免吸入二手烟 ○告知复查时间

知识拓展

肺癌筛查建议

（1）对于肺癌高危人群，建议行低剂量螺旋 CT（LDCT）筛查。建议尽可能使用 64 排或以上多排螺旋 CT 进行肺癌筛查。扫描范围为肺尖至肋膈角尖端水平。基线 CT 扫描以后，根据病灶具体情况（形态、大小、边界等特征），建议至专科医院咨询具体下一步诊疗计划；

（2）若检出肺内结节，根据结节不同特征（如磨玻璃、亚实性、实性结节及多发结节）的具体情况进行 LDCT 复查；

（3）根据国情、效能以及我国人群特征，不推荐将 PET-CT 作为肺癌人群筛查的方法。低剂量胸部 CT 是发现早期肺癌的最有效的方法，其敏感度是常规胸片的 4～10 倍，可以检出早期周围型肺癌。国际早期肺癌行动计划数据显示，低剂量胸部 CT 年度筛查能发现 85% 的 I 期周围型肺癌，术后 10 年预期生存率达 92%，可以降低整体肺癌死亡率 20% 左右，所以有肺癌高危因素的人群建议每年检查胸部 CT。如果筛查时发现肺里有小结节，就要根据肺部结节的大小和性质来决定随访的间隔，以明确疾病性质以及是否要做手术。肺癌筛查不使用常规剂量的 CT，而是使用低剂量的螺旋 CT，这时的射线是正常辐射量的 1/6，也就是连续 6 年，每年做一次 LDCT 筛查，辐射剂量与平时一次常规 CT 的剂量相同。按照常规剂量计算，6 年做一次常规胸部 CT 对于健康没有什么影响。

（梁骊敏　黄晋珊）

第二节　食管癌

一、定义

食管癌（esophageal cancer）是一种常见的上消化道恶性肿瘤，全球每年约有 30 万人死于食管癌，我国是世界上食管癌高发地区之一。

二、病理

按照组织类型分类，高发区（例如中国）以鳞状细胞癌（esophageal squamous cell carcinoma，ESCC）为主，占 80% 以上；非高发区（例如美国和欧美）的腺癌（esophageal adenocarcinoma，EAC）发病率已超过鳞癌，占 50% 以上。

三、病因

病因尚不清楚，但是吸烟和重度饮酒已被证明是发病的主要原因。研究显示，与吸烟者关联的发病率增加 3～8 倍，而饮酒者增加 7～50 倍。在我国高发地区，可能还与下列因素有关：

（1）经常食用含亚硝胺及其前体的食品，如酸菜、香肠、腌制食品等；食用霉变食品。

（2）食物或饮水中缺乏硒、锌、铁等微量元素，缺乏维生素 C、B2、A，缺乏动物蛋白。

（3）爱吃热食甚至烫食。

（4）存在口腔不洁等不良卫生习惯。

（5）既往存在胃食管反流病。

（6）有食管癌家族史。

四、临床表现

早期：无明显临床症状，偶有局部异物感，进食有哽噎感，胸骨后烧灼样、针刺样或牵拉摩擦样疼痛，间歇期可无症状。

中晚期：

（1）典型临床表现为进行性吞咽困难，最后则滴水难进。

（2）癌肿侵犯喉返神经，可发生声音嘶哑。

（3）侵入主动脉，主动脉溃烂破裂时可引起大量呕血。

（4）侵入气管，可形成食管气管瘘。

（5）高度阻塞可致食物反流，引起进食时呛咳及肺部感染。

（6）侵入食管外组织，可表现为持续胸痛或背疼。

五、主要治疗方法

（1）手术治疗：早、中期食管癌。

（2）化学药物治疗：辅助治疗及缓解晚期病情进展，提高存活率。

（3）放射治疗：联合手术治疗，可增加手术切除率，提高远期生存率。

（4）姑息性手术：晚期食管癌、不能根治或放疗、进食困难者。

六、并发症的观察与护理

（一）吻合口瘘

常见原因：

（1）食管缺乏浆膜层，同时食管肌层以纵行为主，质地较脆，故在吻合时吻合口容易撕裂。

（2）胸腔内负压，容易促使消化道内容物进入胸腔，同时胃液内存在消化酶和酸性环境，增加吻合口瘘机会。

（3）术前低蛋白、肝肾功能不全、糖尿病、心脏病、肺功能不全、术中大出血等因素易导致术后吻合口愈合差，增加吻合口瘘可能。

（4）器械吻合较手工缝合、间断缝合较连续缝合、单层缝合较双层缝合，均能减少瘘的危险性。

（5）在食管代替物选择上：结肠代替食管较胃代替食管更容易发生吻合口瘘。

（6）颈部吻合较胸内吻合发生瘘的可能更大。

（7）胃游离不足，或者病灶过大、切除组织过多、吻合口张力过大、术中减压不足，也是吻合口瘘的重要因素。

(8) 游离胃体时误伤胃网膜右动脉；应用结肠时错误选择供血动脉；游离食管时游离端剩余过长；吻合后血供不足。

(9) 食管断端供血不足。

(10) 过早进食或过早进食粗硬食物，或单次进食过多过猛，导致吻合口裂开。

临床表现：

(1) 早期食管吻合口瘘常难以诊断，胸内瘘常表现有心动过速、发热，包括神志障碍的早期败血症，初期白细胞可能不增多，测定胸液中的淀粉酶有助于帮助判断，在结肠代食管早期如果出现口臭，是结肠伴坏死的早期表现。

(2) 晚期吻合口瘘表现相对典型，往往表现为剧烈胸部疼痛，继而出现反复高热，白细胞增高，胸片表现为液气胸，胸穿有奇臭混浊液体，口服美兰胸腔穿刺液呈蓝色，诊断即可明确。

(3) 胸内吻合口瘘有时表现为腹膜炎为主，诊断应注意。

(4) 颈部吻合口表现为伤口感染征象，可出现红肿以及引流液较多，在怀疑为瘘时，可口服美兰，如果有染料从伤口流出即可诊断。

护理措施：

(1) 禁食，行胃肠减压，并观察引流量、性质、颜色等。

(2) 留置深静脉管，静脉输入抗菌素进行抗感染治疗，输入血浆、白蛋白、氨基酸、脂肪乳等营养物质，纠正体内水、电解质紊乱和低蛋白血症。

(3) 持续低流量吸氧，改善组织缺氧症状。

(4) 应立即行胸腔闭式引流，患者取半卧位，鼓励咳嗽和深呼吸运动，确保引流通畅，注意观察引流液的量和性质并作记录。

(二) 乳糜胸

常见原因：

(1) 晚期癌肿浸润周围组织发生癌性粘连。

(2) 术中广泛清扫肿瘤周围组织，术中误伤胸导管。

临床表现：

(1) 乳糜液可压迫肺区纵隔并向健侧移位，双侧呼吸运动不对称。

(2) 表现为胸闷、气急，心悸，甚至血压下降。

(3) 胸腔引流液增多，引流出乳糜样液体每天大于500mL，乳糜试验阳性。

(4) 未及时处理，短时间内造成全身消耗、衰竭而死亡。

护理措施：

(1) 加强观察：注意患者有无胸闷、气急、心悸、血压下降等。

(2) 辅助医生行胸腔闭式引流术，负压持续吸引，观察并记录引流液的量、性质和颜色。

(3) 限制饮食或禁食，给予肠外营养。

(4) 密切观察血常规、生化结果，纠正水、电解质失衡。

(5) 积极做好再次开胸的术前准备。

（三）吻合口狭窄

常见原因：与吻合技术、吻合口感染、吻合口瘘、患者本身瘢痕体质等因素有关。

临床表现：患者会有不同程度吞咽困难表现。手术后吻合口狭窄多在手术后 2～3 周发生，也有迟至 2～3 个月后开始出现吞咽困难。

护理措施：

（1）密切观察患者进食情况，及时调整患者饮食结构。

（2）少食多餐，细嚼慢咽。经检查证实吻合口愈合良好的患者，术后 3 周即可在医生指导下开始进食比较干硬的食物，对吻合口进行持续反复的机械扩张，可有效降低吻合口狭窄发生率。

（四）喉返神经损伤

常见原因：食管癌手术中清扫左右喉返神经旁淋巴结时，很容易损伤喉返神经。

临床表现：

（1）术后声音嘶哑。

（2）术后咳痰困难，带来更多肺部并发症。

护理措施：术后如患者出现明显的声音嘶哑，可以行气管镜检查并进行吸痰操作，清除分泌物。

（五）气胸和液胸

常见原因：手术损伤，或与气道压力及肺部肺大疱病理基础有关。

临床表现：胸闷气促、呼吸困难，生命体征变化，胸片和 B 超提示气胸、液胸。

护理措施：

（1）注意观察患者的生命体征及血气的变化。

（2）注意有无胸闷气促、呼吸困难的表现。

（3）吸氧，氧流量 1～2L/min。

（4）辅助医生做好胸腔穿刺引流术。

（5）遵医嘱使用抗生素。

七、加速康复临床路径实施流程和表单

食管癌围术期加速康复临床路径实施流程参考表 8-1，部分内容需根据食管癌围手术期的特点进行修改，其中：

（1）患者宣教增加"主管医生评估是否可进入 ERAS 通道，对于有吞咽困难和梗阻的患者应当谨慎，因为梗阻可能减慢胃排空，甚至使食物潴留在食管内，容易在麻醉时造成误吸，医生口头/书面告知患者围手术期各项相关事宜，告知患者预设出院标准，告知患者随访时间安排等"。

（2）术前检查中影像学和超声检查内容改为"胸 CT、胃镜检查，选择性检查内容为颈部 CT、肝肾/心脏彩超、动态心电图、肺功能检查等"。

（3）增加术前肠道准备，内容为"机械性肠道准备会刺激肠道黏膜，造成水、电解

质失衡，对老年患者尤其不利，常规的胃代食管手术不需要常规肠道准备，但有严重便秘患者建议术前使用渗透性缓泻剂"。

（4）手术方式内容改为"食管癌根治术以左侧胸腔入路的方式进行微创手术，以求减少组织损伤、减少出血"。

（5）删减术中体位管理。

（6）删减管道留置。

（7）术后饮食内容改为"传统上，食管癌患者术后禁食7～9天，待吻合口瘘高危阶段过后再尝试进食，在此期间，建议采取管饲肠内营养过渡，直至胃管拔除""术后第1天使用短肽类营养制剂，如进行预消化的肠内营养混悬液，速度20～30mL/h""术后第2天使用短肽类营养制剂1000mL，速度为50～60mL/h""术后第3天使用短肽类营养制剂1500mL，速度为60～80mL/h，以后根据患者耐受情况进行调节，约25%左右的患者接受20天以上的肠内营养治疗，平均需要15天过渡至完全经口进食""胃管拔除后，可参考一下经口进食计划：拔管后第1天清流质，尝试少量饮温开水和电解质引流，每次10～20mL起，逐次增加，当天饮水量不超过250mL；改流质第1天，可饮能量饮料和米汤，每次50～100mL，日饮用量不超过500mL；改流质第2天，可饮米汤、瘦肉汤、果汁及营养粉（以安素为例：2～4勺tid），每次100～150mL，日饮用量不超过1000mL；改流质第3天，可进食稀粥、稀水蛋及营养粉（以安素为例：4～6勺tid），每次150～200mL，日饮用量不超过1500mL；改半流质，可进食菜肉粥，肉菜烂面条、鸡蛋羹及营养粉（以安素为例：6勺tid，以后维持），每次250mL，日饮用量不超过1500mL以上"。

（8）术后早期功能活动内容改为"实现术后早期功能活动应建立在术前宣教、术后监测患者生命体征无异常、多模式镇痛以及早期拔除尿管等基础上""患者术后回病房麻醉清醒后即开始咳嗽、咳痰锻炼，并主动做踝关节背伸跖屈和股四头肌等长收缩锻炼""术后第一天术后复查X片，使用助行器下地走路，第一次下床活动时间不可过长，范围不可过大，可在床周围活动，以后逐渐增加活动量和活动范围""术后进行手臂和肩关节的锻炼，目的是预防术侧胸壁肌肉粘连、肩关节僵直及失用性萎缩，如术侧手臂上举、爬墙及肩关节旋前旋后运动"。

（9）出院标准内容改为"营养评分小于3分，恢复进半流质食物，无需静脉补液""排气、排便正常""口服止痛药可以很好地止痛，精神可""未出现术后并发症""术后相关指标正常"。

食管癌围术期病房护士护理路径实施表单参考表8-2，部分内容需要根据食管癌围手术期的特点进行修改，其中：

入院日，术前评估需增加"专科评估：进食情况及性质、疼痛部位及性质、锁骨下淋巴结肿大情况、肝肿大情况"。

手术次日至出院，饮食及营养内容改为"术后禁食禁水，管饲肠内营养或全肠外营养""指导清流质饮食，少食多餐""过渡至半流质饮食，少食多餐""过渡至普食，高热量、高蛋白、高纤维、高维生素饮食，少食多餐，术后病情观察增加吞咽评估（洼田饮水试验）"。管道管理内容改为"术后第1天拔除尿管，特殊情况除外""根据上消化道造影结果拔除胃管""根据胸片结果、胸水情况拔除胸管""根据补液情况拔除深静脉管"。出院指导内容改为"营养知识宣教""告知恢复期注意事项""告知复查时间"。

知识拓展

上消化道肿瘤术后早期经口营养支持的研究

食管癌手术中，由于手术部位的特殊性和对于术后吻合口瘘并发症的考虑，目前对于术后早期经口进食的策略，多数人仍持谨慎保留态度。在一项观察性队列研究中，研究者对比了上消化道肿瘤术后早期经口进食和肠内营养支持的患者数据，发现两组术后30天内并发症发生率、再入院率和再手术率差异无统计学意义，经口营养组的吻合口瘘发生率及死亡率也无明显增高。在一项回顾性研究中，研究者调查了565例胃切除术后第1天接受口服肠内营养的患者，发现该策略是安全的，但男性、术前有梗阻症状、手术时间超过4小时和临床分期较晚是口服肠内营养失败的独立危险因素。另有研究指出，早期口服肠内营养剂可以通过TRPA1/CCK1-R介导的肥大细胞-神经轴改善术后肠梗阻现象。目前，针对早期口服营养支持安全性的研究越来越多，但鉴于食管癌手术的特殊性，仍需更多前瞻性临床研究提供证据支持。

（梁骊敏　刘珊）

第九章　神经系统疾病加速康复外科临床护理路径

第一节　垂体腺瘤

一、定义

垂体腺瘤（pituitary adenoma）指来源于腺垂体的良性肿瘤。占颅内肿瘤的 10% ～ 15%，起病年龄多为 30 ～ 50 岁，女性多于男性。按肿瘤体积可将垂体腺瘤分为垂体微腺瘤（直径 <1cm）、大腺瘤（1cm ≤ 直径 ≤4cm）和巨大腺瘤（直径 >4cm）。根据肿瘤是否侵犯海绵窦、神经、脑组织和鞍区骨质，可分为侵袭性垂体腺瘤和非侵袭性垂体腺瘤。

二、病理

垂体位于颅内蝶鞍窝内，呈卵圆形，约 1.2cm×1.0cm×0.5cm，分为前后两叶，前叶为腺垂体，后叶为神经垂体。垂体腺瘤可引起垂体激素分泌异常，对患者的生长发育、劳动能力、生育功能有严重的损害。根据分泌激素不同：分为功能性（或分泌性，占 65%～85%）和无功能性（20%～35%）腺瘤。根据分泌激素的不同，功能性腺瘤可分为催乳素细胞瘤（PRL 细胞腺瘤）、生长激素细胞瘤（GH 细胞腺瘤）、肾上腺皮质激素细胞腺瘤（ACTH 细胞腺瘤）、促甲状腺激素细胞腺瘤（TSH 细胞腺瘤）。无功能性垂体腺瘤常无内分泌功能亢进的症状，包括促性腺激素细胞腺瘤和裸细胞细胞瘤等。

三、常见病因

垂体瘤的发病机制是一个多种因素共同参与的复杂的多步骤过程，至今尚未明确。主要包括两种假说：一是下丘脑调控失常机理，二是垂体细胞自身缺陷机理。前者认为病因起源于下丘脑，在下丘脑的异常调控下，引起垂体功能亢进、增生以致产生腺瘤，而垂体瘤是下丘脑－垂体功能失调的表现形式之一。后者则认为是垂体局部因素使垂体细胞功能处于亢进状态，进而形成腺瘤。

四、临床表现

（一）内分泌临床表现

在功能性垂体腺瘤中，以 PRL 瘤最为多见，约占垂体腺瘤总数的30%；GH 瘤在男女两性中的发生率大致相等；ACTH 瘤及 PRL 瘤则以女性多见。该肿瘤发病年龄以 20 ～ 40 岁为高峰，其具体临床表现与年龄、性别、肿瘤大小，特别是肿瘤的分泌功能有关。不同类型的腺瘤分泌激素过度或不足，均有不同的临床表现。

（1）PRL 分泌过度：女性可表现为闭经－泌乳综合征，导致继发性闭经、不育、持续触发泌乳、轻中度肥胖，并可伴糖耐量减低；男性性功能减低，表现为性欲减退、阳痿、第二性征减退、睾丸变软小、精子生成减少、男性不育、乏力、发胖等症状，部分病例可有乳腺增生及泌乳。

（2）GH 分泌过度：

①巨人症：GH 分泌过度始于青春期前，骨骺尚未愈合时，70% 以上的患者自幼身材高大，全身均匀性生长过速。

②肢端肥大症：GH 分泌过度始于青春期后，病情进展缓慢。过量的 GH 长期刺激，使骨、软骨及软组织过度增生，表现为面貌丑陋、四肢末端肥大、皮肤增厚、桶状胸、声音低沉等。患者可合并糖尿病/糖耐量降低、高血压、动脉硬化等合并症。

（3）ACTH 分泌过度：垂体 ACTH 依赖型皮质醇增多症（cushing's disease），约占皮质醇增多症的 70%～80%。垂体分泌过量 ACTH，双侧肾上腺皮质呈弥漫或结节性增生，典型的临床表现为向心性肥胖、皮肤紫纹、高血压、低血钾、水肿及色素沉着。

（4）TSH 分泌过度：TSH 瘤极少见，患者有甲亢症状和体征，血中甲状腺素增高。

（5）垂体前叶功能减退：为无功能瘤的首要表现，儿童期表现为垂体侏儒或性成熟障碍。

（二）垂体周围组织结构受压表现

（1）头痛：由于肿瘤压迫周围硬脑膜、颈内动脉外膜及造成颅内压增高而导致头痛。2/3 以上垂体腺瘤患者有头痛症状，主要位于前额、眶后和双颞部，程度轻重不同，间歇性发作。

（2）视觉功能障碍：以视野缺损为特征性表现。可伴有视力下降、视神经萎缩。

（3）下丘脑综合征：肿瘤向上发展，影响下丘脑可导致尿崩症、睡眠异常、体温调节障碍、饮食异常、性格改变。

（三）垂体卒中

瘤体内出血、坏死导致。起病急骤，剧烈头痛，并迅速出现不同程度的视力减退，严重者可在数小时内双目失明，常伴眼外肌麻痹，可出现神志模糊、定向力障碍、颈项强直甚至突然昏迷。

五、主要治疗方法

（1）手术治疗：多数垂体腺瘤首选手术治疗，手术指征包括：①非分泌性肿瘤体积较大引起占位症状；②垂体卒中；③溴隐亭（bromocriptine）治疗无效或药物副作用不能耐受的 PRL 细胞腺瘤；④GH 细胞腺瘤；⑤ACTH 细胞腺瘤；⑥伴脑脊液漏的垂体瘤。绝大部分垂体腺瘤可采用经鼻腔－蝶窦路手术切除。

（2）药物治疗：PRL 细胞腺瘤首选药物治疗。溴隐亭治疗可使 90% 的肿瘤体积缩小和 PRL 水平下降。垂体靶腺功能低下治疗原则是"缺什么补什么"，常用泼尼松、甲状腺素、睾酮类和女性激素等。

（3）放射治疗：因有引起垂体功能低下的风险，放射治疗常用于对不能手术切除的肿瘤，包括伽马刀、普通放疗和质子刀等。

六、并发症的观察与护理

（一）尿崩症

中枢性尿崩症（diabetes insipidus，DI）是指下丘脑室上核及室旁核血管加压素或抗利尿激素合成及分泌不足，引起水代谢失调导致持续性排出大量稀释尿液的综合征。

常见原因：由于肿瘤的刺激或手术过程中损伤垂体后叶，导致抗利尿激素分泌异常，引起肾脏对水的重吸收减弱，大量的水分随尿液从体内排出。影响尿崩症发生的因素包括垂体肿瘤大小、对周围结构的粘附性、手术方法和肿瘤的性质等。

临床表现：

（1）多尿：每小时尿量大于150mL连续4小时；或每小时尿量大于200mL，连续3小时；或每小时尿量大于300mL，连续2个小时；或每24小时的尿量大于4000mL。

（2）尿相对密度≤1.005，尿渗透压≤300mOsm/L。

（3）多饮、烦渴。

（4）电解质紊乱症状：最常见为血清钠、血清钾的异常。表现为头晕、乏力、精神不振等，如电解质紊乱未及时得到纠正，严重者可表现为意识障碍甚至休克死亡。

护理措施：

（1）术后准确记录每小时尿量，及时发现尿崩症，根据尿崩症的严重程度，使用垂体后叶素3～6单位皮下/肌肉注射，或口服醋酸去氨加压素片。用药后继续密切观察尿量，谨防尿少。

（2）使用有刻度的饮水杯，准确记录饮水量，不可因烦渴而过度饮水，保证均衡摄入水分，全天饮水量与尿量应大致相当。

（3）密切监测血钠、血钾水平，发现异常及时处理。

（4）避免进食西瓜等利尿的水果，以免引起尿量增多。

（二）脑脊液鼻漏

常见原因：经蝶手术脑脊液鼻漏是因手术过程中鞍隔破损，脑脊液经漏口从鼻腔流出。

临床表现：脑脊液从鼻腔内流出。多数可在1～3天内好转，若无改善需行腰椎穿刺引流（腰大池引流）。

护理措施：

（1）严格卧床休息，床头抬高30°，以减少脑脊液的流速，利于漏口的愈合。

（2）避免引起颅内压增高的因素，如屏气、咳嗽、打喷嚏、擤鼻涕、用力大便等。

（3）避免经鼻腔吸痰、插胃管，禁止回吸脑脊液，防止逆行感染。

（4）禁忌冲洗鼻腔，遵照医嘱使用抗生素，预防颅内感染。

（5）密切观察流出的脑脊液颜色、性状、量。

（三）垂体功能低下

常见原因：肿瘤切除后，垂体正常分泌功能减弱。

临床表现：血液中激素水平低于正常；患者出现乏力、精神不振等。

护理措施：

（1）根据激素水平，服用相应的激素替代药物。

（2）按时、按量服用药物，不可擅自停用或减少药物剂量。

（3）定期复查激素水平，根据激素水平结果，调整药物剂量。

（四）颅内感染

常见原因：多为术后脑脊液漏患者逆行感染。

临床表现：发热、头痛、颈项强直、呕吐等；脑脊液浑浊、白细胞增加。

护理措施：

（1）使用抗生素治疗。

（2）密切观察患者体温变化，体温高时积极降温。

（3）观察脑脊液白细胞变化。

七、加速康复临床路径实施流程和表单

垂体瘤围术期加速康复临床路径实施流程详见表 9-1，垂体瘤围术期病房护士护理路径实施表单详见表 9-2。

表 9-1　垂体瘤围术期加速康复临床路径实施流程

实施项目	实施者	加速康复管理目标	实施时间
患者宣教与评估	主管医生病区护士	（1）术前应给予患者充分的专业宣教和心理指导，告知手术相关信息及围手术期诊疗，缓解患者焦虑紧张情绪，发放围手术期健康教育单张； （2）口头和（或）书面告知患者围手术期各项相关事宜，告知患者预设出院标准，告知患者随访时间安排等； （3）住院患者若合并严重心脑血管及呼吸系统疾病、气管狭窄等，在完善相关检查后请麻醉科会诊，全面评估患者情况； （4）评估鼻腔黏膜有无破损，有无鼻窦炎、鼻腔手术史	接诊后至术前
术前预康复	病区护士	（1）心肺功能预康复：术前应戒烟 2 周以上，教会患者深呼吸、有效咳嗽和咳痰，在病情允许下鼓励患者进行步行及爬楼梯锻炼，提升心肺功能，预防术后肺部感染； （2）肢体肌力运动预康复； （3）教会患者床上活动； （4）训练捏鼻张口呼吸； （5）指导术前有效滴鼻、漱口	术前
术前检查	主管医生	（1）常规心电图、胸部正侧位片、血常规、血型、生化全套、凝血四项、术前筛查八项、内分泌激素、尿常规、大便常规； （2）专科检查：头部 CT／垂体核磁共振等； （3）选择性检查：颈部／胸部 CT、肝肾／心脏彩超、动态心电图、肺功能检查等	术前

实施项目	实施者	加速康复管理目标	实施时间
术前营养支持	主管医生病区护士营养科	术前营养筛查与评估： （1）使用 NRS 2002 评估患者营养风险（年龄≥18 岁）； （2）NRS 2002≥3 分进行营养状况评估； （3）已有营养不良的患者给予营养支持	术前
		营养支持指征： （1）6 个月内体重下降 10%～15% 或者更多； （2）患者进食量低于推荐摄入量的 60% 达 10 天以上； （3）BMI < 18.5kg/m²； （4）白蛋白 < 30g/L（无肝肾功能障碍）； （5）NRS 2002 评分≥3 分	
		营养支持目标： （1）白蛋白 > 35g/L； （2）如条件允许，建议术前营养支持 7～10 天或至术前	
麻醉访视	麻醉科医生	（1）联系麻醉科、手术室，确定手术时间及麻醉方案； （2）ASA 分级 3 级、75 岁以上或合并严重并发症的患者，术前需要提前申请麻醉科住院总值医师会诊	术前
配血、备皮	病区护士	行交叉配血、剪鼻毛	术前一天
禁食禁饮	病区护士	（1）术前 6 小时禁食，术前 2 小时禁饮； （2）全麻手术在术前晚 10 点后禁食，0 点后全部禁饮，接台手术留置 20G 或 22G 留置针，并行术前补液； （3）高血压患者遵照医嘱术晨少量水送服降压药	术前 6 小时术前 2 小时
送手术	病区护士	核对患者身份信息，确保资料、药物等齐全	送手术前
患者评估	手术室护士	（1）心理评估：了解患者心理状况，适当宽慰； （2）手术评估：熟悉病情及手术方式、介绍自己及手术配合要点； （3）术前基本情况评估：既往史、手术史、药物过敏史； （4）患者舒适度：保护隐私和保暖，核对后即给予静脉穿刺部位涂抹利多卡因软膏，减少患者疼痛	进入手术室至麻醉完成
预防性使用抗生素	手术室护士	（1）常规经静脉途径给予一、二代头孢抗生素预防感染； （2）手术时间超过 3 小时追加使用抗生素	术前 30min
术前睡眠管理	主管医生病区护士	睡眠不佳的患者，术前一晚给予思诺思或阿普唑仑辅助睡眠	术前
麻醉及镇痛	麻醉医生	使用气管插管下静吸复合麻醉，静脉使用芬太尼镇痛	术前
手术方式	外科医生	选择神经内镜下经鼻蝶窦入路垂体瘤切除术，选择减少组织损伤、减少出血、创伤小的微创手术操作方式	术中

实施项目	实施者	加速康复管理目标	实施时间
预防性给氧	麻醉医生 病区护士	术中经气管插管呼吸机给氧；术后鼻导管经口给氧	术中 术后
体温控制	手术室护士	（1）保温：①患者入手术室，立即温热盖被；②提前升高房间温度至24～26℃；③术前全覆盖（肩膀、脚），术中尽量覆盖（术野除外）；④可提前加热床垫或使用温毯机（自制保温小毯）；⑤输入的液体适当加温；⑥消毒液、冲洗液、麻醉气体加热等； （2）监测体温：入室时、麻醉完成后、手术结束、离开前患者核心温度＞36℃	术中
液体及血压管理	麻醉医生	目标导向性液体治疗（GDFT），避免液体超载；低血压时使用血管活性药物；晶体平衡液优于生理盐水。 （1）术中适当减少晶体液的输入量； （2）必要时输入适量的胶体液； （3）备用血管活性药物； （4）完善循环监测，MAP≥65mmHg	术中
管道留置	手术室护士 外科医生	导尿管：术中留置导尿管，连接精密尿袋，密切观察尿量	术中 术后
		中心静脉导管：保证麻醉及液体的需要。术后及时固定，早期拔除	术中 术后
患者护理	手术室护士	（1）协助做好管道护理（中心静脉导管、尿管），做好管道标记及固定，确保通畅； （2）着装整齐，保护隐私； （3）注意保暖，尤其是肩颈和足部，必要时复苏期间继续保温； （4）患者安返病房前：着重观看患者意识、瞳孔、生命体征情况、鼻腔有无出血、有无呼吸困难，观察尿量、静脉通路情况	术毕
复苏期病情观察	复苏室护士	（1）苏醒期或拔管后：如有呛咳、误吸、出血，汇报麻醉医生，同时准备利多卡因（1～1.5mg/kg）和小剂量麻醉镇痛剂（阿片类药物、右美托咪定等）。 （2）Steward苏醒评分：4分以上且单项评分不为0分时可转入病房	复苏
预防脑脊液漏	病区护士	（1）禁止行增加颅内压的动作：如用力排便、用力咳嗽、屏气、情绪激动等； （2）禁止擤鼻； （3）床头抬高30°	术后
预防颅内感染	病区护士	（1）鼻腔有液体流出时使用干洁的纸巾擦拭鼻腔外部，禁止回吸； （2）禁止填塞鼻腔	术后

实施项目	实施者	加速康复管理目标	实施时间
尿量观察	病区护士 管床医生	（1）监测每小时尿量，出现尿崩症及时使用药物治疗； （2）避免短时间内大量液体的摄入，制订饮水计划	术后
预防出血	病区护士 管床医生	食物温度应温凉，避免摄入温度过高的食物，以免局部血管扩张导致出血	术后
预防术后恶心呕吐	外科医生 病区护士	（1）术后恶心、呕吐的风险因素包括年龄<50岁、女性、非吸烟者、晕动病或术后恶心呕吐（PONV）病史以及术后给予阿片类药物； （2）多模式控制PONV，包括药物及非药物方法的联合，常用的止吐药包括类胆碱能、多巴胺能、5-羟色胺和组胺类，非药物包括避免使用吸入性麻醉药； （3）术后建议患者苏醒后取低半卧位	术后
胃肠功能恢复	外科医生 麻醉医生 病区护士	（1）有睡意者以睡眠休息为主，不刻意安排饮食； （2）术后返回病房患者，有恶心呕吐者暂禁食； （3）术后返回病房患者，无恶心呕吐者，无呛咳者可少量多次口服温凉水5mL/次； （4）病情稳定无呛咳者，术后6小时可进食温凉流质，后可根据胃肠耐受量增加进食次数和进食量；早期肛门未排气前，避免进食豆浆、牛奶及含糖高的产气食物而增加腹胀等胃肠道不适	围术期
术后静脉血栓预防	外科医生 病区护士	（1）术后尽早进行主动功能锻炼是预防DVT的关键； （2）术后第一天使用足底静脉泵、间歇充气加压装置	术后
术后早期功能活动	病区护士	（1）实现术后早期功能活动应建立在术前宣教、术后监测患者生命体征无异常、无脑脊液漏、无尿崩症等并发症基础上； （2）患者术后回病房麻醉清醒后即开始咳嗽、咳痰锻炼，并主动做踝关节背伸跖屈和股四头肌等长收缩锻炼； （3）术后第一天，患者以床上活动为主； （4）术后第一天复查CT/MR； （5）无脑脊液漏患者，拔除尿管后指导下床活动，第1次下床活动时间不可过长，范围不可过大，可在床周围活动，后逐渐增加活动量和活动范围	术后至出院
出院标准	主管医生	（1）无需静脉补液，无感染征象； （2）无脑脊液漏，尿量正常	术后
随访及结果评估	门诊医生 病区护士	（1）出院后2周由随访员完成首次电话随访，之后每月1次，随访至出院后9个月；了解患者康复情况：尿量是否正常、有无脑脊液漏、视力恢复情况如何、激素水平是否异常等相关表现。 （2）常规术后3个月、6个月、1年，以后每年门诊随访，如有异常情况随时拨打随访电话及时就诊	出院后

表9-2　垂体瘤围术期病房护士护理路径实施表单

入院日	术前1日	手术日	手术次日至出院
□介绍主管医师、护士	□宣教术前准备	□手术前常规护理	□术后病情观察
□介绍病房环境、设施	□告知准备物品	○查看术区皮肤状态	○生命体征
□介绍住院注意事项	□检查手腕带	○安慰患者紧张情绪	○生化指标
□建立入院护理病历	□交叉备血	○口服必要药物	○神志、瞳孔情况
□介绍标本留取方法	□皮肤准备	○生命体征监测	○皮肤情况
□协助完成入院检查、化验	□告知手术日饮食方案，禁食禁水	○核对患者病历资料及带药	○伤口情况
□术前评估	○指导术前晚22：00后禁食，24：00后禁饮	□告知监护设备、管路功能及注意事项	○饮食及营养：指导高蛋白、高纤维、高维生素饮食
○生活及自理程度评估（Barthel评估表）	□术前康复训练监督	□告知疼痛注意事项	○二便情况、睡眠情况
○营养评估	○有效呼吸功能训练	□执行术前ERAS营养方案	○皮肤颜色、感觉活动、末梢血运、皮温
○疼痛评估（NRS）	○床上大小便训练	□接台患者术前留置20或22G留置针（穿刺部位优选健侧上肢），给予术前补液	○肌力评估
○进食评估（EAT-10）	○术后康复功能锻炼：踝泵运动、股四头肌收缩运动、直腿抬高运动、膝关节屈伸运动	□术后病情观察	○疼痛评估（NRS）
○跌倒风险评估（Morse跌倒评分）	□心理疏导，安慰患者紧张情绪	○生命体征	○生活及自理程度评估（Barthel评估表）
○压疮风险评估（Braden评分量表）	□术前用药指导、发放疾病宣教手册	○神志、瞳孔情况	○营养状况评估（NRS 2002表）
○DVT风险评估（Caprini评分）	□家属微信关注医院公众号查看手术状态	○鼻腔渗血情况	○跌倒风险评估（Morse跌倒评分）
○PHQ-9抑郁症筛查量表		○皮肤颜色、感觉活动、末梢血运、皮温等	○压疮风险评估（Braden评分量表）
○专科评估：神志、瞳孔、GCS		○管道情况	○DVT风险评估（Caprini评分）
○肌力评估		○生活及自理程度评估（Barthel评估表）	□管道管理：术后尽早拔除尿管及CVC管道，特殊情况除外
○口腔龋齿及皮肤情况评估		○营养状况评估（NRS 2002表）	□术后康复训练监督
□术前训练：疼痛自评、床上排便训练、预防便秘、膀胱功能训练、指导患肢踝泵运动、股四头肌收缩运动、抬臀运动、膝关节屈伸运动、直腿抬高运动等		○Morse跌倒风险评估	○指导患肢踝泵运动、股四头肌收缩运动、抬臀运动、膝关节屈伸运动、直腿抬高运动
□用药指导：根据医嘱，指导患者用药		○Braden压疮风险评估	○有效呼吸功能锻炼
□指导患者戒烟、戒酒		○DVT风险评估（Caprini评分）	□物理治疗：气压治疗
		○疼痛评估（NRS）	□预防并发症：预防肺部、泌尿系感染；预防深静脉血栓——计划性饮水、气压治疗、功能锻炼、下床活动等
		□术后常规护理	□出院评估
		○体位安置：麻醉清醒后抬高床头15°～30°，卧床时抬高下肢30°	○鼻腔情况
		○皮肤情况：协助更换体位，预防压疮护理	○疼痛评估
		○持续低流量吸氧	○饮食与排便情况
		○安置心电监护仪	○患者满意度
		○遵照医嘱应用药物：抗生素、止痛药、能量补液	
		○治疗：如雾化吸入、会阴抹洗、口腔护理	
		□饮食指导：无恶心呕吐者，术后6小时可流质饮食	

入院日	术前1日	手术日	手术次日至出院
□指导呼吸功能锻炼，预防肺部感染，计划性饮水 □指导患者调整饮食结构		□活动指导：术后感觉运动恢复即可进行踝泵运动、股四头肌收缩运动、抬臀运动、上肢肌力练习 □输液管理 □管道管理 □预防血栓措施：气压治疗、计划性饮水、功能锻炼	□出院指导 ○告知恢复期注意事项（备注（1））及日常生活指导（备注（2）） ○告知复查时间

备注：垂体瘤患者术后恢复期注意事项

（1）鼻腔的日常护理：术后三个月内遵照医嘱使用滴鼻液滴鼻；避免用力擤鼻涕，不要用手抠鼻孔；若有鼻痂、鼻塞，可至耳鼻喉科门诊清理鼻腔；避免增加鼻腔压力的动作，如用力打喷嚏、快速转头、长时间低头、提重物、抱小孩、用力排便、憋气、大笑等；建议平躺洗头。

（2）鼻腔的异常情况及处理：若鼻腔连续有透明清亮液体滴出，请平卧休息，并尽快至就近医院就诊（若是黏液性液体，则是鼻腔分泌物，可不必担心）；若鼻腔内有血液流出，头稍前倾并用手捏住鼻腔双侧2～3分钟，对于出血不止者，立即至就近医院就诊。

（3）用药：需口服激素药物（泼尼松或氢化可的松）的患者，遵医嘱按时按量服用药物，不可自行停药或减药；出院时根据医生安排，按时抽血复查激素水平，同时咨询医生是否继续服用激素药物或者调整药物剂量；高血压患者按照医嘱按时服用降压药物，并注意监测血压；血糖高患者，遵医嘱服用降糖药物或使用胰岛素，并注意监测血糖；

（4）尿量监测：术后出现尿崩症患者，术后一个月内监测尿量；可购买量杯自行监测24小时总尿量；将尿量控制在1500～3000mL/24小时；遵照医嘱服用弥凝。

知识拓展

腰大池引流管护理

当患者术后出现脑脊液漏，3天后仍无好转，须考虑行腰大池引流术，引流脑脊液，促进漏口的愈合。可在床边完成置管操作。

置管过程：取去枕侧卧位，使患者头部与身体呈一直线，躯干背部与检查床面垂直，头部尽量向胸前俯屈，双下肢尽量向胸腹部屈曲，以最大程度增大椎体间隙，选取腰2～3或3～4椎间隙进行穿刺，以脑脊液呈流通状态（且无神经根刺激症状）判断穿刺成功。将管道置入3～5cm后固定。

引流管护理：

（1）保持伤口敷料清洁干燥，每班观察伤口有无渗液；

（2）观察引流管长度是否足够、是否打折受压以及引流管位置是否妥当；

（3）记录引流液的量和引流液颜色变化；

（4）医生调节好患者体位及引流管高度，告知家属不得随意调整患者床头高度；

（5）对躁动不能合作的患者应予以保护性约束及镇静治疗；

（6）转运患者时，先夹闭引流管，防止因体位变动引起引流量异常变动、逆流及脱出；

（7）转运过程中及返回病房后，观察患者引流管是否脱出，患者神志、瞳孔及生命体征有无异常；

（8）返回病房时应及时开放引流管，调整合适的体位及高度；

（9）观察引流量，引流速度平均 15 ～ 20mL/h，24 小时引流量不超过 500mL。

（刘玉霞　张佳佳）

第二节　颅内动脉瘤

一、定义

颅内动脉瘤（intracranial aneurysms）是颅内动脉壁的囊性膨出，多因动脉壁局部薄弱和血流冲击而形成，极易破裂出血，是造成蛛网膜下腔出血最常见原因。以 40 ～ 60 岁人群多见，在脑血管意外的发病率中，仅次于脑血栓和高血压脑出血。

二、病理

动脉瘤多为囊性，呈球形或浆果状，紫红色，瘤壁极薄，术中可见瘤肉的血流旋涡，瘤顶部最薄，是出血的好发部位。巨大动脉瘤内常有血栓甚至钙化，血栓呈"洋葱"状分层。破裂的动脉瘤周围被血肿包裹，破口处与周围组织多有粘连。动脉瘤 90% 发生于颈内动脉系统，10% 发生于椎基底动脉系统，通常位于脑血管分叉处。

三、病因

病因尚不十分清楚，主要有动脉壁先天性缺陷和后天性退变两种学说。

（1）先天性缺陷：认为颅内动脉环（Willis 动脉环）的分叉处动脉壁先天性平滑肌缺乏。

（2）后天性退变：主要指动脉粥样硬化和高血压破坏动脉内弹力板，动脉壁逐渐膨出形成囊性动脉瘤。

（3）感染：体内感染病灶脱落的栓子，侵蚀脑动脉壁可形成感染性动脉瘤，头部外伤也可导致动脉瘤形成。

（4）遗传：遗传也可能与动脉瘤形成相关。

四、临床表现

（1）局灶症状：取决于动脉瘤部位、毗邻解剖结构及动脉瘤大小。小的动脉瘤可无症状。大的动脉瘤可压迫邻近结构出现相应的局灶症状，如动眼神经麻痹，表现为病侧眼睑下垂、瞳孔散大、眼球内收和上、下视不能，直接和间接对光反射消失。大脑中动脉瘤出血形成血肿压迫，患者可出现偏瘫和（或）失语。巨型动脉瘤压迫视路，患者有视力、视野障碍。

(2) 动脉瘤破裂出血症状：多突然发生，患者可有劳累、情绪激动、用力排便等诱因，也可无明显诱因或在睡眠中发生。一旦破裂出血，血液流至蛛网膜下腔，患者可出现剧烈头痛、呕吐、意识障碍、脑膜刺激征等，严重者可因急性颅内压增高而引发枕骨大孔疝，导致呼吸骤停。多数动脉瘤破口会被凝血封闭而出血停止，病情逐渐稳定。如未及时治疗，随着动脉瘤破口周围血块溶解，动脉瘤可能于2周内再次破溃出血。

(3) 脑血管痉挛：蛛网膜下腔内的血液可诱发脑血管痉挛，多发生在出血后3～15日。局部血管痉挛只发生在动脉瘤附近，患者症状不明显；广泛脑血管痉挛可致脑梗死，患者出现意识障碍、偏瘫、失语甚至死亡。

五、主要治疗方法

(1) 非手术治疗：主要是防止出血或再出血，控制脑血管痉挛。适当镇静，卧床休息，维持正常血压。经颅多普勒超声监测脑血流变化，发现脑血管痉挛时，可使用钙离子拮抗剂改善微循环。采用抗纤维蛋白的溶解剂，如氨基己酸，抑制纤维蛋白溶解酶原形成，以预防动脉瘤破口处凝血块溶解引起再次出血，但肾功能障碍者慎用，因有可能形成血栓。

(2) 手术治疗：介入栓塞是目前动脉瘤常用的手术治疗方式，手术创伤小，术后恢复快。若无法行介入栓塞治疗，可选用开颅动脉瘤颈夹闭术进行动脉瘤夹闭。对于出血严重的动脉瘤，病情好转后再行手术治疗。

六、术后并发症的观察与护理

(一) 脑血管痉挛

常见原因：动脉瘤栓塞治疗或手术刺激脑血管，易诱发脑血管痉挛。

临床表现：一过性神经功能障碍，如头痛、短暂的意识障碍、肢体瘫痪和麻木、失语症等。

护理措施：

(1) 早期有出血的患者预防性使用尼莫地平，改善微循环。

(2) 密切观察病情，早期发现及时处理，避免因脑缺血缺氧造成不可逆的神经功能障碍。

(3) 使用尼莫地平期间观察有无血压下降、胸闷、面色潮红、心率减慢等不适。

(二) 脑梗死

常见原因：由术后血栓形成或血栓栓塞引起。

临床表现：患者出现一侧肢体无力、偏瘫、失语甚至意识障碍等。

护理措施：

(1) 术后密切观察患者，早期发现脑梗死的征兆。

(2) 遵医嘱予扩血管、扩容，必要时溶栓治疗。

(3) 介入支架治疗术后按时服用抗血小板药物，防止血小板聚集引起血栓形成。

（4）早期行床边康复治疗。

（三）穿刺点局部血肿

常见原因：常发生于介入栓塞治疗术后 6 小时内。可能因动脉硬化、血管弹性差、术中肝素过量、凝血机制障碍、术后穿刺侧肢体活动频繁，局部压迫不到位等所致。

临床表现：穿刺点周围出现局部血肿，部分伴疼痛。

护理措施：

（1）介入栓塞治疗术后穿刺点加压包扎，定时检查压迫器有无移位。

（2）术侧髋关节制动 6 小时，术后卧床 24 小时。

（3）观察血肿的范围，进展情况。

（四）下肢深静脉血栓的形成

常见原因：术后卧床，介入栓塞患者穿刺点加压，术侧肢体制动，血流缓慢所导致。

临床表现：下肢突然肿胀、疼痛等，体查可见患肢呈凹陷性水肿、软组织张力增高、皮肤温度增高，在小腿后侧和（或）大腿内侧、股三角区及患侧腘窝有压痛。

护理措施：

（1）术后止血器压迫期间，术侧肢体行踝泵运动，促进局部血液循环。

（2）穿刺口无渗血，穿刺口压迫 6 小时后，早期拆除；若有出血的患者适当延长压迫时间。

（3）介入栓塞治疗术后 24 小时下床活动。

（4）术后 6 小时后，适当多饮水，制订饮水计划。

（5）止血器压迫期间观察足背动脉搏动情况，并做好足部保暖。

七、加速康复临床路径实施流程和表单

动脉瘤介入栓塞术围术期加速康复临床路径实施流程参考表 9 - 1，部分内容需根据动脉瘤介入栓塞术的特点进行调整，其中：

（1）术前预康复需删减"训练捏鼻张口呼吸；指导术前有效滴鼻、漱口"。

（2）术前检查中专科检查内容改为"脑血管造影（DSA）、头部 CT、头颅 MRI 等"。

（3）配血、备皮内容改为"行交叉配血，会阴部备皮"。

（4）禁食禁饮需增加"需行支架置入患者确保术晨小口量水送服抗血小板药物"。

（5）手术方式内容改为"术前充分评估，无禁忌的情况下首选介入栓塞手术，手术创伤小，术后恢复快"。

（6）预防性给氧改为"术中经气管插管呼吸机给氧，术后鼻导管经鼻给氧"。

（7）需删减预防脑脊液漏、预防颅内感染和尿量观察内容。

（8）预防出血内容改为"观察穿刺口压迫情况、压迫器有无移位，保证有效压迫""术肢髋关节制动 6 小时，烦躁不配合患者给予约束"。

（9）需增加观察足背动脉搏动，内容为"观察术肢足背动脉搏动及皮温情况，与对侧对比""若术肢足背动脉搏动较弱，适当旋松压迫器""术肢保暖"。

（10）需增加松解及拆除止血器，内容为"穿刺口无渗血时，术后前 3 小时每小时松

一圈止血器，6小时拆除""若穿刺口有渗血，适当延长压迫时间"。

（11）需增加术后药物使用，内容为"支架置入的患者，术后使用替罗非班注射液，严格按照医嘱剂量使用，防止术后脑梗死""高血压患者静脉使用降压药物，降血压维持正常范围，根据血压情况，随时调整降压药剂量"。

（12）需增加药物副作用的观察与护理，内容为"使用抗血小板聚集药物容易导致牙龈出血、消化道出血等副作用""指导使用软毛牙刷，口腔护理时动作轻柔""观察大便颜色，若有黑便及时告知医生"。

动脉瘤介入栓塞术围术期病房护士护理路径实施表单参考表9-2，部分内容需根据动脉瘤介入栓塞术的特点进行调整，其中：

入院日，术前评估中专科评估内容改为"神志、瞳孔、GSC评分、肌力评估"。

术前1日，"术前康复训练监督增加体位训练，内容为"术后6小时内患肢髋关节制动，每2小时翻身"。

手术日，体位安置内容改为"术后6小时内患肢髋关节制动，6小时后解除止血器，进行床上活动"。

手术次日至出院中，出院评估需增加"肌力及步态情况""穿刺口情况"。出院指导内容改为"抗血小板药物用药指导（备注一）"；"告知恢复期注意事项（备注二）""告知复查时间"。

备注：

一、抗血小板药物用药指导

由于支架的置入，导致血管内皮细胞的损伤，在内皮完全覆盖支架之前，血小板容易聚集在支架周围，导致血栓的形成。因此，术后需服用抑制血小板聚集的药物，以减少血小板在支架周围的聚集，从而避免血栓的形成。

常用的抗血小板药物为阿司匹林与氯吡格雷、替格瑞洛、西洛他唑等。综合各因素后，以拜阿司匹林和氯吡格雷最为常用，如检测氯吡格雷属于慢代谢，一般可改用替格瑞洛。术后服药方法及剂量：阿司匹林1粒（100mg）、氯吡格雷1粒（75mg），每日一次。服用替格瑞洛者，每日2次，每次1粒（90mg）。服药期间，阿司匹林为肠溶片，需餐前服用。氯吡格雷饭前饭后均可。每日服药时间需固定，为了避免遗忘而导致漏服，建议设置闹铃提醒。若是在常规服药时间12小时内漏服，应立即补服，并按照下一次常规服药时间服用下一次药物；若超过常规服药时间12小时之后漏服，继续按照下一次常规服药时间服药，无需补服或加倍剂量。正常情况下，术后氯吡格雷服用3～6月，阿司匹林6～12月。术后3个月，医生会根据返院复查结果，决定是否可以停用氯吡格雷，并交代后续复查时间以及服药方法，根据医生的嘱托遵照执行即可。

服药期间最常见的为消化道不良反应，表现为腹痛、腹胀、反酸、胃部灼热感、腹泻，严重者可能发生消化道出血，表现为黑便、便血、呕血等，严重的出血反应较罕见。此外，还可能会出现皮肤瘀斑、牙龈出血、血尿等出血症状。若出现胃肠道症状，可以遵医嘱服用抑酸药物剂、胃黏膜保护剂，严重的出血反应及时就医。

二、恢复期注意事项

若出现皮肤瘀斑无需特殊处理；尽量选用软毛牙刷，勿抠鼻；尽量避免碰撞、跌倒或者外伤；避免拔牙等侵入性操作；若伴有其他疾病需就医时，务必告知医生目前所服药物；注意观察大便、小便颜色，如有异常及时就医；避免辛辣刺激食物，避免浓茶。以高蛋白、低盐、低脂肪饮食为主。可多进食牛肉、鱼肉、瘦肉等；可以进行散步、慢跑、太极等舒缓运动，避免剧烈运动；不可擅自停药，医生根据复查结果决定服药方案，若不能按时复查，可继续服用药物至返院复查。

知识拓展

股动脉压迫止血器

股动脉压迫止血器是应用于血管介入手术后的止血装置。它主要通过机械施加的外力从体外对股动脉穿刺部位进行压迫，促进穿刺口止血愈合。具有减轻疼痛感、止血效果好、出血少、制动时间短、易于观察的优点。

目前常用的股动脉止血器产品由柔性压垫、加压盘、调压盘、调节螺杆、紧固螺盘、固定带回穿扣件、固定带等组成。医生首先将介入手术皮肤消毒后用无菌纱布擦干皮肤，确认足背动脉搏动正常，确认股动脉穿刺点后，将动脉鞘管退出2cm，用无菌纱布覆盖股动脉穿刺点，将压垫压在股动脉穿刺点上，并将固定带绕股部顺势加压箍筋并粘牢。确认压垫对止血点加压平衡稳定时，拔除动脉鞘，观察穿刺点有无出血，酌情加压，以能触到足背动脉搏动为宜。

使用股动脉压迫止血器期间，嘱患者压迫处肢体制动6小时，协助患者床上大小便，注意保持压迫器不要移位，避免因体位改变导致出血或血肿的发生。严密观察穿刺部位局部有无渗血、肿胀。保持穿刺点周围皮肤干燥、清洁，防止感染，观察压迫肢体血运情况，若足背动脉搏动明显减弱或消失，伴穿刺侧肢麻木、疼痛或发凉，应警惕血管堵塞。拆除股动脉止血器后嘱患者1周内避免负重、过度屏气、用力排便和剧烈活动，预防穿刺点出血和血肿。

（刘玉霞　张佳佳）

第十章　泌尿系统疾病加速康复外科临床护理路径

第一节　膀胱肿瘤

一、定义

膀胱癌（carcinoma of bladder）是泌尿系统最常见的肿瘤，绝大多数来自上皮组织，其中90%以上为尿路上皮癌，发病年龄大多数为50～70岁，男女之比约为4∶1。

二、病理

（1）组织学分级：目前建议使用 WHO 2004 分级法。此分级法将尿路上皮肿瘤分为乳头状瘤、低度恶性潜能尿路上皮乳头状瘤、乳头状尿路上皮癌、低级别乳头状尿路上皮癌（高级别）。

（2）生长方式：分为原位癌、乳头状癌和浸润性癌。原位癌局限在膀胱粘膜内，无乳头无浸润基底膜现象，但与肌层润性直接相关。尿路上皮癌多为乳头状，高级别者常有浸润。不同生长方式可单独或同时存在。

（3）浸润深度：是指癌浸润膀胱壁的深度，是判断膀胱肿瘤预后的最有价值指标之一。分为：T_{is}原位癌；T_a非浸润性乳头状癌；T_1浸润黏膜固有层；T_2浸润肌层；T_3浸润膀胱周围组织；T_4浸润前列腺、子宫、阴道及盆壁等邻近器官。临床习惯将 T_{is}、T_a、T_1期肿瘤称为表浅性膀胱癌，即非肌层浸润性膀胱癌（non-muscle invasive bladder cancer，NMIBC），T_2期以上称为肌层浸润性膀胱癌（muscle invasive bladder cancer，MIBC）。虽然原位癌属于非肌层浸润性膀胱癌，但一般分化差，向肌层浸润性进展的几率较大，属于高度恶性肿瘤。

（4）复发、进展与转移：膀胱癌易复发，非肌层浸润性膀胱癌的复发率高达50%～70%，少部分患者复发后可进展为肌层浸润性膀胱癌。肿瘤的扩散主要向膀胱壁内浸润，直至累及膀胱旁脂肪组织及邻近器官。淋巴转移是最常见的转移途径，主要转移到盆腔淋巴结。血行转移多发生在晚期，主要转移至肝、肺、肾上腺和小肠等处。种植转移可见于腹部切口、尿路上皮、切除的前列腺窝和损伤的尿道口。

三、病因

（1）吸烟：30%～50%的膀胱癌由吸烟引起，吸烟者膀胱癌发病概率是非吸烟者的2～4倍。其危险率与吸烟强度和时间成正比。

（2）职业因素：约20%的膀胱癌由职业因素引起，多见于纺织、燃料工业、皮革业、金属加工、橡胶化学、药物制剂、油漆等相关工作。一些芳香胺类化学物质，如 β-萘胺、4-氨基联苯等。

（3）非职业性因素：

①食物：流行病学研究提示，多吃新鲜蔬菜、水果可降低膀胱癌发病风险；大量摄入脂肪、胆固醇、油煎食物和红肉可增加膀胱癌发病风险。

②药物：化疗药物环磷酰胺、治疗 2 型糖尿病药物吡格列酮、镇痛药非那西汀。

③其他：膀胱癌的发病与遗传、慢性感染（细菌、血吸虫、HPV 感染）、长期尿潴留、异物刺激、盆腔放疗等因素亦有密切关系。

四、临床表现

（1）血尿：是膀胱癌最常见的症状。肿瘤乳头的断裂、肿瘤表面坏死和溃疡均可引起血尿。典型血尿为无痛性和间歇性，可自行减轻或停止，容易造成"治愈"或"好转"的错觉。血尿持续时间、严重程度和肿瘤恶性程度、分期、大小、数目和形态并不一致。

（2）膀胱刺激症状：是膀胱癌患者第二常见症状，包括尿急、尿频、尿痛，常见于膀胱原位癌和浸润癌患者，往往同时伴有血尿。

（3）其他：当肿瘤浸润达肌层时，可出现疼痛症状。肿瘤发生在膀胱内口或三角区可阻碍排尿活动，肿瘤破坏逼尿肌或支配排尿神经，可引起排尿困难甚至尿潴留。肿瘤位于输尿管口附近影响上尿路尿液排空时，可造成患侧肾积水，甚至肾功能不全。晚期患者常有体重减轻、贫血、水肿、下腹部肿块等症状，盆腔淋巴结转移可引起腰部疼痛和下肢水肿。

五、主要治疗方法

以手术治疗为主。根据肿瘤的分化程度、临床分期并结合患者全身情况，选择合适的手术方式。非肌层浸润性膀胱癌采用经尿道膀胱肿物切除术（transurethral resection of bladder tumor，TURBT），术后辅助腔内化疗或免疫治疗；肌层浸润性膀胱癌及膀胱非尿路上皮癌采用根治性膀胱切除术（radical cystectomy），必要时术后辅助化疗或放疗。

（1）非肌层浸润性膀胱癌。TURBT 既是非肌层浸润性膀胱癌的重要诊断方法，同时也是主要的治疗手段，具有创伤小、恢复快的特点。尽管 TURBT 可以完全切除 T_{is}、T_a、T_1 期肿瘤，但术后存在复发或进展为肌层浸润性膀胱癌的风险；因此术后应辅助膀胱灌注化疗或免疫治疗。应在术后 24h 内立即予膀胱灌注化疗药物。对于中高危患者，还应进行维持膀胱腔内化疗或免疫治疗。常用化疗药物有表柔比星、丝裂霉素、阿霉素等。卡介苗是最有效的膀胱内免疫治疗制剂，疗效优于膀胱腔内化疗药物，一般在术后 2 周使用。

（2）肌层浸润性膀胱癌。根治性膀胱切除术同时行盆腔淋巴结清扫术，是肌层浸润性膀胱癌的标准治疗方法。手术范围包括膀胱及周围脂肪组织、输尿管远端，男性应包括前列腺、精囊（必要时全尿道），女性应包括子宫、附件、阴道前壁以及盆腔淋巴结。术后需行尿流改道和重建术，主要包括原位新膀胱术、回肠通道术、输尿管皮肤造口术、经皮可控尿流改道术、利用肛门控尿术等。近年来，腹腔镜行膀胱癌根治术得到广泛应用；机器人辅助的腹腔镜手术使手术操作更为精准。

（3）膀胱腔内辅助灌注治疗，包括膀胱灌注化疗、膀胱灌注免疫治疗、电化学灌注疗法、光动力治疗、热灌注疗法等。

（4）化疗，包括新辅助化疗、辅助化疗、保留膀胱的化疗、转移性膀胱癌的化疗。

（5）免疫治疗及靶向治疗。随着免疫检查点抑制剂的疗效逐步得到相关临床数据的证实，免疫检查点抑制剂对膀胱癌适应症的探索已经由二线治疗前移至一线治疗，并逐渐向辅助治疗、新辅助治疗、联合其他方案治疗等开展临床试验，PD－1/PD－L1 抑制剂也逐渐在临床应用。

（6）放疗。放疗是局限于盆腔的肌层浸润性膀胱癌（$CT_{2\sim4}$，N_x）的治疗手段之一，单纯放射治疗其肿瘤完全消除率（CR）在 40% 左右，而患者 5 年总生存率约为 25%，治疗效果低于根治性膀胱切除＋盆腔淋巴结清扫术，因此对于可手术病例单独放疗不作为治疗首选。但对于不能耐受根治性手术或因局部肿瘤晚期无法手术的病例仍是合理选择。

（7）特殊患者。对于身体条件不能耐受或不愿意接受根治性膀胱切除术患者可以考虑行保留膀胱的综合治疗。在接受合适的保留膀胱手术后，应辅以化疗和放疗，并密切随访，必要时行挽救性膀胱切除术。

六、并发症的观察与护理

（一）经尿道膀胱肿瘤切除术

1. 出血

常见原因：手术创面出血，手术或血块刺激导致膀胱不自主收缩，各种原因导致的腹压增大。

临床表现：尿色变红，血块堵塞尿管，膀胱区胀痛。

护理措施：①嘱患者卧床休息，保持尿管引流通畅，密切观察引流液颜色、量。②予持续膀胱冲洗，遵医嘱给予止血药。③鼓励患者每日饮水摄入量为 2000 ～ 3000mL，嘱患者进食粗纤维食物并保持大便通畅。④必要时在膀胱镜下止血。

2. 膀胱痉挛

常见原因：手术或血块刺激导致膀胱不自主收缩。

临床表现：患者感觉有强烈尿意或便意，膀胱区胀痛。

护理措施：应冲洗血块并保持尿管引流通畅，同时给予解痉镇痛药物。

3. 膀胱穿孔

常因膀胱过度膨胀、肿瘤切除的部位较深、闭孔反射等因素引起；一般为腹膜外穿孔，经适当延长导尿管留置时间，大多可自行愈合。

（二）根治性膀胱切除术＋回/结肠通道术或原位新膀胱术

1. 出血

常见原因：术前感染未控制；术中血管损伤。

临床表现：腹腔/盆腔引流液颜色深且引流量大、色红或伴有血块；出血量大时出现低血容量表现。

护理措施：①术后 24 ～ 48 小时内密切观察腹腔引流管的情况，保持引流通畅，记录引流液的量和性质。如出现伤口渗液，引流液每小时超过 100mL，应及时通知医生处理；②监测生命体征，如患者出现脉搏增快、血压下降，皮肤苍白、四肢厥冷等低血容量表现时，应立即止血治疗及补充血容量。

2. 腹胀、肠梗阻

常见原因：手术创伤、低钾、炎症引起肠道吻合口水肿、炎性肠梗阻。

临床表现：持续的腹胀、腹痛，无肛门排便，无或偶有肛门排气，严重者可使膈肌上抬致呼吸困难，呕吐等。

护理措施：①禁食，必要时留置胃管接负压瓶予以胃肠减压；②加强术后早期活动；③纠正水电解质紊乱和低白蛋白；④口服四磨汤，每天给予开塞露塞肛并予以手指扩肛，刺激肠蠕动；⑤使用温水泡脚、咀嚼口香糖、吴茱萸热敷、艾灸、穴位注射、针灸等刺激肠蠕动的方法。

3. 下肢深静脉血栓

常见原因：手术麻醉等引起的血流减慢、血液处于高凝状态、卧床时间长等。

临床表现：下肢沉重、肿胀感、麻木或疼痛等，皮肤温度和颜色变化，严重时引发下肢溃疡。

护理措施：根据血栓风险和出血风险程度，采取相应护理措施。①基本预防：术后早期下床活动、床上下肢功能锻炼、抬高下肢、保持大便通畅等；②物理预防：气压治疗、弹力袜等；③药物预防：必要时予药物预防；④病情观察：观察患者有无胸闷、胸痛、呼吸困难、心率增快、烦躁不安等症状，警惕肺栓塞的发生。

4. 尿路感染

常见原因：尿液引流不畅、尿液逆流、术后造口狭窄导致肾积水。

临床表现：发热，会阴部或下腹部疼痛，排尿困难，以及尿液外观和气味发生变化。

护理措施：①鼓励患者每日饮水摄入量为 2000～3000mL，保持尿液引流通畅；②必要时遵医嘱应用抗生素；③必要时行经皮肾穿刺造瘘术。

5. 输尿管肠道吻合口狭窄

常见原因：感染致输尿管肠道吻合口黏膜水肿，疤痕挛缩导致肾积水。

临床表现：腰部胀痛，尿量减少，严重时可导致反复尿路感染和肾积水，引起肾功能不全。

护理措施：①观察有无腰痛、腹胀、发热、下肢水肿，记录尿量；②若感染后肾积水未见减轻者，需行输尿管内支架管置入术。

6. 尿瘘

由输尿管与肠道输出道吻合欠佳、新膀胱与尿道吻合口瘘、新膀胱自身裂开导致。

常见原因：吻合口瘘可能原因有缝合欠佳，吻合口血供不佳；新膀胱裂开多数由于新膀胱自身尿管、造瘘管引流不畅，内部压力升高引起。

临床表现：当患者术后出现引流量明显增多，而尿管引流量明显减少时，应注意尿瘘可能。引流液肌酐测定可以明确其中是否有尿液成分，CT 尿路成像或膀胱造影有助于提示尿瘘部位。

护理措施：①预防：应指导患者养成定时排尿、及时排尿习惯，避免长时间憋尿，以预防新膀胱自发破裂；②处理：若发生尿瘘，应加强引流，换用非负压持续引流管，保持引流通畅；必要时做好手术准备。

7. 代谢异常

常见原因：主要发生在原位新膀胱术后，与肠道黏膜对尿液成分的吸收和使用肠道替代后肠道功能变化有关。

临床表现：①水、电解质、酸碱平衡失调：术后肠道黏膜将尿液中氨根离子（NH_4^+）、氢离子（H^+）、氯离子（Cl^-）、钾离子（K^+）吸收入血，同时分泌碳酸氢钠进入尿液，导致高氯性代谢性酸中毒、低钠高钾血症；②营养失调：切除部分末段回肠可致胆汁酸吸收减少，影响脂肪的吸收，导致脂溶性维生素和水溶性维生素 B12 缺乏；③膀胱结石：碱性尿液、持续合并感染可促进新膀胱结石形成。

护理措施：①保留尿管通畅；②术后规律排空膀胱、规律冲洗，以减少结石发生率；③必要时口服或注射碳酸氢钠，纠正酸中毒；④必要时监测患者血 pH 值及电解质水平；⑤注意患者有无疲劳、耐力下降等相应表现，必要时补充维生素。

8. 造口相关并发症的护理

（1）刺激性皮炎。

常见原因：造口底盘裁剪不合适、护理不当、造口位置不理想。

临床表现：造口皮肤潮红、充血、糜烂，甚至形成溃疡，导致局部剧痛。

护理措施：①造口底盘裁剪直径大于造口直径 1～1.5mm 为宜，保持局部皮肤清洁、干燥；②造口周围皮肤可先涂皮肤保护膜隔离尿液，再用防漏膏密封造口周围皮肤缝隙。

（2）尿酸盐结晶。

常见原因：饮水少、形成碱性尿液，细菌将碱性尿液内的尿酸分解成结晶。

临床表现：白色粉末状结晶粘附在造口或造口周围皮肤上，可出现黏膜及皮肤轻微出血，造口周围皮肤发红、发痒、高低不平。

护理措施：①用 1 份白醋加 1 份生理盐水稀释后，纱布沾湿擦拭沉淀在皮肤上的尿酸结晶，避开肠造口黏膜；②指导患者饮水 2000～3000mL/d，遵医嘱服用维生素 C。

（3）造口回缩或凹陷。

常见原因：外翻肠管长度不够、黏膜缺血坏死脱落、患者自身基础病、患者体重增加过快。

临床表现：造口凹陷低于皮肤表面。

护理措施：①选择凸面底盘加造口腰带，利用压环压于肠造口周围皮肤，使造口基部膨出，同时使用防漏膏和防漏条；②同时指导患者健康饮食、适量运动，以免脂肪囤积导致造口凹陷。

（4）造口狭窄。

常见原因：手术皮肤开口太小、造口周围皮肤愈合不良。

临床表现：造口皮肤开口细小、尿液无法流出，严重时可能出现肾积水。

护理措施：①必要时拆除造口缝线解除压迫、扩张造口，用小指戴指套后蘸液体石蜡油进行扩张；②尿液无法流出时放置尿管引流尿液，防止肾脏积水保护肾功能。

（5）造口旁疝。

常见原因：手术原因、患者因素、腹内压增高。

临床表现：造口周围出现膨出或突出的肿块，站立或用力时更明显，患者可能出现腹痛、恶心、呕吐等。

护理措施：①术前对患者进行全面评估；②术后控制腹内压增高：咳嗽时需用双手约束肠造口部位以减少腹部压力；③使用普通腹带或束裤束缚造口；④改善营养状况。

（6）造口脱垂。

常见原因：手术原因、患者因素、腹内压增高、营养不良。

临床表现：肠造口基部或周围鼓起；水肿、出血、溃疡或缺血坏死。

护理措施：①可选用一件式造口袋，较重时用弹力绷带对肠造口稍加压防止脱垂；②避免增大腹压因素，预防便秘；③造口发生嵌顿需要急诊手术；④改善营养状况。

9. 尿失禁

常见原因：由于肠代膀胱无神经支配，也没有自主收缩功能，故术后容易出现排尿异常。

临床表现：拔除尿管后即出现尿液不受控制流出，无排尿感觉，尿液呈滴沥状。

护理措施：①评估尿失禁类型：注意尿失禁发生时机、加重或缓解的因素，如昼夜分布、夜尿次数等。尿失禁分类：根据患者主诉及尿流动力学情况，可将原位新膀胱尿失禁分为5类：膀胱源性尿失禁、尿道源性尿失禁、混合源性尿失禁、夜间尿失禁、充溢性尿失禁；②指导患者通过排尿日记、尿垫试验监测尿失禁程度；③盆底肌训练：锻炼尿道外括约肌和盆底肌肉，提高控尿能力，适用于因尿道外括约肌功能不全或盆底肌松弛所致的尿失禁；④膀胱训练：根据患者尿失禁类型不同，可选择延时排尿和定时排尿两种训练模式。方法一：延时排尿。通过训练逐渐延长排尿间隔时间，使排尿间隔达到2～3小时，以逐渐增加新膀胱容量，减少尿失禁，此法适用于膀胱容量小、膀胱压力增加所致的尿失禁。方法二：定时排尿。每2～3小时定时排尿1次，并控制每次排尿量在合理范围，在夜间可用闹钟唤醒排尿，以防止新膀胱被尿液过度充溢所导致的器官功能受损和尿失禁，此法适用于新膀胱感觉功能差、容量过大、充溢性尿失禁及夜间多尿者。

七、加速康复临床路径实施流程和表单

经尿道膀胱肿瘤切除术围术期加速康复临床路径实施流程详见表 10-1，经尿道膀胱肿瘤切除术围术期病房护士护理路径实施表单详见表 10-2。

表 10-1　经尿道膀胱肿瘤切除术围术期加速康复临床路径实施流程

实施项目	实施者	加速康复管理目标	实施时间
患者宣教	主管医生病区护士	（1）患者入院后，由医护人员通过多种方式向患者及家属进行宣教（如口头宣教、多媒体音频、宣传册等），使患者对自身疾病有一定的认识，并且知晓围手术期需要注意的事项； （2）膀胱癌患者以中老年居多，大多合并有高血压、糖尿病和心脑血管等疾病。手术医师要评估患者的健康状况、既往史及用药史等； （3）对有长期应用抗凝血剂者应停药1周或改用其他药物后再行手术，同时控制并监测血糖、血压	接诊后至术前

续上表

实施项目	实施者	加速康复管理目标	实施时间
术前预康复	病区护士	（1）心肺功能预康复：术前应戒烟2周以上，教会患者深呼吸、有效咳嗽和咳痰，在病情允许下鼓励患者进行步行及爬楼梯锻炼，提升心肺功能，预防术后肺部感染； （2）术前心理干预：患者术前常存在焦虑或抑郁，评估患者心理状况并进行有效干预； （3）术前营养筛查与评估：使用 NRS 2002 评估患者营养风险（年龄≥18岁）；NRS 2002≥3分进行营养状况评估，对已有营养不良的患者行营养支持	术前
术前检查	主管医生	（1）常规检查：心电图、胸部正侧位片、血常规、血型、生化全套、凝血四项、术前筛查八项、尿常规、大便常规等； （2）专科检查：泌尿系B超、盆腔CT或MRI检查、尿脱落细胞学、尿荧光原位杂交技术（FISH）及膀胱镜检查等； （3）选择性检查：胸部CT、心脏彩超、动态心电图、肺功能检查等	术前
麻醉访视	麻醉科医生	（1）联系麻醉科、手术室，确定手术时间及麻醉方案； （2）ASA分级3级、75岁以上或合并严重并发症的患者，术前需要提前申请麻醉科住院总值医师会诊	术前
禁食禁饮	病区护士	（1）术前6小时禁食，术前2小时禁饮； （2）术前2小时口服能量饮料，需排除术前口服禁忌症患者	术前
送手术	病区护士	（1）送手术前接台患者留置22G留置针； （2）送手术前核对手术标记、ERAS标识、路径清单等	送手术前
患者评估	手术室护士	（1）心理评估：了解患者心理状况，适当宽慰； （2）手术评估：熟悉病情及手术方式、介绍自己及手术配合要点； （3）术前基本情况评估：既往史、手术史、药物过敏史等； （4）患者舒适度：保护隐私和保暖	进入手术室至麻醉完成
预防性使用抗生素	手术室护士	此类手术通常需预防用抗菌药物，通常选择第一、二代头孢菌素或氟喹诺酮类抗菌药物	术前30分钟
麻醉及镇痛	麻醉医生	硬膜外麻醉或全身麻醉	术前
手术方式	外科医生	经尿道膀胱肿物切除术	术中
预防性给氧	麻醉医生	围术期常规面罩给氧	术中
体温控制	手术室护士	（1）保温：①患者入手术室，立即温热盖被；②提前升高房间温度至24～26℃；③术前全覆盖（肩膀、脚），术中尽量覆盖（术野除外）；④可提前加热床垫或使用温毯机（自制保温小毯）；⑤输入的液体适当加温；⑥消毒液、冲洗液、麻醉气体加热等； （2）监测体温：入室时、麻醉完成后、手术结束、离开前患者核心温度＞36℃	术中
管道留置	外科医生	术后常规放置尿管，必要时给予膀胱冲洗	术中

实施项目	实施者	加速康复管理目标	实施时间
患者护理	手术室护士	（1）协助患者做好尿管护理，做好管道标记及固定，确保引流通畅； （2）着装整齐，保护隐私； （3）注意患者保暖，尤其是肩颈和足部；必要时复苏期间继续保温； （4）患者安返病房前：着重观看患者呼吸、神志、引流液和静脉通路情况	术毕
复苏期病情观察	复苏室护士	（1）苏醒期或拔管后：如有呛咳、误吸、出血，汇报麻醉医生，同时准备利多卡因（1～1.5mg/kg）和小剂量麻醉镇痛剂（阿片类药物、右美托咪定等）； （2）Steward苏醒评分：4分以上且单项评分不为0分时可转入病房	复苏
术后镇痛	外科医生病区护士	（1）术后镇痛方案： ①有效的动态疼痛控制（VAS评分＜3分）； ②术后膀胱痉挛疼痛治疗可选用M受体阻滞剂或非甾体镇痛剂。 （2）疼痛管理： ①疼痛评估工具的正确使用； ②疼痛教育：告知患者及家属疼痛的危害和镇痛的必要性，疼痛评估的方法及镇痛方案的选择等，教育需贯穿住院全过程	术后
术后静脉血栓预防	外科医生病区护士	（1）术后鼓励患者早期下床活动； （2）功能锻炼：踝泵运动、足跟运动、直腿抬高等； （3）物理预防：气压治疗、弹力袜； （4）药物预防：必要时根据医嘱使用抗凝药物	术后
术后早期功能活动	病区护士	术后清醒即可取半卧位，生命体征平稳、无头晕等不适即可下床活动	术后至出院
出院标准	主管医生	（1）患者同意出院； （2）无感染迹象，器官功能状态良好，可自由活动； （3）无须静脉补液	术后
随访及结果评估	门诊医生病区护士	（1）定期膀胱镜检，膀胱镜检仍是非肌层浸润性膀胱癌患者随访的金标准，一般术后3个月时进行第一次膀胱镜检查； ①低危患者如第一次膀胱镜检查阴性，建议术后1年时行第二次膀胱镜检查，之后每年1次直到第5年； ②高危患者推荐前2年每3个月行1次膀胱镜检查，第3年开始每6个月1次，第5年开始每年1次直到终身； ③中危患者随访方案介于两者之间，依据患者个体预后因素和一般情况决定； （2）膀胱灌注。 ①低危NMIBC患者：应行术后即刻灌注，肿瘤复发率很低，即刻灌注后不推荐维持膀胱灌注治疗； ②中危NMIBC患者：一般建议术后即刻膀胱灌注后，继续膀胱灌注化疗，每周1次，共8周，随后每月1次，共10个月，预防复发； ③高危NMIBC患者：推荐术后膀胱灌注卡介苗（BCG），预防复发及进展，若复发耐受BCG，可选择术后维持膀胱灌注化疗	出院后

表 10 – 2　经尿道膀胱肿瘤切除术围术期病房护士护理路径实施表单

入院日	术前 1 日	手术日	手术次日至出院
□介绍主管医师、护士	□护理评估	□护理评估	□护理评估
□介绍病房环境、设施	○生命体征、睡眠、饮食、心理状况、检查完成情况、疾病及治疗相关知识掌握情况	○生命体征、疼痛情况、尿管	○生命体征、管道引流、腹部情况、自理能力
□介绍住院注意事项	□专科护理	□专科护理	○尿管引流
□建立入院护理病历	○术前准备：患者皮肤准备，物品、药品准备	○连接并妥善固定好尿管，保持引流通畅，做好观察、记录	□专科护理
□介绍标本留取方法	□基础护理	○有膀胱灌注者按医嘱时间开放尿管	○保持尿管通畅，观察记录引流性质、量、颜色
□协助完成入院检查、化验	○关注睡眠情况，必要时给予药物帮助	○必要时持续膀胱冲洗护理	○会阴抹洗每天 2 次
□术前护理评估	○指导饮食：术前 6 小时禁食，术前 2 小时禁饮	○观察有无出血、膀胱痉挛、膀胱穿孔等并发症	○拔尿管后观察排尿情况
○生命体征	○指导患者做好皮肤清洁与卫生	□基础护理	○观察并发症：出血、膀胱痉挛、膀胱穿孔
○自理能力	□心理护理	○准备术后床单位，保持病室环境的安静舒适	□基础护理
○既往病史	○与患者沟通，教会患者放松方法，如深呼吸、听音乐等	○术后体位：腰硬麻去枕平卧 6 小时，全麻清醒后取半坐卧位	○活动与休息：术后无膀胱冲洗者可下床活动
○药物过敏史	○介绍疾病治疗的方法和成功案例，建立患者的信心	○术后清醒后可饮水，无不适可进食	○普食，饮食清淡，预防便秘
○饮食与营养评估	□健康教育	○协助翻身，防止皮肤受压；做好皮肤清洁卫生	○观察有无咳嗽、咳痰，必要时予以氧气雾化吸入
○心理状态	○告知患者术前准备的目的和意义，告知术后留置尿管的必要性	○观察疼痛情况	○协助做好皮肤清洁卫生
○专科评估：排尿、是否有膀胱刺激症状、血尿、疼痛等	○告知患者和家属手术日相关的注意事项，贵重物品的保管	□健康教育	○术后早期下床活动，防跌倒
□基础护理		○向患者及家属说明留置尿管的目的和意义	□心理护理
○普通饮食		○指导患者正确咳嗽、咳痰，鼓励患者深呼吸	○与患者多沟通，使其保持情绪稳定的良好状态
○会阴部皮肤护理：做好清洁与卫生		○指导患者床上四肢活动，情况允许可早期下床活动	□出院指导
□健康教育		○指导患者保持稳定情绪状态，注意休息	○注意休息，劳逸结合，1 个月内避免剧烈活动
○术前相关检查的目的与配合			○注意营养饮食，多食新鲜蔬菜，忌食辛辣、刺激性食物，戒烟酒，保持大便通畅，多饮水，每日饮水量为 2000 ~ 3000mL
○纠正不良饮食习惯，戒烟酒			○观察排尿情况，出现血尿、排尿困难、发热等情况时应及时就诊
			○门诊复查，定期行膀胱灌注

　　根治性膀胱切除术＋回/结肠通道术围术期加速康复临床路径实施流程参考表 10 – 1，其中部分内容需根据这两个手术的特点进行修改：

　　（1）术前预康复需增加"活动指导：术前活动耐量评估，制订锻炼计划，提高功能储备"。

　　（2）术前检查中专科检查需增加"静脉尿路造影、骨扫描、PET/CT"，删除膀胱镜检查。选择检查需增加"全身骨显像"。

（3）需增加术前营养支持，内容为"术前筛查与评估包括：使用 NRS 2002 评估患者营养风险（年龄≥18 岁），当 NRS 2002≥3 时进行营养状况评估，已有营养不良的患者行营养支持后再进入 ERAS，包括制订营养诊疗计划，营养评定、营养干预与监测""增加营养支持指征：6 个月内体重下降 >10%、NRS 2002 评分≥3 分、BMI < 18.5kg/m^2 且一般状态差、血清白蛋白 <30g/L 的患者，术前营养支持时间为 7 ～ 10 天，存在严重营养问题需要更长时间。增加营养支持目标：白蛋白 >35g/L，如条件允许，建议术前营养支持 7 ～ 10 天或至术前"。

（4）禁食禁饮需增加"术前 1 天流质饮食，口服泻药完善肠道准备"。

（5）预防性使用抗生素内容改为"根治性膀胱切除术切口类型为感染切口""在皮肤切开前 30 ～ 60 分钟给药，根据药物的半衰期和手术时间决定是否追加用量，保证手术中抗菌药物的有效血药浓度""常规经静脉给予三代头孢预防感染"。

（6）需增加术前镇痛和睡眠管理，内容为"对于术前静息时疼痛视觉模拟评分（VAS）≥3 分、活动时疼痛 VAS≥5 分的患者可给予 COX - 2 特异性抑制剂抗炎镇痛，如塞来昔布口服""对于睡眠不佳的患者给予地西泮 5mg 或艾司唑仑 1 ～ 2mg 睡前口服，如睡眠仍不佳或有焦虑情绪，则改用阿普唑仑 0.4mg 或 0.8mg 睡前口服，并可加用奥氮平 2.5mg 或 5mg qd，手术前一晚可给予地西泮 10mg 肌内注射"。

（7）麻醉及镇痛内容改为"一般选择全身静吸复合麻醉"。

（8）手术方式内容改为"开放手术和腹腔镜手术，腹腔镜手术包括常规腹腔镜根治性膀胱切除术和机器人辅助腹腔镜根治性膀胱切除术"。

（9）需增加液体及血压管理，内容为"推荐应用目标导向性液体治疗，避免液体超载，低血压时使用血管活性药物""晶体平衡液优于生理盐水""治疗性输注液体包括晶体液、胶体液，根据病情决定是否输注血制品等""备用血管活性药物""完善循环监测，MAP≥65mmHg"。

（10）管道留置需增加"回肠/乙状结肠通道引流管：引流尿液、预防造口狭窄""腹腔/盆腔引流管：常规放置腹腔/盆腔引流管，根据引流情况判拔除指征""鼻胃管留置：气管插管时有气体进入胃中，术中可留置鼻胃管以排出气体，但应在患者麻醉苏醒前拔除""输尿管支架管：防止膀胱和输尿管吻合口狭窄"。

（11）患者护理需增加"协助做好伤口包扎及管道护理（引流管、尿管），做好管道标记及固定，确保引流通畅"。

（12）术后镇痛需删减"术后膀胱痉挛疼痛治疗可选用 M 受体阻滞剂或非甾体镇痛剂"；需增加"较低的镇痛相关不良反应发生率""促进患者术后早期肠功能恢复""术后早期下地活动""根据疼痛评分，采用多模式镇痛，可采用 NSAIDs 药物联合对氨基己酚等药物镇痛，尽量减少阿片类止痛药物，从而减少由此类药物引起的肠功能延迟恢复，影响患者加速康复"。

（13）需增加预防术后恶心呕吐（PONV），内容为"术后恶心、呕吐的风险因素包括年龄 <50 岁、女性、非吸烟者、晕动病或 PONV 病史以及术后给予阿片类药物""多模式控制PONV 包括药物及非药物方法的联合。常用的止吐药包括类胆碱能、多巴胺能、5 - 羟色胺

和组胺类，非药物包括避免使用吸入性麻醉药""术后建议患者苏醒后取低半卧位"。

（14）需增加胃肠功能恢复，内容为"全身麻醉苏醒后，即可少量经口饮用温水，无胃管患者术后 2 小时可经口摄入全流食""肛门排气后可逐渐进食全流、半流、普食，可根据胃肠耐受量增加进食次数和进食量"。

（15）出院标准需增加"患者或家属掌握更换造口袋方法"。

（16）随访及结果评估内容改为"pT1 期肿瘤患者每年进行一次体格检查、血液生化检查、胸部 X 线、超声和 CT 或 MR 检查（包括肝、上尿路、腹膜后等）""pT2 期肿瘤患者 6 个月进行 1 次检查，pT3 期肿瘤患者每 3 个月进行 1 次。对于 pT2～pT3 期肿瘤患者应该每半年进行 1 次胸腹盆腔 CT 检查""术后 2～3 年后若病情稳定可改为每年检查 1 次""术后护士要定期随访，了解患者造口护理、营养、活动、相关并发症等情况"。

根治性膀胱切除术＋回/结肠通道术围术期病房护士护理路径实施表单参考表 10－2，其中部分内容需根据这两个手术的特点进行修改：

入院日，术前护理评估需增加"自理能力""压疮风险""跌倒风险""DVT 风险"。专科护理需增加"协助指导患者完成相关实验室检查、影像学检查""口服肠道抗生素"。基础护理需删减原内容；需增加"术前 3 天低渣饮食""术前 1 天流质饮食""术前肺功能锻炼""会阴部皮肤护理：做好清洁与卫生"。

术前 1 日，专科护理需增加"肠道准备""术前下午口服导泻剂""造口师与医生、患者共同选定泌尿造口位置"。健康教育需增加"指导患者练习床上使用便器、咳嗽、深呼吸及四肢活动"。

手术日，护理评估需增加"伤口敷料""管道引流"。专科护理需增加"膀胱灌注者按医嘱时间开放尿管、必要时持续膀胱冲洗护理""观察有无出血、膀胱痉挛、膀胱穿孔等并发症"。基础护理中术后体位内容改为"全麻去枕平卧，头偏向一侧，生命体征平稳取低半坐卧位"；需删减"术后清醒后可饮水，无不适可进食"；需增加"禁食、禁饮""观察镇痛泵的镇痛效果"。

手术次日至出院，专科护理需删减"会阴抹洗每天 2 次""拔尿管后观察排尿情况""观察并发症：出血、膀胱痉挛、膀胱穿孔"；需增加"保持双输尿管支架管、腹腔/盆腔引流管、回肠输出道引流管通畅，观察记录引流性质、量""予泌尿造口护理，将输尿管支架管放入造口袋内""拔除伤口引流管后观察伤口有无渗液及腹胀情况，保持伤口干燥""定时挤压双输尿管支架管，保持引流通畅""观察并发症：出血、腹胀、肠梗阻、输尿管肠道吻合口狭窄/瘘等""造口护理"。基础护理需增加"全身麻醉苏醒后，即可少量经口饮温水，饮食根据患者恢复情况指导"。需删减"普食，饮食清淡，预防便秘"。心理护理需增加"倾听患者对早期活动与功能锻炼的体验，对其取得的进步给予鼓励"。出院指导需删减"注意休息，劳逸结合，1 个月内避免剧烈活动""门诊复查""定期行膀胱灌注"；需增加"注意休息，劳逸结合，3 个月内避免剧烈活动增加定期复查""每 3～6 个月检查一次""增加注意有无腰痛腰胀，如出现尿量减少、发热、呕吐，应及时就诊""进行泌尿造口的自我护理，出现造口内陷、水肿、皮肤糜烂等现象应及时到造口门诊就诊"。

📖 知识拓展

术后胃肠功能障碍

术后胃肠功能障碍（postoperative gastrointestinal dysfunction，POGD）是继发于手术、创伤、休克及其他全身性病变的一种胃肠道急性病理生理改变，以胃肠道黏膜损害、屏障功能破坏以及胃肠道运动障碍为主要特征。临床上 POGD 可表现为恶心、呕吐、腹胀、排气或排便延迟、肠梗阻、消化道出血，甚至可引起肠源性感染及继发性多器官功能障碍。美国一项涉及 160 家医院的调查显示，腹部手术后 POGD 的发生率为 19%。患者一旦出现 POGD，将延长住院时间，增加住院费用，甚至增加术后病死率。ERAS 的核心机制之一是肠功能的快速恢复。因此，应针对 POGD 进行早期诊断、预防和干预，从而改善患者临床结局。

（蔡有弟）

第二节　良性前列腺增生

一、定义

良性前列腺增生（benign prostatic hyperplasia，BPH）简称前列腺增生，是前列腺上皮增生导致腺体增大而引起的中老年男性排尿障碍为主的慢性病，是泌尿男科临床诊疗中最为常见的疾病之一。

二、病理

良性前列腺增生起源于围绕尿道精阜部的腺体，常以纤维细胞增生开始，继之其他组织亦增生。增生的前列腺可将外围的腺体压扁形成假包膜（外科包膜），与增生腺体有明显界限。增大的腺体使尿道弯曲、伸长、受压成为引起排尿困难或梗阻的机械性因素，前列腺内围绕膀胱颈增生的、含丰富的 α 肾上腺素能受体的平滑肌收缩则是引起排尿困难或梗阻的功能性因素。

随着长期膀胱出口梗阻，黏膜面出现小梁、小室、憩室。逼尿肌的代偿性肥大可发生不稳定的逼尿肌收缩，致膀胱内高压甚至出现压力性尿失禁；逼尿肌不能代偿，则不能排空膀胱而出现残余尿，严重时膀胱收缩无力，出现充溢性尿失禁。长期排尿困难使膀胱高度扩张或膀胱内高压，可发生尿液的膀胱输尿管反流，最终引起肾积水和肾功能损害。

三、常见病因

尚未完全明确。目前公认老龄和有功能的睾丸是发病的基础。上皮和基质的相互影响，各种生长因子的作用，随年龄增长而出现的睾酮、双氢睾酮以及雌激素水平的改变和失去平衡是前列腺增生的重要因素。

四、临床表现

取决于梗阻的程度、病变发展的速度以及是否合并感染和结石，而不在于本身的增生程度。

(一) 症状

(1) 尿频：是最常见的早期症状，夜间更为明显。早期因前列腺充血刺激引起，随梗阻加重残余尿量增多，膀胱有效容量减少，尿频更加明显。

(2) 排尿困难：进行性排尿困难是前列腺增生最主要的症状，但发展缓慢。轻度梗阻时排尿迟缓、间断，尿后滴沥；严重梗阻时排尿费力、射程缩短、尿线细而无力，终成滴沥状。

(3) 尿潴留：严重梗阻者膀胱残余尿增多，长期可导致膀胱无力，发生尿潴留或充溢性尿失禁。在前列腺增生的任何阶段，病人可因受凉、劳累、饮酒等使前列腺突然充血、水肿，发生急性尿潴留。

(4) 其他：前列腺增生时因局部充血可发生无痛性血尿。若并发感染或结石，有尿急、尿痛等膀胱刺激症状。少数病人在后期可出现肾积水和肾功能不全表现。长期排尿困难者可并发疝、痔或脱肛。

(二) 体征

直肠指诊时可触到增大的前列腺，表面光滑、质韧、有弹性，中间消失或隆起。

五、主要治疗方法

主要治疗方法包括非手术治疗和手术治疗。

(一) 非手术治疗

(1) 随访观察：无明显前列腺增生症状和无残余尿者需门诊随访，定期复查，每年至少一次。如症状加重，再采用其他处理方法。

(2) 药物治疗：适用于有轻临床症状、残余尿 <50mL 的病人。包括 α 受体阻滞剂、激素、降低胆固醇药物以及植物药疗等。其中以 α 受体阻滞剂特拉唑嗪、5α 还原酶抑制剂非那雄胺为常用；前者可降低平滑肌的张力，减少尿道阻力，改善排尿功能；后者通过降低前列腺内双氢睾酮的含量使前列腺缩小，改善排尿功能，对症状较轻的病例有良好疗效。

(3) 其他疗法：用于尿道梗阻较重而又不适宜手术者。激光治疗、经尿道气囊高压扩张术、经尿道高温治疗、体外高强度聚焦超声等治疗适用于前列腺增生体积较小者；前列腺尿道支架网适用于不能耐受手术的病人。

(二) 手术治疗

符合手术指征的患者，手术治疗仍是最佳选择。方式有经尿道前列腺切除术（transurethral resection of prostate，TURP）、前列腺激光剜除术和前列腺切除术。

对于老年前列腺增生的患者，经常采用的手术治疗方式就是经尿道前列腺电切手术。这个术式在目前也被誉为前列腺增生手术治疗的金标准。还有经尿道前列腺剜除术，现在在世界范围内也是广泛开展，手术之后能够达到一个很好的排尿效果。

对于一些身体状态较差，高龄的患者，可以给病人采取经尿道的球囊扩张术。通过球囊扩张，可以将前列腺体撕裂开而恢复尿道的通畅。对于一些病情比较危重的患者，排尿比较费力时，也可以采用介入治疗。

六、并发症观察

经尿道前列腺电切综合症（TUR 综合症）是行 TURP 的病人因术中大量的冲洗液被吸收到血循环，导致血容量急剧增加，出现稀释性低钠血症并引起的一系列全身症状。

临床上主要表现为循环系统和神经系统的功能异常，出现烦躁、恶心、呕吐、呼吸困难、低血压、少尿、惊厥和昏迷。对 TUR 综合征的诊断及治疗如不及时可导致严重后果，严重者可引起死亡。故凡是在手术中出现不可以解释的生命体征异常、神志或尿量变化，应高度怀疑 TUR 综合征。若出现 TUR 综合征的典型临床表现以及血生化改变（主要为血钠的变化）即可做出诊断。

常见原因：行 TURP 的病人因术中大量的冲洗液被吸收可致血容量急剧增加，出现稀释性低钠血症。下列几种因素可显著增加冲洗液的吸收量，促使 TUR 综合症的发生：

（1）前列腺周围静脉窦（丛）被切开；

（2）前列腺被膜穿孔；

（3）冲洗液压力过高，超过 5.89kPa（60cmH$_2$O）；

（4）高压冲洗使用蒸馏水；

（5）手术时间太长，如高压冲洗下超过 90 分钟；

（6）低渗冲洗液。

临床表现：病人可在几小时内出现烦躁、恶心、呕吐、抽搐、昏迷，严重者出现肺水肿、脑水肿、心力衰竭等。应加强观察，一旦出现，遵医嘱给予利尿剂、脱水剂，减慢输液速度，对症处理。

（1）血压变化、血容量增加：早期血压升高，中心静脉压（CVP）升高及心率加快，持续时间一般为 30 分钟。随着病情的进展，后期血压下降常伴有心动过缓。

（2）肺水肿：出现呼吸困难，呼吸急促，喘息和紫绀缺氧等表现。

（3）脑水肿：表现头疼、烦躁不安、恶心、呕吐、视力模糊、意识障碍、行为混乱、呼吸表浅等。

（4）肾水肿：可引起少尿或无尿。

护理措施：

（1）急查电解质，了解血清钠水平。

（2）静脉注射利尿剂，如速尿 40mg，数小时后可重复，以促使大量水分排泄，恢复正常血容量。

（3）纠正低渗、低血钠：静脉滴注 3%～5% 的高渗氯化钠溶液 250～500mL，缓慢输入，同时应密切监测肺水肿情况，根据血清钠复查结果和肺水肿改善情况再调整剂量，必要时气管切开治疗。

（4）吸氧：由于血液稀释，使红细胞携氧能力下降，肺水肿则影响气体交换量，故应用面罩加压给氧，改善肺水肿及缺氧状态。

（5）抗心衰：血容量增加引起心脏负荷增大，如发生充血性心衰，可酌情应用洋地黄类药物，增加心肌收缩力。

（6）有脑水肿征象时：应进行脱水治疗并静脉滴注地塞米松，有助于降低颅内压及减轻脑水肿。

（7）抗感染：应用对肾功能无明显损害的抗生素预防感染。

（8）做好膀胱冲洗护理：前列腺切除术后为防止出血，术后需用生理盐水持续冲洗膀胱。

①冲洗速度：可根据尿色而定，色深则快、色浅则慢。随冲洗持续时间延长血尿颜色逐渐变浅；若尿色深红或逐渐加深，说明有活动性出血，应及时通知医师处理。

②确保冲洗及引流管道通畅：若引流不畅应及时作高压冲洗抽吸血块，以免造成膀胱充盈痉挛而加重出血。

③准确记录尿量、冲洗量和排出量：尿量 = 排出量 − 冲洗量。

④膀胱冲洗方法：

（a）密闭式冲洗法：即输液瓶冲洗，冲洗药液在输液瓶内，输液瓶悬挂在床旁输液架上，瓶高距病人骨盆 1 米左右，经输液管下接三通，再分别与尿管和引流管相接，三通高度略低于耻骨联合平面，以利于膀胱内液体排空。冲洗时先将引流管夹闭，以 60 滴/分钟速度输注冲洗液，每回注入 100mL 之后夹闭输液管开放引流管，冲洗液流出，如此反复每次冲洗 3～4 回。

（b）开放式冲洗法：应用膀胱冲洗器或大注射器，每次冲洗时先将留置尿管或膀胱造瘘管的接头分开，远端引流管接头用无菌纱布包好放在一边，导尿管或膀胱造瘘导管末端消毒后用无菌纱布托住，将吸有冲洗液的冲洗器接在导管末端，缓慢注入冲洗液，然后自然流出或缓慢吸出。如此反复，直至流出液澄清为止。冲洗结束后，将远端引流管冲洗一次，然后接通导尿管或膀胱造瘘继续引流。

⑤膀胱冲洗注意事项。常用冲洗液为等渗盐水，膀胱有出血的用冷冲洗液，每日冲洗 2～3 次，每次药液 50～100mL，膀胱手术后的冲洗液量不超过 1500mL。不正常现象：冲洗时观察病人反应，有鲜血流出或剧烈疼痛、回流量少于输注量等异常情况应停止冲洗。

七、加速康复临床路径实施流程和表单

前列腺电切术围术期加速康复临床路径实施流程参考表 10–1，其中部分内容应根据前列腺电切术的特点进行修改：

（1）患者宣教内容改为"术前应给予患者充分的专业宣教和心理指导，告知手术相关信息及围手术期诊疗，缓解患者焦虑紧张情绪，发放前列腺电切术围手术期健康教育单张""主管医生评估是否可进入 ERAS 通道，血糖控制不稳定患者进入 ERAS 需慎重，口头/书面告知患者围手术期各项相关事宜，告知患者预设出院标准，告知患者随访时间安

排等""住院患者若合并严重心脑血管及呼吸系统疾病、气管狭窄等，在完善相关检查后请麻醉科会诊，全面评估患者情况"。

（2）术前预康复需增加"提肛训练：指导患者规律，有效地进行盆底肌功能训练，加强盆底肌肉力量，促进前列腺术后压力性尿失禁的尽早恢复""教会病人留置尿管的注意事项""评估患者排便习惯，当前列腺增生严重，突入直肠明显时，会有影响排便的可能性，有便秘及粪便嵌顿病史的患者术前指导进食蔬菜水果，减少辛辣、油腻、刺激性食物的摄入，必要时予开塞露纳肛或口服乳果糖改善""饮水指导：术前饮水量应控制在每日 1500～2000mL，以稀释尿液，防止引起泌尿系感染及形成膀胱结石，饮水应以温开水为宜，少饮浓茶"。

（3）术前检查中的专科检查内容改为"血清 PSA 抗原、泌尿系统 B 超、尿流率、IPSS 评分"。

（4）需增加术前营养支持，内容为"入院后营养状况评估：使用 NRS 2002 评估患者营养风险（年龄≥18 岁），NRS 2002≥3 分则进行营养干预，已有营养不良的患者行营养支持后再进入 ERAS，胃排空障碍和胃瘫患者慎入（按 ERAS 理念管理，除术后饮食依情况调整外，其余各项照常进行）""营养支持指征：6 个月内体重下降 10%～15% 或者更多、患者进食量低于推荐摄入量的 60% 达 10 天以上、BMI < 18.5kg/m^2、白蛋白 < 30g/L（无肝肾功能障碍）、NRS 2002 评分≥3 分""营养支持目标：白蛋白 > 35g/L，如条件允许，建议术前营养支持 7～10 天或至术前"。

（5）禁食禁饮需增加"所有全麻手术在术日当天行术前补液以保证基本营养需要的摄入"。

（6）患者评估中患者舒适度需增加"核对后即给予静脉穿刺部位涂抹利多卡因软膏，减少患者疼痛"。

（7）预防性使用抗生素内容改为"TURP 属于高感染风险手术，按照清洁－污染手术的规定给予相应的抗菌药物的应用""推荐术前 30 分钟静脉输二代头孢菌素或喹诺酮类等抗菌药物"。

（8）需增加术前镇痛和睡眠管理，内容为"对于术前静息时数字疼痛评分（NRS）≥3 分、活动时疼痛 NRS≥5 分的病人可给予 COX－2 特异性抑制剂抗炎镇痛（如塞来昔布 200mg，bid）""对于睡眠不佳的病人给予地西泮 5mg 或艾司唑仑 1～2mg 睡前口服，如睡眠仍不佳或有焦虑情绪，则改用阿普唑仑 0.4mg 或 0.8mg 睡前口服，并可加用奥氮平 2.5mg 或 5mg，手术前一晚可给予地西泮 10mg 肌内注射"。

（9）麻醉及镇痛内容改为"指南推荐术前镇痛，防止术后患者疼痛转变成慢性疼痛""可选择 NSAIDs 类药物静脉或肌内注射，如氟比洛芬酯、帕瑞昔布等"。

（10）手术方式内容改为"尽量缩短手术时间、减少出血的微创手术操作方式"。

（11）需增加液体及血压管理，内容为"推荐应用目标导向性液体治疗，避免液体超载""低血压时使用血管活性药物""晶体平衡液优于生理盐水""术中适当减少晶体液的输入量""必要时输入适量的胶体液""备用血管活性药物""完善循环监测，MAP≥65mmHg"。

（12）管道留置内容改为"导尿管：根据术中切除前列腺的大小，常规留置尿管后1～2天后尽早拔除""膀胱冲洗引流管：根据患者情况调整引流液冲洗速度，防止膀胱痉挛""行开放性手术的病人，多留置引流管，不同类型的引流管留置的时间长短不一，TURP术后1～2天尿液颜色清澈即可拔除导尿管，膀胱造瘘管通常在术后7日排尿通畅时拔除"。

（13）患者护理需增加"协助做好管道护理（膀胱冲洗管、尿管），做好管道标记及固定，确保引流通畅，术后有效固定或牵拉气囊尿管，尿管尽量固定于耻骨联合上方双重固定，防止病人坐起或肢体活动时，气囊移位而失去压迫膀胱颈口之作用，导致出血""注意保暖，尤其是膀胱区，采用20～30℃的冲洗液，减少膀胱痉挛次数并使膀胱的出血量不因温度的升高而加重，必要时复苏期间继续保温"。

（14）术后镇痛中的术后镇痛方案及疼痛管理内容改为"根据疼痛评分，采用多模式镇痛，经口服或静脉采用的镇痛应当采用NSAIDs药物联合对氨基己酚等药物镇痛，尽量减少阿片类止痛药物，从而减少由此类药物引起的肠功能延迟恢复，影响病人加速康复""动态进行疼痛评估""术后使用PCA泵，有报道显示术后使用PCA泵的病人膀胱痉挛发生率37%，未使用PCA泵的膀胱痉挛发生率为83.6%""前列腺术后病人可因逼尿肌不稳定、导管刺激、血块堵塞冲洗管等原因引起膀胱痉挛，导致阵发性剧痛。术后留置硬脊膜外麻醉导管者，按需定时注射小剂量吗啡有良好效果；也可口服硝苯地平、丙胺太林、地西泮或用维拉帕米加入生理盐水内冲洗膀胱"。

（15）需增加预防术后恶心呕吐（PONV），内容为"术后恶心、呕吐的风险因素包括年龄<50岁、女性、非吸烟者、晕动病或PONV病史以及术后给予阿片类药物""多模式控制PONV包括药物及非药物方法的联合，常用的止吐药包括类胆碱能、多巴胺能、5-羟色胺和组胺类，非药物包括避免使用吸入性麻醉药，术后建议患者苏醒后取低半卧位"。

（16）需增加胃肠功能恢复，内容为"有睡意者以睡眠休息为主，不刻意安排饮食""术后回病房患者，有恶心呕吐者暂缓进食""已清醒无恶心呕吐者，术后安返病房后，无呛咳者可少量多次口服温凉水或功能饮料5mL/次""病情稳定无呛咳者，术后2小时可进食流质，4小时后可根据胃肠耐受量增加进食次数和进食量，早期肛门未排气前，避免进食豆浆、牛奶及含糖高的产气食物而增加腹胀等胃肠道不适"。

（17）术后静脉血栓预防内容改为"术后早期功能活动内容：实现术后早期功能活动应建立在术前宣教、术后监测患者生命体征无异常、多模式镇痛以及早期停止膀胱冲洗等基础上""病人术后回病房麻醉清醒后即开始咳嗽、咳痰锻炼，并主动做踝关节背伸跖屈和股四头肌等长收缩锻炼""术后根据尿色情况逐步调节膀胱冲洗液冲洗速度直至完全停止冲洗""术后当天可下地走路，第1次下床活动时间范围适当，量力而行，可在床周围活动，以后逐渐增加活动量和活动范围，下床活动前做好防跌等安全评估及宣教""根据术中情况，定期逐步抽取留置尿管内的水囊，尿道外口牵拉纱布应在术后8～24小时内松解，以防长时间压迫黏膜、括约肌，引起黏膜坏死及尿失禁""活动时注意，引流袋应放置于腰部以下低于膀胱位置以防止尿液返流"。

（18）出院标准内容改为"无须静脉补液，营养需要量正常""口服止痛药可以很好地止痛""胃肠功能可恢复，能自主排便""评估患者的排尿情况，血尿程度，尿色呈澄清淡红色才可离院观察"。

（19）随访及结果评估内容改为"术后1周内，电话或微信随访一次，关注病人是否存在腹痛、腹胀、恶心、呕吐等不适主诉""术后2～3周后，术后首次门诊随访、完成伤口拆线和复查下肢静脉彩色多普勒超声""常规术后1个月、3个月、6个月、1年随诊，之后每年门诊随诊，如有异常情况随时拨打随访电话及时就诊"。

前列腺电切术围术期病房护士护理路径实施表单参考表10-2，其中部分内容应根据前列腺电切术的特点进行修改：

入院日，术前护理评估需增加"疼痛评估（NRS）""进食评估（EAT-10）""跌倒风险评估（Morse跌倒评分）""压疮风险评估（Braden评分量表）""DVT风险评估（Caprini评分）""PHQ-9抑郁症筛查量表""CAM谵妄评分""专科评估：IPSS评分、直肠指检""排尿评估（膀胱残余尿量测定）""尿道口皮肤情况：评估患者的漏尿情况、会阴部皮肤有无破损、真菌感染，必要时用三型安尔碘、炉甘石、爽肤粉治疗"；需增加"术前训练内容：疼痛自评、床上排便训练、防便秘训练、膀胱功能训练、指导患肢踝泵运动、股四头肌收缩运动、膝关节屈伸运动、直腿抬高运动等"；需增加"用药指导：根据医嘱，指导患者使用抗凝药物"；需增加"指导患者戒烟、戒酒""指导呼吸功能锻炼，预防肺部感染，计划性饮水""增加指导患者调整饮食结构"。

术前1日，术前准备需增加"备皮范围：肚脐眼至大腿根，尤其尿道口"。需增加术前康复训练监督，增加内容为"有效呼吸功能训练""提肛训练：患者取仰卧位，双膝微曲并拢，放松腹部肌肉，缓慢收缩和放松肛门、阴道和尿道，连续收缩盆底肌""床上大小便训练""术后康复功能锻炼：踝泵运动、股四头肌收缩运动、直腿抬高运动、膝关节屈伸运动""教会患者使用深呼吸放松法"。

手术日，需删减原内容；需增加手术前常规护理，增加内容为"查看术区皮肤状态""安慰患者紧张情绪""口服必要药物""生命体征监测""核对患者病历资料及带药"；需增加"告知监护设备、管路功能及注意事项""告知疼痛注意事项"；需增加"执行术前ERAS营养方案"；需增加"接台患者术前留置22G留置针（穿刺部位优选健侧上肢）"；需增加术后病情观察，增加内容为"生命体征""神志情况""吞咽情况""尿道口渗血情况""皮肤颜色、感觉活动、肿胀、末梢血运、皮温等""各种管道情况：观察膀胱冲洗引流液颜色、性质、量，如颜色无异常可尽早停止冲洗""Morse跌倒风险评估""Braden压疮风险评估""DVT风险评估（Caprini评分）""疼痛评估（NRS）"；需增加术后常规护理，增加内容为"体位安置：腰硬麻后去枕平卧位，全麻后平卧或半卧位""皮肤情况：协助更换体位等预防压疮护理""持续低流量吸氧""安置心电监护仪""遵医嘱应用药物：抗生素、止痛药""治疗：如雾化吸入、艾灸中药治疗""饮食指导：无恶心呕吐者，2小时可即普通饮食""活动指导：术后感觉运动恢复即可进行踝泵运动、股四头肌收缩运动、上肢肌力练习""输液管理""管道管理""预防血栓措施：气压治疗、抗凝药、弹力袜、计划性饮水、功能锻炼"。

手术次日至出院，需增加术后病情观察，内容改为"饮食及营养：指导清淡高纤维、高维生素饮食防止便秘，指导多饮水，每日饮水至少2L"。专科护理需删减"会阴抹洗每天2次""拔尿管后观察排尿情况"。需增加管道管理，内容为"包括避免导尿管牵拉，妥善固定，减少牵拉产生的出血""保持会阴干洁，每日两次三型安尔碘消毒会阴""常规情况下术后1～2天无特殊情况即可拔除尿管""告知患者不做解尿动作、不屏气"。需增加术后康复训练监督，内容为"指导患肢踝泵运动、股四头肌收缩运动、抬臀运动、膝关节屈伸运动、直腿抬高运动""有效呼吸功能锻炼"；需增加"物理治疗：拔尿管后予低频脉冲电治疗、气压治疗"；需增加"盆底肌功能训练：交代注意事项进行盆底肌肌力评估，跌倒风险评估"。观察并发症需增加"肺部、泌尿系统感染""血栓：计划性饮水、穿抗血栓压力袜、气压治疗、功能锻炼、下床活动、应用抗凝药物等"。需增加出院评估内容为"日常活动及步态情况""肢体皮温、肿胀情况""排尿情况""疼痛评估""饮食与排便情况""患者满意度"。出院指导内容改为"告知用药注意事项""告知恢复期注意事项""告知复查时间"。

知识拓展

男性电生理治疗

泌尿男科围手术期加速康复涉及膀胱、前列腺、尿道、生殖器等部位，在较小区域内的组织器官、肌肉、血管、皮肤、黏膜和感觉、运动神经分布密集，血运丰富，汗腺分泌旺盛。控制并处理好疼痛、组织损伤、肿胀、血栓、伤口渗出和炎性反应等问题非常重要，也很具有挑战性。随着加速康复外科理念应用于泌尿男科领域，电生理技术可在以下几方面应用于围手术期加速康复：

（1）镇痛，经皮神经电刺激（TENS）引起神经中枢释放内源性阿片肽等多种镇痛物质，大量研究表明TENS和经皮穴位电刺激（TEAS）产生的镇痛作用，可减少对止痛药的需求。美国术后疼痛管理指南特别推荐TENS和TEAS对外科手术后的镇痛具有应用价值。

（2）通过改善循环功能，促进静脉、淋巴回流，预防下肢静脉血栓形成，促进局部水肿、血肿的消退。

（3）预防术后恶心呕吐，促进肠蠕动，缩短胃肠功能恢复时间等。

（4）抑制应激反应，预防全麻术后高血糖反应的发生。

（5）促进伤口愈合。电刺激可通过改善循环，增加血管通透性，诱导转化生长因子 $-\beta1$ 的生成，促进损伤愈合过程中所需的中性粒细胞、巨噬细胞、成纤维细胞和表皮细胞等定向迁移至伤口部位，防治感染、促进愈合。

此外，电刺激可以促进血管、神经等多种组织再生，还可以诱导干细胞分化、增殖，促进组织愈合和机体功能恢复。

（陈桂丽　杨帅）

第三节　输尿管结石

一、定义

上尿路结石指肾结石（renal calculi）和输尿管结石（ureteral calculi），以单侧多见，双侧占约10%，输尿管结石大部分是肾结石下降、排入输尿管所致，极少数原发于输尿管，除非输尿管本身存在畸形、梗阻等病变。

二、病理

泌尿系统结石通常在肾和膀胱内形成，绝大多数在排出过程中停留在输尿管和尿道。输尿管结石常停留或嵌顿于生理狭窄处，即肾盂输尿管连接处、输尿管跨越髂血管处及输尿管膀胱连接处，以输尿管下1/3处最多见；尿道结石常停留在前尿道膨大部位。尿路结石所致的病理生理改变与结石部位、大小、数目、是否有继发性炎症和梗阻的程度等因素有关。

泌尿系各部位的结石都能造成梗阻，致结石以上部位积水。结石引起的梗阻大部分属不全梗阻，双侧完全梗阻时可造成无尿。较大的结石或表面粗糙的结石可损伤尿路黏膜，损伤后易合并感染。如肾盂输尿管交界处和输尿管结石发生梗阻时，肾的感染易发展为肾积脓；尿道结石合并感染常有排尿困难、脓尿、尿道口出血或脓性分泌物，甚至导致尿道周围脓肿，脓肿破溃后可形成尿道瘘。此外，肾盂和膀胱黏膜可因结石的长期慢性刺激而发生恶变。

结石引起损伤、梗阻、感染，梗阻与感染也可使结石增大，三者互为因果，加重对泌尿系的损害。

三、病因

影响结石形成的因素很多，年龄、性别、种族、遗传、环境因素、饮食习惯和职业等因素对结石的形成影响很大。身体的代谢异常、尿路梗阻、感染、异物和药物使用是结石形成的常见病因。

（一）代谢异常

（1）形成尿结石的物质增加：长期卧床、甲状旁腺功能亢进者尿钙增加；痛风病人、使用抗结核药物和抗肿瘤药物者的尿酸排出增加；内源性合成草酸或肠道吸收草酸增加引起高草酸尿症。尿液中钙、草酸或尿酸的排出量增加，易形成尿结石。

（2）尿 pH 值改变：碱性尿中易形成磷酸盐及磷酸镁铵沉淀；酸性尿中易形成尿酸结石和胱氨酸结晶。

（3）尿中抑制晶体形成的物质不足：如缺乏枸橼酸、焦磷酸盐、酸性黏多糖等。

（4）尿量减少：使尿中盐类和有机物质的浓度增高。

（二）局部因素

（1）尿液淤滞：由于机械性因素导致的尿路梗阻、尿动力学改变、肾下垂等原因均可引起尿液淤滞，促使结石形成。

（2）尿路感染：泌尿系统感染时，细菌、坏死组织、脓块等均可成为结石的核心，尤其与磷酸镁铵和磷酸钙结石的形成有关。

（3）尿路异物：长期留置尿管、小线头等可成为结石的核心而逐渐形成结石。

（三）药物相关因素

药物引起的肾结石占所有结石的1%～2%。相关药物分为2类：

（1）尿液的浓度高而溶解度比较低的药物，包括氨苯蝶啶、治疗HIV感染的药物（如茚地那韦 indinavir）、硅酸镁和磺胺类药物等，这些药物本身就是结石的成分。

（2）能够诱发结石形成的药物，包含乙胺唑胺、维生素D、维生素C和皮质激素等，这些药物在代谢的过程中导致了其他成分结石形成。

四、临床表现

（一）肾绞痛

输尿管结石患者经常感受到剧烈的、刀绞一样的腰背部疼痛。根据结石在输尿管内梗阻的地方不同，常表现出不同的临床症状。

（1）上段输尿管结石，一般表现为腰腹部剧痛，并向同侧下腹部放射，有时伴有恶心和呕吐。

（2）中段输尿管结石引起的绞痛位于中下腹部，右侧结石有时易与阑尾炎相混淆。

（3）下段输尿管结石引起的绞痛位于下腹部，并向同侧腹股沟、阴囊或大阴唇放射。

在绞痛发作静止期，患者可无任何症状，或仅有肾积水及肾周尿外渗引起的腰部胀痛。

（二）血尿

腰腹部绞痛伴血尿是输尿管结石的特征性表现，多为结石损伤输尿管黏膜所引起。少部分患者可出现间歇性肉眼可见的血尿，而大多数患者的血尿通过显微镜才可发现。

（三）尿路刺激症状

膀胱壁间（输尿管与膀胱连接处）输尿管结石，表现为耻骨上区绞痛伴膀胱刺激症状（尿急、尿频、尿痛等），这是由于输尿管远端肌肉与膀胱三角区肌肉相连所致。

（四）无尿

较少见，常发生于两侧输尿管均阻塞，或一侧阻塞引起对侧肾功能丧失。

五、主要治疗方法

（一）病因治疗

如切除甲状旁腺瘤、解除尿路梗阻可防止结石复发。

（二）非手术治疗

非手术治疗适用于结石直径＜0.6cm、表面光滑、无尿路梗阻、无感染的纯尿酸或胱氨酸结石病人。直径＜0.4cm、表面光滑的结石，90%能自行排出。

（1）水化疗法：每日饮水2500～3000mL，保持每日尿量在2000mL以上。大量饮水配合适当的运动有利于小结石的排出，有助于稀释尿液、减少晶体沉积，起到内冲洗的作用，可延缓结石的增长和手术后结石的复发。

（2）药物治疗：根据对已排出结石或经手术取出结石进行成分分析的结果，决定药物治疗的方案。

①药物溶石：用于非钙结石。

（a）调节尿pH值的药物：可增高结石的溶解度。尿酸结石可服用枸橼酸氢钾钠、碳酸氢钠碱化尿液；胱氨酸结石的治疗需碱化尿液；口服氯化铵使尿液酸化，有利于防止磷酸钙及磷酸镁铵结石的生长。

（b）调节代谢的药物：α-巯丙酰甘氨酸、乙酰半胱氨酸有溶石作用；别嘌醇可降低血、尿的尿酸含量，可治疗尿酸结石。

②中药和针灸：可解痉、止痛，促进小结石的排出。常用中药有金钱草、车前子，常用针刺穴位是肾俞、膀胱俞、三阴交、阿是穴等。

③控制感染：感染性结石需控制感染。

④解痉镇痛：主要治疗肾绞痛。常用镇痛药物包括非甾体镇痛抗炎药，如双氯芬酸、吲哚美辛；阿片类镇痛药，如哌替啶、曲马多等。解痉药物主要有阿托品、钙离子通道药、黄体酮等。

（三）手术治疗

1. 体外冲击波碎石（extracorporeal shock wave lithotripsy，ESWL）

通过X线或超声检查对结石进行定位，利用高能冲击波聚焦后作用于结石，使之裂解、粉碎成细砂，随尿流排出。临床实践证明此法是一种安全而有效的非侵入性治疗，大多数上尿路结石可采用此方法治疗。常见并发症包括出血、"石街"形成、肾绞痛、高血压等。

（1）适应症：适用于直径≤2cm的肾结石及输尿管上段结石；输尿管中下段结石治疗的成功率比输尿管镜取石低。

（2）禁忌症：①结石远端尿路梗阻、妊娠、出血性疾病、严重心脑血管病、主动脉瘤、尚未控制的泌尿系统感染等；②过于肥胖、肾位置过高、骨关节严重畸形、结石定位不清等。

2. 内镜取石或碎石术

（1）经皮肾镜取石或碎石术（percutaneous nephrolithotomy，PCNL）：利用超声或 X 线检查定位，经腰背部细针穿刺直达肾盏或肾盂，扩张并建立皮肤至肾内的通道，插放肾镜，直视下取石或碎石。取石后酌情放置双 J 管和肾造瘘管。此法适用于 ≥2cm 的肾结石、有症状的肾盏结石、体外冲击波治疗失败的结石。术中术后出血是 PCNL 最常见及危险的并发症。

（2）输尿管镜取石或碎石术（ureteroscopic lithotomy or lithotripsy，URL）：经尿道插入输尿管镜至膀胱，经膀胱输尿管口进入输尿管，直视找到结石，进行套石或取石。若结石较大可用超声、液电、激光或气压弹道碎石。此法适用于中、下段输尿管结石，因肥胖、结石硬、停留时间长而用 ESWL 困难者，亦可用于 ESWL 治疗后所致的"石街"处理。常见并发症主要有感染、黏膜下损伤、穿孔、撕裂等。

（3）腹腔镜输尿管取石（laparoscopic ureterolithotomy，LUL）：适用于直径 >2cm 的输尿管结石，原考虑开放手术，或经 ESWL、输尿管镜手术失败者。一般不作首选方案。

3. 开放手术

过去多数尿石症采用开放手术取石，但创伤较大，且复发率高。由于内镜技术及 ESWL 的普遍开展，大多数上泌尿系统结石已不再需用开放手术。开放手术适用于结石远端存在梗阻、部分泌尿系统畸形、结石嵌顿紧密、其他治疗无效，肾积水感染严重或病肾功能丧失的尿石症。主要术式有输尿管切开取石术等。

六、并发症的观察与护理

肾结石术后的主要护理问题是出血、感染、尿漏、结石残留等，可根据护理问题给予相应护理措施。

（一）出血

常见原因：术后可因术中止血不彻底、伤口裂口等因素出现术后切口渗血。此外，在碎石和取石过程中可能造成输尿管黏膜损伤，导致出现尿血，一般无需特殊处理，若尿血颜色较深且持续时间长，则要引起注意，及时进行治疗。

临床表现：引流颜色变红、心率加快、血色素下降。

护理措施：

（1）患者应多休息，活动时动作轻柔，避免牵拉伤口。还要注意观察患者血压及手术伤口的变化，如有血压下降、渗血、渗液等表现，及时给予止血治疗。

（2）应密切观察患者引流液的颜色、量等，如有异常及时告知医生。日常应保证引流管通畅，避免弯折，以免外界因素导致引流不畅。

（3）密切观察切口恢复情况，可给予止血类药物进行治疗，必要时应用抗生素预防感染。

（二）切口感染

常见原因：主要是术后护理不当或术中未严格无菌等因素所致。

临床表现：切口红、肿、热、痛，有脓性分泌物，切口不愈合或裂开。患者受到炎性因子的刺激，会出现发热症状。

护理措施：

（1）需要及时更换切口敷料，并合理使用抗生素。感染严重者应拆除感染部位缝线，彻底清除脓性分泌物，待感染控制后再行缝合。

（2）应关注患者体温变化。如出现体温异常升高，遵医嘱进行物理降温，或服用对乙酰氨基酚片、布洛芬缓释胶囊等退热药物。

（三）漏尿

常见原因：包括尿液引流欠通畅、引流位置不合适、术后缝合处出现炎症或残留结石造成阻塞使尿路近段压力升高等。

临床表现：不自觉尿液溢出。

护理措施：对于术后早期漏尿，一般不太严重者可以延迟拔除引流管，并给予抗生素药物进行治疗。如果伤口大量漏尿，则应分析找原因，必要时需进行手术治疗。

（四）尿瘘

常见原因：术后如果长时间漏尿可形成尿瘘，手术取石往往都是病情复杂的患者，术后容易出现并发症，漏尿是常见的并发症。

临床表现：早期伤口引流不见减少，尿液可以渗到腹膜后引起肾周围炎、感染，形成窦道。

护理措施：术后一旦发现漏尿，应及早进行处理。对漏尿量多的，伤口拆除 $1\sim2$ 针缝线，置入引流管充分引流，同时可行膀胱镜下患侧输尿管逆行插管，若能成功则对瘘管的愈合有益。

（五）结石残留

常见原因：手术过程中可能遗漏一些狭小或不易取出的结石；同时，质地松散的结石，在术中钳夹时易破碎，从而造成结石残留。

临床表现：疼痛，影像学所见结石。

护理措施：此种情况一般无需特殊处理，可遵医嘱服用排石颗粒进行治疗。

七、加速康复临床路径实施流程和表单

输尿管结石围术期加速康复临床路径实施流程参考表 10 – 1，其中部分内容需根据输尿管结石围术期的特点进行修改：

（1）需增加组织建构，内容为"具备多学科会诊机制及疑难患者多学科病例讨论机制""科室管理模式：配置专门人员从事输尿管镜碎石手术后输尿管支架管理和定期随访工作""设置一定的日间手术管理模式，保证患者能按计划及时接收"。

（2）患者宣教内容改为"术前应给予患者充分的专业宣教和心理指导，告知手术相

关信息及围手术期诊疗，缓解患者焦虑紧张情绪，发放输尿管镜手术围手术期健康教育单张""主管医生评估是否可进入 ERAS 通道，血糖控制不稳定患者进入 ERAS 需慎重，口头/书面告知患者围手术期各项相关事宜，告知患者预设出院标准，告知患者随访时间安排等""饮食指导：嘱托患者手术前后饮食的注意事项，告知患者根据结石的成分调节饮食是预防结石再生的重要措施"。

（3）术前预康复内容需增加"相关检查的教育：输尿管镜碎石手术患者术前需要做尿培养和药敏实验，应告知相关注意事项，避免误差"。

（4）术前检查中专科检查内容改为"腹部 X 光片/双肾 CTU/盆腔 CT"。选择性检查内容改为"胸部 CT、肝肾/心脏彩超、动态心电图、肺功能检查、肾核素等"。

（5）需增加术前营养支持，内容为"入术前营养筛查与评估：使用 NRS 2002 评估患者营养风险（年龄≥18 岁），当 NRS 2002≥3 分则进行营养干预，已有营养不良的患者行营养支持后再进入 ERAS，胃排空障碍和胃瘫患者慎入（按 ERAS 理念管理，除术后饮食依情况调整外，其余各项照常进行）""营养支持指征：6 个月内体重下降 10%～15% 或者更多，患者进食量低于推荐摄入量的 60% 达 10 天以上，BMI < 18.5kg/m^2、白蛋白 < 30g/L（无肝肾功能障碍）、NRS 2002 评分≥3 分""营养支持目标：白蛋白 >35g/L，如条件允许，建议术前营养支持 7～10 天或至术前"。

（6）禁食禁饮需增加"所有全麻手术在术前晚 12 点后禁食，手术当日 8 点后全部禁饮，并行术前补液，以备加台手术。预约手术时请排好每台顺序"。

（7）患者评估中患者舒适度需增加"核对后即给予静脉穿刺部位涂抹利多卡因软膏，减少患者疼痛"。

（8）预防性使用抗生素内容改为"常规经静脉途径给予第一、二代头孢抗生素预防感染""头孢菌素过敏者使用喹诺酮类药物"。

（9）需增加术前镇痛和睡眠管理，内容为"对于术前静息时疼痛数字评分（NRS）≥3 分、活动时疼痛 NRS≥5 分的病人可给予 COX－2 特异性抑制剂抗炎镇痛（如塞来昔布 200mg，bid）""对于睡眠不佳的病人给予地西泮 5mg 或艾司唑仑 1～2mg 睡前口服，如睡眠仍不佳或有焦虑情绪，则改用阿普唑仑 0.4mg 或 0.8mg 睡前口服，并可加用奥氮平 2.5mg 或 5mg qd。手术前一晚可给予地西泮 10mg 肌内注射"。

（10）麻醉及镇痛内容改为"可选择股神经或收肌管内隐神经阻滞；可选择 NSAIDs 类药物静脉或肌内注射，如氟比洛芬酯、帕瑞昔布等"。

（11）手术方式内容改为"输尿管结石患者手术以减少组织损伤、减少出血的微创手术为操作方式"。

（12）需增加液体及血压管理，内容为"目标导向性液体治疗（GDFT），避免液体超载，低血压时使用血管活性药物，晶体平衡液优于生理盐水""术中适当减少晶体液的输入量""必要时输入适量的胶体液""备用血管活性药物""完善循环监测，MAP≥65mmHg"。

（13）管道留置需增加内容"导尿管：留置后尽早拔除""双 J 管：根据患者情况决定放置时间，尽早拔除"。

（14）需增加术中镇痛，内容为"尽量缩短手术时间，优化手术操作及止血带应用"。

（15）术后镇痛内容改为"镇痛原则及方案：根据疼痛评分，采用多模式镇痛，经口服或静脉采用的镇痛应当采用 NSAIDs 药物联合对氨基己酚等药物镇痛，尽量减少阿片类止痛药物，从而减少由此类药物引起的肠功能延迟恢复，影响病人加速康复，动态进行疼痛评估""患者的配合——疼痛评估工具的正确使用，疼痛教育——告知患者及家属疼痛的危害和镇痛的必要性，疼痛评估的方法及镇痛方案的选择等，教育需贯穿住院全过程。"

（16）需增加预防术后恶心呕吐（PONV），内容为"术后恶心、呕吐的风险因素包括年龄 <50 岁、女性、非吸烟者、晕动病或 PONV 病史以及术后给予阿片类药物""多模式控制 PONV 包括药物及非药物方法的联合，常用的止吐药包括类胆碱能、多巴胺能、5 - 羟色胺和组胺类，非药物包括避免使用吸入性麻醉药""术后建议患者苏醒后取低半卧位"。

（17）需增加胃肠功能恢复，内容为"有睡意者以睡眠休息为主，不刻意安排饮食""术后回病房患者，有恶心呕吐者暂禁食""无恶心呕吐者，术后安返病房后，无呛咳者可少量多次口服温凉水 5mL∕次""病情稳定无呛咳者，术后可进食，2 小时后可根据胃肠耐受量增加进食次数和进食量"。

（18）术后早期功能活动内容改为"实现术后早期功能活动应建立在术前宣教、术后监测患者生命体征无异常、多模式镇痛等基础上""病人术后回病房麻醉清醒后即开始咳嗽、咳痰锻炼，并主动做踝关节背伸跖屈和股四头肌等长收缩锻炼""术后 6 小时拆除心电监护及吸氧，生命体征平稳后可下床活动，做好安全防跌倒评估及宣教"。

（19）出院标准内容改为"无须静脉补液，无发热等感染征象""口服止痛药可以很好地止痛""可以自由活动到卫生间"。

（20）随访及结果评估内容改为"为术后 1 周内，电话或微信随访一次，关注病人是否存在腹痛、腹胀、恶心、呕吐等不适主诉""术后 2 ～ 3 周后，术后首次门诊随访"。

输尿管结石围术期病房护士护理路径实施表单参考表 10 - 2，其中部分内容需根据输尿管结石围术期的特点进行修改：

入院日，术前护理评估增加"疼痛评估（NRS）""进食评估（EAT - 10）""跌倒风险评估（Morse 跌倒评分）""压疮风险评估（Braden 评分量表）""DVT 风险评估（Caprini 评分）""PHQ - 9 抑郁症筛查量表""CAM 谵妄评分"。专科评估内容增加"生命体征、疼痛部位、性质"。需增加术前训练，内容为"疼痛自评、床上排便训练、防便秘训练、膀胱功能训练，指导患肢踝泵运动、股四头肌收缩运动、膝关节屈伸运动、直腿抬高运动等"。需增加用药指导，内容为"根据医嘱，指导患者使用抗凝药物，指导患者使用抗生素及止痛药"。需增加"戒烟、戒酒"。需增加"指导呼吸功能锻炼，预防肺部感染，计划性饮水"。需增加"指导患者调整饮食结构"。

术前 1 日，需增加皮肤准备，内容为"推荐葡萄糖酸氯己定乙醇皮肤消毒液作为皮肤消毒的首选，共 3 次，手术前一天 2 次，手术晨一次"。需增加术前康复训练监督，内容为"有效呼吸功能训练""体位训练：术后 6 小时内屈膝 60°抬高，6 小时后改过伸位抬高""床上大小便训练""术后康复功能锻炼：踝泵运动、股四头肌收缩运动、直腿抬高运动、膝关节屈伸运动"。需增加"心理疏导：安慰患者紧张情绪"。需增加"术前用药指导：发放疾病宣教册"。

手术日，需删减原内容；需增加手术前常规护理，内容为"查看术区皮肤状态""安慰患者紧张情绪""口服必要药物""生命体征监测""核对患者病历资料及带药"；需增加"告知监护设备、管路功能及注意事项""告知疼痛注意事项"；需增加"执行术前ERAS 营养方案"；需增加"接台患者术前留置 22G 留置针（穿刺部位优选健侧上肢）"；需增加术后病情观察，内容为"生命体征""神志情况""吞咽情况""尿道口渗血情况""皮肤颜色、感觉活动、肿胀、末梢血运、皮温等""各种管道情况：观察膀胱冲洗引流液颜色、性质、量，如颜色无异常可尽早停止冲洗""Morse 跌倒风险评估""Braden 压疮风险评估""DVT 风险评估（Caprini 评分）""疼痛评估（NRS）"；需增加术后常规护理，内容为"体位安置：腰硬麻后去枕平卧位，全麻后平卧或半卧位""皮肤情况：协助更换体位等预防压疮护理""持续低流量吸氧""安置心电监护仪""遵医嘱应用药物：抗生素、止痛药""治疗：如雾化吸入、艾灸中药治疗"；需增加"饮食指导：无恶心呕吐者，2 小时即可普通饮食"；需增加"活动指导：术后感觉运动恢复即可进行踝泵运动、股四头肌收缩运动、上肢肌力练习；需增加"输液管理""管道管理"；需增加"预防血栓措施：气压治疗、抗凝药、弹力袜、计划性饮水、功能锻炼"。

手术日至出院，需删减原内容；需增加"术后病情观察"，需增加"生命体征""生化指标""神志情况""皮肤情况""饮食及营养：指导高蛋白、高纤维、高维生素饮食""二便情况、睡眠""皮肤颜色、感觉活动、肿胀、末梢血运、皮温""疼痛评估（NRS）""生活及自理程度评估（Barthel 评估表）""营养状况评估（NRS 2002 表）""跌倒风险评估（Morse 跌倒评分）""压疮风险评估（Braden 评分量表）""DVT 风险评估（Caprini 评分）、下肢血管彩超"。需增加"管道管理：术后第 1 天拔除尿管，特殊情况除外，术后复查 X 片，观察双 J 管情况"。需增加术后康复训练监督，内容为"指导患肢踝泵运动、股四头肌收缩运动、抬臀运动、膝关节屈伸运动、直腿抬高运动""有效呼吸功能锻炼"。需增加"物理治疗：气压治疗、红外治疗"。需增加预防并发症，内容为"肺部、泌尿系统感染""血栓：计划性饮水、穿抗血栓压力袜、气压治疗、功能锻炼、下床活动、应用抗凝药物等"。需增加出院评估，内容为"疼痛评估""饮食与排便情况""患者满意度"。需增加出院指导，内容为"泌尿系结石相关知识""告知恢复期注意事项""告知复查时间"。

📇 知识拓展

留置双 J 管

肾结石术后留置双 J 管，需要注意最主要的事情有按时拔除、避免剧烈运动、不要憋尿及多饮水等。

（1）按时拔除：一定要记得按时拔除双 J 管，因为每种管在体内留存时间不同，如果没有在规定的时间内将管顺利拔除，有可能会引起感染，或导致双J管附着大量结石，对身体造成伤害，并造成拔管困难。

（2）避免剧烈运动：带管期间尽量避免剧烈运动，剧烈运动有可能使双J管移位或过早脱落，没有达到带管所要达到的效果。

（3）不要憋尿：带管期间尽量不要憋尿，过度憋尿会使膀胱内压力升高，进而使膀胱内的尿液沿着双J管返回到肾脏，引起肾区疼痛，甚至发热、感染等。

（4）多饮水：带管期间建议多饮水，在带管期间，可能会由于机械的摩擦产生血尿，大量饮水可以将血尿及时冲出，避免血块或分泌物粘在管壁上，或堵塞管腔，影响带管的效果。

（陈桂丽　杨帅）

第十一章　骨科疾病加速康复外科临床护理路径

第一节　股骨颈骨折

一、定义

股骨颈骨折（fracture of the femoral neck）是指股骨头下至股骨颈基底部骨折，多发生在中、老年人，以女性多见，占成人骨折的3.6%，占髋部骨折的48%～54%。股骨颈骨折的发生常与骨质疏松导致骨质量下降有关，患者在遭受轻微扭转暴力时发生骨折。

二、病因

（一）按骨折线部位分类

（1）股骨头下骨折：骨折线位于股骨头下。
（2）股骨颈骨折：骨折线位于股骨颈中部。
（3）股骨颈基底骨折：骨折线位于股骨颈与大、小转之间连接处。

（二）按骨折线方向分类

（1）内收型骨折：远端骨折线与两侧髂嵴连线的夹角（Pauwel's角）大于50°。
（2）外展型骨折：远端骨折线与两侧髂嵴连线的夹角（Pauwel's角）小于30°。

（三）按移位程度分类

（1）Ⅰ型：不完全骨折或嵌插骨折。
（2）Ⅱ型：完全骨折但不移位或嵌插移位。
（3）Ⅲ型：完全骨折，部分移位且股骨头与股骨颈有接触。
（4）Ⅳ型：完全移位的骨折。

三、临床表现

（一）症状

中、老年人有跌倒外伤史，受伤后出现髋部疼痛及活动受限，不能站立和行走。有时伤后并不立即出现活动障碍，仍能行走，但数天后，髋部疼痛逐渐加重，甚至完全不能行走，进而出现功能障碍。

（二）体征

内收型骨折患者可有患肢缩短，出现45°～60°的外旋畸形，患者患处局部压痛和轴向叩击痛，较少出现髋部肿胀、瘀斑。

（三）并发症

（1）股骨头坏死：股骨头坏死可引起塌陷、碎裂和变形，导致创伤性关节炎，严重影响功能。

（2）骨折不愈合：未经治疗的移位骨折由于存在剪切应力，多不愈合。

四、主要治疗方法

（一）非手术治疗

适用于年龄过大，全身情况差，或合并有严重心、肺、肾等功能障碍者。应尽早预防和积极治疗并发症，待身体条件允许后尽快行手术治疗。对于 24 小时内可完成手术的患者可以穿防旋鞋；24 小时内不能完成者应行下肢外展中立位皮牵引和胫骨结节牵引。

（二）手术治疗

手术治疗是绝大多数患者的首选治疗方式。

（1）闭合复位内固定术：在硬膜外麻醉下，患者仰卧于骨科手术牵引床或用双反牵引复位器复位，复位成功后，在股骨外侧打入多根空心拉力螺纹钉内固定或动力髋螺钉固定。

（2）切开复位内固定术：对于手法复位失败，或固定不牢固，或青壮年患者的陈旧性骨折不愈合，可在切开直视下进行复位和内固定。

（3）人工关节置换术：对于身体状况良好，预期寿命比较长的 Garden Ⅲ型和Ⅳ型股骨颈骨折的患者，可选择全髋关节置换术（THA）。全身情况差、合并症多、预期寿命比较短的老年患者选择半髋关节置换术。

五、并发症的观察与护理

（一）下肢深静脉血栓

1. 常见原因

老年 THA 术后下肢深静脉血栓形成发生率为 13.48%～20.26%。THA 术后并发下肢深静脉血栓形成（DVT）的独立危险因素包括年龄、制动、合并糖尿病等。下肢静脉血栓的预防是髋关节置换术后的处理重点。由于关节置换术后，血液处于高凝状态且血管内膜受到损伤，易导致静脉血栓栓塞的发生。根据评估结果，采取个体化的预防措施，并根据动态评估结果加以调整。

2. 临床表现

术后患肢疼痛、肿胀、足背动脉搏动消失、下肢皮肤的颜色苍白、皮温降低、主观麻痹感等深静脉血栓形成的表现。

3. 护理措施

预防措施包括基础预防、机械预防、药物预防。

（1）基础预防

①风险预警：Caprini 血栓风险评估中危及以上的患者进行风险预警。

②体位管理：（a）卧床期间抬高下肢 30°，促进静脉血液回流；禁止单独在腘窝及小腿下垫枕头；（b）患者勤翻身，注意肢体保暖，防止因受凉导致的血流缓慢。

③功能锻炼及早期活动：（a）术后患者应尽早进行主动、被动运动，如踝泵运动、股四头肌静态收缩、足跟运动、直腿抬高；（b）术后如病情允许，尽早下床活动。

④保护血管：避免在下肢外周静脉输液（特别是左下肢）；尽量避免在外周静脉注射对血管有刺激性的药物。

⑤改善生活方式：指导病人戒烟戒酒，每天饮水量保证在 1.5～2L，防止因血液黏稠导致的血流缓慢。指导高维生素、粗纤维饮食，防止便秘，预防腹压增高。

（2）机械预防

机械预防是通过机械加压方法增加静脉回流和/或减少下肢静脉淤血，从而减少 DVT 的发生。机械预防方法包括：间歇充气压力泵、医用抗血栓压力袜、足底静脉泵、膝关节功能训练器等。机械预防的禁忌症：严重下肢动脉硬化性缺血、充血性心力衰竭、肺水肿、下肢 DVT、血栓性静脉炎，下肢局部严重病变如皮炎、坏疽、近期手术及严重畸形等。

（3）药物预防

①使用药物预防前应了解患者出血风险评估结果，根据医嘱正确使用抗凝药物。常见抗凝药物包括口服抗凝药、皮下注射低分子肝素。

②抗凝药治疗时间，根据医嘱及时监测出凝血相关化验指标。密切观察有无皮肤黏膜出血、便血、血尿，有无腹痛、呕血、神志改变等脏器出血的表现。

③一旦出现出血现象，通知医生，根据活动性出血的部位、出血量、临床症状严重程度选择处理方案。

（二）髋关节脱位及半脱位

（1）常见原因：有研究显示，髋关节置换术后假体脱位发生率为 0.2%～10.0%，是翻修手术最主要原因。假体脱位的发生其独立危险因素是高龄，与手术方式、疾病、缺乏防脱位的相关知识有关。

（2）临床表现：髋关节活动性疼痛，关节主动、被动运动受限，下肢异常内旋、外旋或缩短畸形。一经怀疑，X 线检查可确诊。

（3）护理措施：术后搬运以及体位摆放应正确，以防止脱位。两腿中间放置"T"形软枕保持患肢外展中立位，避免髋关节内收或内旋，防止髋关节脱位。

（三）感染

（1）常见原因：早期感染与手术环境、手术创伤、植入物破坏人体的解剖屏障以及未能合理使用预防性抗生素有关。

（2）临床表现：出现高热、关节红肿、剧烈疼痛、活动受限，实验室检查白细胞异常情况。

（3）护理措施：

①保持手术区域敷料干洁，进行伤口换药等操作时严格要求无菌技术。

②放置引流管时，注意保持引流通畅，引流瓶放置位置低于伤口水平处，注意观察引流液的颜色、性质和量。如有异常及时告知医生。

③术后遵医嘱使用抗生素。

七、加速康复临床路径实施流程和表单

髋关节置换术围术期加速康复临床路径实施流程详见表 11 - 1，髋关节置换术围术期病房护士护理路径实施表单详见表 11 - 2。

表 11 - 1　髋关节置换术围术期加速康复临床路径实施流程

实施项目	实施者	加速康复管理目标	实施时间
患者宣教	主管医生 病区护士	（1）术前应给予患者充分的专业宣教和心理指导，告知手术相关信息及围手术期诊疗，缓解患者焦虑紧张情绪，发放康复日记； （2）术前体位训练：外展中立位； （3）责任护士指导呼吸功能训练、戒烟限酒（建议 2 周以上）、术前皮肤清洁、术前进食介绍； （4）主管医生评估是否可进入 ERAS 通道，血糖控制不稳定患者进入 ERAS 需慎重。口头/书面告知患者围手术期各项相关事宜，告知患者预设出院标准，告知患者随访时间安排等； （5）住院患者若合并严重心脑血管及呼吸系统疾病等，在完善相关检查后请麻醉科会诊，全面评估患者情况	接诊后 至术前
术前检查	主管医生	（1）常规心电图、胸部正侧位片、血常规、血型、生化全套、凝血四项、术前筛查八项、尿常规、大便常规； （2）专科检查：髋关节 X 片、CT/MRI； （3）选择性检查：颈部/胸部 CT、肝肾/心脏彩超、动态心电图、肺功能检查等	术前
术前营养支持	主管医生 病区护士 营养科	术前营养筛查与评估： （1）使用 NRS 2002 评估患者营养风险（年龄≥18 岁）； （2）NRS 2002≥3 分进行营养状况评估； （3）已有营养不良的患者行营养支持后再进入 ERAS； （4）胃排空障碍和胃瘫患者慎入（按 ERAS 理念管理，除术后饮食依情况调整外，其余各项照常进行） 营养支持指征： （1）6 个月内体重下降 10%～15% 或者更多； （2）患者进食量低于推荐摄入量的 60% 达 10 天以上； （3）BMI < 18.5kg/m²； （4）白蛋白 <30g/L（无肝肾功能障碍）； （5）NRS 2002 评分≥3 分 营养支持目标： （1）白蛋白 >35g/L； （2）如条件允许，建议术前营养支持 7～10 天或至术前	术前
麻醉访视	麻醉科医生	（1）联系麻醉科、手术室，确定手术时间及麻醉方案； （2）ASA 分级 3 级、75 岁以上或合并严重并发症的患者，术前需要提前申请麻醉科住院总值医师会诊	术前

实施项目	实施者	加速康复管理目标	实施时间
禁食禁饮	病区护士	（1）术前6小时禁固食，术前2小时禁饮； （2）术前2小时口服能量饮料（糖尿病患者可1∶3稀释后饮），需排除术前口服禁忌症患者； （3）所有全麻手术行术前补液，以备加台手术。预约手术时请排好每台顺序	术前6小时 术前2小时
送手术	病区护士	（1）送手术前接台患者留置20G留置针（优先选择手背头静脉）； （2）送手术前核对手术标记、ERAS标识、路径清单等	送手术前
患者评估	手术室护士	（1）心理评估：了解患者心理状况，适当宽慰； （2）手术评估：熟悉病情及手术方式、介绍自己及手术配合要点； （3）术前基本情况评估：基础病、体位训练效果等； （4）患者舒适度：保护隐私和保暖，核对后即给予静脉穿刺部位涂抹利多卡因软膏，减少患者疼痛	进入手术室至麻醉完成
预防性使用抗生素	手术室护士	根据抗生素使用原则选择	术前
术前镇痛和睡眠管理	主管医生 病区护士	（1）对于术前静息时疼痛视觉模拟评分（VAS）≥3分、活动时疼痛VAS≥5分的病人可给予COX-2特异性抑制剂抗炎镇痛（如塞来昔布200mg，bid）； （2）对于睡眠不佳的病人给予地西泮5mg或艾司唑仑1～2mg睡前口服，如睡眠仍不佳或有焦虑情绪，则改用阿普唑仑0.4mg或0.8mg睡前口服，并可加用奥氮平2.5mg或5mg qd；手术前一晚可给予地西泮10mg肌内注射	术前
麻醉及镇痛	麻醉医生	根据手术需要和患者情况，由麻醉医师制定具体麻醉方案，建议采用对心肺功能影响小、抑制术中应激和提供良好麻醉的镇痛方式	术前
手术方式	外科医生	精细化、个体化操作	术中
预防性给氧	麻醉医生	围术期常规面罩给氧	术中
体温控制	手术室护士	（1）保温：①患者入手术室，立即温热盖被；②提前升高房间温度至24～26℃；③术前全覆盖，术中尽量覆盖（术野除外）；④可提前加热床垫或使用温毯机（自制保温小毯）；⑤输入的液体适当加温；⑥消毒液、冲洗液、麻醉气体加热等； （2）监测体温：入室时、麻醉完成后、手术结束、离开前患者核心温度＞36℃	术中
液体及血压管理	麻醉医生	目标导向性液体治疗（GDFT），避免液体超载；低血压时使用血管活性药物；晶体平衡液优于生理盐水。 （1）术中适当减少晶体液的输入量； （2）必要时输入适量的胶体液； （3）备用血管活性药物； （4）完善循环监测，MAP≥65mmHg	术中

实施项目	实施者	加速康复管理目标	实施时间
管道留置	外科医生	导尿管：短时手术尽量不留置或单次导尿；留置后尽早拔除	术中
		引流管：根据患者情况放置引流管，术后尽早拔除	术中 术后
患者护理	手术室护士	（1）协助做好伤口包扎及管道护理（引流管、尿管），做好管道标记及固定，确保引流通畅； （2）患者着装整齐，保护隐私； （3）注意患者保暖，必要时复苏期间继续保温； （4）患者安返病房前：关注患者生命体征、神志、伤口敷料情况、引流液和静脉通路情况	术毕
复苏期病情观察	复苏室护士	（1）苏醒期或拔管后：如有呛咳、误吸、出血，汇报麻醉医生，同时准备利多卡因（1～1.5mg/kg）和小剂量麻醉镇痛剂（阿片类药物、右美托咪定等）； （2）如可能出现呼吸道水肿，拔管前可预防性应用糖皮质激素（如甲强龙），如术后有明确/高度怀疑的困难气道，实施预防性气管切开后再拔管； （3）Steward苏醒评分：4分以上且单项评分不为0分时可转入病房	复苏
术中镇痛	外科医生 麻醉医生	采用多模式镇痛： （1）根据髋关节置换术手术方式可选择使用全身麻醉/腰硬联合； （2）术毕前静脉使用阿片类药物：羟考酮或NSAIDs	缝皮前
术后镇痛	外科医生 病区护士	镇痛原则及方案： （1）根据疼痛评分，采用多模式镇痛。以NSAIDs药物联合对氨基己酚等药物镇痛，建议辅助神经阻滞，尽量减少阿片类药物的应用，以减少肠麻痹等并发症的发生风险； （2）术后2小时氟比洛芬酯50mg静脉注射，动态进行疼痛评估	术后
	病区护士	患者的配合： （1）疼痛评估工具的正确使用； （2）疼痛教育：告知患者及家属疼痛的危害和镇痛的必要性，疼痛评估的方法及镇痛方案的选择等，教育需贯穿住院全过程	术后
预防术后恶心呕吐（PONV）	外科医生 病区护士	（1）术后恶心、呕吐的风险因素包括年龄<50岁、女性、非吸烟者、晕动病或PONV病史以及术后给予阿片类药物； （2）多模式控制PONV包括药物及非药物方法的联合。常用的止吐药包括类胆碱能、多巴胺能、5-羟色胺和组胺类，非药物包括避免使用吸入性麻醉药； （3）术后建议调整半坐卧位，返回病房麻醉清醒后即可头垫枕头	术后

续上表

实施项目	实施者	加速康复管理目标	实施时间
胃肠功能恢复	外科医生 麻醉医生 病区护士	（1）减少使用阿片类镇痛药、避免过量液体输入、早期恢复进食； （2）有呕吐误吸风险和未苏醒患者，避免过早进食； （3）病情稳定无呛咳者，术后1小时可进食流质，2小时后可根据胃肠耐受量增加进食次数和进食量；早期肛门未排气前，避免进食豆浆、牛奶及含糖高的产气食物而增加腹胀等导致胃肠道不适	围术期
营养治疗	病区护士	术后4小时应鼓励患者口服进食，进食量根据胃肠耐受量逐渐增加	术后4小时
症状管理	外科医生 病区护士	（1）术后出现疼痛的患者可适当应用局部镇痛药物； （2）术后出现患肢麻痹的患者可适当应用营养神经药物	术后
术后早期下床活动	病区护士	（1）实现早期下床活动应建立在术前宣教、术后监测患者生命体征有无异常、多模式镇痛以及早期拔除尿管等基础上； （2）推荐术后清醒即可半卧位或适量床上活动，术后第1天即可开始下床活动，建立每日活动目标，逐日增加活动量；采用下床活动"三步曲"即：①床上坐起30秒；②坐在床沿双腿下垂30秒；③床旁站立30秒；无不适症状方可下床活动	术后至出院
康复功能锻炼	病区护士	下肢功能锻炼：踝泵运动、股四头肌收缩运动、膝关节屈伸运动、直腿抬高运动和抬臀运动	术后至出院
出院标准	主管医生	（1）THA患者常规术后2～3天出院，出院当天检查患者伤口愈合情况和功能锻炼情况，髋关节屈髋110°，外展40°以上，伤口无红肿渗液，白细胞总数及分类降至正常方可出院； （2）应充分遵守确定的出院指征	术后
随访及结果评估	病区护士	出院1个月门诊回访，护士在出院1个月后电话随访（包括髋关节活动度、疼痛、并发症、复查和功能锻炼的依从性）	出院后

表11-2　髋关节置换术围术期病房护士护理路径实施表单

入院日	术前1日	手术日	手术次日至出院
□介绍主管医师、护士 □介绍病房环境、设施 □介绍住院注意事项 □建立入院护理病历 □介绍标本留取方法 □宣教疾病知识	□宣教术前准备 ○告知准备物品 ○皮肤准备：推荐葡萄糖酸氯己定乙醇皮肤消毒液作为皮肤消毒的首选，共3次，手术前一天2次，手术晨一次。 □交叉配血	□术晨护理准备 ○查看术区皮肤状态及手术标识 ○安慰患者紧张情绪 ○口服必要药物：如高血压药物 ○核对患者病例资料、影像学资料及术前带药 ○告知监护设备、管路功能及注意事项 ○告知疼痛注意事项	□术后病情观察 ○生命体征 ○神志 ○皮肤情况 ○伤口敷料 ○二便、睡眠情况 ○患肢肿胀、感觉活动、末梢血运、皮温 ○肌力情况 ○观察有无出血倾向（如皮下淤斑、黏膜出血、大便变黑、小便变红等）

续上表

入院日	术前 1 日	手术日	手术次日至出院
□术前评估 ○基本生活活动能力（BADL）评估 ○营养评估 ○疼痛评估（VAS） ○进食评估（EAT-10） ○健康评估（PHQ-2） ○Morse 跌倒风险评估 ○Braden 压疮风险评估 ○DVT 风险评估（Caprini 评分） ○PHQ-9 抑郁症筛查量表 ○CAM 谵妄评估 ○肌力评估 ○家庭支持（经济、家属陪护） □专科评估：患肢肿胀、感觉活动、皮温、足背动脉搏动情况、末梢血运。 □术前训练：疼痛自评、床上排便训练、防便秘训练、膀胱功能训练、指导患肢踝泵运动、股四头肌收缩运动、抬臀运动等 □用药指导：根据医嘱，指导患者使用抗凝药物 □指导患者戒烟、戒酒 □指导呼吸功能锻炼，预防肺部感染，计划性饮水 □指导患者调整饮食结构	□告知手术日饮食方案，禁食禁水 ○指导术前晚 24：00 后禁食，术前 2 小时禁饮 □告知术后可能出现的情况及应对方式 □心理疏导，安慰患者紧张情绪 □家属微信关注医院公众号了解手术状态 □指导功能锻炼、发放疾病宣教册 ○告知术后留置管道目的 ○告知手术日相关注意事项 □术前训练 ○排便训练：床上排便、防便秘训练 ○膀胱功能训练 ○踝泵运动 ○术前体位训练：健侧卧位 ○股四头肌收缩运动 ○膝关节屈伸运动 ○床上翻身 ○床上抬臀排便	□执行术前 ERAS 营养方案 □接台患者术前留置 20G 留置针（穿刺部位优选健侧上肢） □术后病情观察 ○生命体征监测 ○意识 ○患肢皮温、肿胀程度、感觉活动、末梢血运。 ○吞咽情况（洼田饮水试验） ○皮肤情况 ○伤口情况 ○各种管道情况 □术后评估 ○Morse 跌倒风险评估 ○Braden 压疮风险评估 ○DVT 风险评估（Caprini 评分） ○疼痛评估（VAS） ○CAM 谵妄评分 □术后护理 ○体位放置：两腿间夹三角枕，患肢予外展中立位抬高 30cm，健侧卧位时两腿间夹三角枕，避免患肢外旋、内收、屈髋 <90° ○皮肤受压情况，协助更换体位翻身拍背，预防压疮 ○持续低流量吸氧 ○持续心电监护 ○遵医嘱应用药物：雾化吸入、抗生素、止痛药物等 ○冷疗 □饮食指导：无恶心呕吐者，2 小时即可普通饮食 □体位指导：防脱位宣教 □康复功能指导：患肢感觉活动恢复即可进行踝泵运动、股四头肌收缩运动、抬臀运动、膝关节屈伸运动及上肢肌力练习 □输液管理 □管道管理 □预防血栓措施 □计划性饮水	□术后评估 ○Morse 跌倒风险评估 ○Braden 压疮风险评估 ○基本生活活动能力（BADL）评估 ○CAM 谵妄评分 ○疼痛评估（VAS） □术后康复功能指导 ○指导踝泵运动、股四头肌收缩运动、直腿抬高运动、抬臀运动、膝关节屈伸运动及咳嗽排痰训练 ○步态训练：根据术后复查 X 片情况，由医生确定下地步态时间进行肌力评估后，指导使用助行器，指导使用助行器，指导床边步态训练，并加强防跌倒相关知识宣教。 □管道管理：术后第 1 天拔除尿管，拔尿管后观察排尿 □物理治疗（低频脉冲电治疗、气压治疗、关节松动训练及冷疗） □预防并发症 ○预防呼吸道感染 ○预防泌尿系统感染 ○预防血栓：穿抗血栓压力袜，气压治疗，计划性饮水，抗凝药物使用，指导肢体功能锻炼。 □物理治疗（低频、气压治疗、关节松动训练及冷疗） □出院评估 ○皮温 ○关节活动能力 ○肢体肿胀情况 ○切口愈合情况 ○疼痛情况 ○进食与排便情况 ○肌力情况 □出院指导 ○骨质疏松症康复知识 ○告知恢复期注意事项及防脱位宣教 ○家庭防跌倒措施宣教 ○特殊情况：（突发髋部疼痛明显、活动受限、伤口红肿等）及时就医指导 ○告知复查时间

★知识拓展

下肢静脉血栓的处理

当局部肢体出现肿胀加剧、持续疼痛、腓肠肌深压痛、皮肤潮红、皮温升高等临床表现，考虑可能发生下肢静脉血栓，需行超声检查等辅助检查以确诊。发生下肢静脉血栓后应嘱患者卧床休息，抬高患肢30°，避免用力活动。避免在患肢腘窝或小腿下单独垫枕，以免影响小腿深静脉回流，保持肢体外展中立位。

禁止患肢输液、按摩，防止血栓脱落。测量并记录下肢周径：大腿周径测量髌骨上缘15cm处，小腿周径测量髌骨下缘10cm处。测量并记录下肢皮温，正常值33～35℃，与健侧相比温差在2℃以内。观察患者血压、脉搏。呼吸，注意患者有无胸闷、胸痛、呼吸困难、心率增快、烦躁不安等症状，警惕发生肺栓塞的可能。遵医嘱行抗凝、溶栓、抗感染等治疗。

必要时做好手术取栓等手术准备。严格做好床头交接班，做好护理记录。

（杨叶香　付玥）

第二节　膝骨关节炎

一、定义

膝骨关节炎（knee osteoarthritis，KOA）是一种以膝关节软骨退行性病变、继发性骨质增生为特征的慢性关节疾病，是一种影响到骨质并包括滑膜、关节囊等其他结构的全方位、多层次、不同结构的慢性炎症。

二、病理

膝骨关节炎（或称膝关节炎）早期病理改变包括软骨软化、弹性消失、硫酸软骨素的丢失、胶原纤维暴露、软骨表面变得粗糙、软骨下骨的变化、滑膜液的介入以及囊肿的形成。这些改变共同导致了膝关节的疼痛、肿胀和活动受限等症状。

三、病因

（1）年龄。软骨愈合的能力会随着年龄的增长而逐渐减弱。

（2）体重。体重会增加关节的压力，尤其是膝盖。体重每增加1公斤就会对膝盖增加额外3～4斤的重量。

（3）遗传。基因的突变使一个人更易患上膝骨关节炎，也有可能是遗传导致的膝关节周围骨头形状异常。

（4）性别。55岁以上的女性比男性更易患膝骨关节炎。

（5）重复性压力伤害。某些职业存在大量的运动，这给关节带来很大的压力，很容易患上膝骨关节炎。

（6）体育运动。参与足球、网球或长跑运动可能会有较高的患关节炎的风险。

（7）自身免疫。在某些诱因（如微生物、寒冷或潮湿）作用下，通过一系列免疫反应使软骨、滑膜损伤。

四、临床表现

（1）关节疼痛及压痛：初期表现为间歇性疼痛，休息后减轻，活动后加重；也可因受寒冷或生活环境潮湿等加重疼痛；晚期出现持续疼痛，关节肿胀时可有压痛。

（2）关节僵硬、活动受限：早期表现为晨僵，但一般持续时间较短，活动后可缓解；多数患者关节活动受限，膝关节屈伸角度明显降低。

（3）关节肿胀：大部分患者可出现关节肿胀症状，严重者可出现关节积液，易反复发生。

（4）骨擦音：晚期出现肌肉萎缩、关节畸形（膝内翻、膝外翻）。

五、主要治疗方法

（1）一般治疗：急性期应卧床休息，待症状缓解后可适当运动；慢性期应减轻工作强度，配合功能锻炼；进行各种理疗以改善局部症状。

（2）药物治疗：常用非甾体类抗炎药以及免疫抑制剂。注意观察药物的疗效及不良反应。近年来，随着对疾病的深入认识，生物制剂治疗的研究也取得了成效，如 T 细胞、细胞因子、补体抑制剂等。

（3）手术治疗：在基础治疗和药物治疗都无效的前提下，可进行膝关节修复性治疗，目的是防止或延缓病情发展，矫正畸形，恢复关节的功能。包括关节镜手术、软骨修复手术等。手术修复性治疗无效时进行手术关节重建治疗，包括关节置换术、关节融合术、截骨术等。

六、并发症的观察与护理

（一）深静脉血栓（DUT）

常见原因：

（1）膝关节置换术引起的机体凝血功能应激反应。手术创伤可诱发术后凝血功能亢进，这种亢进是一过性的，也是术后正常应激反应，但术后血液高凝状态可增加下肢 DVT 风险。

（2）膝关节置换术后因疼痛及紧张等心理反应导致长期卧床，使下肢静脉血液流速下降，血液内脂质、炎性分泌物及氧化代谢产物等积聚于静脉内，使下肢 DVT 形成风险升高。

（3）手术麻醉引起的术中血流动力学波动，可对患者的血管内皮组织造成一定程度的刺激，形成血管内皮损伤继而诱发炎性应激反应，激活血小板活性导致下肢 DVT 血栓形成风险升高。

（4）膝关节置换术可对患者下肢血管造成直接损伤，诱发下肢 DVT 形成。

临床表现：局部肢体出现肿胀加剧、持续疼痛、下肢血栓、腓肠肌深压痛、皮肤潮红、皮温升高。栓子脱落部位不同，可出现不同表现，如肺栓塞出现胸痛、呼吸困难、休克、晕厥，脑栓塞出现意识障碍、一侧肢体无力等。

护理措施：预防措施包括基础预防、机械预防、药物预防。

1. 基础预防

（1）风险预警：Caprini 血栓风险评估中危及以上的患者进行风险预警。

（2）体位管理：①卧床期间抬高下肢30°，促进静脉血液回流；禁止单独在腘窝及小腿下垫枕头；②患者勤翻身，注意肢体保暖防止因受凉导致的血流缓慢。

（3）功能锻炼及早期活动：①术后患者应尽早进行主动、被动运动，如踝泵运动、股四头肌静态收缩、足跟运动、直腿抬高；②术后如病情允许，尽早下床活动。

（4）保护血管：避免在下肢外周静脉输液（特别是左下肢）；尽量避免在外周静脉注射对血管有刺激性的药物。

（5）改善生活方式：指导病人戒烟戒酒，每天饮水量保证在 1.5～2L，防止因血液黏稠导致的血流缓慢。指导高维生素、粗纤维饮食，防止便秘，预防腹压增高。

2. 机械预防

机械预防是通过机械加压方法增加静脉回流和/或减少下肢静脉淤血，从而减少 DVT 的发生。机械预防方法包括：间歇充气压力泵、医用抗血栓压力袜、足底静脉泵、膝关节功能训练器等。机械预防的禁忌症：严重下肢动脉硬化性缺血、充血性心力衰竭、肺水肿、下肢 DVT、血栓性静脉炎，下肢局部严重病变如皮炎、坏疽、近期手术及严重畸形等。

3. 药物预防

（1）使用药物预防前应了解患者出血风险评估结果，根据医嘱正确使用抗凝药物。常见抗凝药物包括口服抗凝药、皮下注射低分子肝素。

（2）抗凝药治疗时间，根据医嘱及时监测出凝血相关化验指标。密切观察有无皮肤黏膜出血、便血、血尿，有无腹痛、呕血、神志改变等脏器出血的表现。

（3）一旦出现出血现象，通知医生，根据活动性出血的部位、出血量、临床症状严重程度选择处理方案。

（二）周围神经损伤

常见原因：术中拉钩对神经的直接挤压、牵拉，过度牵拉或延长下肢，术后局部敷料、血肿、石膏压迫，术后镇痛导致肢体的敏感度下降，保护反射丧失，以及止血带使用不当等。

临床表现：小腿的前外侧麻木，踝关节背伸及足趾背伸功能障碍，以及踝关节马蹄内翻畸形。

护理措施：术后密切观察患肢的肿胀情况以及肢端的血运、感觉运动情况，及时发现有无血管神经的损伤。

（三）假体松动

常见原因：

（1）手术原因。术中操作不准确或手术中对骨骼和软组织的处理不当等因素导致假体与骨骼之间的紧密连接不稳定，从而引起假体松动。

（2）感染。术后感染是造成膝关节置换假体松动的重要原因之一。感染会导致骨骼和软组织的破坏，破坏了假体与周围组织的稳定连接。

（3）骨质部位疏松。出现骨质疏松后会导致假体部位融合不良，后期会导致假体松动。

（4）剧烈运动。术后跑、跳、负重等剧烈活动，以及摔倒都会导致假体松动。

临床表现：

（1）膝关节疼痛，疼痛为持续性发作，负重行走时疼痛症状可加重。

（2）膝关节肿胀，关节假体松动后关节稳定性下降，关节内滑膜等组织容易发生水肿，引起关节肿胀。

（3）出现膝关节活动范围变小，或者在活动时有局部的异常弹响。

（4）X 光片显示关节假体与骨质之间有透亮带。

护理措施：患者出现膝关节疼痛时，应限制活动，及时复诊，必要时给予 X 光检查。

（四）膝关节僵硬

常见原因：长时间的膝关节伸直位摆放、功能锻炼不及时或锻炼强度不够均可导致膝关节僵硬。

临床表现：膝关节不能弯曲。

护理措施：

（1）麻醉消失后即可进行踝趾关节的趾屈、背伸锻炼，每小时 1 次，每次做 5 分钟。股四头肌收缩锻炼从术后第 2 天开始，先教会患者健肢的股四头肌收缩锻炼，然后再进行患肢练习，每天 3 次，每次 20～30 下，以后逐渐增加活动量。

（2）术后 48 小时可使用关节恢复器（CPM）进行下肢关节功能被动锻炼。早期使用 CPM 被动锻炼可改善膝关节伸屈活动范围。小角度屈膝，以不引起疼痛为度。

（3）术后尽早练习膝关节屈伸活动。术后 3 周如膝关节屈伸困难时，应辅助外力锻炼，主要方法有弓步压膝、扶床下蹲、负重伸膝等。

（五）感　染

常见原因：人工膝关节置换术术后感染发生率为 3%～5%，甚至高达 10%。术中感染或病房交叉感染、血源性感染、局部伤口脂肪液化为感染的主要原因。此外，手术或麻醉可对人体系统产生不良影响，手术后 1 周内患者白细胞下降，假体上磨损下来的碎片，特别是钴、铬等金属异物损害机体的防卫机制；对骨水泥出现的排异反应，也可以造成感染。

临床表现：膝关节周围的红、肿、热、痛。

护理措施：

（1）观察伤口情况，有无红、肿、热、痛情况出现，定时监测体温情况，术后体温超过 38℃时要引起注意，特别是手术后 3 天出现高热者。密切观察体温变化、伤口疼痛、血象等情况。一旦发生异常要及时通知医生进行处理。

（2）抗生素应用、术中严格执行无菌操作，可以有效预防感染。

（3）临床怀疑术后感染应及时穿刺进行检查。一旦感染，应大剂量应用有效抗生素，必要时切开清洗、放置引流。

（4）保持伤口敷料干燥清洁，及时更换被污染的敷料。

（5）定时翻身、叩背，鼓励患者深呼吸，做好留置导尿管的护理且不需要时及时拔除等。

（6）病房定时通风。

七、加速康复临床路径实施流程和表单

膝关节置换术（TKA）围术期加速康复临床路径实施流程参考表11-1，其中部分内容应根据膝关节置换术的特点进行修改：

（1）患者宣教需删减"术前体位训练：外展中立位"。

（2）术前检查中专科检查内容改为"膝关节X光片/磁共振"。

（3）术中镇痛内容改为"尽量缩短手术时间，优化手术操作及止血带应用""术中切口周围注射镇痛，可选择罗哌卡因100～200mg盐水稀释液，关节囊及皮下细针多点注射，罗哌卡因稀释液中还可加芬太尼、肾上腺素、酮咯酸等药物"。

（4）需增加术后静脉血栓预防，内容为"术后尽早进行主动功能锻炼时预防DVT的关键""术后第一天使用足底静脉泵、间歇充气加压装置""3.6～8小时如切口内无明显出血，则常规给予低分子肝素钠0.2mL皮下注射或利伐沙班5mg口服抗凝"。

（5）需增加术后早期下床活动，内容为"实现术后早期功能活动应建立在术前宣教、术后监测患者生命体征无异常、多模式镇痛以及早期拔除尿管等基础上""病人术后回病房麻醉清醒后即开始咳嗽、咳痰锻炼，并主动做踝关节背伸跖屈和股四头肌等长收缩锻炼""术后第一天，TKA病人以伸膝锻炼为主，CPM机辅助屈膝锻炼，从30°开始，以后每天增加10°，术后1周应达到90°""术后第一天术后复查X片，使用助行器下地走路，第1次下床活动时间不可过长，范围不可过大，可在床周围活动，以后逐渐增加活动量和活动范围"。

（6）出院标准内容改为"无须静脉补液，切口干燥，无红肿、硬结等感染征象""口服止痛药可以很好地止痛""借助助行器可以自由活动到卫生间，病人能主动伸膝0°～5°，主动屈膝>100°"。

（7）随访及结果评估内容改为"术后1周内，电话或微信随访一次，关注病人是否存在腹痛、腹胀、恶心、呕吐等不适主诉""术后2～3周后，术后首次门诊随访、完成伤口拆线和复查下肢静脉彩色多普勒超声""常规术后1个月、3个月、6个月、1年随访，以后每年门诊随访，如有异常情况随时拨打随访电话及时就诊"。

膝关节置换术围术期病房护士护理路径实施表单参考表11-2。其中部分内容应根据膝关节置换术的特点进行修改：

入院日，术前评估需增加"肌力评估""口腔龋齿""皮肤情况：膝关节周围有无伤口、皮肤破损、足趾间隙有无溃疡、真菌感染，必要时用漱口液、安尔碘治疗"。

术前1日，术前训练中术前体位训练内容改为"屈膝60°抬高和过伸位抬高"。

手术日，术后病情观察中各种管道情况需增加"伤口引流管夹闭6小时后开放，并观察伤口引流量情况"。术后评估需删减"CAM谵妄评分"。术后护理中体位放置为"术后6小时内屈膝60°，6小时后改过伸位抬高"。

手术次日至出院中，术后评估需删减"CAM谵妄评分"。术后康复功能指导中步态训练内容改为"术后复查X片，肌力评估，跌倒风险评估"。出院指导需删减"特殊情况：（突发髋部疼痛明显、活动受限、伤口红肿等）及时就医指导"；需增加"告知恢复期注意事项"。

备注：

一、步态训练及助行器使用（使用助行器的高度：尺骨茎突至脚跟长度加2.5cm）

（1）术后第1天：

①病情稳定者，术后 1 天，抬高床头 30°—45°—60°进行适应性训练，避免术后下床头晕症状。

②下床前进行 Morse 跌倒评分，评分≥45 分，需要进行防跌倒知识宣教及落实相应护理措施。先床边站立原地踏步 5 ～ 10 分钟（护士或陪人在旁协助），如有头晕、疼痛加重等可卧床休息。

（2）术后第 1 天开始步行训练，经过床边站立训练无不适后，可在护士或家属协助下进行行走训练（需使用步行器）。

二、注意事项

通常关节置换后，自觉走路自如时可不用助行器，可以从事基本日常活动，可使用坐便器、坐椅子、散步、骑车、跳舞、游泳，但完全下蹲可能受限。另外，跳跃有损于人工关节，建议不做或少做。选择适当的活动不仅可以保持关节功能，还可以增进健康，控制体重。控制体重对于肥胖患者尤为重要，具体情况请咨询主管医生。预防伤口感染，伤口不碰水，定时换药，遵医嘱进行伤口的拆线。特别提示：通过机场安检时可能引发报警，需出示诊断证明。

不正常现象：如果关节持续肿胀疼痛，皮肤发红发热，伤口渗液，应警惕关节感染。感染发生率很低，但它是最严重的并发症。如果人工关节已使用了若干年，最近出现活动时关节痛，可能是关节松动或磨损。出现以上情况时应及时就医。

知识拓展

抗血栓梯度压力袜

下肢深静脉血栓形成是人工全髋关节置换术或全膝关节置换术术后的常见并发症，国外报道其发生率高达 40%～70%，国内报道发生率为 47.1%。有 0.5%～2%的患者发生肺栓塞，危及生命。为了促进下肢静脉回流、减轻下肢肿胀、预防大手术及长期卧床患者的下肢深静脉血栓形成，临床在一般护理措施基础上，常建议患肢穿梯度压力袜，能有效地预防急性下肢深静脉血栓形成的复发及血栓后综合征，并能减轻其症状。

梯度压力袜的作用原理是借助一定的压力梯度，压力由脚踝开始由下至上逐渐递减，通过小腿肌肉的收缩运动对下肢血管逐渐加压，促进下肢血液循环及淋巴液回流，改善局部供氧；降低因手术引起的静脉扩张，从而减少血管内膜破损及组织静脉血栓的形成；增加血流速度，缓解血液瘀滞，减轻术后引起的血液黏稠和回流受阻；增强瓣膜功能，减少血液瘀滞，使血栓形成机会减少。

梯度压力袜穿戴时间应不少于每天 8 小时，穿戴前应测量腿围，选择合适的尺寸，穿戴前 20 分钟抬高下肢。穿戴过程中应避免皱褶、滑落、松散和折痕，穿戴后应保持袜子清洁，用中性洗涤剂在温水中清洗，采用干毛巾吸附多余的水分，勿拧干。避免阳光暴晒及熨烫。

（杨叶香　王巧瑞）

第三节　前交叉韧带损伤

一、定义

前交叉韧带（anterior cruciate ligament，ACL）又称前十字韧带，位于膝关节内，连接股骨与胫骨，主要作用是限制胫骨向前过度移位，它与膝关节内其他结构共同作用来维持膝关节的稳定性，使人体能完成各种复杂和高难度的下肢动作。

二、病因

前交叉韧带损伤是膝关节常见的运动损伤之一，发病率为每年10万人中约有68.6例。在膝关节旋转、减速和跳跃等相关的体育活动中易于发生，且70%的前交叉韧带损伤为非接触性损伤。当其发生损伤时，会出现膝关节不稳等临床表现，如不及时诊治，将会影响膝关节的功能，造成膝关节软骨的退变，导致骨关节炎的发生。

三、病理

ACL伴随软骨损伤的发生率为15.6%～97.0%。ACL合并的软骨损伤包括创伤导致的急、慢性创伤和软骨退变。

（1）生物力学。ACL损伤导致胫股关节、髌股关节机械负荷的异常改变。

（2）分子机制。ACL损伤导致软骨退变与膝关节生化稳态紊乱、炎性反应等相关。研究发现，促炎细胞因子和抗炎细胞因子，如白细胞介素（interleukin，IL）1α、$IL-1\beta$、肿瘤坏死因子（tumor necrosis factor，TNF）α、干扰素（interferon，IFN）γ、IL-1ra及基质金属蛋白酶（matrix metalloproteinases，MMPs）与ACL损伤后软骨退变相关。

四、临床表现

（1）疼痛：是常见的症状之一。韧带损伤会造成膝关节的疼痛，此时应避免膝关节活动，以免加重损伤。

（2）肿胀：韧带受到损伤后，会有出血的情况，导致膝关节出现迅速肿胀。此时如果活动膝关节，可能会导致出血加重，进而使膝关节肿胀程度以及疼痛感加重。

（3）行走不稳：通常出现在最初肿胀好转之后，患者可负重，但在走路的时候会有膝关节"发软"或膝关节"晃动"等感觉，特别是在上下楼梯的过程中特感明显。

（4）活动受限：由于疼痛、肿胀等症状，会导致膝关节屈伸活动受到限制，无法正常行走。

（5）合并损伤：前交叉韧带损伤可能会损伤半月板、关节囊、关节软骨、软骨下骨（骨挫伤或骨折）和内外侧副韧带等，并出现相应部位的压痛、关节交锁等症状。

五、主要治疗方法

1. 药物治疗

（1）止痛药物：可以缓解患者疼痛症状，常用药物包括阿司匹林、布洛芬、吲哚美辛、洛索洛芬、双氯芬酸钠等。

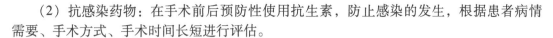

（2）抗感染药物：在手术前后预防性使用抗生素，防止感染的发生，根据患者病情需要、手术方式、手术时间长短进行评估。

2. 手术治疗

由多种因素决定是否需要进行手术治疗，包括患者的活动度、对膝关节功能的需求，以及是否合并半月板或其他膝关节韧带的损伤。年龄、职业等因素也有一定影响。如果损伤累及多个膝关节结构，例如前交叉韧带和半月板或内侧副韧带，一般需要实施手术重建。

六、并发症的观察与护理

（一）膝前疼痛

常见原因：膝前疼痛为前交叉韧带重建术后最常见的并发症。术后膝关节疼痛是影响患者进行功能锻炼的重要因素。主要归结于髌股关节软骨损伤、半月板损伤、髌下脂肪垫损伤、滑膜皱襞综合征、滑囊炎、韧带损伤、胫骨结节骨骺炎、肌肉肌腱损伤。

临床表现：膝盖前部的弥漫性疼痛。

护理措施：可在患侧膝两侧放置冰袋冷敷，降低局部体温，减缓神经传导速度，提高疼痛阈值。

（二）关节僵硬

（1）常见原因：治疗措施不当，重建前交叉韧带术后长时间固定，不注重或无法进行及时、有效的功能康复，导致膝关节内外出现粘连，是膝关节僵硬最常见原因。

（2）临床表现：膝关节屈伸活动受限。

（3）护理措施：在不影响韧带稳定性前提下，早期指导患者进行科学的膝关节功能锻炼，避免关节内粘连的发生。一旦关节内粘连形成，应尽早行关节镜下松解手术。

（三）感染

（1）常见原因：发生感染主要是由于关节镜手术自身的特点，术中难免有关节冲洗液溢出。

（2）临床表现：前交叉韧带重建术后感染率为 0.3% ～ 1.7%，如感染不能得到有效控制，常常会导致关节强直、软骨破坏、骨髓炎等不良结局。

（3）护理措施：要做好充分的术前准备，术后密切观察体温，局部肢体皮肤温度和疼痛情况。

七、加速康复临床路径实施流程和表单

前交叉韧带重建术围术期加速康复临床路径实施流程参考表 11 - 1，其中部分内容应根据前交叉韧带重建术的特点进行修改：

（1）患者宣教需删减"术前体位训练：外展中立位"；需增加"责任护士评估膝关节活动度，指导股四头肌静态收缩训练、闭链式屈膝训练，戒烟限酒（建议 2 周以上）""术前皮肤清洁""术前进食介绍"。

（2）术前检查中专科检查内容改为"膝关节 X 片、CT 或 MRI"。

（3）需增加症状管理，内容为"术后出现疼痛的患者可适当应用局部镇痛药物，返回病房后立即局部用冰袋进行冷敷，以减轻肢体水肿和出血，减轻患者疼痛""术后出现患肢麻痹的患者可适当应用营养神经药物"。

（4）术后早期下床活动内容需增加"推荐术后清醒即可半卧位或适量床上活动，患肢抬高，膝后垫薄枕，保持膝关节伸直位，踝关节90°，促进静脉血液及淋巴回流。观察远端肢体运动、感觉及血液供给情况，注意适当调节弹力带松紧度。观察疼痛肿胀情况"。

（5）康复功能锻炼需增加内容为"阶段式康复训练（具体内容见备注）"。

前交叉韧带重建术围术期病房护士护理路径实施表单参考表11-2，其中部分内容应根据前交叉韧带重建术的特点进行修改：

入院日，术前评估需增加"肌力评估""口腔龋齿""皮肤情况：膝关节周围有无伤口""有无皮肤破损，足趾间隙有无溃疡、真菌感染，必要时用漱口液、安尔碘治疗"。

术前1日，术前训练需删减"术前体位训练"。

手术日，术后护理中体位放置为"体位放置为患肢抬高，膝后垫薄枕，保持膝关节伸直位，踝关节呈90°"。

手术次日至出院，术后评估需删减"CAM谵妄评分"。术后康复功能指导内容改为"指导踝泵运动、仰卧位足跟滑动训练、坐位足跟滑动训练、股四头肌激活训练、直腿抬高训练、俯卧位踝关节悬挂训练"。出院指导需删减"骨质疏松症康复知识"；需增加"告知恢复期注意事项""防脱位宣教""特殊情况内容（如突发疼痛明显、活动受限、伤口红肿等）及时就医指导"。

备注：阶段式康复训练

阶段1：控制肿胀和早期运动（0～2周）

（1）在术后48～72小时内，当患者清醒时，每小时应该进行20分钟的冰敷或冷疗。之后，每天至少进行3次，每次20分钟的冰敷。

（2）佩戴铰链式膝关节支具和拐杖支撑，在可耐受的程度下负重。

（3）进行持续被动运动（CPM）。

（4）仰卧位足跟滑动训练：患者仰卧时，用对侧腿或毛巾来辅助膝关节屈曲。保持最大屈曲位置，坚持5秒。然后伸直膝关节并重复，目标是在2周内达到屈曲90°。每组10次，每天2组。

（5）坐位足跟滑动训练：坐在椅子上，患者将足跟向椅子下面滑动，指导最大限度的屈曲，目标是2周内达到90°。

（6）股四头肌激活训练：患者仰卧或坐位，应激活股四头肌并用力将膝关节伸直保持5秒。足跟下方可放置一毛巾卷让膝关节更进一步伸展和激活股四头肌，每组10次，每天2组。

（7）直腿抬高训练：患者取仰卧位，收缩股四头肌保持腿部伸直，并将整条腿抬离床面，在45°保持1～2秒，然后慢慢降低。

（8）俯卧位踝关节悬挂训练：膝关节被动伸展，俯卧在床上进行训练，腿悬离床面，床沿应刚好在髌骨位置的近端，每次3～5分钟，每天3组。

阶段2：建立功能性运动和股四头肌控制（2～6周）

（1）佩戴铰链式膝关节支具下进行可耐受的负重训练，逐渐过渡到脱离拐杖。

（2）训练时可以不戴支具。

（3）仰卧位足跟滑动训练：患者仰卧时，用对侧腿或毛巾来辅助膝关节屈曲。保持最大屈曲位置，坚持 5 秒。然后伸直膝关节并重复，目标是在 6 周内达到屈曲 120°。每组 10 次，每天 3 组。

（4）坐位足跟滑动训练：坐在椅子上，患者将足跟向椅子下面滑动，指导最大限度的屈曲，目标是 6 周内达到 120°。

（5）股四头肌激活训练：患者仰卧或坐位，应激活股四头肌并用力将膝关节伸直保持 5 秒。足跟下方可放置一毛巾卷让膝关节更进一步伸展和激活股四头肌，每组 20 次，每天 3 组。

（6）直腿抬高训练：患者仰卧位，收缩股四头肌保持腿部伸直，并将整条腿抬离床面，在 45°保持 1～2 秒，然后慢慢降低。

（7）俯卧位踝关节悬挂训练：膝关节被动伸展，俯卧在床上进行训练，腿悬离床面。床沿应刚好在髌骨位置的近端，每次 3～5 分钟，每天 3 组。

（8）站立位提踵：面对墙站立，收缩股四头肌的同时保持膝关节伸直位，脚尖站立抬起足跟保持 1 秒，然后慢慢回落，尽可能少地借助墙壁达到平衡。每组 20 次，每天 3 组。

（9）站立位屈膝：站于平行杆内或以墙壁作支撑。患者应慢慢地屈曲术侧膝关节，使足部靠近臀部。每组 20 次，每天 3 组。

（10）髋关节外展运动：健侧卧位，保持患侧膝关节伸直并抬高 45°，保持 1 秒，然后慢慢降低，每天重复 20 次。

（11）靠墙蹲训练：背靠墙站立，脚尖朝前，足跟离墙壁 15～30cm。通过髋膝关节的屈曲来降低身体，直到膝关节屈曲到 45°，保持 5 秒，然后向上滑到起始站立位置。每组 20 次，每天 3 组。

阶段 3：正常的步态和肌力训练（6～12 周）

（1）停止使用支具。

（2）仰卧位足跟滑动训练：患者仰卧时，用对侧腿或毛巾来辅助膝关节屈曲。保持最大屈曲位置，坚持 5 秒。然后伸直膝关节并重复，目标是在 12 周内达到完全屈曲。每组 20 次，每天 3 组。

（3）坐位足跟滑动训练：坐在椅子上，足跟向后在椅子下面滑动，最大限度地屈曲，目标是 12 周内达到全屈曲。

（4）股四头肌激活训练：患者仰卧或坐位，应激活股四头肌并用力将膝关节伸直保持 5 秒，足跟下方可放置一毛巾卷让膝关节更进一步伸展和激活股四头肌。每组 20 次，每天 3 组。

（5）直腿抬高训练：患者取仰卧位，收缩股四头肌保持腿部伸直，并将整条腿抬离床面。在 45°保持 1～2 秒，然后慢慢降低。

（6）俯卧位踝关节悬挂训练：膝关节被动伸展，俯卧在床上进行训练，腿悬离床面。床沿应刚好在髌骨位置的近端。每次 3～5 分钟，每天 3 组。

（7）站立位提踵：面对墙站立，收缩股四头肌的同时保持膝关节伸直位，脚尖站立抬起足跟保持 1 秒，然后慢慢回落，尽可能少地借助墙壁达到平衡。每组 20 次，每天 3 组。

（8）站立位屈膝：站于平行杆内或以墙壁作支撑，患者应慢慢地屈曲术侧膝关节，使足部靠近臀部。每组 20 次，每天 3 组。

（9）髋关节外展运动：健侧卧位，保持患侧膝关节伸直并抬高45°，保持1秒，然后慢慢降低，每天重复20次。

（10）靠墙蹲训练：背靠墙站立，脚尖朝前，足跟离墙壁15～30cm。通过髋膝关节的屈曲来降低身体，直到膝关节屈曲到45°，保持5秒，然后向上滑到起始站立位置。每组20次，每天3组。

阶段4：早期运动训练（12～24周）

继续进行第三阶段的训练，减少次数，进行更多的肌肉力量训练。

（1）上、下台阶：强调增强肌力、平衡和本体感觉训练。

（2）单腿靠墙蹲：患者背靠墙壁站立，足尖向前，足跟离墙壁15～30cm。保持健侧下肢离开地面，通过屈曲手术侧髋、膝关节降低身体，直到膝关节屈曲至45°。在此角度上维持5秒，然后身体沿着墙壁向上滑到会站立位，每天3组，每组重复5～10次。

（3）单腿座椅蹲站：患者站立于座椅前，然后只通过弯曲手术侧下肢缓慢向座椅蹲下，直到臀部触碰到座椅，之后伸直下肢回到起始站立位，训练过程中不可坐在座椅上。根据力量的改善可以逐渐增加手持重量。每天3组，每组重复5～10次。

阶段5：高阶运动训练（24周及以后）

重返正常的旋转运动。

知识拓展

可调式支具的使用

根据患者的身高、体型进行支具测量，准备合适的支具。调节铰链轴与关节活动轴在一条直线上。根据患肢长度调节支具长度，两侧罗盘对准膝关节。调整和固定粘扣带，使其起到牢固固定的作用。调整粘扣带时，要从接近关节的两边开始固定，粘扣带松紧度以放进一两个横指为宜，根据医嘱通过设置旋钮调整关节屈伸角度。

使用过程中注意观察患肢松紧度、舒适度等佩戴可调式支具情况。观察肢端末梢血液循环、颜色、肿胀、感觉活动、患肢肌力等情况，支具边缘及骨隆突处可用棉毛巾衬垫，以减少支具边缘皮肤的受压程度。定时询问患者感受，如有无过紧，观察有无皮肤受损、磨破等，如有不适及时处理。一旦发现血液循环障碍，或神经损伤症状，应及时查找原因，并尽快解除压迫。

（杨叶香　梁晓玲）

第四节　腰椎管狭窄症

一、定义

腰椎管狭窄症（lumbar spinal stenosis，LSS）是指由于骨性或纤维性结构异常增生，导致腰椎中央管、神经根管、侧隐窝或椎间孔不同范围管腔内径狭窄，进而引起腰椎神经组织受压、血液循环障碍，出现以神经源性跛行或下肢神经根性疼痛为主要特征的临床综合征。

二、病理

腰椎椎管容积减小，直接导致椎管内压力增加，神经根缺血。神经根受压或腰椎活动时神经根被增生的组织摩擦充血，同时由于椎管压力增加，导致椎管内硬膜外静脉丛回流障碍和椎管内无菌性炎症，引起相应的神经根症状。由于神经根受压、血液循环障碍造成充血和水肿，以及无菌性炎症，炎症介质等，这些物质的作用下又可加重局部组织渗出、充血和水肿。上述病理生理改变共同导致椎管狭窄神经受压。

三、病因

（1）骨性结构：关节突关节增生；"蜡烛焰"样改变（椎体后缘骨赘）；椎体滑脱。
（2）组织结构：椎间盘突出或膨出；黄韧带肥厚或褶皱；关节突关节滑膜囊肿。

四、临床表现

（一）症状

（1）腰背痛及下肢放射痛：多以固定的脊神经分布区为主，可伴有感觉异常，如麻木、酸胀针刺感、肢体发凉等。
（2）神经源性间歇性跛行：表现为患者行走后出现一侧或双侧腰痛和下肢麻木乏力，休息后缓解，行走后症状再发并反复出现。
（3）二便功能障碍：部分狭窄较重的患者可出现二便异常或障碍，较少发展为失禁表现。
（4）肌力减退：表现为足部背伸无力或不能，也可有足趾无力。

（二）体征

症状多、体征少，是该病的典型特点。椎管狭窄严重时可伴有皮肤感觉障碍、肌力及反射异常。患者骨科专科查体往往无明确的阳性体征，直腿抬高试验一般为阴性，双下肢病理征为阴性，部分患者可出现腰部过伸试验阳性。

五、主要治疗方法

（一）非手术治疗

非手术治疗包括物理治疗、药物治疗和侵入性非手术治疗。
（1）物理治疗：主要有休息、推拿按摩和针灸、有氧运动和姿势锻炼、佩戴腰围等支具限制腰部活动、心理治疗等。
（2）药物治疗：主要包括非甾体类抗炎药、肌肉松弛药、麻醉类镇痛药及抗抑郁药等。
（3）侵入性非手术治疗：当物理、药物等其他非手术治疗不能有效控制症状时，可使用硬膜外激素注射治疗。

（二）手术治疗

适应症主要有非手术治疗不能控制且不能耐受的严重下肢疼痛伴或不伴腰痛；持续的

下肢症状、进行性间歇性跛行经过 2 ~ 3 个月非手术治疗无明显效果；严重神经压迫和进行性神经功能丧失；马尾神经综合征者应考虑手术治疗，同时症状、体征和影像学检查应相一致。单纯椎管减压术是治疗腰椎管狭窄症的首选手术方法，患者存在腰椎不稳或术中减压引起的腰椎不稳等情况，减压后需进行腰椎固定融合术。

六、并发症的观察与护理

（一）切口感染

常见原因：

（1）术前全身情况差或伴有糖尿病、贫血等未予纠正，隐匿感染灶未发现。

（2）术中操作不精细，过多的组织损伤，过多应用电刀，缝合伤口时未逐层冲洗。

（3）引流管不通畅，伤口术后积血、积液。

（4）术后未能注意全身支持疗法，机体抵抗力降低。

（5）围手术期未能有效应用抗生素。

临床表现：

多数局部伤口可出现疼痛加重、肿胀、渗出，甚至伤口裂开，有脓性分泌物流出，部分会出现全身中毒症状，如高热、畏寒。实验室检查常有：白细胞增多、中性粒细胞比例增加、中性粒细胞核左移、红细胞沉降率增快、C - 反应蛋白阳性。

护理措施：

（1）观察伤口情况，有无红、肿、热、痛情况出现，定时监测体温情况，术后体温超过 38℃ 时要引起注意，特别是手术后 3 天出现高热者。密切观察体温变化、伤口疼痛、血象等情况。一旦发生异常要及时通知医生进行处理。

（2）抗生素应用、术中严格执行无菌操作，可以有效预防感染。

（3）保持伤口敷料干燥清洁，及时更换污染的敷料，遵循无菌操作原则。

（4）病房定时通风、空气消毒、保持病房清洁、空气清新，限制探视人数。

（二）脑脊液漏

常见原因：

硬膜与周围组织粘连，如严重的椎管狭窄、脊柱二次手术硬膜与瘢痕粘连；咬除椎板与松解粘连时可能损伤硬脊膜；医源性因素，如术者经验不足，手术操作不当直接损伤硬脊膜等。

临床表现：

切口引流量较大且为清淡的血性液体，引流量不减或逐渐增多，最后为清亮的液体；切口有淡红色血性液或清亮液体渗出；术后头晕、头痛、恶心、呕吐等，且与体位有关。

护理措施：

（1）绝对卧床，禁止患者下床活动，抬高床尾 15° ~ 30° 头低足高位，5 ~ 7 天后改为平卧位，平卧 7 ~ 10 天，直到硬脊膜愈合。

（2）充分补液治疗，抗感染，测体温 q4h，观察患者头晕头痛，肢体活动感觉情况，监测生化检验指标。

（3）严密观察伤口渗出情况，保持敷料清洁干燥。敷料被污染后，严格遵守无菌技术操作，及时更换。

（4）注意观察引流液的颜色、量和性状，保持引流管的固定通畅，低于切口20cm时调节引流袋高度。

（5）进食高蛋白、高纤维素易消化食物，少食多餐；保持大便通畅，减轻腹内压，必要时给予缓泻剂防止便秘。注意保暖防受凉，避免用力咳嗽、屏气等增大腹压活动。

（6）发现脑脊液漏后可试夹闭引流管，如伤口无渗液，敷料干洁，大部分为引流管体内头端突破硬脊膜引起脑脊液漏，此时可拔除引流管，局部加压，绝对卧床2周等处理。

（7）伤口引流管如非必要不挤压，避免体内头端管口形成负压，吸附硬脊膜造成硬脊膜破裂。

（三）深静脉血栓

常见原因：

手术引起机体凝血功能应激反应，手术创伤可诱发术后凝血功能亢进；手术麻醉引起的术中血流动力学波动，可对患者的血管内皮组织造成一定程度的刺激，形成血管内皮损伤继而诱发炎性应激反应，激活血小板活性导致下肢DVT血栓形成风险升高；术前因椎管狭窄症状造成活动大幅减少及术后卧床使下肢静脉血液流速下降，血液内脂质、炎性分泌物及氧化代谢产物等积聚于静脉内，使下肢DVT形成风险升高。

临床表现：

局部肢体出现肿胀加剧、持续疼痛、腓肠肌深压痛、皮肤潮红、皮温升高。栓子脱落部位不同，可出现不同表现，如肺栓塞出现胸痛、呼吸困难、休克、晕厥，脑栓塞出现意识障碍、一侧肢体无力等。

护理措施：

（1）基础预防：手术操作规范，减少静脉内膜损伤；术后抬高患肢，促进静脉回流；注重预防静脉血栓的知识宣教，指导早期康复锻炼；指导每日饮水量>1500mL，围手术期适度补液，避免血液浓缩。

（2）物理预防：包括足底静脉泵、间歇充气加压装置及梯度压力弹力袜等。

（3）药物预防：抗凝药物包括普通肝素、低分子肝素Xa因子抑制剂类、维生素K拮抗剂、抗血小板药物。

（四）硬膜外血肿

常见原因：凝血功能异常，两个节段以上手术，翻修手术，应用抗凝治疗，术中止血不彻底，术后引流不通畅，以及术后早期翻身、咳嗽、自发性出血、外伤等。

临床表现：进行性下肢肌力减退、肢体麻木、感觉及大小便功能障碍，严重者可能下肢瘫痪。

护理措施：

（1）密切观察生命体征，如切口局部是否肿胀、切口敷料是否干燥、有无渗血渗液、切口引流是否通畅、引流液颜色等。

（2）术后密切观察双下肢肌力、感觉、运动情况，与患者术前进行比较，如发现或患者主诉脊柱切口局部肿胀，症状较术前加重，立即报告医生。

（3）患者一旦发生硬膜外血肿，按照流程对患者采取相应的护理措施，及时配合医生做好术前准备，行血肿清除术，促进患者的神经功能恢复。

七、加速康复临床路径实施流程和表单

腰椎后路短节段减压融合内固定术围术期加速康复临床路径实施流程详见表11-3，腰椎后路短节段减压融合内固定术围术期病房护士护理路径实施表单详见表11-4。

表11-3　腰椎后路短节段减压融合内固定术围术期加速康复临床路径实施流程

实施项目	实施者	加速康复管理目标	实施时间
患者教育	主管医生门诊护士	通过门诊宣教，告知患者戒烟戒酒，适当地增加运动，提高体质。若合并严重基础病，可先到相关门诊就诊治疗	门诊接诊
	主管医生病区护士	（1）患者在术前应接受专门的咨询服务，向患者宣传教育疾病所致的疼痛、功能障碍及手术、麻醉、护理、康复过程；了解可能遇到的困难及相应预案，从而调整患者的期望值，提高患者的依从性； （2）要求患者术前学会VAS自评、床上排便、呼吸及咳嗽排痰训练、正确的姿势、正确翻身和起床、支具的穿戴，通过上述6个"学会"树立患者的自信，提高患者参与诊疗的积极性，建立对加速康复的愿景； （3）临床主管医生确定评估进入ERAS通道，口头或书面告知患者围手术期各项相关事宜，告知患者预设的出院标准，告知患者随访时间安排等； （4）若患者合并严重高血压、冠心病、糖尿病和哮喘等系统疾病，在完善检查后请麻醉科及相关科室会诊，全面评估患者心、肺、脑等疾病情况，评估是否耐受手术	接诊后至术前
术前检查	主管医生病区护士	血常规、尿常规、大便常规、生化系列、凝血四项、血型、术前筛查八项、胸部正侧位片、常规心电图； 专科检查：腰椎MR、腰椎正侧位动力位，年老及活动能力大幅度降低的患者做双下肢静脉血管彩超	术前
	主管医生病区护士	术前根据患者病情和术前合并疾病，由脊柱外专科、心内科、呼吸科、内分泌科和麻醉科等多学科专家评估，针对性开展下述评估检查项目：心脏彩超、Holter、冠脉CTA、肺功能、骨密度、高血压评估、血糖评估	术前
	主管医生病区护士	VAS、ODI、NRS 2002、Caprini血栓风险评分、PHQ-9（先行2个简单问题评估）、改良Barthel指数（ADL）	术前
术前镇痛	主管医生病区护士	入院后统一给予塞来昔布1粒bid镇痛，及神经营养药甲钴胺、肌肉松弛药乙哌立松、抗惊厥药普瑞巴林	术前

实施项目	实施者	加速康复管理目标	实施时间
术前营养支持	营养医生病区护士	通过营养咨询门诊或营养科会诊，营养医师对患者进行术前营养状况评估，对有营养支持指征的患者制定营养支持方案 术前营养筛查与评估： （1）近6个月内体重下降10%； （2）近1周进食量下降50%； （3）BMI < 18.5kg/m^2（年龄≤65岁）或BMI < 20kg/m^2（年龄≥65岁）； （4）术前血清白蛋白 < 30g/L； （5）NRS 2002≥3分 白蛋白 > 30g/L；营养支持至术前 根据营养评估情况制定个体化营养支持方法	术前
术前预康复	康复医生病区护士	（1）请康复科会诊：在不引起神经症状的前提下，教会患者四肢、核心力量和心肺适应性训练； （2）教会患者腰部支具的穿戴方法、术后正确的姿势、轴向翻身、钟摆样起床技巧以及从髋部开始弯腰理念； （3）行物理因子治疗缓解患者症状； （4）指导患者掌握腹式呼吸，学会有效的咳嗽和排痰方法； （5）指导患者掌握术后运动功能训练，如臀桥、踝泵、髋膝关节运动； （6）指导患者掌握辅助步行器具的使用	术前
手术预约麻醉访视	麻醉医生病区护士	联系麻醉科、手术室，确定手术时间及麻醉方案。ASA分级3级及以上及≥65岁患者，术前需要提前申请麻醉科住院总值医师会诊	术前
禁食禁饮	病区护士	（1）术前8小时禁固食，术前2小时禁饮； （2）术前8～12小时和术前2～3小时首选能量饮料各300mL（或者3～5mL/kg）； （3）在预约手术时排好每台顺序，所有患者送手术室前打好留置针； （4）糖尿病患者可以喝白开水或者专用的糖尿病术前饮料。	术前
预防性抗生素的使用	巡回护士	术前30分钟应用抗生素，一代或二代头孢（头孢呋辛1.5g）如果手术时间 > 3小时，可以在术中重复1次剂量	切开皮肤前30分钟使用
止血药物的使用	巡回护士	切皮前静脉滴注1g氨甲环酸	切开皮肤前30分钟使用

续上表

实施项目	实施者	加速康复管理目标	实施时间
病房与手术室沟通	病房管理人员	每个进入路径的患者要有明确标识，可辩识其已进入路径	
麻醉	麻醉医生	（1）使用气管内插管全麻； （2）根据手术需要和患者情况，由麻醉医师制定具体麻醉用药方案，建议采用对心肺功能影响小、抑制术中应激和提供良好镇痛的麻醉方式； （3）适当采用控制性降压技术，减少围术期出血； （4）麻醉前常规应用糖皮质激素防治 PONV，抑制气道高反应性，辅助镇痛，预防过敏反应，预防脊髓损伤等相关并发症	切皮前
体位摆放	主管医生 麻醉医生 巡回护士	（1）术前一日评估患者皮肤、体型、病变情况以及肢体活动度，根据个体差异准备合适体位的物品；体位摆放应固定牢靠，保证手术要求，充分暴露视野，方便透视；要求保持腹部悬空，通过增加皮肤受力面积减少或避免骨突处皮肤受压，避免呼吸道受压，避免外周神经损伤； （2）患者在可升降平车上麻醉，提前将体位垫牢固安置于手术床上，麻醉完成后，手术三方再次核对、评估，确认安全后方可开始，麻醉医生负责头、颈部，手术医生、护士负责躯干、四肢，采取轴线翻身的方法将患者轻柔安置于体位垫上；妥善固定四肢，双手处于轻度内收（抱柱）的状态，双下肢自然弯曲；从头到脚依次检查各受压部位，避免眼球、嘴唇、女性乳房、男性会阴部受压； （3）使用皮肤保护敷料，保护骨突受压处，术中头高脚低10°内，每半小时检查头面部受压部位，给予局部减压按摩	麻醉后
手术方式	主管医生	微创或开放1～2节段后路减压融合内固定手术	术中
体温控制	麻醉医生 巡回护士	术中应常规监测体温并采用必要的保温措施，如覆盖棉被、加温毯、液体及气体加温等；保证术中患者体温不低于 36.0℃；加强术中体温监测、呼气末 CO_2 监测和尿量监测等，合并糖尿病患者加强血糖监测	术中
体液管理	麻醉医生 巡回护士	采用目标导向液体治疗原则进行围术期液体管理，避免体液超载；晶体平衡液优于生理盐水。 （1）术中适当减少晶体液的输入量； （2）必要时输入适量的胶体液； （3）辅助血管活性药物维持循环稳定； （4）完善循环监测和血气监测，根据出血量和血色素浓度必要时输血	术中

续上表

实施项目	实施者	加速康复管理目标	实施时间
医用管道放置	主管医生	缝皮前常规放置伤口引流管，视引流液情况，一般术后第一天上午拔除	术中
	巡回护士	麻醉后手术前常规留置导尿管。术后应尽早拔除，无特殊情况下，术后1～2天即可拔除导尿管	术中
术中镇痛	麻醉医生	（1）开放静脉后手术开始前，帕瑞昔布钠40mg静注一次，手术时间超过8小时术毕追加帕瑞昔布钠40mg静注，并视伤口大小和创伤情况，必要时单次追加引发恶心呕吐几率少的非经典阿片类药物，如羟考酮0.05mg/kg； （2）切口周围使用罗哌卡因对需要缝合的组织进行多点、逐层浸润	术中
术后镇痛	麻醉医生 主管医生	（1）根据疼痛评分，建议采用多模式镇痛。即以NSAIDs为基础用药（手术开始前使用帕瑞昔布钠40mg静注超前镇痛），尽量减少阿片类药物的应用，以减少恶心、呕吐和肠麻痹等并发症的发生风险； （2）麻醉医生根据手术切口大小和内固定节段多少对患者疼痛评分进行评估，告知患者由其自愿性选择是否使用PCA，PCA泵的药物选择尽量减少阿片类药物剂量和避免选择其他容易导致恶心呕吐药物； （3）术后予帕瑞昔布钠40mg q12h。配合甲泼尼龙琥珀酸钠80mg bid使用3～5天、神经营养药甲钴胺1500μg tid、抗惊厥药普瑞巴林、肌肉松弛药乙哌立松	术后
预防术后恶心呕吐	麻醉医生 主管医生	（1）围术期根据手术情况，减少肌松药的使用量和使用时间，减少和避免使用可能引起呕吐的药物，如新斯的明、阿片类药物等，使用副反应少的其他药物； （2）有呕吐高风险的患者应预防性使用止吐药，如阿扎司琼、托烷司琼、地塞米松等； （3）手术时间长的患者推出手术室时可加用止吐药一次	术后
术后抗生素使用	主管医生	严格按照抗菌素使用指南规范使用	术后
术后留置管道管理	主管医生	（1）术后第一天视伤口引流液情况尽早拔除伤口引流管； （2）尿潴留低风险患者术后第一天拔除尿管	术后
促进呼吸道分泌物排出	主管医生 病区护士	术后雾化吸入bid，盐酸氨溴索静推	术后

实施项目	实施者	加速康复管理目标	实施时间
促进胃肠功能恢复	主管医生麻醉医生病区护士	（1）减少使用阿片类镇痛药、避免过量液体输入、早期恢复口服进食等。 （2）有呕吐、误吸风险和未苏醒患者，避免过早进食。首次进食患者需要和医护人员沟通。 （3）术后2小时洼田试验无异常、无恶心呕吐则鼓励患者口服常温清亮液体，观察无不适逐渐过渡到流质和软质饮食。进食量不超过200mL。4小时后可根据胃肠耐受量增加进食次数和进食量。必要时可使用胃肠动力药。 （4）术后指导患者可自由活动四肢，促进胃肠道蠕动	术前至术后
营养治疗	营养医生病区护士	术后2小时就应鼓励患者口服进食，进食量根据胃肠耐受量逐渐增加	术后2小时
血栓预防	主管医生病区护士	（1）肢体主动及被动活动，弹力袜及气压治疗等物理措施； （2）高危患者，根据具体情况，在无出血风险情况下使用阿哌沙班预防10天	术后
术后康复	康复医生病区护士	（1）术后结合患者切口状况、留置管道拔除情况，强调康复训练早期介入、早期离床； （2）术后早期以深静脉血栓形成（DVT）预防、呼吸训练、床上移动及床椅转移训练为主，配合神经根滑动练习预防慢性神经性疼痛； （3）术后中后期结合评估进行康复锻炼的个体化方案制定，逐渐增加步行训练、肢体核心力量训练、核心稳定训练等； （4）对家属进行居家环境改造（浴室、卫生间、起夜灯）的宣教； （5）支具的使用方法、保养、使用时间	术后第一天至出院
资料收集	主管医生病区护士	分别在入院日、术前1天、手术日及手术后完成各类表单	术前至术后
出院	主管医生	恢复普通饮食，无须静脉补液；口服止痛药可以很好地止痛；可以到科外院内自由活动。各项检验指标无明显异常，复查平片及CT检查未见需要处理的情况。患者达到以上全部要求并愿意出院时，应给予出院（应充分遵守确定的出院指征）。出院当天完成各项评分	术后
随访及结果评估	主管医生病区护士	患者回家后可来电咨询，进行随访及指导，术后1月应来门诊进行回访	出院后

表 11 - 4 腰椎后路短节段减压融合内固定术围术期病房护士护理路径实施表单

入院日	术前 1 日	手术日	手术次日至出院
□介绍主管医师、护士	□宣教术前准备	□术晨常规护理	□术后评估
□介绍病房环境、设施	□告知准备物品	○抗菌沐浴液沐浴	○生命体征
□介绍住院注意事项	□备血	○查看术区皮肤状态	○皮肤情况
□建立入院护理病历	□皮肤准备	○安慰患者紧张情绪	○伤口敷料
□介绍标本留取方法	□术前禁食禁饮	○口服必要药物	○二便情况
□协助完成入院检查、化验	□预防血栓知识宣教	□术晨生命体征监测	○疼痛强度评估（VAS）
□术前评估	○心理疏导，安慰患者紧张情绪	□特殊药物用药（口服降压药等）	○神经功能评估
○生活及自理程度评估（Barthel 评估表）	□评估患者大便情况，对 ≥3 天未排大便者进行干预处理	□核对患者资料及术中带药	□拔除尿管（术后 3 天内）
○营养评估		□查看手术部位皮肤状态及标识	□协助患者离床活动
○疼痛评估（VAS）		□术前备皮	□出院评估
○神经功能评估		□告知监护设备、管道功能及注意事项	○体温
○进食评估（EAT - 10）		□术前禁食禁饮要求	○活动能力
○健康评估（PHQ - 2）		□接台术前打留置针	○切口愈合情况
○跌倒风险评估（Morse 跌倒评分）		□术后评估	○疼痛缓解情况
○压疮风险评估（Braden 评分量表）		○生命体征	○进食与排便情况
○DVT 风险评估（Caprini 评分）		○意识	○患者满意度
○PHQ - 9 抑郁症筛查量表		○肢体活动	□出院指导
□术前训练		○皮肤情况	○告知恢复期注意事项
○咳嗽排痰训练		○伤口敷料	○支具使用指导
○侧身起卧训练		○各种引流管情况	○家庭防跌倒措施
○床上排便训练		○疼痛强度评估（VAS）	○告知复查时间
○床上下肢功能锻炼		○神经功能评估	
○床上轴线翻身		○遵医嘱应用药物：如雾化吸入	
○行走和坐的正确动作		□饮食指导：洼田饮水试验	
□指导患者戒烟、戒酒		□体位护理	
□指导患者进行呼吸功能练习，改善肺功能		□活动指导	
□指导患者调整饮食结构		□输液管理	
		□引流管护理	
		□导尿管护理	
		□预防血栓措施：气压治疗	
		□切口护理	

备注：

1. 术前禁食禁饮要求

（1）原则：术前 8 小时禁固食，术前 2 小时禁饮。

（2）时间：第一台禁固食时间在术前晚 12 点，晚上 12 点可口服能量饮料（200～300mL）。

2. 接台患者术前打留置针

所有接台患者送手术室前留置 20G 留置针（穿刺部位优选右手肘部头静脉，侧卧位患者开放静脉位置于患侧肘部头静脉）。

3. 术后饮食指导

有睡意者以睡眠休息为主，不刻意安排饮食。

（1）术后回病房患者，有恶心呕吐者暂禁食。

（2）无恶心呕吐者，术后回病房行洼田饮水试验无异常后可少量多次口服温凉水。

（3）病情稳定无呛咳者，术后 2 小时后可少量多次进食流质食物温凉白粥不超过 200mL，之后可根据胃肠耐受量增加进食次数和进食量。

（4）进食原则从流质—半流质—普食进行过渡，早期肛门未排气前，避免进食豆浆、牛奶及含糖高的产气食物而增加腹胀使胃肠道不适。

4. 拔尿管（术后 3 天内）

（1）男性患者（无前列腺增生、肥大等）病情稳定术后 1 天可拔除尿管。

（2）女性患者，病情稳定，VAS 评分 <3 分，术后 1～2 天可拔除尿管。

（3）伴有马尾症状患者应适当延长留置尿管时间，可夹闭开放尿管锻炼膀胱功能，尿感明显时可拔除尿管。

5. 协助患者离床活动（术后第 2～3 天）

有睡意者以睡眠休息为主，不刻意安排下床活动

第一步：病情稳定者，术后 1 天，抬高床头 30°—45°—60°进行适应性训练，避免术后下床出现头晕症状。未下床前每天均需抬高床头训练。

第二步：佩戴夹克式背架床边双足着地坐立 5～10 分钟（护士或陪人在旁协助），如有头晕可卧床休息。

第三步：下床前进行 Morse 跌倒评分，评分 ≥45 分，需要进行防跌倒知识宣教及落实相应护理措施。佩戴夹克式背架床边站立原地踏步 5～10min（护士或陪人在旁协助），如有头晕、疼痛加重等可卧床休息。

第四步：经过床边站立训练无不适后，可在护士或家属协助下进行离床行走训练（有需要者可借助步行器）。下床第一天首次活动步行 ≤30 分钟；下床第二天步行 2 次，每次 >30 分钟；下床第三天步行 4 次，每次 >30 分钟，以此类推。

📑 知识拓展

腰椎后路短节段手术

腰椎后路短节段手术主要指适用于治疗腰椎间盘突出症、腰椎间盘突出症伴不稳、腰椎管狭窄症、腰椎滑脱症等腰椎退行性疾病的后路 1～2 个节段的减压/固定/融合术。手术方式包括：1～2 个节段的单纯减压术、髓核摘除/椎间盘切除术、植骨融合内固定术等。

（罗春晓　但海芬）

第五节　颈椎病

一、定义

颈椎病（cervical spondylosis）是因颈椎间盘退行性改变，导致颈部（筋）软组织和（骨）椎体动静力平衡失调，产生椎间盘的突出、韧带的钙化和椎体骨质的增生等病理变化，从而刺激或压迫颈部神经根、交感神经、脊髓和血管而出现一系列症状和体征的综合征。根据不同组织结构受累而出现不同的临床表现，本病主要分为脊髓型颈椎病、神经根型颈椎病、椎动脉型颈椎病、颈型颈椎病以及交感型颈椎病。

二、病理

颈椎间盘由于承担着负重与屈伸活动双重功能，且位于较为固定的胸椎与有一定重量的头颅之间，活动的幅度和频率比腰椎大，因而更加容易发生劳损，使颈椎椎间关节退变速度加快。椎间盘退变最先表现为髓核脱水，随着髓核水分的减少，越来越多的应力作用在纤维环上，最终出现纤维变性、分离或断裂，强度减弱。髓核可以穿过裂隙向外突出。随着椎间盘退变过程的发展，纤维环耐受牵拉与压缩的能力减弱、椎间隙变窄，使前、后纵韧带松弛，导致椎间活动度异常，有的出现节段性不稳定。纤维环在椎体边缘的附着处因不断受到牵拉而出现牵拉性骨赘。当神经根受到直接压迫或受到突出的椎间盘和骨赘的牵拉，就可能产生神经根损害，导致该神经根支配区的感觉、运动和反射的异常。

三、病因

颈椎病的病因及发病机制尚未完全清楚，一般认为是多种因素共同作用的结果。颈椎间盘的退行性改变及其继发性椎间关节退变是颈椎病的发病基础。由于颈椎的活动度比胸椎和腰椎大，因而更容易发生劳损，继而出现退行性改变，其改变最早为椎间盘，以颈5、6，颈6、7及颈4、5的顺序出现病变。目前病因及发病机制存在3个学说，分别是机械压迫学说、不稳定学说、血运障碍学说。

四、临床表现

根据受累组织和结构的不同，颈椎病分为：神经根型、脊髓型、交感型、椎动脉型、其他型（目前主要指食管压迫型）。如果同时存在两种以上类型，则称为"混合型"。

（1）神经根型颈椎病：颈痛和颈部发僵；上肢放射性疼痛或麻木；患侧上肢感觉沉重、握力减退，有时出现持物坠落，晚期可以出现肌肉萎缩。

（2）脊髓型颈椎病：多数患者首先出现一侧或双侧下肢麻木，有沉重感，随后逐渐出现行走困难，下肢各组肌肉发紧、抬步慢，不能快走；接着出现一侧或双侧上肢麻木、疼痛，双手无力、不灵活，写字、系扣、持筷等精细动作难以完成，持物易落，严重者甚至不能自己进食；躯干部出现感觉异常，患者常感觉在胸部、腹部或双下肢有如皮带样的捆绑感，称为"束带感"；同时躯干或者下肢可有烧灼感、冰凉感、蚁行感；部分患者出现泌尿和肠道功能障碍，如排尿尿频、尿急、尿不尽、尿失禁或尿潴留等排尿障碍，大便秘结、排便费力等；还可能伴有性功能减退。

（3）交感型颈椎病：多数表现为交感神经兴奋症状，少数为交感神经抑制症状。常见的症状有头晕、头痛、视力变化、耳鸣耳堵、恶心甚至呕吐等。症状往往与体位或活动有明显关系，坐位或站立时加重，卧位时减轻或消失。颈部活动多或劳累时明显，休息后好转。

（4）椎动脉型颈椎病：发作性眩晕，复视伴有眼震；下肢突然无力猝倒，但是意识清醒，多在头颈处于某一位置时发生；偶有肢体麻木，感觉异常，可出现一过性瘫痪，发作性昏迷。

（5）其他型颈椎病：食管型颈椎病，颈椎前缘巨大的骨赘挤压食管并且对食管的蠕动运动造成明显影响，以患者出现吞咽困难为临床特征的颈椎病。

五、主要治疗方法

1. 保守治疗

主要包括卧床休息、颈托制动、中西药物的口服及外用治疗、颈椎理疗牵引、按摩推拿、针灸、局部封闭等方法，可以减轻脊髓、神经根、血管受到颈椎骨刺或局部不稳定等因素刺激压迫后的炎症及水肿反应，在一定程度上缓解患者的临床症状。

2. 手术治疗

经过规范非手术治疗后无效，症状仍然较重，影响日常生活和工作的需要手术治疗。颈椎手术分为前路和后路，颈椎前路椎间盘切除、椎体间植骨融合术（ACDF）是颈椎病最经典的传统术式。来自于脊髓或者神经根前方的压迫，如椎间盘、后骨刺，是前路手术的最佳适应症；颈椎后路减压术的指征包括：各种原因所致的颈椎管狭窄，多节段椎间盘突出或者退变，术式包括椎板切除术和椎板成形术。

六、并发症的观察与护理

（一）切口感染

常见原因：

（1）术前全身情况差或伴有糖尿病、贫血等未予纠正，隐匿感染灶未发现。

（2）术中操作不精细，过多的组织损伤，过多应用电刀，缝合伤口时未逐层冲洗。

（3）引流管不通畅，伤口术后积血、积液。

（4）术后未能注意全身支持疗法，未能保持机体抵抗力。

（5）围手术期未能有效应用抗生素。

临床表现：伤口区多数会出现疼痛、肿胀、渗出，愈合不良甚至伤口裂开，有脓性分泌物流出，处理不当会出现如体温升高或畏寒高热等全身感染症状。实验室血检查结果：白细胞增多、中性粒细胞比例增加、核左移、红细胞沉降率增快、C-反应蛋白阳性。部分患者有神经症状好转后再加重表现。

护理措施：

（1）观察伤口情况，有无红、肿、热、痛情况出现，定时监测体温情况，术后体温持续超过38℃时要引起注意，特别是手术后3天出现高热者。密切观察体温变化、伤口疼痛、血象等情况。一旦发生异常要及时通知医生进行处理。

（2）应用抗生素、术中严格执行无菌操作，可以有效预防感染。

（3）保持伤口敷料干燥清洁，及时更换被污染的敷料，引流管的护理要遵循无菌操作原则。

（4）病房定时通风，空气消毒，保持病房清洁，空气清新，控制探视人数。

（二）脑脊液漏

常见原因：硬膜与周围组织粘连，如严重的椎管狭窄、脊柱二次手术硬膜与瘢痕粘连；咬除椎板与松解粘连时可能损伤硬脊膜；医源性因素，如术者经验不足，手术操作不当直接损伤硬脊膜等。

临床表现：术后头晕、头痛、恶心、呕吐等，且与体位有关；切口引流量较大，但与正常暗红血性引流液相比颜色偏淡，引流量不减或逐渐增多，最后为清亮的液体；切口有淡红色血性液或清亮液体渗出。

护理措施：

（1）出现脑脊液漏的患者，应适当抬高床头，保持头高脚低位，并适当补充液体；同时应局部加压并延长拔管时间。如术后脑脊液漏仍无法控制，可考虑进行腰大池引流。

（2）充分补液治疗、抗感染，观察患者体温、头晕头痛情况、肢体活动感觉情况，监测生化检验指标。

（3）严密观察伤口渗出情况，保持敷料清洁干燥。敷料被污染后，严格遵守无菌技术操作，及时更换。

（4）进食高蛋白、高纤维素易消化食物，少食多餐，保持大便通畅，减轻腹内压，必要时给予缓泻剂防止便秘。避免用力咳嗽、屏气等增大腹压活动。

（三）切口血肿

常见原因：结扎血管的线头脱落、骨质创面及肌肉渗血引流不畅、患者凝血机制差等。

临床表现：

（1）颈椎前路手术患者常表现为咽喉异物感、吞咽不畅，血肿进行性增大时可压迫气管，引起机械性呼吸困难，常表现为用力呼吸、窒息濒死感、血氧饱和度下降、颈部伤口及周围肿胀明显。

（2）颈椎后路手术患者常表现为神经支配区域疼痛或麻木加重，四肢躯干肌张力增高或四肢肌力下降、大小便功能障碍，严重者可能截瘫或全瘫。

护理措施：

术后严密观察血氧饱和度变化、呼吸形态、频率、节律、幅度的变化，询问病人咽喉是否存在异物感及切口压迫感；注意颈部外形、局部肿胀情况，检查时双手中指和食指轻轻触碰颈前切口周围皮肤，查看软组织张力，若手触颈部肌肉紧张、眼观颈部增粗，要高度重视并报告医生。观察术后患者疼痛，四肢肌张力及肌力感觉情况。若出现椎前血肿，床旁紧急拆除伤口缝线减压；若出现椎管内血肿，严密观察四肢肌力变化，选择保守或手术治疗。

（四）深静脉血栓

常见原因：

手术引起机体凝血功能应激反应，手术创伤可诱发术后凝血功能亢进；手术麻醉引起的术中血流动力学波动，可对患者的血管内皮组织造成一定程度的刺激，形成血管内皮损伤继而诱发炎性应激反应，激活血小板活性导致下肢 DVT 血栓形成风险升高；术后卧床使下肢静脉血液流速下降，血液内脂质、炎性分泌物及氧化代谢产物等积聚于静脉内，使下肢 DVT 形成风险升高。

临床表现：

局部肢体出现肿胀加剧、持续疼痛、腓肠肌深压痛、皮肤潮红、皮温升高。栓子脱落造成不同栓塞部位，可出现不同表现，如肺栓塞出现胸闷胸痛、心率增快、呼吸困难、休克、晕厥；脑栓塞出现头晕头痛、意识障碍、一侧肢体无力等。

护理措施：

（1）基础预防：手术操作规范，减少静脉内膜损伤；正确使用止血带；术后抬高患肢，促进静脉回流；注重预防静脉血栓的知识宣教，指导早期康复锻炼；围手术期适度补液，避免血液浓缩。

（2）物理预防：包括足底静脉泵、间歇充气加压装置及梯度压力弹力袜等。

（3）药物预防：抗凝药物包括普通肝素、低分子肝素 Xa 因子抑制剂类、维生素 K 拮抗剂、抗血小板药物。

（五）吞咽困难

常见原因：

手术过程中对喉上、喉返神经的损伤，咽丛神经麻痹以及运动和感觉功能受损，术中食管过度牵拉、术后椎前软组织肿胀、手术瘢痕等。

临床表现：

咽喉疼痛不适、吞咽食物乏力或无法吞咽及咽部异物存留感等。

护理措施：

（1）术前戒烟、进行气管推移锻炼，增强患者颈部气管和食管等适应性和移动性。

（2）对于大多数轻、中度吞咽障碍患者，主要采取吞咽训练、饮食改变、系统干预方案等护理干预方式，仍不能缓解者可使用甲强龙等药物，对于重度吞咽困难者可增加静脉或肠内营养支持，以及请相关专科如耳鼻喉科、消化内科会诊联合制订治疗方案。

（六）食管损伤

常见原因：暴露，牵开器牵拉、减压，内固定均可能造成食管损伤。

临床表现：发热、吞咽痛、颈前肿胀、伤口破溃、有脓液及食物残渣流出、植骨块坏死。

护理措施：

（1）予鼻饲管，保证患者营养，必要时预防性给予全身抗生素；

（2）术中发现食管瘘，应及时予以缝合修补，术后禁饮食，多可治愈；

（3）术后发现食管瘘，若损伤不超过 1cm、皮下气肿小者，可采取保守治疗，包括：禁食禁饮、鼻饲管喂、营养支持、预防感染等；

（4）术后发现严重食管瘘，可考虑联合胸外科行修补术。

七、加速康复临床路径实施流程和表单

颈椎前路融合术围术期加速康复临床路径实施流程参考表 11 - 3，其中部分内容需根据颈椎前路融合术的特点进行修改：

（1）术前检查的专科检查内容改为"颈椎 MR、颈椎正侧位动力位"。

（2）术前预康复内容改为"在不引起神经症状的前提下，教会患者四肢、核心力量和心肺适应性训练以及颈部肌肉等长收缩训练""术后正确的颈部姿势维持以及转移策略的指导等""强调术后颈椎保持中立位的重要性，避免发生颈椎结构与功能损伤""患者掌握正确仰卧、侧卧姿势""患者掌握正确饮水方法和吞咽肌群训练方法，预防饮水呛咳""患者掌握简单的上肢活动方法，缓解上肢麻木症状"。

（3）手术预约麻醉访视内容改为"气管插管过程中避免颈部过伸，原则上（有经鼻器官插管禁忌症如鼻外伤/鼻咽癌等特殊病人例外）优先行经鼻气管插管，导管选择加强型钢丝导管，诱导气管插管肌松药采用顺式阿曲库铵 4ED95 剂量以内，插管后不再应用肌肉松弛药物，气管插管完毕后摆放体位前，监测神经功能 1 次作为基线，体位摆放后又监测神经功能 1 次，术中持续进行电生理监测，及早发现和预防脊髓功能损伤""为预防食管损伤及其相关并发症，麻醉后食管应停留胃管，明确术中无食管损伤后在术后麻醉苏醒前拔除""根据手术需要和患者情况，由麻醉医师制定具体麻醉方案，建议采用对心肺功能影响小、抑制术中应激和提供良好镇痛麻醉方式以及对神经功能监测影响小的静脉全麻（术中采取丙泊酚及瑞芬太尼双 TCI 模式维持），如主要手术步骤完成可以停止神经功能监护，请外科大夫及时提醒麻醉医生，根据实际情况可以改为吸入麻醉，缩短术后麻醉复苏时间""围术期常规应用糖皮质激素防治 PONV，以减少呼吸道水肿及阻塞、预防脊髓损伤等相关并发症""常规进行麻醉深度监测""适当采用控制性降压技术，减少围术期出血"。

（4）体位摆放内容改为"谨慎地放置患者体位""术前一日评估患者皮肤、体型、颈椎病变情况以及颈椎活动度，根据个体差异准备体位物品。体位摆放前手术三方需共同评估，确认安全后方可开始。摆放动作应轻柔，对于脊髓压迫严重、椎管占位率高的患者，应在轻度镇静状态下摆放体位，尽可能使颈椎处于中立位，防止过伸，体位摆放前后各监测神经功能 1 次，体位摆放后应即刻使用布胶布固定体位，避免颈椎移动，妥善固定安置气管导管，避免压迫病人面部器官"。

（5）需增加神经监测，内容为"术中常规进行多模式术中电生理检测"。

（6）手术方式改为"颈椎前路融合手术（可使用 3D 显微镜辅助）"。

（7）需增加术后血肿，内容为"术后 24 小时严密观察术区皮肤张力、颈部包块、引流情况、呼吸情况、氧饱和度和四肢肌力，若出现椎前血肿，床旁紧急拆除伤口缝线减压，若出现椎管内血肿，严密观察四肢肌力变化，选择保守或手术治疗"。

（8）需增加神经功能变化，内容为"严密观察患者四肢感觉、肌力情况，对神经功能进行评估并观察其变化，若神经功能进行性下降，尽快行影像学检查，若无发现致压

物，予甲强龙、脱水等治疗，若存在明显致压物，尽快二次手术减压"。

（9）需增加脑脊液漏，内容为"出现脑脊液漏的患者，应适当抬高床头，保持头高脚低位，并适当补充液体，同时应局部加压并延长拔管时间，如患者在一般处理2周后引流量仍>200mL/d，应考虑进行腰大池引流"。

（10）需增加食管瘘，内容为"予鼻饲管，保证患者营养，必要时预防性给予全身抗生素""若术中发现食管瘘，应及时予以缝合修补，术后禁饮食，多可治愈""若术后发现食管瘘，但损伤不超过1cm、皮下气肿小者，可采取保守治疗，包括：禁食禁饮、鼻饲管喂、营养支持、预防感染等""若术后发现严重食管瘘，可考虑联合胸外科行修补术"。

（11）术后康复内容改为"术后结合患者切口状况、留置管道拔除情况，强调康复训练早期介入、早期离床""术后早期以深静脉血栓形成（DVT）预防、呼吸训练、床上移动及床椅转移训练为主，配合神经根滑动练习预防慢性神经性疼痛""颈部等长收缩训练，坐位下肩膀抬升训练""中后期结合评估进行康复锻炼的个体化方案制定，逐渐增加步行训练、肢体及核心力量训练、核心稳定训练、吞咽障碍训练等""吞咽障碍训练，减少饮水呛咳"。

颈椎前路融合术围术期病房护士护理路径实施表单参考表11-4，其中部分内容需根据颈椎前路融合术的特点进行修改：

术前1日，需增加术前训练，内容为"体位训练：颈部过伸位""正确佩戴颈部支具""颈椎康复训练"。

手术日，术后评估需增加"颈部血肿""声音情况""吞咽情况""切口情况""四肢感觉运动"。体位护理中需增加"体位安置：麻醉清醒后可摇高床头""颈两侧沙袋固定"。

手术次日至出院，术后评估需增加"切口情况""颈部血肿""声音情况""吞咽评估（洼田饮水试验）""四肢感觉运动"。增加术后康复训练监督，内容为"吞咽护理""下床活动：病情稳定患者术后1天指导佩戴颈托下床活动""颈部康复训练"。

📖 知识拓展

吞咽困难

吞咽困难是颈椎前路术后最常见的并发症之一，不同报道中其发生率相差较大，为1%～79%。吞咽困难是吞咽过程中出现的不适症状，表现为不能吞咽或进食固体甚至液体食物时有梗阻感，对患者的生活质量影响极大。预防的主要策略包括：①术前戒烟；②术前进行食管气道推移训练；③熟练掌握手术技巧，缩短手术时间，减少术中出血量；④术中应用自动拉钩建立稳定的工作区域，避免软组织的反复牵拉；⑤术中应用可吸收胶原生物膜；⑥尽量选择低切迹或零切迹内植物。

（罗春晓　但海芬）

第十二章 耳鼻喉疾病加速康复外科临床护理路径

第一节 慢性化脓性中耳炎

一、定义

慢性化脓性中耳炎（chronic suppurative otitis media，CSOM）是中耳黏膜、骨膜或深达骨质的慢性化脓性炎症，常与慢性乳突炎合并存在。本病极为常见，临床上以耳内反复流脓、鼓膜穿孔及听力下降为特点，严重者可引起颅内、颅外并发症而危及生命。急性化脓性中耳炎6～8周以上炎症仍未得到控制，则转为慢性。

二、病因

（1）急性化脓性中耳炎未及时治疗或用药不当，病程迁延超过6～8周，或急性坏死性中耳炎，病变深达骨质者。

（2）鼻腔、鼻窦、咽部存在慢性病灶，导致中耳炎反复发作，经久不愈。

（3）全身或局部抵抗力下降，如营养不良、慢性贫血、糖尿病等，婴幼儿免疫力低下，患急性中耳炎时较易演变为慢性。

三、病理

主要病理变化为黏膜充血、增厚，有圆形细胞浸润，杯状细胞和腺体分泌活跃。轻者，病变主要位于中鼓室的黏膜，称为单纯性，表现为鼓室黏膜充血水肿，有炎性细胞浸润，渗出物可见以中性粒细胞为主。重者，黏膜可出现增生、肥厚，若黏骨膜破坏，病变深达骨质，听小骨、鼓窦周围、乳突甚至岩尖骨质都可以发生骨疡，形成慢性骨炎，局部可生长肉芽或息肉，病变迁延不愈，称骨疡型。鼓膜边缘性穿孔或炎症经久不愈的大穿孔，黏膜鳞状上皮化生，或继发胆脂瘤。

四、临床表现

（1）耳部流脓：呈间歇性或持续性，当上呼吸道感染或外耳道再次感染时流脓增多。分泌物性质为黏液性或黏稠脓性，可有臭味，偶见血液。

（2）听力下降：不同程度的传导性或混合型听力损失。听力下降的程度与鼓膜穿孔的大小、位置、听骨链的连续程度、迷路破坏与否有关。

（3）耳鸣：部分内耳受损患者出现耳鸣。

（4）眩晕：一般较少出现眩晕症状。当慢性中耳炎急性发作，破坏迷路时，可出现剧烈眩晕。

五、主要治疗方法

治疗原则为消除病因、清除病灶、通畅引流、控制感染、恢复听力。

（一）药物治疗

引流通畅者，以局部用药为主。局部用抗生素滴耳液。常用药物有氧氟沙星滴耳液等。炎症急性发作时，宜全身应用抗生素。可根据细菌培养及药敏试验指导用药。

（二）手术治疗

（1）正规药物治疗无效，中耳有肉芽或息肉，或有鼓室黏膜明显肥厚，CT提示侵犯骨质，应行乳突开放与鼓室成形术。

（2）中耳炎症完全吸收，但遗留鼓膜紧张部中央性穿孔者，可行单纯鼓室成形术。对于骨疡型引流不畅或胆脂瘤型中耳炎，宜早行乳突手术，目的是清除病变组织，预防并发症。根据病变性质、部位和听力情况，选择不同术式。

（3）病因治疗：积极治疗原发病，如急性化脓性中耳炎以及上呼吸道病变。

六、并发症的观察与护理

（一）出血

常见原因：与术中止血不彻底或伤口包扎不牢固有关。

临床表现：伤口敷料渗血，术腔出血。

护理措施：

（1）观察伤口局部敷料有无渗血、渗液、松脱、移位。若敷料渗血、渗液范围持续增大或湿透，及时告知医生予更换敷料或绷带加压包扎止血。

（2）遵医嘱使用止血药。

（3）术后2h可进食半流或软质饮食，进食量不超过5mL/mg，30min后无恶心、呕吐可逐步恢复正常饮食量，2～3天后视病情逐步改为普食，以清淡、易消化饮食为宜。避免患侧用力咀嚼食物。

（4）术后2小时后可选择舒适体位，无头晕、眩晕者可逐步下床活动。活动时避免碰撞术耳。

（二）感染

常见原因：术中感染或病房交叉感染、血源性感染、局部伤口脂肪液化为感染的主要原因。

临床表现：耳部伤口周围红、肿、热、痛，伤口流脓等。

护理措施：

（1）观察耳后伤口、外耳道、耳廓皮肤有无红肿、疼痛及愈合情况。术后第1～2天患者感觉伤口轻微疼痛或刺痛，耳内有波动感、水流声、耳鸣及轻微头晕、恶心属术后正常反应，应做好患者及家属的解释工作。

（2）监测体温情况，术后体温超过38℃时要引起注意，特别是手术后3天出现高热者，密切观察体温变化、伤口疼痛、血象等情况，一旦发生异常要及时通知医生进行处理。

（3）遵医嘱给予抗生素等药物治疗，疑有颅内并发症者，慎用止痛、镇静类药物，以免延误病情观察。

（4）抗生素应用、术中严格执行无菌操作，可以有效预防感染。

（5）保持伤口敷料干洁，及时更换被污染的敷料。

（三）面瘫

常见原因：与手术时牵拉/损伤面神经有关。

临床表现：眼睛闭合不全、口角歪斜。

护理措施：

（1）观察患者抬眉、闭眼、鼓气、龇牙等动作，如出现眼睑不能闭合，鼻唇沟变浅或消失，嘴角歪向健侧、流涎、鼓腮漏气等表现，应立即告知医生。

（2）遵医嘱使用改善循环及营养神经等药物治疗。

（3）眼睑闭合不全时遵医嘱给予滴眼液、涂抗生素眼膏、睡眠时加盖眼罩以保护眼结膜。

七、加速康复临床路径实施流程和表单

慢性化脓性中耳炎围术期加速康复临床路径实施流程详见表12-1，慢性化脓性中耳炎围术期病房护士护理路径实施表单详见表12-2。

表12-1　慢性化脓性中耳炎围术期加速康复临床路径实施流程

实施项目	实施者	加速康复管理目标	实施时间
患者宣教	主管医生 病区护士	（1）通过门诊宣教、宣传小册子等，告知患者戒烟戒酒。 （2）患者在术前接受专门的咨询服务，将手术和麻醉过程对患者进行宣教。 （3）术后进食介绍；如何预防误吸（床头抬高30°、进食后下床活动）；注意口腔卫生（刷牙、漱口液）；做好对患者及其家属的教育，减轻患者的精神压力，并告知术后康复的详细步骤。 （4）临床主管医生确定评估进入ERAS通道，术前购买能量饮料，口头或书面告知患者围手术期各项相关事宜，告知患者预设的出院标准，告知患者随访时间安排等。 （5）心肺功能预康复：教会病人深呼吸、有效咳嗽和咳痰，在病情允许下鼓励病人进行步行及爬楼梯锻炼，提升心肺功能，预防术后肺部感染	接诊后至术前
术前检查	主管医生	（1）血常规、尿常规、生化系列、凝血四项、血型、术前筛查八项、大便常规＋隐血、胸部正侧位片、常规心电图。 （2）评估检查：内听道CT或MRI/心脏彩超/肺功能检查/心电图	术前

实施项目	实施者	加速康复管理目标	实施时间
术前营养支持	主管医生 病区护士 营养科	术前营养筛查与评估： （1）严重营养不良患者行营养支持治疗后再进入 ERAS。 （2）严重糖尿病患者或随机血糖≥11.1mmol/L 患者术后风险增加，建议进入快速康复路径应慎重	术前
		营养支持指征： （1）6 个月内体重下降 10%～15% 或者更多。 （2）患者进食量低于推荐摄入量的 60% 达 10 天以上。 （3）BMI <18.5kg/m²。 （4）白蛋白 <30g/L（无肝肾功能障碍）。 （5）NRS 2002 评分≥3 分	
		营养支持目标： （1）白蛋白 >35g/L。 （2）如条件允许，建议术前营养支持 7～10 天。 （3）如条件不允许，营养支持至术前	
麻醉访视	麻醉科医生	（1）联系麻醉科、手术室，确定手术时间及麻醉方案。 （2）ASA 分级 3 级以上及≥65 岁患者，或合并严重并发症的患者，术前需要提前申请麻醉科住院总值医师会诊	术前
禁食禁饮	病区护士	（1）术前 8 小时禁固食，术前 2 小时禁饮。 （2）术前 2 小时饮能量饮料（5mL/kg），糖尿病患者可以喝白开水替代（5mL/kg）	术前 8 小时 术前 2 小时
预防性抗生素的使用	手术室护士	术前 30 分钟应用抗生素。 如果手术时间 >3 小时，可以在术中重复 1 次剂量	术前 30 分钟
病房与手术室沟通	病区护士	每个进入路径的患者有明确标识，可辨识其已进入路径	进入手术室
麻醉及镇痛	麻醉医生	根据手术需要和患者情况，由麻醉医师制定具体麻醉方案，建议采用对心肺功能影响小、抑制术中应激和提供良好镇痛的麻醉方式	术前
手术方式	外科医生	内镜下鼓室成形术	术中
体温控制	手术室护士	（1）术中应常规监测体温及采用必要的保温措施，如覆盖棉被、加温毯、液体及气体加温等；保证术中患者体温不低于 36.0℃。 （2）加强术中体温监测、呼气末 CO_2 监测和尿量监测等，对合并糖尿病患者加强血糖监测	术中
液体及血压管理	麻醉医生	避免液体超载；低血压时使用血管加压素；晶体平衡液优于生理盐水。 （1）术中适当减少晶体液的输入量。 （2）必要时输入适量的胶体液。 （3）备用血管活性药物。 （4）完善循环监测	术中

实施项目	实施者	加速康复管理目标	实施时间
管道留置	外科医生	不常规放置鼻胃管减压，如果在气管插管时有气体进入胃中，可以插入胃管排出气体，但应在病人麻醉清醒前予以拔除	术中
		非尿道手术：应避免使用导尿管或尽早拔除，因其可影响患者的术后活动、增加感染风险，是住院时间延长的独立预后因素。无特殊情况下，术后当晚或术后1～2天即可拔除导尿管。拔尿管同时可自尿道内注入利多卡因5mL	术中术后
术中镇痛	外科医生麻醉医生	开放静脉后手术开始前，无禁忌症患者凯纷50mg静注一次，术毕追加凯纷50mg静注一次，并视伤口大小和创伤情况，必要时单次追加引发恶心呕吐几率小的羟考酮0.05mg/kg	术中
术后镇痛	外科医生病区护士	根据疼痛评分，采用多模式镇痛。以NSAIDs为基础用药，尽量减少阿片类药物的应用，以减少如肠麻痹等并发症的发生风险。（回室时，术后2小时，术后24小时，各评估1次，随时疼痛随时评估）术中凯纷100mg静注一次（麻醉医师执行，不需病房带药），术后2小时和手术当晚睡前分别予凯纷50mg静脉推注（>1分钟）	术后
预防术后恶心呕吐	外科医生病区护士	（1）围术期根据手术情况，减少肌松药的使用量和使用时间，减少和避免使用可能引起呕吐的药物，如新斯的明、阿片类药物等，而使用副反应少的其他药物。（2）有呕吐风险的病人应预防性使用止吐药如昂丹斯琼、地塞米松等。患者推出手术室时可加用止吐药一次。（3）如果病人发生恶心、呕吐时，可以联合使用这些药物。术后建议使用可以调整头高位手术车床，患者回室麻醉清醒时予垫枕平卧位，2小时后自由体位	术后
术后抗生素使用	外科医生病区护士	严格按照抗菌素使用指南规范使用。预防用药：严格按照预防用药要求使用。（耳鼻咽喉科常用预防抗生素：罗氏芬、头孢唑肟钠、先锋Ⅴ）治疗用药：要求指征、种类及方法合理。（耳鼻咽喉科术后常用治疗抗生素：罗氏芬、头孢唑肟钠、先锋Ⅴ）	术后
促进呼吸道分泌物排出	外科医生病区护士	术后一日两次雾化吸入。雾化吸入治疗方案：吸入用布地奈德混悬液1mg、0.9% NS 5mL	术后
促进胃肠功能恢复	外科医生病区护士	（1）减少使用阿片类镇痛药、避免过量液体输入、早期恢复口服进食等。（2）有呕吐误吸风险和未苏醒患者，避免过早进食。（3）术后2小时无恶心呕吐，鼓励病人口服常温软质食物，进食量不超过5mL/kg。30分钟后无恶心呕吐，可恢复正常进食量	围术期

实施项目	实施者	加速康复管理目标	实施时间
术后早期功能活动	病区护士	根据病人客观情况,每天计划及落实病人的活动量。手术回室 2 小时后指导患者下床活动,术后当日过晚返回病房有睡意者以睡眠休息为主,不刻意安排下床活动。活动量根据患者的耐受情况逐渐增加	术后至出院
出院标准	主管医生	恢复进食普通饮食,无须静脉补液;口服止痛药可以很好地止痛;可以自由活动到科外院内。各项检验指标无明显异常,伤口愈合良好。病人达到以上全部要求并愿意出院时,应给予出院。应充分遵守确定的出院指征	术后

表 12 - 2　慢性化脓性中耳炎围术期病房护士护理路径实施表

入院日	术前 1 日	手术日	手术次日至出院
□介绍主管医师、护士 □介绍病房环境、设施 □介绍住院注意事项 □建立入院护理病历 □介绍标本留取方法 □协助完成入院检查、化验 □术前评估 ○生命体征监测 ○Barthel 生活自理程度评估 ○营养评估 ○VAS 疼痛评估 ○EAT - 10 进食评估 ○Morse 跌倒风险评估 ○Braden 压疮风险评估 ○(Caprini)DVT 风险评估 ○PHQ - 9 抑郁症筛查 ○专科评估:听力、渗液、疼痛 □术前训练:疼痛自评、床上排便训练、防便秘训练、膀胱功能训练、 □用药指导:根据医嘱,指导患者用药 □指导患者戒烟、戒酒 □指导心肺功能锻炼,预防肺部感染 □指导患者饮食	□宣教术前准备 □告知准备物品 □检查手腕带 □皮肤准备:术耳备皮 □告知手术日饮食方案,禁食禁水 ○指导术前 8 小时禁固食,术前 2 小时禁饮 □术前康复训练监督 ○有效心肺功能训练 ○床上大小便训练 □心理疏导,安慰患者紧张情绪 □术前用药指导、发放疾病宣教册 □家属微信关注医院公众号查看手术状态	□手术前常规护理 ○安慰患者紧张情绪 ○生命体征监测 ○核对患者病历资料及带药 □告知疼痛注意事项 □执行术前 ERAS 营养方案 □接台患者术前留置20G 留置针 □术后病情观察 ○神志、生命体征 ○面部麻木感及口角歪斜情况 ○伤口敷料渗血渗液情况 □Barthel 生活自理程度评估 □Morse 跌倒风险评估 □Brade 压疮风险评估 ○(Caprini)DVT 风险评估 ○VAS 疼痛评估 □术后常规护理 □体位安置:术后 2 小时内垫枕卧床位,2 小时后自由体位 □皮肤情况:协助更换体位等预防压疮护理 □持续低流量吸氧 □安置心电监护仪 ○遵医嘱应用药物:抗生素、止痛药 □治疗:如雾化吸入 □饮食指导:无恶心呕吐者,2 小时后进软质饮食 □活动指导:术后回室 2 小时可下床活动 □输液管理 □预防血栓措施:气压治疗、功能锻炼	□术后病情观察 ○生命体征 ○神志情况 □面部麻木感及口角歪斜情况 ○伤口情况 ○饮食及营养:指导高蛋白、高纤维、高维生素饮食 □二便情况、睡眠 ○VAS 疼痛评估 ○(Caprini)DVT 风险评估 □术后康复训练监督 ○有效心肺功能锻炼 □物理治疗:气压治疗 □预防并发症:出血、感染、面瘫 □出院评估 ○伤口愈合情况 ○疼痛评估 ○饮食与排便情况 ○患者满意度 □出院指导 ○告知恢复期注意事项 ○告知复查时间 ○饮食及用药指导

知识拓展

耳源性并发症

急、慢性中耳炎极易向邻近或远处扩散，由此引起的各种并发症，称为"耳源性并发症"（oto-genic complications）。耳源性并发症的部位分为颅内和颅外两大类，其中最危险的是颅内并发症，常常危及患者生命，是耳鼻咽喉头颈外科的危急重症之一。常见颅内并发症有：化脓性脑膜炎、脑脓肿、乙状窦血栓性静脉炎等。病人可表现为头痛发热、表情淡漠、颅内压增高等。常见颅外并发症有耳后骨膜下脓肿、迷路炎、周围性面瘫等。

（徐惠清　胡丽丽）

第二节　慢性鼻窦炎

一、定义

慢性鼻窦炎（chronic sinusitis）是指鼻窦黏膜的慢性非特异性化脓性炎症，较急性多见，常为鼻腔和多个鼻窦同时受累，故又称慢性鼻—鼻窦炎。

二、病因

（1）全身因素：过度劳累、受寒受湿、营养不良、维生素缺乏引起全身抵抗力降低以及生活与工作环境不卫生等是诱发本病的多见原因。此外，特应性体质与本病关系甚为密切。

（2）局部因素：

①鼻腔疾病：如急性鼻窦炎、鼻中隔偏曲、鼻息肉等。

②邻近器官的感染病灶：如扁桃体炎、腺样体炎等。此外，上列第2双尖牙和第1、2磨牙的根尖感染，拔牙损伤上颌窦等，均可引起上颌窦炎症。

③创伤性：鼻窦外伤骨折或异物传入鼻窦，游泳、跳水不当或游泳后用力擤鼻致污水挤入鼻窦等，可将致病菌直接带入鼻窦。

④医源性：鼻腔内填塞物留置时间过久，引起局部刺激、继发感染。

⑤气压损伤：高压飞行迅速下降致鼻腔负压，使鼻腔炎性物或污物被吸入鼻窦，引起非阻塞性航空性鼻窦炎。

三、病理

黏膜病理改变表现为水肿、增厚、血管增生、淋巴细胞和浆细胞浸润、上皮纤毛脱落或鳞状化生以及息肉样变，若分泌腺管阻塞，则可发生囊性改变。亦可出现骨膜增厚或骨质被吸收，后者可致窦壁骨质疏松或变薄。此外，黏膜亦可发生纤维组织增生而致血管阻塞或腺体萎缩，进而黏膜萎缩。根据不同的病理改变，可分为水肿浸润型、浸润型和浸润纤维型。

四、临床表现

（1）全身症状较常见为精神不振、易倦、头昏、记忆力减退、注意力不集中。

（2）局部症状。

①流脓涕：为主要症状。黏脓性或脓性。牙源性上颌窦的鼻涕常有腐臭味。

②鼻塞：为主要症状，是因鼻黏膜肿胀、鼻甲反应性肿胀、息肉形成、鼻内分泌物较多或稠厚等引起。

③头面部胀痛：常见一般性头面部胀痛、压迫感，可用于定位患侧。

④嗅觉减退或消失：多属暂时性，少数为永久性。

⑤视功能障碍：本病引起的眶并发症，主要表现为视力减退或失明，也可表现为其他视功能障碍，如眼球移位、复视和眶尖综合征等。

五、主要治疗方法

（1）鼻腔内应用减充血剂和糖皮质激素，改善通气和引流。

（2）鼻腔冲洗每天 1～2 次，清除鼻腔分泌物，可用生理盐水冲洗。

（3）上颌窦穿刺冲洗每周 1 次，清除上颌窦内脓性分泌物，并可灌入抗生素。

（4）负压置换法（displacement method）：用负压吸引法使药液进入鼻窦。应用于额窦炎、筛窦炎和蝶窦炎，最宜用于慢性全鼻窦炎者。尤其适用于少儿及老年患者。

（五）手术治疗

（1）鼻腔手术：鼻中隔偏曲、中鼻甲肥大、鼻息肉或息肉样变、肥厚性鼻咽、鼻腔异物和肿瘤等造成窦口阻塞，必须手术矫正或切除。

（2）鼻窦手术：保守治疗无效后选择。手术的关键是解除鼻腔和鼻窦口的引流和通气障碍，尽可能保留鼻腔和鼻窦结构如中鼻甲、鼻窦正常黏膜和可良性转归的病变黏膜，其目的是保持和恢复鼻腔和鼻窦的生理功能。

六、并发症的观察与护理

（一）出血

常见原因：与术腔填塞止血不到位有关

临床表现：鼻出血、吐血、呕血。

护理措施：

（1）指导患者鼻腔填塞物将于术后 48h 左右抽出，勿自行拔除填塞物，避免剧烈咳嗽及打喷嚏，以免鼻腔填塞物松脱，可采用舌尖顶住上颚或按压人中等方法缓解打喷嚏。

（2）避免擤鼻、挖鼻及撞击鼻部等行为。

（3）观察鼻腔及口腔分泌物的性状、颜色及量，评估有无出血；出血多者，取坐位或半卧位，冰敷前额或颈部，立即建立静脉通道，遵医嘱使用止血药，协助医生止血；安慰患者保持镇静，嘱勿将血液咽下，以免刺激胃部引起呕吐，同时有利于观察出血量。

（4）教会患者正确使用鼻腔滴剂及鼻腔冲洗，避免操作方法不当引起出血。

①鼻腔冲洗方法：将鼻腔冲洗液（0.9%NS 500mL）倒入专用的冲洗瓶中，一次量约250mL，病人取坐位，低头，头稍微偏向患侧，注意不可过偏，防止水入耳内。病人一手持鼻腔冲洗瓶，并将冲洗口插入鼻腔，在张嘴屏气的同时将冲洗液挤入鼻腔。冲洗时压力不宜过大，以免引起鼻腔出血。

②正确使用滴鼻液：病人取仰卧位，头悬于床缘或将枕头垫于肩下，使头尽可能向后仰，鼻孔朝天。将2～3滴药液滴于患侧鼻腔外侧壁。轻轻压鼻翼，使滴入的药液均匀分布于鼻黏膜，促进吸收。滴药后保持卧位2～3分钟，然后坐起，可避免药液流入咽部。

③喷鼻方法：鼻用激素使用时双手交叉，即左手喷右鼻，右手喷左鼻，让药物作用于鼻腔外侧壁，避免喷头指向鼻中隔而引起鼻出血或鼻中隔穿孔。

（5）术后2小时后可进食普通饮食，进食量不超过5mL/kg，30分钟后无恶心呕吐者，可恢复正常进食量。避免辛辣刺激性、油炸及活血补血的食物，每天饮水2000mL左右。

（6）保持口腔清洁，进食后及时漱口。保持大便通畅，避免用力排便导致术腔出血。

（二）脑脊液鼻漏

常见原因：手术过程中操作不当，损伤颅底引起脑脊液鼻漏，文献报告占脑脊液鼻漏15%。

临床表现：鼻腔流出清亮、水样液体，低头、用力、咳嗽或压迫颈内静脉时鼻漏增加，可伴头痛、头晕、恶心、呕吐。

护理措施：

（1）观察鼻腔分泌物的性状、颜色、量及与体位的关系。如有清亮液体从鼻腔流出或咽部有带咸味的液体流下应及时通知医生。

（2）观察生命体征、意识、神志、瞳孔对光反射和视力改变情况。

（3）观察有无剧烈头痛、喷射性呕吐。

（4）床头抬高30°左右，卧床休息1～2周，避免低头增加颅内压。

（5）避免用力咳嗽、打喷嚏、擤鼻等动作，保持大便通畅。

（6）遵医嘱使用抗生素、脱水剂，鼻腔勿用滴鼻剂。

（7）每日限制饮水量1000mL左右，低盐饮食。

七、加速康复临床路径实施流程和表单

鼻窦炎围术期加速康复临床路径实施流程参考表12-1。其中部分内容需根据鼻窦炎围术期的特点进行修改：

（1）术前检查中评估检查内容改为"鼻窦CT、颅脑MRI或CT、心脏彩超、肺功能检查、动态心电图、胸部CT"。

（2）手术方式改为"鼻内镜下鼻窦开放术"。

（3）术中镇痛需增加"提倡采用全麻辅助表麻或神经阻滞（如鼻腔利多卡因局部表麻和浸润麻醉），患侧蝶腭神经加筛前神经阻滞等辅助镇痛"。

鼻窦炎围术期病房护士护理路径实施表单参考表12-2，其中部分内容需根据鼻窦炎围术期的特点进行修改：

（1）入院日，术前评估中专科评估内容改为"鼻塞、鼻腔渗液、嗅觉、头痛"。

（2）术前1日，皮肤准备内容改为"剪鼻毛"。

（3）手术日，术后病情观察需增加"视物、眼球活动""鼻塞、鼻腔渗血渗液情况""口腔唾液性状"。

（4）手术次日至出院，术后病情观察中需删减"面部麻木感及口角歪斜情况"，需增加"观察鼻塞、鼻腔渗血渗液情况""观察唾液性状""眼部红肿情况""视物、眼球活动"。术后康复训练监督需增加"鼻腔冲洗""鼻腔滴鼻剂使用"。预防并发症内容改为"出血、脑脊液鼻漏、眶内并发症"。出院指导需增加"居家鼻腔冲洗"。

知识拓展

鼻内镜技术

鼻内镜手术操作区域毗邻眼眶与颅底，解剖结构复杂、空间狭小，在病变复杂、解剖结构不清或变异、术野出血较多以及内镜操作技术经验欠缺等情况下，容易出现手术并发症。在鼻内镜技术诞生初期，手术并发症发生率较高。随着规范化操作技术的普及，手术器械设备的进步，并发症的发生率明显下降，但仍需高度重视。依照严重程度，手术并发症分为轻微并发症与严重并发症，轻微并发症影响较小，如轻微出血、鼻腔粘连等；严重并发症包括严重出血，视力下降，复视颅内损伤等。依照发生部位，亦可分为鼻内并发症、眼眶并发症、颅内并发症和全身并发症等需要早期积极处理并发症。

（徐惠清　胡丽丽）

第十三章 妇产科疾病加速康复外科临床护理路径

第一节 宫颈恶性肿瘤

一、定义

宫颈恶性肿瘤又称子宫颈癌（宫颈癌），指子宫颈的鳞状细胞或腺细胞等发生癌变所形成的恶性肿瘤，是一种常见的恶性肿瘤，高发50～55岁，在我国妇科恶性肿瘤中发生率排在第二位。每年全球宫颈癌新发病例中，约20%来自中国。宫颈癌80%为鳞状细胞癌，20%左右为腺癌，少数为透明细胞癌、神经内分泌癌等。

二、病理

（1）鳞状细胞浸润癌：占宫颈癌的75%～80%，以具有鳞状上皮分化、细胞间桥，而无腺体分化或黏液分泌为病理要点。可分为：外生型（又称菜花型，最常见）、内生型（浸润型）、溃疡型（形成溃疡或空洞，形如火山口）、颈管型（发生在子宫颈管内）。

（2）腺癌：占宫颈癌的20%～25%，来自宫颈管内，浸润管壁，或自颈管内向颈管外口突出生长，常可侵犯宫旁组织。主要有两种组织血类型：黏液腺癌（最常见，来源于宫颈管柱状黏液细胞）和恶性腺瘤（属于高分化宫颈管黏膜腺腔）。

（3）腺鳞癌：少见，占宫颈癌的3%～5%，是由储备细胞同时向腺细胞和鳞状细胞分化发展而成，癌组织中含有腺癌和鳞癌两种成分。

三、病因

（1）HPV感染：几乎所有的宫颈癌都与HPV感染有关。目前发现可以导致宫颈癌的是高危型HPV，其中16型和18型HPV与宫颈癌的发生密切相关，其他型别还有31、33、35、45、51、52、58、59、66、68、82等。在大多数情况下，人体的免疫系统可以清除HPV感染，只有少数女性持续高危型HPV感染，导致宫颈癌前病变而发展为宫颈癌。

（2）过早性行为和有多个性伴侣：小于16～18岁开始活跃性生活的女性，感染HPV的几率大于其他女性；性伴侣越多，感染几率越大。

（3）免疫功能低下：免疫功能低下者，机体抵抗HPV感染的能力下降。

（4）多孕多产：多孕多产的女性宫颈损伤较高，所以HPV感染后患宫颈癌的风险增高。

（5）吸烟：有研究表面，吸烟时间越长，每天吸得越多，HPV感染后患者宫颈癌的风险越高，自主吸烟和二手烟危害一样大。

（6）感染：长期生殖道其他感染，阴道菌群失调。

（7）遗传因素：有家族史的女性更容易患上宫颈癌。

四、临床表现

（1）早期症状：早期的宫颈癌患者，可能没有任何症状，通常筛查才会发现。但随着疾病的进展，患者会有接触性出血、异常阴道流血情况。

（2）阴道出血：通常表现为接触性出血。例如，在性生活、妇科检查后阴道流血或出现血性白带，出血量根据病灶侵犯血管的程度而有所不同；少数患者出现经期延长、经量增多等症状；老年患者通常表现为绝经后阴道流血。

（3）阴道排液：阴道排液可以是白色的、血性的，稀薄如水样的；伴有感染时阴道流液为腥臭味或恶臭，晚期患者由于肿瘤组织坏死和感染，有大量米汤样或脓性恶臭的分泌物，还可能出现发热、四肢酸痛等。

（4）疼痛：腰骶部持续或深钻性疼痛，沿坐骨神经放射。

（5）宫颈癌晚期时，由于肿瘤侵犯到了邻近周围的组织或器官，如压迫直肠、侵犯膀胱、盆腔神经等时，表现为尿频、尿急、肛门坠胀感、下腹肿痛等；也易发生下肢深静脉血栓，导致下肢水肿、疼痛、皮炎等或发生肺栓塞而危及生命。

（6）更晚期时，会导致输尿管梗阻、肾盂积水、肾功能损坏等。疾病末期，患者出现极度消瘦、大小便困难、贫血、乏力、虚弱感、心慌气短、皮肤苍白等。

五、主要治疗方法

（1）手术治疗：手术主要用于早期宫颈癌患者。根据不同分期选用不同的术式。常用术式：全子宫切除术；次广泛全子宫切除术及盆腔淋巴结清扫；广泛全子宫切除及盆腔淋巴结清扫术；腹主动脉旁淋巴切除或取样。年轻者卵巢可保留。对要求保留生育功能的年轻患者，属于特别早期的可行宫颈锥形切除术或根治性宫颈切除术。

（2）放射治疗：适用于中晚期患者。全身情况不适宜手术的早期患者；宫颈大块病灶的术前放疗；手术治疗后病理检查发现有高危因素的辅助治疗。

（3）化疗：主要用于晚期或复发转移的患者，近年也采用手术联合术前新辅助化疗（静脉或动脉灌注化疗）来缩小肿瘤病灶及控制亚临床转移，也用于放疗增敏。常用的化疗药物有顺铂、卡铂、紫杉醇、博莱霉素、异环磷酰胺、氟尿嘧啶等。

六、并发症的观察与护理

（一）出血

常见原因：

（1）手术创伤：手术过程中可能损伤到周围的血管，尤其是宫颈周围的血管，造成术后出血。

（2）感染：术后感染是术后出血最常见的原因，感染会导致创口愈合不良，增加出血风险。

（3）凝血功能障碍：患者可能存在凝血功能障碍，导致术后出血不易控制。

（4）手术中止血不彻底：手术过程中，如果止血不彻底或使用的止血手段不够有效，可能会导致术后出血。

（5）血管破裂：术后的局部组织炎症或其他因素可能会导致血管破裂，引起出血。

（6）术后活动不当：术后活动不当，如剧烈运动、提重物等可能会导致手术创口再次破裂，引起出血。

（7）药物因素：术后使用药物可能影响凝血功能，如抗凝药物或抗血小板药等，会增加出血风险。

（8）荷尔蒙变化：手术后体内荷尔蒙水平的变化，尤其是雌激素水平的下降，可能导致阴道出血。

临床表现：表现为阴道出血。

护理措施：

（1）病情观察：密切观察患者病情，患者如果阴道大量出血或持续出血，立即报告医生，医生评估出血的原因，并采取适当的措施止血或治疗根本病因。

（2）活动指导：指导患者科学有效活动，循序渐进、劳逸结合，有活动性出血期间，保持卧床休息，切勿过度活动。

（3）卫生指导：注意卫生，预防感染，保持伤口敷料干洁，及时更换敷料。

（4）禁止性生活：性行为可能引起或加重出血。

（5）药物治疗：遵医嘱予适当的药物来减轻出血或减少症状。包括消炎、抗凝、止血和补充血容量等其他药物。抗凝药物需手术24小时后使用。

（6）心理辅导：缓解患者的情绪，患者焦虑可能会增加出血量，针对性地对患者进行心理辅导。

（二）深静脉血栓

常见原因：

（1）全子宫切除术引起的机体凝血功能应激反应，手术创伤可诱发术后凝血功能亢进，这种亢进是一过性的，也是术后正常应激反应，但术后血液高凝状态可增加下肢DVT风险。

（2）全子宫术后因疼痛及紧张等心理反应导致长期卧床，使其下肢静脉血液流速下降，血液内脂质、炎性分泌物及氧化代谢产物等积聚于静脉内，使下肢DVT形成风险升高。

（3）手术麻醉引起的术中血流动力学波动，可对患者的血管内皮组织造成一定程度的刺激，形成血管内皮损伤继而诱发炎性应激反应，激活血小板活性导致下肢DVT血栓形成风险升高。

（4）全子宫切除术可对患者下肢血管造成直接损伤，诱发下肢DVT形成。

临床表现：局部肢体出现肿胀加剧、持续疼痛、下肢血栓、腓肠肌深压痛、皮肤潮红、皮温升高。栓子脱落部位不同，可出现不同表现，如肺栓塞出现胸痛、呼吸困难、休克、晕厥，脑栓塞出现意识障碍、一侧肢体无力等。

护理措施：

（1）基础预防：卧床期间抬高下肢 30°。指导患者进行踝泵运动、股四头肌静态收缩、足跟运动、直腿抬高等运动。危重、术后未清醒、活动力较差的患者，对患者进行被动运动。手术患者，根据病情许可，尽早下床活动。指导饮水 1000 ～ 1500mL/天。肢体保暖。保护血管，避免在下肢、偏瘫侧肢体输液，对血管有刺激性的药物避免外周静脉输注。

（2）机械预防：遵医嘱正确使用机械预防（间歇充气加压、梯度压力弹力袜、足底静脉泵、CPM 机）。

（3）药物预防：遵医嘱正确使用抗凝药物，评估患者使用药物的效果及副作用，及时发现出血风险。

（三）感染

常见原因：

（1）手术创口感染：手术中，外界微生物可能进入切口，引起感染。

（2）免疫系统抑制：手术可能会导致免疫系统的一定程度抑制，增加感染风险。

（3）泌尿系统感染：术后留置尿管及术后尿道、膀胱等泌尿系统器官容易感染。

（4）术后用药：手术后如长期使用或使用不当可能引起细菌耐药性增加感染风险。

（5）免疫耐受性下降：手术及抗癌治疗后可能导致患者免疫耐受性下降，增加感染风险。

（6）术后留置管道增加感染的风险。

临床表现：

（1）发热：感染是最常见的引起发热的原因之一。持续性或反复出现的发热可能是感染存在的迹象。

（2）局部炎症：手术创口周围出现红、肿、热、痛，可能伴有渗出物。

（3）疼痛：手术部位或盆腔可能出现疼痛，可能是阴道、子宫或盆腔区域的疼痛。

（4）白细胞增高：血液检查中提示白细胞增高。

（5）尿频、尿急、尿痛、排尿困难：泌尿系统感染引起一些相关症状。

（6）异味：感染可能导致创口分泌物发生变化，呈现异味。

（7）恶心、呕吐：如果感染扩散至胃肠道，患者会出现恶心、呕吐。

（8）全身反应：虚弱、乏力、头痛、肌肉疼痛等感染引起的全身性反应，注意观察患者的生命体征，防止感染性休克。

护理措施：

（1）严格遵循无菌操作，保持创口干洁，定期更换敷料。

（2）定时监测体温，及时发现并处理潜在的感染。

（3）遵医嘱严格执行抗生素及其他预防感染药物的使用，严格掌握用药的剂量和用药时间，不得擅自停药。

（4）嘱患者注意个人卫生，协助患者每日清洁身体，保持身体的干洁。患者及陪护保持手卫生，勤洗手。

（5）指导患者进食高营养、高蛋白、易消化的食物，增强患者免疫力，促进伤口愈合。

（6）指导患者劳逸结合，活动以不劳累、机体耐受为主。

（7）定时予患者翻身拍背，指导患者做深呼吸操，做好管道的护理且不需要时及时拔出。

（8）病房定时通风，空气消毒，保持病房清洁，空气清新，控制访客，减少感染风险。

（四）淋巴水肿

常见原因：

（1）淋巴结清扫手术：宫颈癌手术通常涉及淋巴结清扫，以确保尽可能去除癌细胞，这导致淋巴组织的切除，可能影响淋巴液的正常排除。

（2）淋巴通路受阻：手术后，淋巴通路可能受到瘢痕组织、炎症、水肿或其他生理变化的影响，导致淋巴液不能有效地流动。

（3）淋巴通路破坏：如手术误伤淋巴管或淋巴结，会导致淋巴液流失到周围组织。

（4）淋巴管阻塞：由于手术引起的生理变化，淋巴管可能被压迫或阻塞，导致淋巴液在手术区域堆积。

（5）淋巴循环障碍：手术干扰正常淋巴循环，使淋巴液不能迅速流回循环系统。

（6）术后活动受限，淋巴液不能通过肌肉的收缩来促进流动，导致淋巴水肿。

（7）术后可能发生感染引起局部炎症和水肿，影响淋巴液正常流动。

临床表现：

（1）肿胀和水肿：手术区域感到肿胀和水肿，尤其是下腹部、盆腔区域或大腿内侧。

（2）局部压痛：受影响的淋巴结区域可能对轻微的压力产生过敏反应，导致疼痛或不适感。

（3）活动受限：淋巴水肿导致周围组织的僵硬和紧张，限制患者的正常生活活动范围。

（4）皮肤变化：皮肤变得紧绷、发红，甚至有温度升高的情况。

（5）感觉异常：有些患者可能在淋巴水肿区域感到刺痛、麻木或沉重的感觉。

（6）持续性疲劳：淋巴水肿可能导致患者感到疲劳和乏力，这可能与淋巴系统的不正常功能有关。

（7）反复感染：由于淋巴液的排除受阻，患者更容易发生局部感染，表现为红肿、渗液、局部发热等。

护理措施：

（1）低频脉冲电理疗促进淋巴回流。

（2）局部硫酸镁湿敷，湿敷的时候注意患者保暖。

（3）抬高双下肢，促进回流，有助于减轻淋巴液在组织中的积聚。

（4）局部皮肤的护理：保持皮肤的干洁，必要时使用润肤露。

（5）在医生建议下穿戴压缩绷带或袜子，穿戴合适，不过紧或过松。

（6）进行淋巴引流按摩，促进淋巴液的流动，从远端向近端方向按摩，有助于减轻淋巴水肿。必要时可教会患者及家属可做一些简单的淋巴引流操和康复体操，促进淋巴液的排出。

（7）预防感染，保持手术区域的清洁干燥，定期更换敷料。

（8）密切观察：定期进行水肿的评估，对水肿部位的围度、温度进行监测与记录，有异常及时报告医生及处理。

（五）肠梗阻

常见原因：

（1）手术切除对邻近器官肠道的影响。

（2）手术导致盆腔内脏器之间的粘连，尤其是对于需要淋巴清扫的手术，这些粘连可影响肠道的正常蠕动和通过，导致肠梗阻。

（3）手术引起术后肠坏死，导致肠道通畅性的丧失，这是一种严重的并发症。

（4）手术瘢痕组织形成，这些瘢痕牵拉肠道，导致肠道受压，引起肠梗阻。

（5）术后感染导致盆腔内炎性反应，引起盆腔器官的粘连和肿胀。

（6）大量的手术出血可能导致盆腔内血块形成，血块与肠道粘连并对其产生压迫，导致肠梗阻。

（7）术后可能形成腹膜后血肿，血肿的形成对脏器产生压迫，包括肠道，导致肠梗阻。

临床表现：

（1）腹痛：疼痛性质多样，可为阵发性的剧痛或持续性的胀痛，同时伴有腹部绞痛感。

（2）呕吐：梗阻导致食物和液体积聚胃内导致呕吐，呕吐物可为胃内容物，也可包含胆汁。

（3）腹胀和腹部不适：梗阻导致肠道积气和液体。

（4）排气和排便困难：即使有排便欲望，也可能无法正常完成排便。

（5）肠鸣音减弱或消失：反映肠道蠕动受阻。

（6）腹部触及肿块：重度肠梗阻时，由于积聚气体和液体引起腹部膨隆，腹部可触及肿块。

（7）脱水和电解质紊乱：表现口渴、尿少、乏力等。

（8）X光提示肠梗阻。

（9）恶心、食欲减退及全身不适。

护理措施：

（1）密切观察患者症状：包括腹痛、呕吐、排气排便情况，及时发现采取相应措施。

（2）维持患者电解质平衡：密切监测电解质及患者出入量，有异常及时处理。

（3）遵医嘱予患者禁食及胃肠减压。

（4）保持呼吸道通畅，防止呕吐物误吸。

（5）必要时行物理治疗：如低频脉冲电治疗、针灸等协助治疗。

（6）活动指导：协助患者床上翻身，情况允许下协助患者练习排气操、下床活动。

（7）药物治疗：遵医嘱使用药物。

（8）辅助物理治疗：低频脉冲电理疗、针灸、穴位按摩等。

七、加速康复临床路径实施流程和表单

妇科宫颈恶性肿瘤围术期加速康复临床路径实施流程详见表 13－1，妇科宫颈恶性肿瘤围术期病房护士护理路径实施表单详见表 13－2。

表 13－1　妇科宫颈恶性肿瘤围术期加速康复临床路径实施流程

实施项目	实施者	加速康复管理目标	实施时间
患者教育	门诊护士/接诊医生	通过门诊宣教、宣传小册子等，告知患者围手术期的相关治疗和护理，对整个住院过程有大概认知，做好物品和心理准备，提高依从性。全面筛查患者营养状态及术前合并症，若合并严重基础病，可先到相关门诊就诊治疗	门诊接诊
	妇科护士/妇科医师	（1）患者在术前应接受专门的咨询服务，临床主管医生确定评估患者进入 ERAS 通道，告知患者围手术期各项相关事宜，告知患者预设的出院标准，告知患者随访时间安排等。 （2）对手术、麻醉、护理及康复过程对患者进行宣教；了解可能遇到的问题及相应预案，从而调整患者的期望值，提高患者的依从性。 （3）管床护士交代入院注意事项和需准备物品。 （4）鼓励患者术后早期下床活动，并告知患者术后饮食的详细步骤。树立患者的自信，从而提高患者参与诊疗过程的积极性，建立对加速康复的愿景。 （5）临床主管医生确定评估患者进入 ERAS 通道，交代患者购买碳水化合物饮品，术前口服碳水化合物，口头或书面告知患者围手术期及饮食的各项相关事宜。 （6）若患者合并严重高血压、冠心病、糖尿病和哮喘等系统疾病，在完善检查后请麻醉科及相关科室会诊，全面评估者心、肺、脑等疾病情况，评估患者是否适合 ERAS 通道手术。特殊患者如合并大量腹水的卵巢肿瘤患者，慎重评估是否进入 ERAS 通道	接诊后至术前

实施项目	实施者	加速康复管理目标	实施时间
术前检查	妇科护士/妇科医师	血常规、尿常规、肝功能及生化系列、凝血四项、血型、术前筛查八项、肿瘤标记物筛查、胸部正侧位片、常规心电图、高血压评估、血糖评估等	术前
	妇科护士/妇科医师	肝胆双肾 B 超、妇科 B 超、盆腔 MR、全腹 CT 等，必要时双下肢静脉血栓彩、PET-CT、胃肠镜、核素骨扫描等报告（可盖 ERAS 章加快检查速度）	术前
	妇科护士/妇科医师	NRS 2002 营养风险筛查、Caprini 血栓风险评分、Barthel 指数（ADL）、Morse 评分、Braden 评分、PONV 风险评估（女性、腔镜手术、不吸烟、使用阿片类药物、PONV 或晕动症史）	术前
术前营养支持	妇科护士/妇科医师/营养医师	通过营养咨询门诊或营养科会诊，营养（医）师/有资质护理团队对患者进行术前营养状况评估，对有营养支持指征的患者制定营养支持方案	术前
		术前营养筛查与评估： （1）近 6 个月内体重下降 10%。 （2）近 1 周进食量下降 50%。 （3）BMI < 18.5kg/m^2（年龄 ≤ 65 岁）或 BMI < 20kg/m^2（年龄 ≥ 65 岁） （4）术前血清白蛋白 < 30g/L、HGB < 70g/L。 （5）NRS 2002 ≥ 3 分	
		（1）白蛋白 > 30g/L。 （2）营养支持至术前	
		根据营养评估情况制定个体化营养支持方法	
术前预康复	妇科护士/康复医师	（1）指导患者掌握呼吸功能训练，学会有效的咳嗽和排痰方法。 （2）指导患者掌握术后运动功能训练，卧床时活动四肢，如踝、髋膝关节运动，预防深静脉血栓	术前
术前肠道准备	妇科护士/妇科医师	（1）进行常规的肠道准备。 （2）预计有肠损伤可能，如深部浸润型子宫内膜异位症、晚期卵巢恶性肿瘤，病变可能侵及肠管，或患者存在长期便秘时，可给予肠道准备，主管医生根据患者情况进行个性化肠道准备方案	术前
手术预约麻醉访视	妇科医师/麻醉医师/手术护士	（1）联系麻醉科、手术室（申请手术通知单请提前备注 ERAS），确定手术时间及麻醉方案。 （2）ASA 分级 3 级及以上及 ≥ 65 岁患者，术前需要提前申请麻醉科住院总值医师会诊	术前

续上表

实施项目	实施者	加速康复管理目标	实施时间
禁食禁饮	妇科护士/妇科医师	（1）术前 8 小时禁固食，术前 2 小时禁饮。 （2）口服液体时间：第一台禁固食时间在术前晚 24 点，晚上 23 点前可口服能量饮料 300 ～ 500mL（GDM 患者睡前血糖 ≥ 6.7mmol/L，暂禁饮）。 （3）在预约手术时排好每台顺序。所有患者送手术室前打好留置针（除第一台手术外）。 （4）糖尿病患者可以喝白开水或者专用的糖尿病术前饮料或者稀释 3 倍的碳水化合物饮料	术前
预防性抗生素的使用	手术护士	（1）术前 30 分钟根据指南应用抗生素预防感染。 （2）如果手术时间 >3 小时或出血量 >1500mL，可以在术中重复 1 次剂量	术前 30 分
病房与手术室沟通	妇科/手术室	每个进入路径的患者有明确标识，可辩识其已进入路径。	术前
麻醉	麻醉医师	（1）根据手术需要和患者情况，由麻醉医师制定具体麻醉方案。 （2）建议采用对心肺功能影响小、抑制术中应激和提供良好镇痛的麻醉方式。 （3）适当采用控制性降压技术，减少围术期出血。 （4）采用多模式镇痛方式：可选择全身麻醉合并外周神经阻滞或者伤口局部浸润。 （3）药物选用短效镇静药、短效全麻药、短效阿片类药物及肌松药，如丙泊酚、瑞芬太尼、顺式阿曲库铵、七氟烷和地氟烷等。 （4）抗应激策略：右美托咪啶、充分镇痛、合适麻醉深度等	切皮前
体位摆放（巡回护士）	妇科护士/妇科医师/麻醉师/手术护士	（1）术前一日评估病人皮肤、体型、心肺功能情况以及肢体活动度，根据手术方式备物。 （2）体位摆放应固定安全，应避免呼吸道受压，避免眼球受压，避免外周神经损伤。 （3）患者摆截石体位，妥善固定四肢，有腰腿痛病史患者术前要排除腰椎间盘突出	麻醉后
切口和术式选择	妇科医师	腹腔镜/开腹手术	术中
体温控制（麻醉科）	麻醉医师/巡回护士	（1）术中应常规监测体温及采用必要的保温措施，如体外暖风机、覆盖棉被、加温毯、液体及气体加温等；保证术中患者体温不低于 36.0℃。 （2）加强术中体温监测、呼气末 CO_2 监测和尿量监测等，合并糖尿病患者加强血糖监测	术中

实施项目	实施者	加速康复管理目标	实施时间
体液管理（麻醉科）	麻醉医师/巡回护士	以目标导向液体治疗进行围术期液体管理，避免体液超载；晶体平衡液优于生理盐水。 （1）术中适当减少晶体液的输入量。 （2）必要时输入适量的胶体液。 （3）辅助血管活性药物维持循环稳定。 （4）完善循环监测和血气监测，根据出血量和血色素浓度必要时输血。 （5）术中维持尿量 $>0.5\text{mL}/(\text{kg}\cdot\text{h})$，血乳酸 $<2\text{mmol/L}$	术中
围术期血糖控制（麻醉科	妇科医师/麻醉医师	（1）糖尿病和危重病患者，围术期密切监测血糖。 （2）围术期间血糖控制在不高于 10mmol/L，最高不超过 11.1mmol/L，必要时考虑应用胰岛素治疗	术中
术中镇痛（麻醉科）	妇科医师/麻醉医师	（1）开放静脉后手术开始前，氟比洛芬酯注射液 50mg 静注一次，手术时间超过 8 小时时术毕追加氟比洛芬酯注射液 50mg 静注。 （2）视伤口大小和创伤情况，必要时单次追加引发恶心呕吐几率小和减少内脏痛的羟考酮（0.05mg/kg）或者地佐辛 2～3mg。 （3）术毕切口周围使用长效局麻药罗哌卡因对需要缝合的组织进行多点、逐层浸润	术中
医用管道放置	妇科医师	根据术中情况留置伤口引流管，并根据实际情况，术后应尽早拔除	术中
医用管道放置	手术护士	麻醉后、手术前常规留置导尿管，并根据实际情况，术后应尽早拔除	术中
术后镇痛	妇科护士/妇科医师/麻醉医师	（1）疼痛评估时机：回室时、术后 6 小时、术后 24 小时、术后 48 小时各评估 1 次，感到疼痛则随时评估。 （2）根据疼痛评分，建议采用多模式镇痛，即以 NSAIDs 为基础用药（例如氟比洛芬酯注射液 50mg 静脉注射 q12h，效果不佳可以考虑追加曲马多 2mg/kg 肌肉注射），尽量减少经典阿片类药物的应用，以减少恶心、呕吐和肠麻痹等并发症的发生风险。 （3）腹腔镜下行手术治疗患者，建议不带术后 PCA 镇痛泵，除非患者强烈要求。 （4）开放手术，建议在辅助硬膜外阻滞或者神经阻滞、切口局部浸润等方法下，麻醉医生根据手术切口大小，告知患者由其自愿性选择是否使用 PCEA 或者 PCIA，PCA 泵的药物选择尽量减少阿片类药物剂量和容易导致恶心呕吐药物。 （5）使用经皮电刺激镇痛，减轻患者疼痛	术后

续上表

实施项目	实施者	加速康复管理目标	实施时间
预防术后恶心呕吐（麻醉科）	妇科护士/妇科医师/麻醉医师	（1）根据手术情况，术毕前常规预防性使用5-HT受体拮抗剂止吐药，如托烷司琼和阿扎司琼等。 （2）高危的恶心、呕吐患者可联合地塞米松5～8mg静脉注射等。 （3）手术时间长患者出手术室时可加用止吐药一次	术后
术后抗生素使用	妇科医师	严格按照抗菌素使用指南规范使用	术后
术后留置管道的管理	妇科医师/妇科护士	（1）视引流液情况，一般术后第一天根据患者引流量决定拔除引流管（24h内引流量<40mL）。 （2）术后应尽早拔除尿管，根据手术范围及病情尿管分别留置2～10天，使用低频电刺激治疗尿潴留模式促进排尿	术后
促进呼吸道分泌物排出	妇科护士/妇科医师	全麻患者术后根据呼吸道症状，鼓励深呼吸、有效咳痰、翻身拍背，必要时术后雾化吸入bid	术后
术后活动	妇科护士	术后安返病房后，无其他不适，可活动双上、下肢。术后6小时后，协助患者床上翻身、抬高床头或坐位，可根据自己耐受能力尽早下床活动。注意下床活动前予患者防跌倒知识宣教	术后
促进胃肠功能恢复	妇科护士/麻醉医师/妇科医师	（1）减少使用阿片类镇痛药，避免过量液体输入，早期恢复口服进食，使用低频电刺激治疗促进排气等。 （2）有呕吐误吸风险和未苏醒患者，避免过早进食。 （3）苏醒患者，可以咀嚼口香糖。 （4）首次进食患者需要和医护人员沟通	术前至术后
术后淋巴水肿的治疗	妇科护士/妇科医师	（1）注意休息，避免过度劳累，同时注意个人卫生，会阴抹洗，勤换卫生巾及内裤，避免发生感染。若患者发生淋巴水肿，指导患者减少汤水的摄入。平卧时，抬高患侧。注意进食高蛋白饮食。 （2）可以通过按摩方式促进局部血液循环，有利于缓解症状，还可以通过低频脉冲电治疗、硫酸镁湿敷、热敷、红外线照射、针灸等方式进行治疗。 （3）遵医嘱使用药物（止痛、利尿剂等药物）	术后

续上表

实施项目	实施者	加速康复管理目标	实施时间
营养治疗	妇科护士/营养师	手术无损伤胃肠道及无特殊患者，术后 2 小时无恶心呕吐病人，先鼓励少量口服温水或者清亮液体，再过渡到流质或者软质饮食，首次进食量不超过 200mL。根据胃肠耐受量增加进食次数和进食量。 4h：进食白粥水 200mL 或喝医学配方肠内营养粉剂（9 勺冲 200mL） 6h：进食白粥水 200mL 或喝医学配方肠内营养粉剂（9 勺冲 200mL） 8h：可以进食半流质，稀粥 200mL 以上或软面条	术后 2 小时
血栓预防	妇科护士/妇科医师	（1）肢体主动及被动活动，指导床上活动及气压治疗等物理措施。 （2）根据 Caprini 评分≥3 分，无出血风险情况下尽早使用低分子肝素钠药物。 （3）及早识别和评估血栓并发症并给予处理	术后
资料收集	妇科护士/妇科医师	分别入院日、术前 1 天、手术日及手术后完成各类表单	术前至术后
出院	妇科医师	（1）恢复进食普通饮食，无须静脉补液。 （2）口服止痛药可以很好地止痛。 （3）可以自由活动。 （4）各项检验指标无明显异常。 （5）医生做出评估，达到出院标准的患者可以出院，应充分遵守确定的出院指征	术后
随访及结果评估	妇科护士/妇科医师	（1）病人回家 24～48h 内应进行电话随访及指导。 （2）术后 1 月应来妇科门诊进行随诊。 （3）如有不适请随时就诊	出院后

表 13-2 宫颈恶性肿瘤围术期病房护士护理路径实施表单

入院日	术前 1 日	手术日	手术次日至出院
□介绍主管医师、护士 □介绍病房环境、设施 □介绍住院注意事项 □建立入院护理病历 □介绍标本留取方法 □协助完成入院检查、化验	□宣教术前准备 □告知准备物品 □检查手腕带 □交叉备血 □皮肤准备 □肠道准备 □告知手术日饮食方案，禁食禁水 ○指导术前晚 24：00 后禁食，术前 2 小时禁饮	□手术前常规护理 ○查看术区皮肤状态 ○安慰患者紧张情绪 ○口服必要药物 ○生命体征监测 ●核对患者病历资料及带药 □告知监护设备、管路功能及注意事项 □告知疼痛注意事项	□术后病情观察 ○生命体征 ○生化指标 ○神志情况 ○皮肤情况 ○伤口情况 ○阴道流血流液情况、淋巴液漏情况、双下肢麻胀痛情况 ○饮食及营养：戒奶糖、豆类饮食，指导高蛋白、高纤维、高维生素清淡饮食，禁辛辣刺激食物

入院日	术前1日	手术日	手术次日至出院
□术前评估 ○生活及自理程度评估（Barthel评估表） ○营养评估 ○疼痛评估（VAS） ○进食评估（EAT-10） ○跌倒风险评估（Morse跌倒评分） ○压疮风险评估（Braden评分量表） ○DVT风险评估（Caprini评分） ○PHQ-9抑郁症筛查量表 ○CAM谵妄评分 ○基础评估：健康史、家族史、过敏史等 ○专科评估：性生活史、月经史、婚育史、阴道流血流液情况、阴道分泌物情况、HPV和TCT结果 ○肌力评估 ○口腔龋齿及皮肤情况：有无伤口、皮肤破损；有无溃疡、真菌感染，必要时用漱口液、安尔碘治疗 □术前训练：疼痛自评、床上排便训练、防便秘训练、膀胱功能训练、指导患肢踝泵运动、股四头肌收缩运动、抬臀运动、膝关节屈伸运动、直腿抬高运动等 □用药指导：根据医嘱，指导患者使用抗凝药物 □指导患者戒烟、戒酒 □指导呼吸功能锻炼，预防肺部感染，计划性饮水 □指导患者调整饮食结构	□术前康复训练监督 ○有效呼吸功能训练 ○体位训练：床上翻身、起床更换体位训练 ○床上大小便训练 ○术后康复功能锻炼：踝泵运动、股四头肌收缩运动、直腿抬高运动、膝关节屈伸运动 □心理疏导，安慰患者紧张情绪 □术前用药指导、发放疾病宣教册 □家属微信关注医院公众号查看手术状态	□执行术前ERAS营养方案 □接台患者术前留置22G或20G留置针（穿刺部位优选上肢） □术后病情观察 ○生命体征 ○神志情况 ○吞咽情况 ○伤口渗血情况 ○术后阴道流血流液情况 ○双下肢皮肤颜色、感觉活动、肿胀、末梢血运、皮温等 ○各种管道情况（引流管固定情况、引流是否通畅，并观察引流量及颜色性质情况）、术后深静脉置管情况 ○Morse跌倒风险评估 ○Braden压疮风险评估 ○DVT风险评估（Caprini评分） ○疼痛评估（VAS） □术后常规护理（备注一） ○体位安置 ○皮肤情况：协助更换体位等预防压疮护理 ○持续低或中流量吸氧 ○安置心电监护仪 ○遵医嘱应用药物：抗生素、止痛、止吐、补钾、补液 ○治疗：如雾化吸入、气压治疗 □饮食指导 □活动指导：术后感觉运动恢复即可进行踝泵运动、股四头肌收缩运动、抬臀运动、上肢肌力练习 □输液管理 □管道管理 □预防血栓措施：气压治疗、抗凝药、弹力袜、计划性饮水、功能锻炼	○肛门排气、二便情况、腹胀与睡眠情况 ○双下肢皮肤颜色、感觉活动情况、肿胀情况、末梢血运、皮温 ○疼痛评估（VAS） ○生活及自理程度评估（Barthel评估表） ○营养状况评估（NRS 2002表） ○跌倒风险评估（Morse跌倒评分） ○压疮风险评估（Braden评分量表） ○DVT风险评估（Caprini评分）、下肢血管彩超 □管道管理：尿管、引流管、深静脉置管 □术后康复训练监督 ○指导患肢踝泵运动、股四头肌收缩运动、抬臀运动、膝关节屈伸运动、直腿抬高运动 ○有效呼吸功能锻炼、盆底肌肉锻炼 □物理治疗：低频脉冲电治疗、气压治疗、红外线照射、关节松动训练 □预防并发症：预防肺部、泌尿系感染；预防血栓：计划性饮水、穿抗血栓压力袜、气压治疗、功能锻炼、下床活动、应用抗凝药物等 □出院评估 ○阴道流血流液情况、淋巴液漏情况 ○双下肢皮温、肿胀情况 ○伤口愈合情况 ○疼痛评估 ○饮食与排便情况 ○患者满意度 □出院指导（备注二） ○告知患者出院继续DVT的预防 ○告知恢复期注意事项 ○告知复查时间

备注一：ERAS 术后宣教

（1）全麻术后平卧位，2 小时后可自由体位。减轻患者焦虑和紧张的情绪，便于更好地术后休息。

（2）饮食：手术不累及胃肠道的患者，术后 2 小时无恶心呕吐可进流质饮食，量不超过 200mL，术后 4 小时无不适可正常进食半流质饮食。如无其他不适以此慢慢过渡到普通饮食。

（3）术后 6 小时无其他不适可尽早下床活动，进行功能锻炼，加速康复，预防肠粘连及形成静脉血栓。

（4）为了达到更好的疼痛治疗效果，当出现疼痛时及时告知医护人员，协助医护人员完成疼痛评估，当医生确认疼痛管理方案后，积极配合医护人员进行治疗。

（5）术后留置管道的患者，如尿管、引流管、CVC 管，根据患者情况决定拔管时间。下床活动时所有管道放在腰部以下，卧床时管道挂于床下挂钩处。

备注二：ERAS 出院指导

（1）饮食指导：加强营养，进食低盐低脂、高蛋白、高维生素清淡易消化食物，避免辛辣刺激性、活血大补的食物，多吃水果蔬菜、多饮水，饮水 1500～2000mL 以上。

（2）活动指导：注意休息，保持好睡眠时间；劳逸结合，逐渐增加活动量和强度，适当做一些轻缓运动，以不劳累为主，避免剧烈运动，避免干重力活、提重物；避免做一些增加腹部压力的活动，保持大便通畅。

（3）卫生指导：3 个月内禁止性生活、盆浴、泡温泉、游泳等活动，保持会阴部清洁。预防感冒，避免去人多的地方。

（4）定期复查：出院后 1 个月行首次随访，治疗后两年内每三个月复查一次；3～5 年内，每半年复查 1 次；第 6 年开始，每年复查 1 次。

📑 知识拓展

接种 HPV 疫苗可有效预防宫颈癌

世界卫生组织（WHO）2014 年发表关于 HPV 疫苗的立场文件：WHO 高度重视已成为全球公共卫生问题的宫颈癌和其他 HPV 相关疾病，建议具备条件的国家引入 HPV 疫苗常规接种。HPV 疫苗应作为预防宫颈癌和其他 HPV 相关疾病综合策略的一部分，HPV 疫苗的引入不应该影响宫颈癌的筛查策略。由于高危型 HPV 亚型不仅限于 HPV16/18，故接种疫苗后，仍需要接受宫颈癌筛查，包括 HPV 和 TCT 的筛查。WHO 推荐 9～13 岁女性应常规接种 HPV 疫苗。凡是 15 岁之前接种了第一剂 HPV 疫苗的女性，可以采用两剂接种方案，两剂疫苗的接种间隔为 6 个月。没有规定两剂疫苗的接种最长时间间隔，但是建议间隔时间不要超过 12～15 个月。免疫功能低下者（包括 HIV 感染）和 15 岁及以上年龄的女性同样需要接种 HPV 疫苗，并且需要三剂接种方案（分别在 0 个月、1～2 个月、6 个月接种）以得到充分保护。

（邹玲　李碧玲）

第二节　剖宫产

一、定义

剖宫产，或称剖腹产，是外科手术的一种。手术切开母亲的腹部及子宫，用以分娩出婴儿。通常剖腹生产是避免因阴道生产可能对婴儿或母亲生命及健康造成损害。

二、手术指征

各类原因所致的急、慢性胎儿窘迫和分娩期急性胎儿窘迫短期内不能经阴道分娩者。

（1）胎儿窘迫：指妊娠晚期因合并症或并发症所致的急、慢性胎儿窘迫和分娩期急性胎儿窘迫短期内不能经阴道分娩者。

（2）头盆不称：绝对头盆不称或相对头盆不称经充分阴道试产失败者。

（3）瘢痕子宫：2次及以上剖宫产手术后再次妊娠者；既往子宫肌瘤剔除术穿透宫腔者。

（4）胎位异常：胎儿横位，初产足月单胎臀位（估计胎儿出生体质量＞3500g者）及足先露者。

（5）前置胎盘及前置血管：胎盘部分或完全覆盖宫颈内口者及前置血管者。

（6）双胎或多胎妊娠：第1个胎儿为非头位；复杂性双胎妊娠；连体双胎、三胎及以上的多胎妊娠应行剖宫产手术。

（7）脐带脱垂：胎儿有存活可能，评估结果认为不能迅速经阴道分娩，应行急诊剖宫产手术以尽快挽救胎儿。

（8）胎盘早剥：胎儿有存活可能，应监测胎心率并尽快实行急诊剖宫产手术娩出胎儿。重度胎盘早剥，胎儿已死亡，也应行急诊剖宫产手术。

（9）孕妇存在严重合并症和并发症：如合并心脏病、呼吸系统疾病、重度子痫前期或子痫、急性妊娠期脂肪肝、血小板减少及重型妊娠期肝内胆汁淤积症等，不能承受阴道分娩者。

（10）妊娠巨大儿者：妊娠期糖尿病孕妇估计胎儿出生体质量＞4250g者。

（11）产道畸形：由高位阴道完全性横膈、人工阴道成形术后导致等。

（12）外阴疾病：如外阴或阴道发生严重静脉曲张者。

（13）生殖道严重的感染性疾病：如严重的淋病、尖锐湿疣等。

（14）妊娠合并肿瘤：如妊娠合并子宫颈癌、巨大的子宫颈肌瘤、子宫下段肌瘤等。

（15）孕妇要求的剖宫产。

三、手术时机

（1）择期剖宫产：是指具有剖宫产手术指征，孕妇及胎儿状态良好，有计划、有准备的前提下，先于分娩发动的择期手术。

（2）急诊剖宫产手术：是指在威胁到母儿生命的紧急状况下的剖宫产手术。应争取在最短的时间内结束分娩。并需要产妇与家属配合，以及产科、新生儿科和麻醉科医护人员的沟通与配合。

四、常见并发症的观察与护理

（一）产后出血

常见原因：

（1）子宫收缩乏力是产后出血最常见的原因。任何影响子宫肌纤维收缩和缩复功能的因素都可引起产后子宫收缩乏力性出血。

（2）胎盘因素

①胎盘植入：胎盘植入可导致严重产后出血，甚至子宫破裂等。

②胎盘部分残留：指部分胎盘小叶、副胎盘或部分胎膜残留于宫腔，影响子宫收缩而出血。

③产道损伤：广泛性子宫肌层损伤或切口延伸至子宫血管等。

④凝血功能障碍：原发或继发的凝血功能异常均能造成产后出血。如原发性血小板减少、再生障碍性贫血、肝脏疾病等，因凝血功能障碍可引起手术创伤处及子宫剥离面出血。

临床表现：胎儿娩出后阴道大量出血及出现出血性休克等相应症状。

护理措施：

（1）按摩子宫，促进子宫收缩。

（2）术后密切观察产妇阴道流血量、性质及颜色、宫底高度、疼痛情况；及时测量出血量并观察症状以便进行早期干预。

（3）注意导尿管的通畅情况（避免因尿潴留影响子宫收缩）。

（二）术后感染

常见原因：

（1）外源性感染：外界病原体侵入机体所致的感染。

（2）内源性感染：当机体抵抗力降低和或病原体数量、毒力增加时，身体寄生的非致病微生物转化为致病微生物引起感染。

临床表现：

（1）急性子宫内膜炎、子宫肌炎。产后 3～4 天开始出现低热、下腹疼痛及压痛、恶露增多且有异味，如早期不能控制，病情加重出现寒战、高热、头痛、心率加快、白细胞及中性粒细胞增高。

（2）剖宫产腹部切口感染。多发生于术后 3～5 天，局部红肿、触痛、组织侵入有明显硬结，并有浑浊液体渗出，伴有脂肪液化者其渗出液可呈黄色浮油状，严重患者组织坏死、切口部分或全层裂开，伴有体温明显升高，超过 38℃。

（3）急性盆腔结缔组织炎、急性输卵管炎。一侧或双侧下腹持续性剧痛，妇检或肛查可触及宫旁组织增厚或有边界不清的实质性包块，压痛明显，常常伴有寒战和高热。

（4）急性盆腔腹膜炎、弥漫性腹膜炎。炎症扩散至子宫浆膜层，形成盆腔腹膜炎，继续发展为弥漫性腹膜炎，出现全身中毒症状：高热、寒战、恶心、呕吐、腹胀、下腹剧痛，体检时下腹明显压痛、反跳痛。

（5）血栓性静脉炎。多为单侧，多发生在产后 1～2 周，与产妇血液呈高凝状态和产后卧床过久有关。临床表现为继子宫内膜炎之后出现寒战、高热，且反复发作，可持续数周。

（6）脓毒血症及败血症。当感染栓进入血液循环时，可引起脓毒血症、败血症等。

护理措施：

（1）密切观察产妇生命体征变化，定时测量体温，并观察有无寒战、发热等症状。如有发热要及时进行物理降温及药物干预。

（2）观察产妇腹部伤口是否出现红、肿、热、痛等感染征象。同时观察子宫复位及恶露的颜色、性质、量及气味等，发现异常及时告知医生处理。

（3）注意保暖，协助生活护理，保持局部伤口及会阴部的清洁。保证产妇充分休息，加强营养，增强抵抗力。产妇多采用半坐卧位，促进恶露排出。

（4）加强健康教育与出院指导。注意早期下床，注意个人的清洁卫生，保持会阴部清洁。保障营养，增强体质。产后 42 天内避免性生活和盆浴，定时复诊，不适随诊。

（三）静脉血栓栓塞症

常见原因：

（1）VTE 或 VTE 史：包括既往有 VTE 病史、经过治疗后目前仍存在的 VTE 等；

（2）存在与 VTE 发病相关的合并症：活动性自身免疫性或炎症性疾病、肾病综合征、心力衰竭、I 型糖尿病肾病、镰状细胞病、恶性肿瘤等；

（3）暂时性危险因素：妊娠期间外科手术、妊娠剧吐、卵巢过度刺激综合征等；

（4）产科及其他危险因素：VTE 家族史、高龄、产次、肥胖、截瘫或长时间制动、全身性感染、多胎妊娠、子痫前期、剖宫产术、产程延长、死胎、严重产后出血或大量输血等。

临床表现：

（1）下肢深静脉血栓：患肢有不同程度的疼痛、肿胀和沉重感，皮肤温度升高，活动后症状加重；患肢皮肤颜色可正常或呈紫红色，部分伴有发热、心率加快等症状，双下肢相应平面周径相差 0.5cm 以上。

（2）肺栓塞：不明原因的呼吸困难、胸痛、晕厥、咯血、缺氧、心率加快等症状。

护理措施：

根据产科妊娠期及产褥期血栓风险等级的不同进行相应的分级干预措施。

（1）低危：①病情许可尽早下床活动，每天日间 4～5 次；②避免在双下肢穿刺及输液；③观察下肢远端的皮肤温度、色泽、感觉和动脉搏动强度；④病情许可者多饮水，每日 2000mL 以上。

（2）中危：①早期进行踝泵运动、股四头肌运动、直腿抬高运动、腘绳肌运动、环抱式挤捏运动。每组 10 次，每天 3～4 次；②使用抗血栓袜、分级弹力袜；③禁烟、进食低脂多纤维饮食，保持大便通畅。④遵医嘱使用抗凝药物。

（3）高危：①物理方法：预防 DVT 发生功能锻炼，同时使用抗血栓袜、分级弹力袜；②动态监测患者的凝血四项、D-2 聚体及四肢血管彩超；③使用间歇式空气压缩泵；④遵医嘱使用抗凝药物。

（四）肠麻痹和结肠假性梗阻

常见原因：支配远端结肠的交感神经被阻断，副交感神经引起局部局限性痉挛；妊娠时体内孕激素使肠道平滑肌张力下降；肠蠕动减少；产程延长及手术对腹膜和肠管的刺激。

临床表现：腹胀、腹痛、恶心、呕吐症状。腹部膨隆，触痛明显，肠鸣音亢进，并出现发热、白细胞升高及心动过速等全身反应。

护理措施：

（1）术后早期卧床给予腹部顺时针按摩，嚼口香糖等；鼓励产妇多翻身；尽早下床活动。

（2）进食遵循循序渐进的原则，从流质、半流质、软食到正常饮食逐步过渡。过程中持续观察产妇腹胀、排气、排便等情况。

（3）如出现腹胀应根据情况适当限制饮食，必要时遵医嘱予留置胃管、肛管排气等治疗。

（五）剖宫产儿呼吸窘迫综合征

常见原因：剖宫产儿胸廓未经受产道挤压，胸腔负压形成较阴道产儿差；肺内水分过剩，呼吸开始后水分迅速吸收，而不能吸收的纤维蛋白类物质紧贴肺泡表面易形成肺透明膜。剖宫产儿活性纤溶酶缺乏，不能溶解纤维蛋白等。

临床表现：呼吸过速，鼻翼扇动，呼气性呻吟，肋间隙、剑突下及肋骨下缘凹陷，发绀等。

护理措施：

（1）胎儿胎头娩出后立即清理呼吸道，并清理由消化道反流至呼吸道的羊水。

（2）新生儿予保暖，保持呼吸道通畅，遵医嘱给予吸氧，静脉补液纠正水、电解质紊乱，保持酸碱平衡，预防性应用抗生素等措施。

（3）严密观察新生儿呼吸、血氧等生命体征的变化情况，出现异常及时处理。

七、加速康复临床路径实施流程和表单

择期剖宫产围术期加速康复临床路径实施流程详见表 13-3，择期剖宫产围术期加速康复病房护士护理路径实施表单详见表 13-4。

表 13 - 3　择期剖宫产围术期加速康复临床路径实施流程

实施项目	实施者	加速康复管理目标	实施时间
门诊宣教	门诊护士/孕妇学校授课老师	通过助产门诊，孕妇学校的宣教、宣传小册子等，告知患者围手术期的相关治疗和护理，对整个住院过程有大概认知，做好物品和心理准备，提高依从性	孕中晚期
入院宣教	产科护士/医生	（1）临床主管医生评估确定孕妇进入 ERAS 通道，告知患者围手术期各项相关事宜，告知患者预设的出院标准，告知患者随访时间安排等。 （2）管床护士交代入院注意事项和需准备物品。 （3）管床护士介绍术后进食、下床活动、母乳喂养、注意口腔卫生（刷牙、漱口液）；做好对患者及其家属的教育，减轻患者的精神压力，并告知术后康复的详细步骤	接诊后至术前
术前常规检查	产科医生	血常规、尿常规、生化系列、凝血四项、血型、术前筛查八项、常规心电图、超声、胎心监测、血糖等	术前
评估检查	产科医生	历次产检记录和检查检验报告，入院当天胎监结果，两周内 B 超报告	术前
术前营养支持	产科护士/医生	评估孕前 BMI，孕期体重增长情况、血糖情况等	术前
手术预约麻醉访视	产科及麻醉医生	联系麻醉科、手术室，麻醉前评估，确定手术时间及麻醉方案	术前
禁食禁饮	产科护士	（1）术前 8 小时禁固食，术前 2 小时禁饮。 （2）时间：第一台禁固食时间在术前晚 11 点，晚上 11 点口服液体（能量饮料 300 ~ 500mL，GDM 患者睡前血糖 ≥6.7mmol/L，暂禁饮）；手术当日术前 2 小时口服液体（能量饮料 200 ~ 300mL，5mL/kg），之后禁食禁饮	术前
预防性抗生素的使用	手术室护士/手术医生	（1）胎儿娩出后夹闭脐带，即刻给予滴注抗生素。 （2）如果手术时间 >3 小时，可以在术中重复 1 次剂量	胎儿娩出后
麻醉	麻醉医生	（1）根据手术需要和患者情况，由麻醉医师制定具体麻醉方案。 （2）无椎管内禁忌症患者首选腰硬联合阻滞（CSEA）或者硬膜外及蛛网膜下腔阻滞。 （3）有椎管内阻滞禁忌症患者采用气管内插管全麻辅助 TAP/QL/伤口局部浸润等	切皮前
切口和术式选择	手术医生	子宫下段剖宫产术	术中

续上表

实施项目	实施者	加速康复管理目标	实施时间
预防宫缩乏力使用缩宫素	手术室护士	（1）胎儿娩出后应用抗生素和缩宫素，注意缩宫素静脉输入速度每分钟 40～60 滴。 （2）缩宫素 40U + 0.9% NS500mL，3 小时内滴注完毕	胎儿娩出后
体温控制	手术室护士及手术医生	（1）术中应常规监测体温及采用必要的保温措施，如覆盖棉被、加温毯、液体及气体加温等；保证术中患者体温不低于 36.0℃。 （2）加强术中体温监测和尿量监测等，对合并糖尿病患者应加强血糖监测	术中
体液管理	麻醉医生	采用目标导向液体治疗： （1）晶体平衡液优于生理盐水。 （2）必要时输入适量的胶体液。 （3）备用血管活性药物，去氧肾上腺素（每次静脉注射 50μg/mL）优于麻黄碱及多巴胺。 （4）加强循环监测	术中
医用管道放置	手术室护士	（1）全麻患者不常规放置鼻胃管减压，如果在气管插管时有气体进入胃中，可以插入胃管排出气体，但应在患者麻醉清醒前予以拔除胃管。 （2）术前孕妇给予导尿，无特殊情况下，术后 24 小时内拔除导尿管	术中
术后镇痛	产科医生/麻醉医生	（1）无禁忌症患者，首选硬膜外自控镇痛（PCEA），吗啡 < 3mg/d。 （2）根据疼痛评分，无禁忌症患者，可以口服对乙酰氨基酚以加强镇痛。 （3）有 PCEA 禁忌症患者，可以采用 PCIA 镇痛，建议采用舒芬太尼及止呕药物。 （4）回室时、术后 2 小时、术后 6 小时、术后 24 小时、术后 48 小时各评估 1 次，感到疼痛随时评估	术后
预防术后恶心呕吐	产科医生/麻醉医生	（1）有使用米索、欣母沛的高危致呕患者推出手术室时可加用止吐药一次。 （2）如果患者发生严重恶心、呕吐时，可以联合使用地塞米松或甲强龙。 （3）术后建议使用可以调整头高位的手术车床，使患者苏醒后便半坐卧位，减少恶心呕吐的发生和改善肺功能	术后
术后抗感染	产科医生	（1）预防用药：严格按照预防用药要求使用。（产科常用预防抗生素：如头孢唑林钠、头孢美唑钠、克林霉素等） （2）治疗用药：要求指征、种类及方法合理	术后

实施项目	实施者	加速康复管理目标	实施时间
促进胃肠功能恢复	产科医生及护士	（1）减少使用阿片类镇痛药、避免过量液体输入、早期恢复口服进食等。 （2）有呕吐误吸风险和未苏醒患者，避免过早进食。 （3）首次进食患者需要和医护人员沟通。 （4）术后2小时无恶心呕吐，则鼓励产妇口服常温软质食物，进食量不超过200mL，进食量根据胃肠耐受量逐渐增加。 ①2小时：经评估后，饮能量饮料/水50mL/h。 4小时：无恶心呕吐，饮白粥水/营养补充剂1份，50～100mL/h，根据胃肠耐受量增加进食次数和进食量。 6小时：进食白粥水200mL或喝营养补充剂1份。 8小时：半流质饮食，稀粥200mL/软面条；营养补充剂1份。 ②术后每2小时嚼无糖口香糖1次，1次5分钟，共嚼3次。 （5）术后第一天：半流质饮食，如肉沫粥、面条，每天6餐。 （6）术后第二天：正常饮食，普通饮食（5～6餐月子餐）	术前、至术后
术后活动	产科医生及护士	（1）手术日： ①术后教产妇及家属子宫按摩的方法。 ②术后3小时后指导床上活动。上肢活动：如握拳、伸指、屈腕、屈肘、伸臂，各5～10次。下肢活动：外旋、内旋、屈膝、屈髋，各5次。 ③术后6小时：每2小时主动翻身。 ④脐周自我按摩，顺时针、逆时针各1分钟，每天3次。 （2）术后第一日 ①早上：鼓励产妇坐起来进食，坚持床上及床边活动。 ②下午：术后第一天拔尿管，鼓励下床，在房间活动，予防跌倒知识宣教。 （3）术后第二日：鼓励产妇病区内活动。 （4）活动时伤口绑腹带，以便减轻伤口疼痛及不适	术后第一天至出院
术后母乳喂养	产科医生及护士	（1）术后1小时内予母乳喂养指导，每2～3小时按需哺乳。 （2）每天评估泌乳量及乳房的情况	术后第一天至出院
术后评估	产科护士	（1）术后2小时内需评估产妇有无呕吐、疼痛情况（压宫底前评估）、活动情况，按需对症处理。 （2）疼痛方面评估：回室时、术后2小时、术后6小时、术后第一天、术后第二天各评估1次，感到疼痛随时评估	术后
出院	产科医生	医生做出评估，达到出院标准，可以出院	术后
出院随访及结果评估	产科医生及护士	（1）出院后24小时内可以电话咨询。 （2）出院后5～7天助产门诊随诊。 （3）42天产后门诊复查	出院后

表 13 - 4　择期剖宫产围术期加速康复病房护士护理路径实施表单

入院日	术前 1 日	手术日	手术次日至出院
□介绍主管医师、护士 □介绍病房环境、设施 □介绍住院注意事项 □建立入院护理病历 □介绍标本留取方法 □协助完成入院检查、化验 □术前评估 ○生活及自理程度评估（Barthel 评估表） ○营养评估 ○疼痛评估（VAS） ○跌倒风险评估（Morse 跌倒评分） ○压疮风险评估（Braden 评分量表）	□术前物品准备 ○口香糖 1 瓶 ○能量饮料 ○营养补充剂 □口服营养补充剂 ○新生儿纸尿裤 2 片 ○产妇垫和腹带 ○吸管/水杯 □术前健康教育 ○术前饮食意义 ○术后饮食了解 ○术后体位及活动了解 ○术后促进康复方法了解 □术前晚进食内容 ○晚餐正常饮食，少渣，清淡更佳 ○加餐：22：30 前 ○粥/粉/面一份，或者干粮（面包、消化饼干等）一份 + 奶 200mL ○口服营养补充剂 6 勺 + 200mL 温水冲调	□手术当天饮食管理 ○第一台：晨 6：00 前饮能量饮料 200～300mL；接台手术术前 2 小时禁饮 □术后病情观察 ○生命体征、神志情况 ○子宫收缩、宫底情况 ○阴道出血/宫腔引流的情况 ○伤口渗出的情况 ○留置各类管道的情况 ○产科跌倒风险评估 ○压疮风险评估（Braden 评分量表） ○生活及自理程度评估（Barthel 评估表） □术后饮食管理 ○回室 2h 经评估后，饮能量饮料/水 50mL/小时 ○回室 4 个小时无恶心呕吐，饮白粥水/营养补充剂 1 份 ○回室 6h 白粥水/营养补充剂 1 份 ○回室 8 小时半流质饮食：稀粥 200mL/软面条；营养补充剂 1 份 □术后体位及活动管理 ○回室 2 小时内每小时进行床上活动，包括上肢和下肢的屈伸活动 ○回室 2 小时之后主动翻身，至少每 2 小时一次 ○回室 6 小时之后保持半坐卧位 30 分钟 ○回室 8 小时起床进行床边活动 □促进胃肠道恢复管理 ○术后每两小时嚼无糖口香糖 5 分钟，至少 3 次 □疼痛管理 ○术后使用镇痛泵，注意观察镇痛效果。 ○24 小时内每 8 小时评分一次，大于 3 分及时采取护理措施 □防血栓管理 ○肢体主动活动 ○气压治疗仪 □促进母乳喂养 ○母乳喂养指导：每 2～3 小时按需哺乳	□术后病情观察 ○生命体征情况 ○神志情况 ○子宫收缩、宫底情况 ○阴道出血/宫腔引流的情况 ○伤口的情况 ○疼痛情况。每天评估一次，直至拔除镇痛泵 ○尿管术后 24 小时内拔除，72 小时拔除镇痛泵 ○腹胀、二便及睡眠等情况 □术后饮食管理 ○术后第一天半流质饮食，每天粥、面条 3～6 餐，少量多餐，每天饮水 1000～2000mL ○术后第二天开始正常饮食（5～6 餐月子餐） □术后运动管理 ○术后第一天早上，鼓励产妇坐起来进食，坚持床上及床边活动。 ○术后第一天下午鼓励下床，在房间及病区走廊活动 ○第二天至出院，家人搀扶病区内走动 □促进子宫收缩 ○第一天指导产妇及陪伴者子宫按摩，每 30 分钟一次 ○第二天之后指导产妇及陪伴者子宫按摩，每天 3 次，每次 1 分钟 □促进母乳喂养 ○母乳喂养指导：每 2～3 小时按需哺乳 ○观察泌乳量及乳房情况 □预防并发症 ○伤口感染、产后出血的预防 ○预防血栓，根据血栓风险等级应用主动活动、饮水计划、气压治疗、抗凝药等预防 □出院评估 ○产妇日常活动情况 ○伤口愈合情况 ○子宫收缩情况 ○饮食及排便情况 ○新生儿喂养情况 ○患者满意度 □出院指导 ○产褥期产妇护理知识 ○新生儿日常照护知识 ○出院后 7～10 天助产门诊随诊 ○42 天产后门诊复查

备注：

（1）物品准备。

①纸尿裤随手术药物带入手术室。

②营养补充剂术前一晚 22：30 加餐用，碳水化合物饮品术前 2 小时及术后恢复期饮用。

③口香糖、产妇垫、腹带、吸管、水杯等产后使用。

（2）防跌倒。产妇第一次下床要遵循起床三步曲，逐步下床，即睁眼平躺 30 秒，坐起 30 秒，下床站立 30 秒，没有自觉头晕方可行走；需要家属协助搀扶行走，防跌倒。

（3）口香糖只能咀嚼不能吞服。

（4）按摩子宫时，要注意部位和力度，保护腹部伤口，避免牵拉。

📖 **知识拓展**

产褥感染

产褥感染（puerperal infection）是指分娩及产褥期内生殖道受病原体侵袭引起的局部和全身感染，其发病率约为 6%，是产妇死亡的四大原因之一。发热、疼痛、恶露异常是产褥感染的三大主要症状，具体表现因感染部位、程度、扩散范围而不同。根据感染部位分为会阴、阴道、宫颈、腹部伤口、子宫切口局部感染，急性子宫内膜炎、急性盆腔结缔组织炎、腹膜炎、血栓静脉炎、脓毒血症及败血症等。产褥感染的主要处理包括积极控制感染、纠正全身状况、支持疗法等非手术治疗，必要时考虑手术治疗。

（孙珂　罗培培）

第三节　舒适化阴道分娩加速康复（ERAD）

一、定义

阴道分娩加速康复（ERAD）是指在孕产妇的围手术期进行的一系列优化措施，以减少孕产妇的生理及心理创伤应激，以达到孕产妇身体器官快速恢复，提高母乳喂养成功率、减少围手术期并发症，保护和促进母婴安全。

二、围产期的加速康复管理

（一）围产期健康管理路径

应从孕期 10～20 周开始宣教围产期加速康复和管理快速康复路径，具体包括以下内容：

1. 孕期宣教

鼓励孕妇在孕期应积极参加孕妇学校的学习。通过线上线下孕期保健知识的系统学习,对孕期保健、产时保健、产后保健有了基本认识,对于分娩方式的选择(剖宫产或者阴道分娩)有了一定了解,更好地实现了医患配合。

2. 孕期合并症及并发症管理

孕期母儿监护和跟踪管理可以预防或早期发现合并症和并发症,从而降低母胎风险,加速产后康复。妊娠期贫血、妊娠期高血压疾病、糖尿病合并妊娠和妊娠期糖尿病、静脉血栓栓塞性疾病等并发症和合并症与母儿围生期并发症和死亡率增加高度相关。由多学科团队共同制定和优化临床管理流程,积极开展孕期合并症和并发症的预防,可将母儿风险降至最低。

3. 入院前宣教及咨询

在门诊等多种场合向孕妇和家属详细告知可选择的分娩方式,根据产妇个体情况建议合适的分娩方式并告知每一种方式的利弊,选择最佳分娩方式,减少分娩并发症和新生儿死亡等。

4. 产后康复管理

减少阴道分娩并发症和阴道分娩产伤,住院期间利用冰敷、止痛等措施促进产妇早期活动和伤口愈合,有利于缩短产后住院时间和促进产后加速康复。

(二)分娩期阴道分娩 ERAD 管理方案

阴道分娩是最主要的分娩方式,在病情许可情况下建议产妇选择阴道分娩,使用加速康复管理方案减轻产妇心理和生理的创伤应激反应,减少并发症,缩短住院时间,降低再次入院风险,减少医疗费用,实行阴道分娩加速康复路径非常必要。

1. 分娩前管理(产前病房)

(1)分娩前评估:

①孕妇一般健康状况评估:生命体征、血常规、尿常规、凝血功能、血糖、肝肾功能,心功能、BMI、过敏史等。

②既往病史:有无内外科疾病,如高血压、心脏病等;有无子宫手术史或不良生育史或腹部手术史。

③本次妊娠评估:孕周、胎位、胎儿大小、宫颈情况、羊水量、胎盘以及其他辅助检查(心电图、甲状腺功能、内分泌系统等)。

④会阴评估:会阴组织弹性以及有无水肿、瘢痕,前次分娩有无复杂软产道裂伤等病史。

(2)分娩前宣教:医生门诊产检、助产士咨询门诊、围产运动护理门诊等均可进行分娩的相关宣教,让产妇提前了解分娩知识,减轻分娩焦虑和紧张。

(3)营养支持:根据产妇个体情况和产程时间安排产妇合理饮食,保障其能量需求。糖尿病孕妇仍遵循糖尿病饮食并按时测量指尖血糖。对便秘者可予开塞露等缓泻剂。

2. 产时管理(产程中)

(1)人文关怀。在产程中提供心理支持、温柔分娩系列指导和专业的产时护理可让产妇和家属有较好的分娩体验,有利于产妇和家属配合,减少医疗纠纷和分娩并发症,缩短产妇住院时间。这是一项低成本低医疗风险的投入,具有较高的成本效益比。

（2）产程中用药管理。对于孕晚期 B 族链球菌（GBS）阳性的产妇，临产后应合理使用药物预防新生儿感染。针对胎膜早破孕妇规范使用抗生素，减少阴道检查的次数。有指征地使用药物引产或加强宫缩。

（3）分娩辅助器具。利用分娩辅助器具促进阴道分娩，如分娩球、花生瑜伽球、瑜伽坐垫、分娩凳、分娩车等。

（4）疼痛管理。分娩疼痛是产妇分娩管理的重要环节，也是产妇恐惧分娩的主要原因，因此管理疼痛是快速康复的重要措施。产房工作人员应尽可能提供多种镇痛技术，如硬膜外镇痛法、导乐陪产、按摩和针灸、热敷、电神经刺激、芳香疗法或音乐镇痛等，帮助产妇减轻临产后的宫缩痛。鼓励有条件助产机构的麻醉医师 24 小时入驻产房，做好分娩镇痛工作，提升舒适化医疗水平。根据产妇分娩条件选择合适的药物和物理镇痛方法，同时利用视觉模拟评分法（VAS）对不同时间段疼痛进行有效性评估，如条件允许可做分娩全程减轻疼痛措施。

（5）产程中的能量管理。根据产妇 BMI、身高、体重及血糖情况制定个体化能量需求方案，按照方案进行科学进食，满足其不同产程能量需求。进入产房的产妇均应开放静脉通道，便于静脉补液及抢救。呕吐或因其他原因进食不足者，需静脉补液，应依据临床需要和预期的分娩时间制定个体化补液方案，包括确定液体种类和输液速度。糖尿病孕妇仍遵循糖尿病饮食管理，定期监测血糖和尿酮体情况。依据 AJOG 阴道分娩产后尿潴留指南处理流程，利用彩超测量膀胱残余尿量，结合尿潴留高危因素，进行尿潴留早期诊断和观察处理，减少产后尿潴留发生率。

（6）分娩期评估。

①评估会阴条件：进入第二产程，会阴体充分膨隆后，再次评估会阴情况（弹性、会阴体长短、有无水肿、瘢痕、外阴阴道炎等），结合产妇疼痛、产力和胎儿情况，决定是否行会阴侧切术。

②与产妇沟通交流情况：积极与产妇沟通，语气耐心温柔，以取得产妇配合，指导产妇用腹压，配合宫缩按自主意愿屏气用力，避免外力干预产妇骨盆、大腿等处，及时给予产妇正性回馈以增强产妇信心。

③评估上台时机，初产妇以胎头拨露 3～4cm，经产妇宫口近开全，根据进展情况进行严格的会阴消毒（不必常规剃会阴毛），准备接生。

（7）预防及减少会阴阴道裂伤。

产前建议产妇在助产门诊进行会阴部管理，包括阴道炎症筛查、会阴按摩、会阴条件评估等。有条件开展围产运动门诊的医院可以针对孕妇阴道分娩的四大影响因素（产力、产道、胎儿、心理因素）进行针对性运动方案指导。掌握并采用规范的、适度的保护会阴手法。第二产程孕妇进入屏气用力阶段行会阴按摩和热敷，可减少会阴重度裂伤，提高会阴完整率，提高产妇分娩体验感。不建议助产士给予产妇常规会阴侧切，避免产妇产后疼痛和伤口愈合不良。

（8）会阴伤口处理。

①严格遵守无菌操作原则，缝合前更换无菌手套；充分暴露，仔细检查软产道裂伤情况。

②对会阴阴道裂伤情况进行分度，Ⅱ度裂伤由高年资助产士进行缝合，Ⅲ度及Ⅳ度裂伤应由高年资医生缝合。有条件医院最好是由胃肠外科医生进行缝合，缝合前进行良好的

镇痛处理有利于产妇肌肉松弛和配合，常规使用会阴阻滞麻醉＋会阴伤口局部麻醉，对使用硬膜外给药持续分娩镇痛的产妇，可在缝合前加药1次，部分产妇也可遵医嘱静脉点滴盐酸哌替啶镇痛。

③撕裂创面的清洁处理：常规用生理盐水清洗创面，对于Ⅳ度及以上裂伤采用1%聚维酮碘液等冲洗创面；止血是伤口愈合的首要条件，对于活动性出血部位选择缝扎止血，渗血部位缝合止血。组织结构对合的逐层缝合是伤口愈合的重点；处女膜缘及肛门括约肌完整是恢复会阴组织解剖结构的标志。

3. 产后管理（产后病房）

（1）用药管理。胎头娩出后立即使用缩宫素，根据宫缩、阴道流血情况选择麦角新碱、欣母沛、卡孕栓等其他宫缩剂。根据会阴阴道裂伤情况、分娩方式及出血情况等选择使用抗生素或输血。

（2）伤口护理。会阴擦洗或冲洗，每天2次；为减轻伤口疼痛、水肿和尿潴留，可选择使用会阴冷敷垫。

①会阴水肿：50%硫酸镁纱布湿敷，24小时后进行超短波或红外线照射；保持大便通畅（适当使用缓泻剂），避免加重水肿。

②会阴血肿：根据血肿大小和位置，采用局部冷敷、切开清创、缝合止血及填塞压迫等不同方法进行干预；对于阴道填塞纱布压迫止血者，应留置尿管，纱布和尿管可在12～24小时取出，推荐常规使用广谱抗生素预防感染。

③痔疮处理：根据产妇痔疮分度进行处理。Ⅰ度通常不需要治疗，仅以调整饮食和作息进行处理；Ⅱ度痔疮血液回流差时请胃肠外科会诊是否行手术治疗。痔疮轻度膨出者帮助产妇轻轻回纳，使用痔疮药物外涂，减轻疼痛和消肿，一般3～7天痔疮疼痛会有所缓解，保持大便通畅也有利于减少痔疮再次膨出。

（3）产后宣教。

确保产妇掌握以下知识和技能：

①每次大小便后保持会阴清洁。

②选择伤口对侧卧位或平卧位，避免恶露污染伤口。

③尽早活动，保持大小便通畅。

④母乳喂养顺利，无乳房涨痛。

4. 出院指导

（1）出院标准。以产妇安全为中心，设计可量化可操作的出院标准：伤口愈合良好，无红、肿、硬结及压痛，无炎性渗出等感染迹象，各器官功能状态良好，可自由活动。

（2）出院指导。指导会阴伤口自我护理、饮食和活动。

（3）产后随访。加强产后出院的随访，建立产妇再住院"绿色通道"；推荐常规评估盆底功能，制定个体化盆底康复方案；产后42天全面评估产后恢复情况。

具体见表13-5～表13-8。

三、加速康复临床路径实施流程和表单

阴道分娩加速康复产前健康教育门诊临床路径实施流程详见表13-5，阴道分娩加速康复产前临床路径实施流程详见表13-6，阴道分娩加速康复产程及产后临床路径实施流

程详见表 13 - 7，阴道分娩加速康复护士护理路径实施表单详见表 13 - 8。

表 13 - 5　阴道分娩加速康复产前健康教育门诊临床路径实施流程

实施项目	实施者	实施目标	实施时间
产前宜教	门诊护士	产科公众号知识宣传与免费答疑	孕期
		（1）孕妇学校课程——快乐分娩 （2）孕妇学校课程——科学运动、舒适孕产 （3）母乳喂养和新生儿护理课程 （4）产褥期保健相关	
		围产运动门诊	
		妊娠期营养咨询	
		糖尿病一日门诊	
		助产门诊课程	
产后宜教	门诊医生及护士	产后康复管理——产后 7～10 天复查评估产后康复情况	产后
		产后 42 天复查和宝宝满月复查	

表 13 - 6　阴道分娩加速康复产前临床路径实施流程

实施项目	实施者	实施目标	实施时间
入院健康宣教	病房护士	（1）影响分娩的各类因素； （2）产程中饮食的意义； （3）产程中体位及活动了解	入院、转入当天
分娩前产程管理	医生、助产士	（1）孕妇一般健康状况：生命体征、检验结果、BMI、过敏史等； （2）既往病史：生育史、手术史、妊娠合并症； （3）本次妊娠评估：孕周、胎位、胎儿大小、宫颈情况、羊水、胎盘以及其他辅助检查； （4）会阴评估：会阴组织弹性及有无水肿、瘢痕、前次分娩有无复杂软产道裂伤等病史； （5）依从性：是否愿意遵医嘱服从治疗和指导，生产过程中是否愿意配合助产士相应的护理措施； （6）医护人员自我介绍； （7）分娩相关知识宣教； （8）与产妇建立友好合作关系； （9）分娩前体位管理：采取舒适体位，适当活动（指导自由体位、坐分娩球等），不建议长时间仰卧，避免仰卧性低血压； （10）胎膜已破且胎头高浮、臀位、异常出血、合并重度先兆子痫等情况的孕妇应卧床休息，限制活动； （11）心理支持及陪伴； （12）环境安静、光线柔和、温度舒适（26～27℃）	分娩前

实施项目	实施者	实施目标	实施时间
饮食管理	病房护士	饮食记录： （1）入院前进饮时间； （2）种类：正常/多/少	分娩前
		（1）入院随机血糖值； （2）饥饿感评分	
	医生、助产士	分娩前营养支持： （1）分娩前饮食宣教：清淡、易消化食物为主，并摄入充足水分； （2）鼓励摄入足够营养，以保障产妇能量需求； （3）对便秘者可予缓泻剂	

表 13 - 7　阴道分娩加速康复产程及产后临床路径实施流程

实施项目	实施者	实施目标	实施时间
人文关怀、使用分娩辅助器具	医生、助产士	（1）提供持续情感支持，鼓励帮助产妇，增强自信心； （2）确定胎儿胎位，协助产妇予舒适的体位；如胎位不正，协助产妇指导性体位和产时运动指导； （3）视产程进展情况指导产妇自由体位，使用分娩球、花生瑜伽球、瑜伽坐垫、分娩凳等辅助工具，促进产程进展	产程中
产程中用药管理	医生	（1）孕晚期 B 族链球菌（GBS）阳性孕妇，临产后应合理使用药物预防新生儿感染； （2）胎膜早破孕妇规范使用抗生素，减少阴道检查的次数； （3）有指征的使用药物引产或加强宫缩	产程中
疼痛管理	麻醉医生、产科医生、助产士	（1）指导产妇拉玛泽呼吸法； （2）术后使用镇痛泵，注意观察镇痛效果（记录分娩镇痛表）； （3）未使用镇痛泵，疼痛评估法判断产妇的疼痛值，可自愿选择导乐、音乐疗法、按摩等减痛法； （4）24 小时麻醉医生当班，镇痛泵可用至 24 小时后； （5）缝合伤口前再重新进行疼痛评分并采取相应措施	临产后
体位及活动（第一产程）	助产士	（1）破膜后胎头高浮、衔接欠佳者：臀高头低卧床休息，指导床上活动，每小时进行床上活动：上肢活动如握拳、伸指、屈腕、屈肘、伸臂，每小时 5～10 次；下肢活动：踝关节屈伸、旋转，下肢肌肉收缩练习，每小时 5 次； （2）破膜后胎头低（S-2 以下者）或未破膜者：可下床活动，如床边走动、指导床边坐分娩球（打起床栏，双手抓栏，左右或前后转动，上下轻微颠球）	第一产程

续上表

实施项目	实施者	实施目标	实施时间
体位及活动（第二产程）	助产士	（1）精神状态佳者：可进行床边自由体位活动，视产妇体力及生命体征，活动半小时或1小时回床位休息，缓解后可继续自由体位活动； （2）精神状态欠佳者：卧床休息，可在床上自由体位，左侧或者右侧卧，可半小时至1小时改变一次体位，在保证产妇及胎儿安全情况下，可进行床上跪趴式活动，15～30分钟休息一次	第二产程
产程中饮食管理（第一产程潜伏期）	助产士	（1）鼓励进食以满足产妇能量需求； （2）开通静脉通道； （3）正常饮食，以易消化、易吸收的食物为主； （4）以孕妇能接受、喜欢的为主； （5）避免选择易引起胃胀的食物，如：土豆、花椰菜、甘蓝、卷心菜、红薯、栗子； （6）糖尿病孕妇继续遵循糖尿病饮食管理	第一产程潜伏期
产程中饮食管理（第一产程活跃期）	助产士	（1）半流质饮食，易消化、易吸收； （2）避免选择容易引起胃胀的食物，如土豆、花椰菜、甘蓝、卷心菜、红薯、栗子、八宝粥等； （3）注意休息，保持体力； （4）糖尿病孕妇继续遵循糖尿病饮食管理	第一产程活跃期
产程中饮食管理（第二产程）	助产士	（1）宫缩间隙鼓励摄入流质、半流质食物或液体； （2）少量多次饮用能量饮料，如安素、全安素、宝矿力、脉动等； （3）快速补充能量，推荐食用能量棒、巧克力	第二产程
分娩时处理	医生助产士	（1）胎肩娩出后立即使用缩宫素； （2）根据宫缩、阴道流血、产妇生命体征情况选择宫缩剂，建议长短效结合（麦角新碱、安列克、欣母沛等）； （3）评估会阴及软产道裂伤情况、分娩方式及出血量情况等，选择使用抗生素或输血	胎儿娩出时
疼痛管理	助产士	（1）评估疼痛部位及疼痛评分； （2）接生术后疼痛评分； （3）产后2小时疼痛评分	
促进子宫收缩管理	助产士	（1）观察胎盘剥离征兆； （2）检查胎盘完整度； （3）检查有无活动性出血； （4）分娩后第一个小时每15min按摩1次，共4次；第二个小时每30min按摩1次，共2次；之后1小时按摩子宫1次并观察子宫收缩、出血情况； （5）膀胱是否充盈，检测膀胱残余尿量，预防尿潴留发生	第三产程
促进母乳喂养管理	助产士	（1）延迟断脐带，母婴早皮肤接触早吸吮； （2）注意保暖； （3）出生后1小时内母乳喂养； （4）观察母乳分泌情况	

实施项目	实施者	实施目标	实施时间
促进会阴伤口愈合管理	医生、助产士	（1）充分暴露检查软产道裂伤情况； （2）评估会阴裂伤情况并进行分度； （3）缝合前给予镇痛处理； （4）撕裂创面的清洁处理（常规生理盐水冲洗，Ⅱ度以上裂伤采用聚维酮碘液等冲洗创面）； （5）会阴组织结构对合的逐渐缝合伤口	产后2小时
产后管理	医生、病房护士	（1）选择使用会阴冰敷垫； （2）会阴水肿者：50%硫酸镁纱布湿敷； （3）会阴血肿：根据血肿大小进行干预； （4）抗生素预防感染； （5）指导产妇每次大小便后保持会阴清洁技能； （6）指导产妇选择伤口对侧卧位或平卧位，避免恶露污染伤口； （7）鼓励产妇尽早活动，改善血液循环，促进伤口愈合； （8）指导产妇注意营养摄入保持大小便通畅	产后2小时
促进泌尿系统恢复	病房护士	（1）注意尿道口清洁； （2）多饮水； （3）腹部按摩； （4）建议产妇少吃刺激性食物； （5）须自解小便一次； （6）指导产妇放松心情	产后第一天
产后饮食管理	病房护士	（1）半流质饮食：稀粥200mL/软面条70g/营养补充剂1份（6勺）； （2）鼓励产妇坐起来进食	产后第一天

表13－8　阴道分娩加速康复护士护理路径实施表单

入院日	术前1日	手术日	手术次日至出院
□产前健康宣教 ○产科公众号知识宣传与免费答疑 ○孕妇学校课程——快乐分娩 ○孕妇学校课程——科学运动、舒适孕产 ○母乳喂养和新生儿护理课程 ○产褥期保健相关 ○围产运动门诊 ○妊娠期营养咨询 ○糖尿病一日门诊 ○助产门诊课程	□医护人员自我介绍 □分娩相关知识宣教 □与产妇建立友好合作关系 □产程中体位管理及活动指导 ○采取舒适体位，适当活动（指导自由体位、坐分娩球等），不建议长时间仰卧，如胎位不正协助产妇指导性体位和产时运动指导 ○胎膜已破且胎头高浮、臀位、异常出血、合并重度先兆子痫等情况的孕妇应卧床休息，限制活动 □心理支持及陪伴 □环境安静、光线柔和、温度舒适（26～27℃）	□产后2小时疼痛评分 □分娩后第一个小时15分钟/次共4次；第二个小时30分钟/次，共2次；之后1小时/次按摩子宫并观察子宫收缩、出血情况 □膀胱是否充盈，检测膀胱残余尿量，预防尿潴留发生 □新生儿出生后管理 □延迟断脐带，母婴早皮肤接触早吸吮 ○注意保暖 ○出生后1小时内母乳喂养	□泌尿系统管理 ○注意尿道口清洁 ○多饮水 ○有无自解小便一次 □腹部按摩 □指导放松心情 □产后第一天饮食管理 ○半流质饮食：稀粥200mL/软面条70g/营养补充剂1份（6勺） ○少吃刺激性食物 ○鼓励产妇坐起来进食

入院日	术前1日	手术日	手术次日至出院
□饮食记录 〇入院前进饮时间： 〇种类：正常/多/少 □入院随机血糖值： 〇饥饿感评分：	□产程中评估 〇孕妇一般健康状况：生命体征、检验结果、BMI、过敏史等 〇既往病史：生育史、手术史、妊娠合并症 〇本次妊娠评估：孕周、胎位、胎儿大小、宫颈情况、羊水、胎盘以及其他辅助检查 〇会阴评估：会阴组织弹性及有无水肿、瘢痕、前次分娩有无复杂软产道裂伤等病史 〇依从性：是否愿意遵医嘱服从治疗和指导，生产过程中是否愿意配合助产士相应的护理措施 □产时营养支持 〇分娩前饮食宣教：清淡、易消化食物为主，并摄入充足水分 〇鼓励摄入足够营养，以保障其能量需求 〇对便秘者可予缓泻剂 □孕晚期B族链球菌（GBS）阳性孕妇，临产后应合理使用药物预防新生儿感染 □胎膜早破孕妇规范使用抗生素，减少阴道检查的次数 □有指征的使用药物引产或加强宫缩 □疼痛管理 〇指导产妇拉玛泽呼吸法 〇术后使用镇痛泵，注意观察镇痛效果（记录分娩镇痛表） 〇未使用镇痛泵，疼痛评估法判断产妇的疼痛值，可自愿选择导乐、音乐疗法、按摩等减痛法 〇缝合伤口前再重新进行疼痛评分给予相应措施 □分娩时处理 〇胎肩娩出后立即使用缩宫素 〇根据宫缩、阴道流血、产妇生命体征情况选择宫缩剂，建议长短效结合（麦角新碱、安列克、欣母沛等） 〇胎盘管理：观察胎盘剥离征兆，检查胎盘完整度，检查有无活动性出血 〇评估会阴及软产道裂伤情况、分娩方式及出血量情况等选择使用抗生素或输血	□促进伤口愈合 〇充分暴露检查软产道裂伤情况 〇评估会阴裂伤情况并进行分度 〇缝合前给予镇痛处理 〇撕裂创面的清洁处理（常规生理盐水冲洗，Ⅱ度以上裂伤采用聚维酮碘液等冲洗创面） 〇会阴组织结构对合的逐渐缝合伤口 〇选择使用会阴冰敷垫 〇会阴水肿者：50%硫酸镁纱布湿敷 〇会阴血肿：根据血肿大小进行干预 〇指导产妇选择伤口对侧卧位或平卧位，避免恶露污染伤口 □抗生素预防感染 □指导每次大小便后保持会阴清洁技能 □指导产妇尽早活动，改善血液循环，促进伤口愈合 □指导产妇摄入半流质饮食	□子宫按摩及出血观察 〇产后第一天每班按摩子宫并观察子宫收缩、出血情况；统计24小时产后出血量 〇产后第二天指导产妇及陪伴者子宫按摩，每天3次，每次1分钟；观察子宫底下降情况 □产后伤口管理 〇保持会阴清洁，每天进行会阴消毒 〇鼓励产妇选择伤口对侧卧位或者平卧位，避免恶露污染伤口 〇鼓励产妇尽早活动，改善血液循环，促进伤口愈合 〇注意营养摄入保持大小便通畅 〇会阴水肿者：产后24小时内采用50%硫酸镁纱布湿敷或冰敷；24小时后可以使用远红外线热敷 〇医生评估必要时使用抗生素预防感染会阴血肿：根据血肿大小进行干预 □产后泌乳管理 每2～3小时按需哺乳，观察母亲泌乳情况 □产后康复管理——产后7～10天复查评估产后康复情况 □产后42天复查和宝宝满月复查

备注：

（1）围产运动门诊：建议孕妇孕 12 周后开始，需排除运动禁忌症。

（2）妊娠期营养咨询：孕妇建档后由妊娠期营养门诊制定个性化孕期营养方案，加强妊娠期体重管理。

（3）糖尿病一日门诊：妊娠合并糖尿病孕妇进行预约并接受教育。

（4）助产门诊课程：助产门诊孕 35 周左右开始。

（5）分娩相关知识：临产症状、阴道流血流水情况、开宫口的症状等、拉玛泽呼吸法、第二产程用力方法

（6）饮食记录：时间以 24 小时制书写；饥饿感评分范围为 0～10（0 分为最饱，10 分为最饿）。

（7）医生与助产士都可以使用四步触诊和产时超声判断胎儿胎位。

（8）指导使用分娩球等辅助工具时，注意安全措施，防摔跤。

（9）产程中用药注意由医生诊断是否 GBS 阳性。遵医嘱予抗生素使用，注意是否有药物过敏史，必要时需皮试。规范使用缩宫素密切观察产妇及胎儿情况。

（10）产程中饮食要注意：孕中晚期晚期热量 ＝ 孕前一日热量 ＋200～300kcal；开始临产后，每日能量系数可按体重 40kcal/kg 计算，观察产妇有无呕吐等不适；糖尿病孕妇定期监测血糖和尿酮体情况；注意尿潴留情况，必要时留置导尿。

（11）子宫收缩管理：具体内容视阴道出血情况而定，增加观察子宫、出血等情况的频率；注意按压子宫的方式和力度，观察伤口情况；根据膀胱残余尿量情况进行相应处理和观察。

（12）缝合伤口时注意严格无菌操作，缝合前更换无菌手套，Ⅱ 会阴裂伤由高年资助产士缝合，Ⅲ度、Ⅳ度裂伤由高年资医生缝合。

（13）产后饮食：注意暂不食补血活血类、辛辣刺激类食物。

★ 知识拓展

产后出血

阴道分娩产后出血是顺产后发生的严重并发症，产妇顺产后 24 小时内出血量超过 500mL 即可诊断为产后出血，发生在产后 2 小时内的概率达到 80% 以上。严重产后出血是我国和全球孕产妇死亡的首要原因。产后出血病因包括子宫收缩乏力、胎盘因素、软产道裂伤及凝血功能障碍等，这些原因可共存、相互影响或互为因果，降低产后出血发生率一直是产科质量安全的工作重点。产后出血的预防和处理包括产前产后出血高危因素评估、药物和物理方法促进宫缩、第三产程正确娩出胎盘、及时正确的软产道检查、准确评估出血量以及团队应急救治配合。

（孙珂　符春凤）

第三篇

加速康复外科理念下创新护理服务

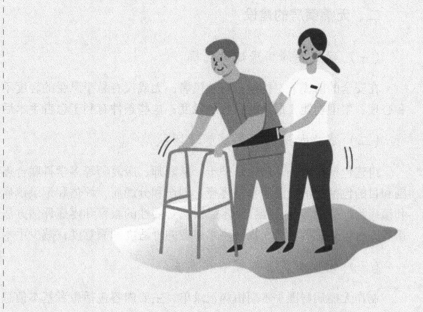

第十四章　无痛病房建设与管理

一、无痛病房概述

疼痛是一种与实际或潜在组织损伤相关的不愉快感觉和情绪情感体验，或与此相似的经历。疼痛是普外科手术中最常见的临床表现之一，其主要与手术创伤、疾病、特殊体位、功能锻炼等有密切联系，若不予以重视，可加重机体应激反应，降低患者的睡眠质量，对其身心产生不利影响，最终延缓康复速度，延长住院时间，增加医疗费用，影响患者正常生活和社交活动。随着疼痛知识、技能、管理理念的发展，为适应医学模式的转变，为患者提供更优质的服务，一种新型的病房工作模式"无痛病房"应运而生。

无痛病房是指在无痛的管理理念下，通过完善的疼痛评估，采用个体化、多模式的镇痛方案和规范的疼痛管理，尽量将术后患者的疼痛控制在轻度疼痛甚至无痛范围，使患者舒适、安全地度过整个治疗过程。无痛的工作范畴包括无痛检查、无痛治疗、控制疾病伴随的疼痛症状、治疗疼痛疾病。对无痛病房的管理是多学科合作的过程，护士、疼痛医师、外科医师、麻醉师、心理治疗师、理疗师等共同参与才能有效实施。无痛病房的实施可减轻术后疼痛，改善患者术后体验，缓解紧张情绪，减少心脑血管系统并发症，促进患者早期下床活动，减少下肢静脉血栓形成等并发症，加速胃肠道功能恢复，促进患者快速康复。

二、无痛病房的建设

（一）确立无痛病房建设目标

在安全的前提下，持续、有效镇痛；无或仅有易于忍受的轻度不良反应；最佳的躯体和心理、生理功能，最高的患者满意度；这些条件有利于患者手术后康复。

（二）成立加速康复疼痛管理团队

组建包括护士长、医生、护士、麻醉师、康复师等多学科联合疼痛管理团队，工作范围和目的包括：治疗围手术期疼痛、创伤和分娩痛，评估和记录镇痛效应，处理不良反应和镇痛治疗中的问题；推广手术后镇痛必要性的教育和疼痛评估方法，既包括团队人员的培养，也包括患者教育；提高手术患者的舒适度和满意度；减少手术后并发症。

（三）无痛病房实施策略和方法

制作无痛病房围手术期镇痛记录单，主要内容包括患者基本信息、围手术期疼痛处理（时间、疼痛评分、镇痛方案选择）、镇痛效果的评估等。通过无痛病房围手术期镇痛记录单可直观呈现患者围手术期疼痛和镇痛具体实施情况。

（四）疼痛管理数字化

充分利用医院内的信息网络平台，对患者的疼痛和镇痛情况进行实时监控，及时发现镇痛不足并给予干预。

三、无痛病房疼痛管理

（一）重视健康教育

介绍无痛病房的理念，加强患者及家属对疼痛认知的教育，使其了解疼痛给患者带来的痛苦，掌握疼痛评估方法，参与制定个性化疼痛方案，寻找适合患者缓解紧张及焦虑的方法，积极配合镇痛治疗。

（二）综合评估疼痛

围手术期疼痛评估是疼痛管理的基础，可采用数字评价量表法（numerical rating scale，NRS）或视觉模拟评分法（visual analogue scale，VAS）。VAS 为 0～3 分时可维持用药方案，4～6 分时需调整镇痛药物或增加其他镇痛途径。疼痛评估时应排除感染、血肿、内植物移位等疾病或并发症，明确非切口疼痛后加用弱阿片类药物，避免急性疼痛转为慢性疼痛。

（三）尽早治疗疼痛

在疼痛发生之前采取有效的预防措施，预防和抑制中枢疼痛敏化，提高疼痛阈值，打断疼痛链，减轻术后疼痛；这样有助于患者保持良好的睡眠和情绪，预防、避免急性疼痛转为慢性疼痛。在使用镇痛药物时，应重视原发疾病的治疗；同时按照疼痛病因和疼痛性质、疼痛强度选择合适的药物与剂型，注意区分伤害感受性疼痛和神经病理性疼痛。应动态评估，对药物的剂量和种类进行调整；必要时可联合不同机制、不同途径的药物使用，以降低药物用量，减少相关的不良反应。酌情应用抗焦虑、抗抑郁等药物，保守治疗效果不佳时可采取介入治疗与外科手术等。

（四）多模式及个体化镇痛

多模式镇痛是指将不同作用机制的药物和镇痛方法组合在一起，提高镇痛效果，降低单一用药的用药剂量，减少药物不良反应，减少阿片类药物的应用和剂量。个体化镇痛是指患者对疼痛的感知和镇痛药物的反应存在个体差异，实施镇痛方案后应及时评估，因人而异进行疼痛管理。

多模式镇痛方式：①应用 2 个及以上数量或不同种类的镇痛药物：如 COX－2 抑制剂、一种阿片类和一种非阿片类药物联合应用；②采用两种及以上数量的镇痛方法，如患者自控镇痛和局部麻醉联合镇痛。

多模式镇痛机制：利用不同镇痛药物的作用机制，联合应用作用于不同效应靶点的药物，通过协同和叠加作用，降低了每种药物的剂量，从而降低了药物的不良反应。

多模式镇痛管理：

（1）疼痛评估：采用 VAS 评分。①入院连续评 3 天，3 分以下后不评。②术前 1 天评分 1 次。③术后当天 1 小时、2 小时、3 小时、8 小时各评分 1 次。④术后第 1～6 天，每班评分 1 次，3 分以下后不评。⑤临时用药后半小时评分 1 次。

（2）效果评价：镇痛效果评价贯穿整个过程，以患者真实感受评分为准则，及时向主管医师反映患者镇痛效果，以便医生及时调整镇痛药物。

（3）护理：①与患者建立良好护患关系，进行有效沟通；②与患者针对疼痛进行相关知识交流，提高患者对疼痛的认知，使其配合各项镇痛措施落实；③根据患者具体情况加用非药物措施：如放松疗法（音乐等）、理疗措施（冷热敷等）；④患者使用镇痛泵期间需加强巡视及记录，保持镇痛泵通畅、有效使用。

（五）非药物镇痛辅助治疗

如患者教育、物理治疗（冷敷、按摩、热敷等）、心理疏导、音乐疗法、分散注意力等。

（六）控制运动疼痛

患者术后需要尽早进行功能锻炼，运动疼痛影响功能锻炼和康复，术后镇痛需重点关注运动疼痛，VAS 评分控制在 3 分左右不影响功能锻炼。

（七）关注睡眠和情绪变化

睡眠障碍、抑郁、焦虑等情绪变化放大了患者的疼痛信号，疼痛又会加重患者的睡眠及情绪障碍，有效的睡眠及情绪调节有助于缓解围手术期疼痛。

（八）减少伤害性刺激，实施无痛护理

术中贯穿微创理念，提高操作的精准性，缩短手术时间，减少对手术部位邻近组织的牵拉和干扰，减少组织损伤引起的刺激与炎症反应有助于减轻术后疼痛。护士应熟悉临床镇痛方法的应用和镇痛治疗的基本过程；同时在无痛病房逐步开展无痛注射、无痛输液、无痛穿刺、无痛插管、无痛导尿等护理技术的深入实践与研究；护士在进行护理技术操作时应做到动作准确、熟练、轻柔，避免粗暴，尽量减少疼痛的刺激。

（九）抑制炎症反应

炎症介质的产生可激活和敏化外周伤害性感受器，引起或加重疼痛，围手术期限时、限量应用纤溶抑制剂和/或糖皮质激素可有效抑制炎症反应，减轻疼痛。

（十）疼痛治疗效果评估，进行疼痛管理质量控制

定期评价药物或治疗方法、疗效和不良反应，尤其需关注生命体征的改变和是否出现患者难以忍受的副作用，并据此做出相应调整。在疼痛治疗结束后由患者评估满意度。评估原则包括：①评估静息和运动时的疼痛强度，只有运动时疼痛减轻才能保证患者手术后躯体功能的最大恢复。②在疼痛未稳定控制时，应反复评估每次药物和治疗方法干预后的效果。原则上静脉给药后 5～15min、口服用药后 1h，药物达最大作用时应评估治疗效

果；对于 PCA 患者应该了解无效按压次数、是否寻求其他镇痛药物。③记录治疗效果，包括不良反应。④对突发的剧烈疼痛，尤其是出现生命体征改变（如低血压、心动过速或发热），应立即评估，并对可能的切口裂开、感染、深静脉血栓和肺栓塞等情况做出及时诊断和治疗。⑤疼痛治疗结束时，应由患者对医护人员处理疼痛的满意度及对整体疼痛处理的满意度分别做出评估。可采用 NRS 评分或 VAS 评分，0 为十分满意，10 为不满意。

　　无痛是患者的基本权利，也是医务人员追求的目标，我们应该加强多学科协作，在医护人员共同努力下，真正实施无痛治疗与护理，逐步完善各项规章制度和诊疗机制，将无痛病房的管理和运作逐渐规范化，为患者提供更加专业性的疼痛护理服务。无痛病房围手术期阵痛记录如表 14-1 所示。

表 14-1　无痛病房围手术期阵痛记录

患者姓名：　　　性别：　　　年龄：　　岁　　　住院号：

诊断：　　　　　　　　　　　　　手术类型：

一、术前处理

日期	NRS 评分	镇痛方案选择	评分者
月　　日 入院第 1 天		1□ 2□ 3□ 4□ 5□	
月　　日 入院第 2 天		1□ 2□ 3□ 4□ 5□	
月　　日 入院第 3 天		1□ 2□ 3□ 4□ 5□	
月　　日 术前 1 天		1□ 2□ 3□ 4□ 5□	

二、术后处理

日期	NRS 评分	镇痛方案选择	评分者
月　　日　　：　　术后 1h		1□ 2□ 3□ 4□ 5□	
月　　日　　：　　术后 2h		1□ 2□ 3□ 4□ 5□	
月　　日　　：　　术后 3h		1□ 2□ 3□ 4□ 5□	
月　　日　　：　　术后 8h		1□ 2□ 3□ 4□ 5□	
月　　日 术后第　　日		1□ 2□ 3□ 4□ 5□	
月　　日 术后第　　日		1□ 2□ 3□ 4□ 5□	
月　　日 术后第　　日		1□ 2□ 3□ 4□ 5□	
月　　日 术后第　　日		1□ 2□ 3□ 4□ 5□	
月　　日 术后第　　日		1□ 2□ 3□ 4□ 5□	
月　　日 术后第　　日		1□ 2□ 3□ 4□ 5□	
		1□ 2□ 3□ 4□ 5□	

（罗春晓）

第十五章　多模式镇痛实施与管理

一、多模式镇痛的定义

多模式镇痛（muitimodal analgesia，MMA）就是联合使用管理疼痛不同机制的镇痛药物，或不同的镇痛措施，通过多种机制产生镇痛作用。多模式镇痛可以减少每个药物的剂量，以减少各自的副作用。

二、多模式镇痛的管理要点

（1）术前实施多学科综合评估。术前实施多学科综合评估包括合并基础疾病的评估、生活质量的评估、社会心理的评估等。并要加强对患者的重要器官功能的评估，以预计患者对镇痛药物治疗的耐受性，以及可能对药物治疗的个体化反应和不良作用；

（2）应该建立医院专门的急性疼痛服务（acute pain service，APS）小组。APS 小组负责外科患者围术期疼痛管理，达到以下管理目标：即有效缓解疼痛，减少药物的不良反应，加速患者术后的功能恢复，全面提升患者的生活质量和满意度，降低住院费用。

（3）多模式镇痛优先采用镇痛技术。多模式镇痛优先推荐采用非阿片和区域神经阻滞镇痛技术，尽量减少或不适用阿片类镇痛药，以实现最大的镇痛效果、最小的不良反应、最佳的躯体和心理功能、最好的生活质量和患者的满意度。

（4）多模式镇痛其他管理要点。术后建议采用多模式镇痛，还强调积极采用低阿片类镇痛、预防性镇痛、个体化镇痛方案和阶梯治疗原则。

三、多模式镇痛管理的组成部分内容

（一）非药物治疗

非药物治疗包括冰敷、针灸、经皮神经电刺激、物理治疗、心理和认知行为干预等，常与药物治疗联合应用，作为多模式镇痛的一部分。

（二）多模式镇痛药物治疗

（1）药物治疗原则，采用滴定原则（从小剂量开始），采用合适的用药途径（首选口服），不推荐使用有活性代谢产物的镇痛药物；老年患者镇痛药宜采用水溶性药物；使用阿片类药物期间严密监测镇静、呼吸抑制和其他不良反应；充分考虑患者合并症和其他用药，减少药物－疾病和药物－药物相互作用；不推荐首选用于术后镇痛使用长效阿片类药物等。

（2）静脉自控镇痛复合区域阻滞镇痛技术的多模式联合最为常见。

（3）老年患者的静脉自控镇痛（patient controlled intravenous analgesia，PCIA），尽量使用无背景剂量 PCIA 镇痛方案。

（4）实施内脏手术患者的术后镇痛，可以使用 κ 受体激动剂替代 μ 受体激动剂达到有效控制内脏痛，并降低肠梗阻和恶心呕吐的发生率。

（三）多模式镇痛药物的组成

（1）对乙酰氨基酚。其镇痛效能比 NSAIDs 弱 20%～30%，不良反应少，比 NSAIDs 更安全。每日最大剂量不超过 3g/d。对于无禁忌症患者，对乙酰氨基酚推荐作为多模式镇痛的一线用药，可以口服或者静脉应用。

（2）非甾体抗炎药（nonsteroidal antiinflammatory drugs，NSAIDs）。NSAIDs 主要作用机制是抑制中枢和外周环氧化酶（cyclo-oxygen-ase，COX）和前列腺素（PGs）合成。可以分为非选择性或者选择性 COX-2 抑制剂，是多模式镇痛的基础用药。NSAIDs 均有"封顶"效应，不应该超量给药。应警惕 NSAIDs 的胃肠道、心血管和肾脏不良反应。

（3）阿片类药物。阿片类药物是术后中度以上疼痛管理的一线用药，应小剂量滴定用药；首选快速起效的中短效制剂；能进食患者首选口服用药，静脉用药用于不能进食期间或需要滴定快速控制爆发痛。应该重视阿片类药物的常见并发症如恶心呕吐、呼吸抑制、皮肤瘙痒、便秘、尿潴留及镇静的防治。

（4）局麻用药。采用长效局部麻醉药如罗哌卡因、脂质体布比卡因等进行伤口局部浸润、周围神经阻滞或连续硬膜外镇痛进行多模式镇痛，也是核心机制之一，有助于改善术中和术后的镇痛效果，加速患者的术后康复进程。

（5）镇痛辅助用药。镇痛辅助用药包括可乐定、右美托咪啶、加巴喷丁和普瑞巴林、氯胺酮和艾司氯胺酮、利多卡因和地塞米松等，可以作为多模式镇痛的组成部分进行合理的搭配。

（四）多模式镇痛技术的组成

（1）术后静脉自控镇痛（PCIA）。当术后镇痛需要静脉给药，建议使用 PCIA。PCIA 技术可以提供持续镇痛，且可以明显减少术后谵妄、肺部并发症等的发生率。老年患者静脉使用阿片类药物时，不推荐使用背景剂量持续输注。

（2）区域阻滞镇痛。包括局部浸润镇痛、患者自控硬膜外镇痛（patient controlled epidural analgesia，PCEA）、周围神经阻滞镇痛或者患者自控周围神经阻滞镇痛（patient controlled peripheral nerve block，PCNB）。基于局麻药物的多模式镇痛是低阿片类镇痛的基础和前提。

四、针对不同疼痛类型的多模式镇痛措施

（1）术前合并的慢性疼痛。继续以前的镇痛治疗方案，包括药物和区域阻滞技术。

（2）伤口痛（躯体痛）。优先选择合适区域阻滞技术（包括局麻药伤口浸润、椎管内和周围神经阻滞技术）作为控制切口痛的主要措施，镇痛不全者辅以静脉 NSAIDs 和 μ/κ

阿片受体激动为主的阿片类药物滴定。

（3）内脏痛。静脉给予激动 κ 阿片受体的药物，如羟考酮或布托啡诺有较好的内脏痛治疗效果。其他的区域阻滞技术（如椎管内、椎旁、术中迷走神经阻滞、内脏大小神经阻滞等）也有良好的的内脏痛治疗效果。

（4）炎性痛。伤害性疼痛（包括上述的躯体和内脏痛）均含有炎症性疼痛成分，如无禁忌，围术期应该予以 NSAIDs 作为基础镇痛用药，可以减少术后阿片类药物的用量，预防敏化和慢性疼痛的发生。

（5）神经病理性疼痛。神经病理性疼痛由躯体的感觉神经系统的损伤或疾病而直接造成的疼痛，可以是慢性疼痛，也可以是急性疼痛的一部分。加巴喷丁和普瑞巴林是治疗神经病理性疼痛的有效药物，注意药物的镇静作用。

（周少丽）

第十六章　医康护一体化工作模式实践

医康护一体化是加速康复多学科模式诊疗中的框架，早期康复的介入，可以针对影响手术实施效果、患者康复进程和医疗服务效率的重点环节、重点问题，如术前准备、手术方案、并发症处理、输血管理等，制定针对性解决方案，是减少术后并发症、缩短入院时间、减少住院费用的保证。

一、医康护一体化工作模式的定义

医康护一体化工作模式是指在医疗服务过程中，将临床医生、康复治疗师和专科护理人员的专业技能融合起来，形成一个协同合作的团队，使得医护协同小组化，门诊住院一体化，手术健康教育临床路径化，治疗专业化，治疗护理康复合作化。以提供更全面、更专业的综合医疗康复护理服务。采用此模式，可以使得医康护患多方信息同步，通过有效的沟通和协调，达到协同的目标，使者获得更好的康复效果和医疗体验。增强了医康护配合程度，提高了医疗护理质量，促进了患者良好结局。

二、医康护一体化工作模式的目标

医康护一体化工作模式的核心目标是协助患者加速康复，并提供全方位的医疗康复护理服务。通过临床医生、康复治疗师和护理人员之间的紧密合作，共同制订并执行个性化的康复计划，最大程度地满足患者的康复需求和期望。

各临床专科结合本专科疾病特点，与康复医学科协作，以协助患者加速康复，提高患者生存质量为目标，开展医疗康复护理服务。

三、医康护一体化的工作内容

（一）康复医学科的工作职责

按照医疗体系从以治疗为中心转为以人的健康为中心的发展模式，康复医学科作为医学治疗、预防、康复三大支柱之一，承担全院康复医疗的质量控制工作，在保证本专科医疗质量的同时，需做好以下工作：

（1）负责全院各临床专科医护人员的康复医疗能力培训及考核。

（2）负责全院各临床专科住院患者康复医学科会诊，对会诊患者进行综合康复评定并做好记录，为患者制订康复治疗计划，开具合理的康复治疗项目并做好知情同意工作，及时安排康复治疗师开展康复治疗。

（3）为患者实施康复治疗期间，保持与各临床专科医师、康复治疗师和护理人员的三方沟通，评估康复效果，针对发现的新问题，及时调整康复治疗方案。

（4）深入临床科室宣讲临床康复一体化的意义和目的，加强全院各级医务人员对康复治疗的认识，培养临床医护人员的康复医学能力。

（二）各临床科室的工作职责

各临床科室医护人员应以促进患者早日康复为目的，与康复医学科协作，在患者诊疗方案中融入康复治疗手段，主要工作内容如下：

（1）评估患者病情，及时向康复医学科发出会诊邀请。

（2）配合康复医学科做好患者康复治疗宣教工作，提高患者对康复治疗的依从性。

（3）与康复医学科医师、治疗师保持沟通，反馈患者的恢复情况以及患者在康复治疗过程中提出的要求和建议，及时调整康复治疗方案。

（三）医康护一体化病房的管理模式

（1）由医生、护士、康复师共同组成的医护康一体化小组，通过综合评估，提出康复方案，由医康护三方最终确定治疗方案，具体工作内容如下：

①医疗部门。

术前：通过采集病史和查体，评估病情，对患者进行诊断，并制定相应的治疗方案。邀请麻醉科会诊，评估麻醉风险。

术中：麻醉科在麻醉期间提供适当的麻醉管理，提供合适的镇痛方案，做好体温管理、液体管理等。手术医生根据患者的病情提供适当的手术方案。

术后：监测患者的恢复情况，与康复治疗师、专科护士共同制订康复计划。

②康复部门。

术前：对患者进行全面的评估，确定患者的康复需求和目标。

术后：根据评估结果，并结合患者手术方式、术中经过、术后病情等情况，制订个性化康复计划，包括功能锻炼、物理治疗等。

③护理部门。

术前：通过采集病史和查体，对患者疼痛、自理能力、跌倒、压疮、营养状况等进行评估，确定护理重点，制订护理计划，并向医生汇报评估结果和体征情况。

术后：动态进行疼痛评估，向医生汇报患者疼痛情况，医护共同制定合理的镇痛方案；根据麻醉、手术方式及患者自身状况，指导早期进食和营养治疗；做好引流管管理；协助康复治疗师对患者指导并督促功能锻炼等；提供术后康复指导，如用药、饮食、体位管理等。

④多科室协助。

跨科协作会诊：在患者需要多学科协同治疗的情况下，按需邀请其他科会诊，如麻醉科、营养科、疼痛科、内科、重症监护等，共同讨论治疗方案。

信息共享与沟通：不同科室间通过信息系统、微信工作群进行信息共享和沟通，确保患者的治疗计划得到有效的执行和调整。

（2）进行医康护一体化查房：医生、护士、康复师每日对患者查房1次，对本组患者病情进行详细了解，查房后根据上级医师意见和康复治疗情况、检查检验结果及特殊注意事项等，综合考虑后制订有针对性的治疗康复护理计划，并做好跟踪工作。

（3）医康护一体化健康教育模式的实施：医康护一体化小组严格执行各项治疗护理措施。在围手术期根据患者个体性差异制定个体化健康教育护理常规，医师对其进行监督和指导，由护士进行操作和实施，以保证康复锻炼计划更加全面和更具有针对性，并在此过程中实施动态交流，使三方信息实现同步。

（4）优化出院流程：医康护三方制定个体化出院指导、延续性康复护理方案、随访计划等，实现治疗、康复、随访全流程管理。

四、医康护一体化工作模式在加速康复外科中的应用

1. 建立健全医康护管理体系

鼓励综合医院根据相关专科情况成立医疗、康复、护理共同参与的加速康复外科管理小组，根据专科手术常出现的并发症，设立质量控制指标，加强对科室加速康复外科相关工作的组织领导。根据医院加速康复外科管理委员会制订的相关工作计划，推动实施医康护共同协作，审定相关人员资质配置，共同合作制订相关制度、技术规范和实施方案等，制订完善监测评估指标体系并组织实施，协调解决工作中存在的困难、问题。各专科可以参照制订符合本科室实际的制度方案，将医康护一体工作模式落实到加速康复外科的日常诊疗工作中（图 16 - 1）。

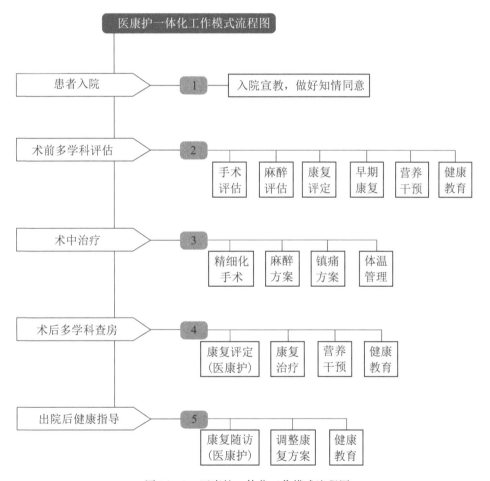

图 16 - 1　医康护一体化工作模式流程图

2. 优化医疗服务流程

加速康复需要围绕患者诊疗需求合理配置医疗资源，以提高医疗服务效率、改善患者就医体验，医康护一体化工作模式是该服务流程有效改善的举措。由医生制订手术诊疗方案，康复锻炼提前到入院前，围术期护理确保康复功能锻炼计划的落实，形成患者康复锻炼落实全程诊疗的的科学流程，构建"诊、治、管、康"全流程的高效医疗服务体系。

外科手术后的康复过程复杂而关键，需要临床医生、康复治疗师和护理人员之间的紧密合作才能取得良好的效果。医康护一体化工作模式破解了医患、护患"两条平行线"的旧格局，重新构建起医、康、护、患四位一体的崭新工作格局。优化医疗资源配置，提高管理效能，在加速康复外科中得到广泛应用。

（杨叶香　陈美红）

第十七章　构建医护一体化全程健康教育模式

目前我国对住院患者的健康教育形式多种多样，但大多数医院的宣教形式还是传统地通过医护人员对住院患者进行口头宣教或使用健康教育手册，这种传统的宣教形式对所有患者采取相同的教育方式，忽视了个体差异，缺乏针对性，并没有特别关注患者是否真正理解并掌握知识，影响了健康教育的效果。传统的健康教育由护士进行术前术后注意事项的口头宣教，而全程健康教育模式是指从门诊、住院和院后全程通过多种形式实施健康教育，以达到帮助患者提高疾病应对能力和自我管理能力的目的。在全程健康教育中，单一的护理服务模式缺乏患者主观能动性的体现，患者对于疾病围手术期相关知识的了解和掌握也无法得到反馈。构建医护一体化全程健康教育模式，引导医护人员全程协同参与到患者疾病的诊断、治疗、查房、出院、随访中，提高医护人员协作的高效性，建立专科疾病知识健康教育资源库，保障专科健康教育的科学性，提升全民健康素养。

一、医护一体化全程健康教育概念

医护一体化是指医生和护士在平等自主、相互尊重和信任且具有一定专业知识与能力的前提下，通过开放的沟通和协调，共同决策，分担责任，为病人提供医疗护理服务的过程。术科具有病种多、病情复杂、手术多、周转快等特点，医护一体化工作模式是解决问题的重要突破口。

健康教育是一种有组织、有计划、有系统的教育过程；护理健康教育是在护理工作中对护理对象开展具有护理特色的健康教育活动，是实现整体护理的重要措施，旨在为护理对象提供健康教育知识，充分改善病情。全程健康教育是指兼顾术前、术中、术后，从系统化过渡到个体化，医护人员根据患者的实际需求和病情要求制定健康教育路径。加速康复理念下的全程健康教育模式强调健康教育时机提前，包括术前的预康复宣教、围术期健康教育和居家健康指导。

随着我国社会的不断发展与医学模式的转变，临床上出现了越来越多的健康教育模式，包括临床护理路径教育模式、健康信念教育模式、思维导图模式健康教育、知信行理论（knowledge-attitude-practice theory，KAP）、自我效能理论（self-efficacy theory）、回授法（teach-back）、赋能授权理论、信息－动机－行为技巧模型健康教育、"互联网＋"等多种健康教育模式都被运用到临床中。同时，孕育了多元化的健康教育形式，将制作的宣传单张、动态图文、视频课程等内容充分融入教育学习平台、微信小程序、公众号等平台，促进患者对疾病康复知识的掌握。

二、常见疾病健康教育模式

1. 临床护理路径教育模式

临床护理路径于 20 世纪 80 年代起源于美国，是指护理专业人员将患者的每个诊断所对应的常规护理干预进行综合，制订成每日标准护理计划。临床护理路径教育模式适用于特定疾病的患者，在其住院期间，以时间为导向，从入院指导、检查、用药、活动、休息、宣教、出院指导等方面着手，制定出详细的日程表，规定做各项护理的时间、目标，从而形成一套标准化工作程序，使护理人员的健康教育工作不再盲目、机械，而是有计划、有预见性地进行。

国外有报道称，患者最期望从专业人员那里获取相关信息，而护士是最重要的咨询人员。研究证实运用临床路径模式对乳腺癌患者进行干预后，缩短了患者的平均住院时间、降低了其住院总费用、提高了治疗效果，且能充分调动围术期患者的主观能动性，使患者自觉地参与到自我疾病护理过程中，提高其自护能力及遵医行为。然而国内健康教育路径表的制定大多是根据以往病例的诊疗与护理经验，缺乏相关的评审标准和依据，具体实施时随意性较大，临床上可借鉴国内外成功经验并结合专科疾病特性以制定出标准的健康教育路径表。

2. "知－信－行"模式

"知－信－行"模式（knowledge-attitude-practice model，KAP model）将人们行为的改变分为知识的获取、信念的产生、行为的形成3个连续的过程，阐述了如何将个人的知识转化为信念，形成有益健康的科学行为。该模式中，"知""信""行"是3个连续的过程，它认为人们需要不断地丢弃旧观念，学习新知识，对新接触的知识进行独立思考后内化为自身的信念，最终才能形成有利于自身健康的行为。临床上常规的健康教育只注重健康信息的传达，却不重视病人是否形成健康观念、是否产生健康活动，教育的内容必须与患者的需求相结合才能取得良好的效果。

目前KAP模式已被广泛用于多种疾病的健康教育、护理管理及护生带教之中。研究显示，KAP健康教育模式能促使乳腺癌化疗患者产生健康信念，提高对临床治疗的认可，有效地降低了癌因性疲乏的发生。也有研究显示，采取KAP模式进行引导，在帮助高血压患者树立健康观念方面十分有效，让患者更加了解自己所患疾病可能造成的危险，尽可能地安抚其对治疗风险的恐惧心理，这会让患者在治疗过程中更能听从医生的有效建议。KAP模式同样广泛应用于癫痫患者服药的依从性、结肠造口患者的自我护理、PICC置管患者出院后的护理等领域，以KAP理论为框架制定的护理干预策略，可大大提高患者的依从性，改善疾病转归。然而，KAP健康教育模式也存在一定的问题，实施KAP健康教育要求护理人员不仅要精通专业知识，还要及时更新知识以及掌握与患者沟通的技巧，才能满足患者对相关知识的需求。

3. 健康信念教育模式

健康信念模式（health belief model，HBM）由美国学者Hochbaum于20世纪50年代提出，是指人们对威胁自身健康的行为有易感性，从而识别阻碍因素、坚定信念、激励自己并采取有益于自身健康的行为。该模式从健康信念形成的角度出发，强调个体主观的心理活动，运用社会心理学方法，分析影响人们采取健康行为的因素，认为个体能否采取有利健康的行为与个体对疾病威胁的内在感知、行为意向、结局期盼有关。它重点关注的是人们对于自身健康的信念，重点考虑的是影响人们健康信念的各方面因素，包括人们的认知水平及影响因素、医护人员及传播媒介等。

HBM 教育模式已被广泛应用于疾病的健康教育，并在提升患者自我效能、改善沟通能力、促进心理恢复、提高康复锻炼依从性、降低焦虑抑郁情绪等方面均取得了一定的效果。该理论在健康教育中的应用形式多样，包括线上授课、面对面宣教、病区讲座以及跟踪随访等。HBM 健康教育虽取得一定成效，但该模式有可能会违反一些出于保护性的保密原则，以及缺乏详细的具体行为干预策略。因此，如何根据患者的具体情况制定恰当的干预方案来弥补 HBM 健康教育的不足，还需进一步深入研究。

4. 思维导图模式健康教育

20 世纪 70 年代英国学者 Tony Buzan 对"思维导图"正式进行了定义及解释，也被称为心智图，具有使复杂信息条理化、重要信息突出化、抽象信息形象化的特点，通过对信息、知识的梳理、归纳，增强读者理解、记忆。它以 1 个关键词作为中心，逐步细化各个核心问题为下级分支，以图文并用的形式将各个主体内容与关系通过相互隶属的彩色层级图像表现出来，是一种简单、高效的发散性思维图形工具，实现了抽象思维向具体事物的转化。

在国内，思维导图被广泛应用于临床实践中，如出入院指导、护理管理、健康教育、心理护理等多方面，均产生了积极影响。有研究以提高患者术后生活质量为目的，通过将健康教育内容归纳为思维导图成功提高了腹腔镜子宫肌瘤患者的疾病认知水平，最终达到研究目标。

5. "互联网 +"健康教育模式

随着互联网技术的飞速发展，互联网逐渐成为人们在生活中获取信息的不可或缺的有效途径，《健康中国行动（2019—2030）》明确提出要推动"互联网 + 精准健康科普"。自 2018 年以来，我国相继出台《国务院办公厅关于促进"互联网 + 医疗健康"发展的意见》《全国护理事业发展规划（2021—2025）》等支持性文件，推动"互联网 +"护理服务的发展。"互联网 + 健康教育"作为"互联网 +"护理服务的一部分，正逐步改变病人健康信息学习模式，提升人们的健康水平。

"互联网 +"护理健康教育在提高病人知识掌握率、提升满意度、降低焦虑情绪和促进多学科协作等方面都取得了较好的效果。研究表明，面对未知及抽象的手术流程，病人及家属有强烈的健康知识需求。"互联网 +"健康教育的应用使病人和家属可以不受时间和空间限制，通过反复浏览、对比记忆，有效地提高了病人对相关知识的掌握程度，进而改善病人手术前准备质量，减少病人术前应激，使病人受益最大化。另有研究个案管理中加入"移动互联网技术"，从而建立电子随访系统，研究结果发现这种方式能有效促进护患沟通，帮助患者养成良好的康复锻炼习惯，最大限度降低术后并发症发生率，提高了患者的生活质量。尽管互联网技术下的健康教育丰富、高效，但也存在安全性问题，且尚未形成科学的服务体系及统一的标准，仍需不断探索和落实。

三、构建医护一体化全程健康教育模式

1. 成立多学科健康教育团队，培育健康教育人才队伍

为深入贯彻加速康复理念，实现跨学科合作，笔者所在中山大学附属第三医院从

2017年起已逐步开展医疗、护理、麻醉、心理、药学、营养、康复、影像等多学科合作的围手术期加速康复外科全程管理模式。成立围术期多学科健康教育团队，采用"内培＋外送"多途径培养加速康复人才，并开展基于患者和临床需求的理论和技能培训，搭建信息化沟通平台。围绕加速康复重要环节点，多学科健康教育团队开展术前预康复，指导患者呼吸功能、肢体功能锻炼，营养干预等全方位健康教育，提高患者功能储备；改良术前禁食禁饮时间、皮肤准备方式，提高患者舒适度；术后医康一体开展早期康复训练，指导患者早期活动、功能锻炼，实行无管化、无痛化等人文关怀综合举措，促进患者早期加速康复。

2. 搭建"四化"健康教育模式，积蓄健康教育资源库

为保障患者在围术期得到全面全程的健康教育，同时保障健康知识的科学性和同质化，中山大学附属第三医院外科医护团队针对加速康复专门制作健康教育系列微视频20余项，教育手册50余项。健康教育资源库内容涵盖加速康复全过程，如术前皮肤准备、有效咳嗽、缩唇呼吸、术中镇痛泵的使用、加温设备的使用、术后床上活动、踝泵运动、防脱管、全程营养管理的人体测量、营养泵使用等知识；同时深入挖掘专病患者健康需求，围绕专科病种特点，建立专病教育素材库，如助行器的使用、面瘫功能锻炼、泌尿造口自我护理、正确使用眼药水等。将通识性健康教育资源和专病特色健康教育资源进行整合，并通过手册、微视频、投屏公放、公众号等途径进行推广，实现了健康教育流程化、教育团队专业化、教育方式智慧化、教育内容同质化的"四化"健康教育模式，保障患者对健康教育知识的可及性和科学性。

3. 运用智慧化管理，提供整链式健康指导

加速康复外科改变了传统住院流程，提出了日间手术、预住院、一站式服务中心等新模式。患者可能在入院前需要完成术前检查及简单的术前准备（如戒烟戒酒、禁食禁水等），这一阶段的患者由于没有医学知识储备、对医院环境的陌生、对流程的不熟悉及对疾病和手术的不了解，往往存在焦虑、抑郁的心理，这就需要健康教育团队将入院前健康教育前移。中山大学附属第三医院从2022年起成立一站式医疗服务中心，预住院患者可在该中心一站式完成抽血、超声、心电图等术前检查，日间手术预约及麻醉评估，术前宣教和入院登记，患者可在住院前通过健康教育单张或视频等途径即能获取到专病健康教育资源，提高术前准备及办理入院的效率。

住院期间，医院将5G、物联网、数字孪生等新技术融入临床业务场景，实现临床诊疗、患者健康服务、病区管理的智慧化升级。通过建设床旁交互系统和智能呼叫系统，实现护士站、医生办公室、病房、走廊四大场景的多空间互联应用，通过患者与医护人员点对点可视化互动，实现跨空间的健康教育指导，提升了患者住院服务体验。此外，交互屏能通过5G网络与云上三院"粤心琴"联动，并设立娱乐影视专区等，患者在床旁就可以自由选择喜欢的音乐、影视等作品进行观看、收听，达到身心平衡的良好康复状态。通过智能输液系统，护士可随时远程监控患者输液动态，输液结束及输液异常信息可及时报警，保障输液安全的同时减轻了患者担忧，减轻了输液健康教育负担。

在院后管理上，各临床科室通过互联网医院医生版、患者版，医护人员组建专科患者

群，为患者提供诊前咨询、预约、术前预康复健康指导，出院后开展健康监测、追踪随访、指导复诊，为患者开具药物通过物流网快递到家，通过平台实现与患者线上高效互动，让患者少跑路，依托医院智慧化管理路径就能即时得到专业团队的科学指导，极大提升了服务效率和患者就医满意度。

4. 打造全方位健康科普，提升全民健康素养

医疗健康科普旨在向公众传递科学、准确和可靠的健康知识，帮助人们更好地了解和管理自己的健康。普及健康知识是提高全民健康水平的最有效措施，也是国家健康战略的重要组成部分。健康中国行动推进委员会在 2019 年印发的《健康中国行动（2019—2030）》中指出，要构建全媒体健康科普知识发布和传播的机制，加强对健康教育内容的指导和监管，要求三级医院组建健康科普队伍，建设新媒体科普平台。

医院需加强自身融媒体建设，拓宽宣传领域。借助多学科健康教育团队，在微信公众号聚合丰富的名医、名护、大咖资源，定期推出健康科普文章，讲解疾病防治知识，同时加强对国内外疑难、少见病例和前沿医疗技术的报道；面向患者发布义诊预告信息，凸显医院社会责任；开设科普专栏板块，建立激励机制，调动全员参与健康科普的积极性。并依托"科普自由行"立项、主题科普公益性等活动，与主流媒体合作，打造多样式科普内容，走进社区、校园等地，在群众中打响健康科普宣传品牌。

（李欢　童慧琴）

第十八章　加速康复外科指标构建及评价

加速康复外科（enhanced recovery after surgery，ERAS）是指通过应用一系列具有循证医学证据的优化围术期处理措施，减少手术患者围术期心理和生理的应激反应，从而达到快速康复的目的。加速康复外科诊疗理念和模式是提高医疗服务效率，提升医疗资源利用率的有效手段，是推进医院精细化管理和医疗服务高质量发展的重要内容。2023 年国家卫生健康委办公厅发布了《国家卫生健康委办公厅关于进一步推进加速康复外科有关工作的通知》，以推进加速康复外科工作。护理质量是加速康复外科质量的重要组成部分，要保证加速康复外科护理质量，需要做全面的护理质量管理。准确测量护理质量水平是实施质量管理的前提。护理质量指标是评价护理质量的重要抓手，指标的结果可以提供很多有意义的重要信息。护理质量指标已成为护理质量管理的重要工具，从指标入手，有助于护理管理者以点带面进行重点管理，改善患者临床结局。

一、基本概念

（1）护理质量：是指为个人和人群提供的卫生服务在多大程度上增加了获得理想健康结果的可能性。护理质量是一个移动的目标，是一个持续改进的过程。

（2）指标：是数据化的测量工具。

（3）敏感指标：每当管理目标或管理结果发生微弱的变化，管理者都会在某个指标的指标值上看到明显的反映，这个指标便是"敏感指标"。

（4）护理质量指标：是对护理服务过程和结局的量化测定，用于评价临床护理质量。护理质量指标包括通用型护理质量指标和专科护理质量指标。

（5）护理敏感质量指标：是指具有高度护理特异性且数据在临床中实际可收集的指标，可有效评估和监测护理服务的效果，成为评价护理实践质量的最佳指标。护理敏感质量指标体现护理工作特点，符合质量管理规律，与患者的健康结果密切相关的指标。一般来说，管理目标和管理结果的差异大部分可通过敏感指标来反映。

二、护理质量指标研究现状

国外关于护理质量指标的研究比较早，美国护士协会（American Nurses Association，ANA）最先开始研究护理敏感质量指标。国外通用型护理敏感质量指标发展较为全面，很多国家建立了国家级护理质量指标数据库，国家级别的敏感指标数据库，为医疗机构提供了真实可靠的临床数据支撑与参考。

在我国，护理质量指标的国内研究越来越受到护理管理者的重视，通用型护理质量指标的研究相对成熟。2016 年，国家卫生计生委医院管理研究所护理中心发布国家层面的护理敏感质量指标准则《护理敏感质量指标实用手册》，对 14 个护理敏感质量指标的名称、定义、公式、意义、测量方法、使用方法及案例进行了系统的研究和全面的介绍。我国专科护理敏感质量指标还处于初级阶段，研究大多停留在各医院层面，未形成国家统一标准。另外，国内的护理质量评价指标大多重视终末质量评价，忽视了环节质量控制；环节质量大多局限于标准流程和护理操作，可操作性差的同时忽视了护士和患者的主观指标以及对病人整体健康效果的评估，指标内容不能全面准确地反映专科质量，无法体现护理质量的多维性。目前指标的研究从质量指标体系的构建转向关键性敏感指标的筛选，从通用性指标的开发到专科指标的构建。

三、护理质量指标构建理论基础

1998 年，美国护士协会把三维质量结构模式引入护理领域，广泛应用于护理质量评价，是各国建立护理质量评价标准与指标的主要理论基础。三维质量结构包括结构质量、过程质量和结果质量。三维质量结构模型包含了从护理准备到护理结束的全部环节，各环节界定明确、结构清晰。①结构质量：结构质量是指向患者提供医疗服务所需要的条件和基础，也就是各类资源的配置和投入，如护理人力资源、物资配备、环境管理、组织结构、流程制度、人员培训等；该类指标能够反映提供护理服务的资源和能力，是有效开展护理工作的必要保障。②过程质量：过程质量是指向患者提供护理服务所要求的程序和步骤，也就是患者和护理人员之间的互动，反映护理服务的具体活动；过程质量强调过程控制。因为过程本身是动态的，会随着时空因素的不同而变化，所以过程质量的测量难度较结构指标困难很多。③结果质量：结果质量是指护士为患者提供护理服务后，患者呈现的反应和结局，以及患者对护理服务质量的感知（或者满意度）；结果质量能够比较客观地评价护理质量。结构、过程和结果三者关系密不可分。结构质量直接影响过程质量，过程质量又直接影响护理结果；结果质量是结构质量和过程质量的综合反映，对结构与过程质量可进行反馈控制，从而找出质量的薄弱点，不断进行质量改进。

四、建立护理质量指标的原则

遴选和制定护理质量指标应遵循五大原则，即重要性、可操作性、敏感性、代表性、特异性，具体体现如下：①突出临床护理工作特点，筛选出对护理工作特异性高、有指导意义的指标；②以患者需求为向导；③突出护理质量管理的要求，准确地反映护理质量，否则不能为管理者应用；④突出少而精的特点，即能够为护理质量管理带来"以点及面"的效果。⑤指标是可测量的、直观的。

护理敏感指标的开发过程均严格而有序，每一个纳入的指标都是有充分的证据确定其敏感性。每一项护理敏感指标的开发，都必须首先通过严格的检查，以确保它足以影响患者的治疗效果。以美国国家护理质量指标数据库（National Database of Nursing Quality Indicators，NDNQI）为例，展示敏感性指标的开发过程（图 18 - 1）。在开发多套护理敏感质

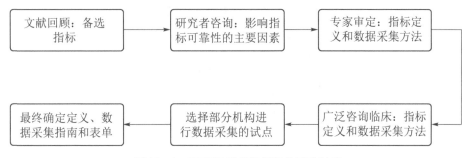

图 18 - 1　NDNQI 敏感性指标的开发过程

量指标的过程中，ANA 及 NDNQI 一直围绕这样一个问题："改变护理管理和护理服务的哪些方面，可以最有效地改善患者的健康结局"。

五、护理质量指标构成元素

护理质量指标的元素包括：①指标定义：解释护理质量指标内涵。②指标意义：阐述护理质量指标在护理质量监测中的意义。③计算公式：用于计算护理质量指标结果的公式，明确分子与分母的内容。④计算方法说明：在使用公式计算某质量指标的分子和分母时，对可能出现的特殊情况的说明。⑤收据收集方法：如何获得符合医疗机构实际情况的质量指标分子和分母数据。⑥标准化：建立标准流程和规范。以"下肢深静脉血栓预防护理合格率"为例，指标的构成元素如下：

1. 指标定义

（1）下肢深静脉血栓：下肢深静脉血栓是指血液非正常地在下肢深静脉内凝结，属于下肢静脉回流障碍性疾病。

（2）下肢深静脉血栓预防护理质量合格率见表 18-1。

表 18-1　下肢深静脉血栓预防护理质量合格率

一级指标	二级指标	三级指标	指标维度
下肢深静脉血栓预防护理合格率	专项培训	规章制度知晓率	结构指标
	风险管理	风险评估正确率	过程指标
		干预措施正确率	
	患者结局	下肢深静脉血栓发生率	结果指标

2. 指标意义

下肢深静脉血栓是由血流缓慢、静脉壁损伤和高凝状态三种因素引起的。其中任何多因素的集合均可能导致深静脉血栓形成。血栓形成后若不及时治疗将导致肺栓塞，出现心力衰竭、肺水肿、休克、猝死等，严重威胁患者健康。因此，通过对相关指标的监测，督促护理人员加强对静脉血栓的认识及对危险因素的了解，采取有效的护理干预，可以降低围手术期患者深静脉血栓发生率，促进患者早日康复。

3. 计算公式

$$规章制度知晓率 = \frac{同期规章制度知晓人数}{统计周期内规章制度知晓抽查总人数} \times 100\%$$

$$风险评估正确率 = \frac{同期风险评估抽查合格人数}{统计周期内风险评估抽查总人数} \times 100\%$$

$$干预措施正确率 = \frac{同期干预措施抽查合格人数}{统计周期内干预措施抽查总人数} \times 100\%$$

$$下肢深静脉血栓发生率 = \frac{同期住院患者发生下肢深静脉血栓例数}{统计周期内住院患者人数} \times 100\%$$

（1）分子说明。

①结构、过程指标：统计周期内使用预防下肢深静脉血栓预防护理质量查检表

（表 18 - 2）进行督查，每条项目抽查 5 人次，对评价依据内容完全做到的记为合格人次，未完全做到的记为不合格人次。

②结果指标：统计周期内住院患者中发生下肢深静脉血栓的例次数。

（2）分母说明。

①结构、过程指标：统计周期内使用预防下肢深静脉血栓护理质量查检表进行督查总人次。

②结果指标：统计周期内住院患者人数。

（3）纳入标准：统计周期内所有办理入院手续并入住病区的患者。

（4）排除标准：住院前已发生血栓的患者。

4. 收据收据统计

（1）统计周期为每月。

（2）全年值不可以采取各月均值获取，应直接通过公式计算。

（3）每个统计周期均应完成数据汇总。

5. 护理质量查检表

下肢深静脉血栓预防护理质量查检表详见表 18 - 2。

表 18 - 2 预防下肢深静脉血栓预防护理质量查检表

项目	检查细则	监测方法
风险评估	完成首次护理记录时，审核系统评估结果	查看护理文书、病历
	评估时机及评估结果准确	
	中高风险患者，有进行出血风险评估	
制定护嘱	中高风险患者，制订预防静脉血栓护理计划，开具相应护嘱	查看护嘱
	预防措施与风险等级相符	
基础预防	中危、高危患者床头有风险标识牌	查看患者和护士
	卧床期间抬高下肢，下肢高于心脏平面 20～30cm	
	指导患者进行踝泵运动、股四头肌静态收缩、足跟运动、直腿抬高等运动	
	危重、术后未清醒、活动力较差的患者，为患者进行被动运动	
	指导尽早下床活动	
	指导饮水 1500～2500mL/天	
	保护血管：肢体保暖，避免在下肢、偏瘫侧肢体输液，对血管有刺激的药物避免外周静脉输注	

项目	检查细则	监测方法
物理预防	根据医嘱，正确使用机械预防（间歇充气加压、梯度压力弹力袜、足底静脉泵、CPM 机）	查看患者和护士
药物预防	遵医嘱正确使用抗凝药物	查看患者和护士
	评估患者使用药物的效果及副作用，及时发现出血风险	
患者教育	患者知晓血栓相关知识：血栓的危害，预防血栓的重要性	询问患者
	患者知晓活动的益处，会做踝泵运动、股四头肌静态收缩、足跟运动、直腿抬高等运动	
	患者能主动下床活动	
护士知晓	知晓 VTE 防控管理系统评估、处理流程	询问护士
	熟悉血栓风险评估表使用	
	知晓防治措施包括：基础预防、机械预防、药物预防、患者教育，能掌握护理要点	
	掌握发生肺栓塞护理应急预案	
	管床护士知晓所管的高危患者，有重点交接	
科室管理	科室每季度进行培训，如授课、查房、示范等形式	查看科室资料
	科室关注 VTE 评估数据报表，每季度对存在问题进行分析改进	
	科室制度和规范齐全	

六、加速康复外科护理质量指标体系构建与评价

术科应将 ERAS 护理质量管理列为工作重点，通过监控护理质量，更好地落实加速康复护理各项措施，提高加速康复效果，降低住院时间和住院费用。单一的评价指标往往具有片面性，只有将不同来源和用途的各个护理指标有序集合在一起形成质量指标体系，才能全面反映整体护理质量。术科各个科室有必要以患者人群或病种为单位，构建科学统一、内涵深化、外延扩展的专科护理质量敏感指标体系。加速康复外科管理应涵盖术前、术中和术后全过程管理，因此加速康复外科护理质量指标应涵盖 ERAS 制度、术前预康复、术中管理、术后加速康复、出院延续护理质量的关键点详见表 18－3，若以单病种构建加速康复护理质量指标体系可参考表 18－4（以肝癌患者 ERAS 护理质量敏感指标为例）。

表 18 - 3　加速康复外科护理质量敏感指标

一级指标	二级指标	三级指标
结构指标	人员配备	护患比
	人员培训	加速康复护理相关知识培训考核合格率
	制度流程	加速康复护理标准化制度流程
过程指标	术前管理	术前呼吸功能锻炼落实率、术前早期活动功能锻炼落实率、术前体位训练落实率、术前疼痛规范管理落实率、术前饮食管理规范落实率、术前营养支持落实率、术前皮肤准备达标率、术前 DVT 管理落实率
	术中管理	体温管理控制达标率、液体管理控制达标率、预防压力性损伤措施落实率
	术后管理	术后首次进食时间、术后低体温预防措施落实率、术后营养支持落实率、术后体位管理落实率、术后呼吸功能锻炼落实率、术后早期活动落实率、术后疼痛规范管理落实率、术后离床活动时间、术后拔除尿管时间、术后 DVT 管理落实率、术后管道护理达标率
	出院后管理	ERAS 患者随访落实率
结局指标	患者临床结局	疼痛控制有效率（≤3 分）、营养不良发生率、低体温发生率、DVT 发生率、术后出血发生率、伤口感染发生率、肺部感染发生率、腹胀发生率、睡眠问题发生率
	护理效果评价	ERAS 相关知识知晓率、呼吸功能锻炼掌握合格率、早期活动功能锻炼掌握合格率、管道知识掌握合格率、平均住院日、人均住院费用、出院满意度

表 18 - 4　肝癌患者 ERAS 护理质量敏感性指标

一级指标	二级指标	三级指标	内容及选择意义	计算公式	收集方式
结构指标	人员配备	护患比	护理人力资源配置不足将无法保障护理质量安全，合理的护患比，是患者安全和护理质量的保障	同期肝胆外科各班责任护士数之和/统计周期内肝胆外科各班次患者数之和×100%	医院信息系统、排班系统获取收治患者数量和责任护士数据，进行护患比测算
	人员培训	加速康复外科相关知识培训考核合格率	护士对肝癌患者 ERAS 护理相关知识的掌握情况，包括术前预康复、术后加速康复、疼痛管理、营养支持、运动指导、术前术后的护理要点等。护士掌握 ERAS 护理知识，才能更好地落实宣教、治疗及护理工作	考核合格人数/参加考核护士总人数×100%	制定考核表，由病区护长及高年资护士对其他护士进行考核记录

一级指标	二级指标	三级指标	内容及选择意义	计算公式	收集方式
过程指标	术前管理	加速康复外科相关知识宣教落实率	宣教是患者术前准备的步骤之一，护士通过口头或书面形式向患者及家属交代 ERAS 配合事项、手术相关知识、术后配合内容等，以缓解患者焦虑恐惧心理，有助于改善患者术后早期进食和早期活动，帮助患者和家属更好地配合 ERAS 的实施	同期接受了正确 ERAS 宣教的肝癌患者数/统计周期内需进行宣教的住院肝癌患者总数×100%	制定检查表格，定期查检
		术前营养筛查落实率	营养风险是指"现存的或潜在的营养和代谢状况对疾病预后或者手术结局产生有关不良后果的风险"。研究显示，肝癌的营养风险发生率为51.11%，主要与肝癌患者消化系统摄入障碍、营养吸收不足、肝脏参与蛋白代谢的能力下降等有关。只有正确评估患者的营养风险，才能及时根据患者风险情况给予针对性的营养支持及干预，改善临床结局	按要求落实术前营养筛查的肝癌患者数/统计周期内住院肝癌患者总数×100%	医院信息系统电子护理记录
		术前疼痛规范管理落实率	肝癌患者由于肿瘤迅速生长，导致肝包膜张力增加出现癌性疼痛，严重影响患者的生活质量，术前的评估和超前镇痛是早期康复的前提	同期术前采取正确的疼痛管理的肝癌患者数/统计周期内住院肝癌患者总数×100%	制定检查表格，定期查检
		术前呼吸功能锻炼落实率	呼吸功能锻炼是肺部感染预防和护理中的重要措施，锻炼目的在于将浅而快的呼吸改变为深而慢的有效呼吸，能够有效改善患者围手术期的肺功能及预防术后肺部并发症	同期术前呼吸功能锻炼指导有效落实的肝癌患者数/统计周期内住院肝癌患者总数×100%	制定检查表格，定期查检

续上表

一级指标	二级指标	三级指标	内容及选择意义	计算公式	收集方式
过程指标	术前管理	术前心肺功能预康复落实率	预康复（prehabilitation）指采取术前康复措施来提高患者的功能储备，增强手术耐受，促进患者术后疾病康复。心肺功能预康复的实施内容涉及运动训练、呼吸功能锻炼、戒烟、减少酒精摄入，以改善心肺功能和肌肉功能，最终提高患者整体功能的能力为目标	使用术前预康复措施落实质量检查表，心肺预康复为一级指标之一，其中得分在分值的80%以上为落实合格。同期检查落实合格的条目数/总条目数×100%为合格率	护理管理系统质控检查数据分析
		术前营养支持落实率	术前营养支持的实施内容包括营养筛查、营养评估、营养干预、缩短术前禁食时间等，最终改善患者的营养状况，提高患者机能、改善机体生理与功能储备、增强对手术的耐受能力、降低围手术期并发症及死亡率、加速术后恢复	使用术前预康复措施落实质量检查表，营养支持为一级指标之一，其中得分在分值的80%以上为落实合格。同期检查落实合格的条目数/总条目数×100%为合格率	护理管理系统质控检查数据分析
		术前饮食管理达标率	ERAS缩短了术前禁食时间，术前6～8小时禁食，术前2小时禁水，这能改善患者的舒适度，促进术后胃肠功能恢复	同期按照ERAS常规落实术前饮食管理的肝癌患者例数/统计周期内肝癌手术患者总数×100%	护理记录
		术前静脉血栓风险评估落实率	静脉血栓栓塞症指血液在静脉内不正常的凝结，使血管完全或不完全阻塞，属静脉回流障碍性疾病，发病隐匿，具有"发病率高、漏诊率高、死亡率高"的特点。正确认识DVT的危险因素，对住院病人进行风险评估，并采取积极有效的预防、护理措施具有重要意义。目前采取Caprini静脉血栓风险评估表进行评估	同期术前落实肝癌患者静脉血栓风险评估例数/统计周期内肝癌患者总数×100%	医院信息系统电子护理记录

一级指标	二级指标	三级指标	内容及选择意义	计算公式	收集方式
过程指标	术中管理	体温控制达标率	术中发生低体温(低于36℃)与麻醉药物抑制机体体温调节功能和术中热量丢失有关,可导致凝血功能异常、心血管事件增加、术后感染增加等。肝切除术中采用综合保温措施,如提前预热保温床垫、以充气式保温毯覆盖非手术区、腹腔冲洗液加温、使用输液加温器对输入液体进行加温等,可预防术中低体温,减少术后并发症的发生,加速患者术后康复	同期术中体温控制达标的肝癌患者数/统计周期内需进行手术的住院肝癌患者总数×100%	手术护理记录
过程指标	术后管理	术后疼痛规范管理落实率	晚期肝癌患者由于肿瘤迅速生长,导致肝包膜张力增加,出现癌性疼痛。手术患者由于手术部位组织损伤、化疗等影响易出现急性疼痛,严重影响患者的生活质量。围手术期患者有效的疼痛管理是早期康复的前提	同期采取正确的疼痛管理的肝癌患者数/统计周期内住院肝癌患者总数×100%	制定检查表格,定期查检
		术后营养支持落实率	外科手术患者营养不良患病率为20%~80%,营养不良会增加手术风险、提高手术后并发症的发生率及病死率。营养支持是围手术期护理的重要内容,证据表明合理的营养支持护理能减轻患者分解状态和瘦组织丢失,有助于患者早期下床活动,明显降低术后并发症发生率,缩短住院时间,改善临床结局	同期内按规范进行术后饮食营养护理的肝癌患者例数/统计周期内住院肝癌患者总人数×100%	制定检查表格,定期查检
		术后呼吸功能锻炼落实率	呼吸功能锻炼是肺部感染预防和护理中的重要措施,锻炼目的在于将浅而快的呼吸改变为深而慢的有效呼吸,能够有效改善患者围手术期的肺功能及预防术后肺部并发症	同期术后呼吸功能锻炼指导有效落实的肝癌患者数/统计周期内住院肝癌患者总数×100%	制定检查表格,定期查检
		术后首次离床活动时间	术后早期活动可促进胃肠功能恢复、减少肺部并发症发生、防止深静脉血栓形成,充分镇痛是术后早期下床活动的前提	从患者手术结束返回病房开始到首次离床活动的时间	护理记录

续上表

一级指标	二级指标	三级指标	内容及选择意义	计算公式	收集方式
过程指标	术后管理	术后拔除尿管时间	导尿管留置会增加泌尿系统感染的机会，加重患者的不适感并影响术后早期活动，建议肝切除术后 1～2 天拔除导尿管	从患者手术结束返回病房开始到拔除尿管的时间	护理记录
		首次进食时间	肝癌切除术后早期进食可促进胃肠道功能的恢复，安全有效补充营养，纠正电解质紊乱和负氮平衡，对术后加速康复有重要促进作用。鼓励患者在术后 4～6 小时饮水、术后 1 天流质或半流质饮食，逐渐过渡到正常饮食。对于存在营养风险和营养不良的患者有计划地给予营养支持治疗，首先推荐 ONS	患者首次经口进水的时间，该时间从患者手术结束返回病房开始算起	护理记录
	出院后管理	ERAS 患者随访落实率	针对 ERAS 患者应加强出院后的随访和监测，通过电话或门诊指导患者对切口及引流管的护理，对可能的并发症应有所预料和警惕，建立"绿色通道"，随时满足患者因并发症而再次入院的需求	同期落实随访的肝癌 ERAS 患者数/统计周期内住院肝癌 ERAS 手术患者总数×100%	随访记录
结果指标	护理效果评价	患者 ERAS 相关知识知晓率	ERAS 的顺利实施需要患者的理解和配合，包括 ERAS 实施的优点、配合要点等	同期知晓 ERAS 相关知识的肝癌患者例数/统计周期内肝癌手术患者例数×100%	制定检查表格，定期查检
		首次排气时间	肛门首次排气时间是反映患者术后胃肠功能恢复的指标之一，术后早期活动和进食均能够促进胃肠功能的早期恢复	同期所观察的肝癌手术患者首次排气时间总和（h）/统计周期内的肝癌手术患者总数	病历、护理记录
		首次排便时间	首次排便时间也是反映患者术后胃肠功能恢复的指标之一，术后早期活动和进食均能够促进胃肠功能的早期恢复	同期所观察的肝癌手术患者首次排便时间总和（h）/统计周期内的肝癌手术患者总数	病历、护理记录

一级指标	二级指标	三级指标	内容及选择意义	计算公式	收集方式
结果指标	护理效果评价	术后疼痛控制率≤3分	手术患者由于手术部位组织损伤等影响易出现急性疼痛，严重影响患者的生活质量及早期活动的落实。围手术期患者有效的疼痛管理是早期康复的前提，指南推荐加速康复术后疼痛管理目标：（1）有效的运动痛控制≤3分；（2）较低的镇痛相关不良反应发生率；（3）加速病人术后早期的肠功能恢复，确保术后早期经口摄食及早期下地活动	同期使用疼痛数字评分法评估结果≤3分的肝癌手术患者数/统计周期内肝癌手术患者总数×100%	制定检查表格，定期查检
结果指标	患者临床结局	术后腹胀发生率	由于术中牵拉相邻脏器导致损伤、麻醉药物副作用、手术持续时间长、术后低钾血症以及腹腔镜手术中人工气腹的建立等因素影响，术后容易出现腹胀，加重患者的症状体验，影响手术伤口愈合。早期活动、进食、补充电解质、穴位按摩可减轻腹胀	同期术后发生腹胀的肝癌患者数/统计周期内住院肝癌手术患者总数×100%	病历、护理记录
		术后静脉血栓发生率	指血液在静脉内不正常的凝结，使血管完全或不完全阻塞，属静脉回流障碍性疾病，包括深静脉血栓和肺栓塞。手术创伤、肿瘤等是重要危险因素。静脉血栓使患者住院费用增加、死亡风险增加、生活质量下降	同期发生术后静脉血栓的肝癌患者数/统计周期内肝癌手术患者总数×100%	不良事件上报系统
		围手术期营养不良发生率	外科手术患者营养不良患病率为20%～80%，营养不良不仅损害机体组织、器官的生理功能，而且可增加手术风险、提高手术后并发症的发生率及病死率，不利于患者早期康复	同期围手术期发生营养不良的肝癌患者数/统计周期内围手术期肝癌住院患者总数×100%	病历、护理记录

一级指标	二级指标	三级指标	内容及选择意义	计算公式	收集方式
结果 指标	患者 临床 结局	患者 满意度	作为常用的服务质量评估工具，患者满意度是衡量医疗护理质量的重要指标，并被广泛用于医院的实际管理中，及时发现患者的需求与存在的问题，以此为提高医院的服务质量提供数据支持。	同期调查的住院患者满意分总和/统计周期内调查的患者总数×100%	采用医院统一的住院患者满意度调查表

七、加速康复护理质量敏感指标体系的应用

1. ERAS 护理质量应用

术科将 ERAS 护理质量管理列为工作重点，将 ERAS 护理质量敏感指标应用于开展 ERAS 的相关科室。每个科室每年度选取 2 ～ 3 个质量指标重点进行监测，针对薄弱环节进行质量改进，促进 ERAS 护理措施的落实。

2. 加速康复外科护理质量指标定义及计算公式

（1）呼吸功能锻炼指导落实率

①呼吸功能锻炼定义：指进行有效的呼吸，增强呼吸肌的肌力，特别是增强膈肌的肌力和耐力。通过锻炼，能够有效加强患者膈肌运动，提高通气量，改善呼吸功能，减轻呼吸困难，增加活动耐力。呼吸功能锻炼是肺部感染预防和护理中的重要措施，锻炼目的在于将浅而快的呼吸改变为深而慢的有效呼吸。常用的锻炼方法包括缩唇呼吸、腹式呼吸、吹气球、有效咳嗽和使用呼吸功能锻炼仪。

②呼吸功能锻炼指导落实率定义：指统计周期内呼吸功能锻炼指导有效落实患者例数与呼吸功能锻炼指导患者总人数的百分比。

③计算公式：$呼吸功能锻炼指导落实率 = \dfrac{呼吸功能锻炼指导有效落实例数}{呼吸功能锻炼指导患者总人数} \times 100\%$

（2）术前皮肤准备正确达标率

①术前皮肤准备定义：指术前在尽可能不损伤皮肤完整性的情况下，短时间内去除皮肤表面污垢、清除暂居菌，减少常驻菌并抑制其生长，以减少术后切口感染的风险。

②术前皮肤准备正确达标率定义：指统计周期内术前皮肤准备正确患者例数与术前皮肤准备患者总人数的百分比。

③计算公式：$术前皮肤准备正确达标率 = \dfrac{术前皮肤准备正确例数}{术前皮肤准备患者总人数} \times 100\%$

（3）术后低体温预防措施落实率

①术后低体温定义：围术期由于内脏或肢体大面积、长时间的暴露，大量补液及麻醉药对机体体温调节功能的抑制等因素，很容易造成低体温。术后低体温指麻醉手术后患者中心温度低于36℃。

②术后低体温预防措施落实率定义：指统计周期内术后低体温预防措施有效落实患者

例数与术后患者总人数的百分比。

③计算公式：术后低体温预防措施落实率 = $\dfrac{\text{术后低体温预防措施有效落实例数}}{\text{术后患者总人数}} \times 100\%$

（4）术后疼痛规范管理有效率

①术后疼痛定义：疼痛是一种令人不快的感觉和情绪上的主观感受，伴有现存和潜在的组织损伤。术后疼痛是人体对组织损伤和修复过程的一种复杂生理、心理反应，是影响术后患者早期生理、心理舒适的主要问题。

②术后疼痛规范管理有效率定义：指统计周期内术后疼痛规范管理患者例数与术后疼痛患者总人数的百分比。

③计算公式：术后疼痛规范管理有效率 = $\dfrac{\text{术后疼痛规范管理例数}}{\text{术后疼痛患者总人教}} \times 100\%$

（5）术后早期活动落实率

①术后早期活动定义：术后早期下床活动可促进呼吸、胃肠、肌肉骨骼等多系统功能恢复，有利于预防肺部感染、压疮和下肢深静脉血栓形成。实现早期下床活动应建立在术前宣教、多模式镇痛以及早期拔除鼻胃管、尿管和腹腔引流管等各种导管时患者自信的基础之上。推荐术后清醒即可半卧位或适量在床活动，无须去枕平卧6小时；术后第1天即可开始下床活动，建立每日活动目标，逐日增加活动量。

②术后早期活动落实率定义：指统计周期内术后早期活动落实患者例数与术后患者总人数的百分比。

③计算公式：术后早期活动落实率 = $\dfrac{\text{术后早期活动落实例数}}{\text{术后患者总人数}} \times 100\%$

（6）管道护理达标率

①管道护理达标定义：指停留在体内起治疗、监测作用的各种管道（如胃管、中心静脉导管、气管导管、尿管等）护理符合规范和要求。

②管道护理达标率定义：指统计周期内管道护理达标患者例数与术后管道护理患者总人数的百分比。

③计算公式：管道护理达标率 = $\dfrac{\text{管道护理达标例数}}{\text{管道护理患者总人数}} \times 100\%$

（7）DVT预防措施落实率

①DVT定义：血液黏度高、血流缓慢及血管壁的损伤是造成DVT的三大主要原因。多发生于各种手术后、慢性病长期卧床以及因多种原因造成肢体活动受限的人群。好发于下肢，多见于产后、盆腔术后、外髋膝关节置换术、骨盆骨折、脊柱手术、老年髋部骨折及长期卧床的患者。主要表现为：一侧肢体的突然肿胀、疼痛，血栓脱落可致肺栓塞，危及生命。多普勒超声、静脉造影可明确诊断。

②DVT预防措施落实率定义：指统计周期内DVT预防措施落实患者例数与DVT高危患者总人数的百分比。

③计算公式：DVT预防措施落实率 = $\dfrac{\text{DVT预防措施落实例数}}{\text{DVT高危患者总人数}} \times 100\%$

3. 制定加速康复外科护理质量指标过程中应注意的问题

（1）组织架构：设计缜密、架构完善且执行力强的组织体系是实施ERAS管理的基础。ERAS 实施是一项系统工程，需要多部门配合协同推进全流程、全生命周期 ERAS 精细化管理。开展 ERAS 的各个科室、手术室共同关注加速康复护理工作，制定术前、术中、术后的敏感指标集。

（2）梳理重点环节：应梳理病种 ERAS 围手术期重点质控环节，加强术前、术中、术后重要节点质控。ERAS 项目管理应制订质控评估与标准，对重点环节质控发现问题及时跟踪，以 PDCA 循环落实持续改进。

（3）指标凝练：可以依据国家标准、专业指南/共识、临床专家意见等凝练为护理质量指标。不要只关注传统护理质量指标，应更关注患者的感受；应根据加速康复外科内涵制定护理质量指标体系，以更好适应医疗护理工作的发展。

（4）护理质量指标阈值设定：阈值的制定以参考标杆医院质量指标值、文献报道阈值、自己单位对比过去水平、基于资料收集评估后要达到的改善目标。阈值的设立要有统计方式，要有基础数据作为持续改善的起始点。阈值要符合实际，刚开始可以是一个范围。阈值是动态的、可以改变的，但应该持续改善，直到达到目标理想值并持续保持。

（5）明确指标元素：应规范明确每个质量指标的定义、计算公式、收集方法等。

（6）护理质量指标监测：应明确监测的方法及资料收集方法，如病历审查、临床观察、问卷调查、访谈、患者安全上报、稽核报告、研究调查报告、收集频率、如何取样、样本数、时间长短等。另外，应加强质控人员培训，保证指标监测的同质性。

（7）护理质量指标解读：评价质量结果与阈值的差异，并找出问题的倾向及引起问题的原因。指标是可测量的，因而也是直观的；管理者在体验这种直观所带来方便的同时，不应忘记指标值背后还有深层的故事。指标管理不是单凭指标值那些数字做判断，而是以数字为线索，把握数字背后的事实和道理；指标超出异常，并不一定代表质量有问题，需加以判读。指标的最终意义不在于数值的大小，而在于品质的提升，利用指标数据分析以改进质量。

（黄师菊 蔡有弟）

第四篇

加速康复外科
临床案例实践

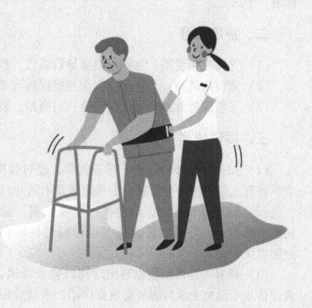

加速康复理念下肾部分切除术后患者
一日达出院标准的个案护理

肾细胞癌简称肾癌，是常见的泌尿系统恶性肿瘤，手术是主要的治疗方法，肾部分切除术是常用手术方法之一，传统肾部分切除术后患者需卧床一周。ERAS 是以循证医学证据为基础，通过多学科协作，优化围术期处理，减少应激及术后并发症，缩短住院时间，促进患者康复。已有文献报道 ERAS 应用于腹腔镜肾部分切除术患者围术期管理安全性较好，可促进早期康复。本文报道一例 70 岁肾癌患者，行腹腔镜下肾部分切除术，术后一日达出院标准，具体护理过程报道如下。

一、病例介绍

患者男性，70 岁，诊断为肾恶性肿瘤。既往有肺恶性肿瘤，2013 年行手术治疗；糖尿病病史十余年，血糖控制不详；吸烟 40 余年，20 支/日；饮酒 40 余年，200mL/日。双下肢动静脉彩超示"双下肢动脉硬化，双下肢静脉血流通畅，未见血栓形成"。胸部 CT 示"右肺下叶术后改变，双肺炎症"。

患者入院后完善术前检查及预康复，术前 8 小时禁食，2 小时禁饮，在静吸复合全身麻醉＋腹横筋膜神经阻滞下行"腹腔镜下右肾部分切除术"。手术当天心电监护及吸氧 4 小时，生命体征平稳，疼痛评分 0 分，无头晕、乏力等，予穿戴血栓弹力袜，协助下床活动；无腹胀、恶心、呕吐等，予半流饮食。术后第一天肛门排气，无腹胀，恢复糖尿病饮食；拔尿管后自解小便，尿色淡黄；伤口无感染迹象，无诉疼痛等不适，术后一日达出院标准，予出院。

二、护理问题

（1）气体交换受损：与肺部炎症导致通气、换气功能障碍有关。
（2）营养高风险：与肿瘤高代谢及糖尿病有关。
（3）下肢深静脉血栓形成高风险：与高龄、肿瘤、手术、吸烟、糖尿病等有关。

三、循证依据

（1）加速康复外科是基于循证医学，经过临床实践考研的安全可行的方案，并在多个学科有充分应用，可以减少手术应激及术后并发症。
（2）肺康复常用的方法包括：呼吸控制、胸廓扩张运动、保护性咳嗽训练、呼吸功能训练器等，呼吸功能训练器进行吸气抗阻训练，以增加呼吸肌强度与耐受度，促进肺扩张。
（3）营养不良可能使患者出现伤口愈合延迟、抵抗力降低等后果，围术期规范的营养评估及干预对于术后康复有重要作用，术前应积极进行营养干预。
（4）下肢深静脉血栓是继缺血性心脏病和卒中之后位列第三的常见的心血管疾病，常并发于其他疾病，是住院患者的常见疾病，也是医院内非预期死亡的重要原因，超过

10%的住院患者死亡是由VTE导致的。手术患者下肢深静脉血栓发生风险高，需要规范血栓管理。

四、围手术期加速康复护理

（一）预康复及健康指导

（1）术前营养干预。患者入院NRS 2002评分2分，BMI 23.56kg/m²，血白蛋白43.6g/L，血清前白蛋白216mg/L，血红蛋白144g/L，甘油三酯5.11mmol/L，食欲评分5分。制订糖尿病饮食计划，总热量1850kcal，三餐配比1∶2∶2，均衡饮食，为术后恢复提供营养保障。研究显示，长期饮酒可影响肿瘤患者术后镇痛效果及血小板功能。向患者讲解饮酒对术后疼痛及凝血功能各方面的不良影响，指导其戒酒，并鼓励家属共同参与监督。

（2）疼痛管理。患者近一月腰部疼痛，疼痛NRS评分5分，影响食欲，针对性予盐酸曲马多缓释片100mg口服，2次/日，控制疼痛，疼痛NRS评分1分。

（3）呼吸功能管理。患者吸烟40余年，有肺叶切除史，CT示肺部炎症，血WBC 10.15×10⁹/L。为减少术后呼吸系统并发症，指导患者戒烟，学习深呼吸及有效咳嗽，并使用呼吸功能训练器进行吸气抗阻训练，以增加呼吸肌强度与耐受度，促进肺扩张。

（二）优化术中管理

本例患者采用静吸复合全身麻醉联合腹横筋膜神经阻滞，联合用药，减少阿片类药物用量及不良反应。同时采取腹腔镜技术及层面解剖理念，术中未阻断肾脏血流，手术视野清晰，并采用2层4道线网格状缝合创面，至无明显活动性出血，手术时长2小时13分钟。规范体温管理，术中室温21～25℃，应用鼓风机、电热毯等术中保暖技术，避免因低体温导致复苏时间延长、凝血功能障碍、感染几率增大等不良反应。患者术中体温波动在36.0～36.4℃之间。采取目标导向体液管理，避免过度输液或液体不足引起机体体液量波动大，患者术中液体入量1200mL，包括晶体液700mL，胶体液500mL；出量350mL，包括尿量300mL，出血50mL。

（三）疼痛护理

有效镇痛是术后早期进食及早期下床活动的基本保障。采取超前镇痛，术前晚8时予非甾体抗炎药洛索洛芬钠片60mg口服；术后采取按时镇痛，遵医嘱予每日2次氟比洛芬酯50mg静脉注射；出院后予每日2次盐酸曲马多缓释片100mg口服，使用一周。采用疼痛数字评分法（NRS评分）评估患者。在院期间NRS评分0～1分，出院时NRS评分0分，疼痛控制良好，且无药物不良反应。

（四）胃肠功能康复

患者术前胃肠道功能正常，排便正常，术前未予口服泻药、灌肠。为避免低血糖、减少术后胰岛素抵抗，术前8小时禁食，2小时禁饮。数据显示，早期经口进食有利于降低非胃肠道手术后便秘的发生率，缩短非胃肠道手术患者术后首次排气、排便时间，以及术后住院时间。患者术后 4 小时半流饮食，采取促进胃肠功能恢复辅助治疗如足三里按摩、中脘穴艾灸、口服四磨汤等。患者术后 19 小时肛门排气，肠鸣音 4 次/分，无恶心呕吐、腹胀、便秘等情况，胃肠道功能恢复良好。术后 1 天，恢复糖尿病饮食，食欲评分 8 分。胰岛素控制血糖，空腹血糖 5.9～9.6mmol/L，餐后两小时血糖 5.4～14.4mmol/L。

（五）血栓预防护理

采取 Caprini 评分进行血栓风险评估。本患者围术期 Caprini 评分为极高危风险，霍曼氏征（Homans）、尼霍夫征（Neuhof）阴性。采取三级预防：

（1）基本预防：控制血糖；控制血脂，低脂饮食并每日晚口服阿伐他汀钙片 20mg；戒烟戒酒；每日饮水量大于 2000mL。卧床期间进行踝泵运动及四肢运动；医护评估患者活动能力，术后 4 小时下床活动。

（2）物理预防：每日 2 次间歇充气加压装置治疗；穿戴抗血栓弹力袜。

（3）药物预防：每日 1 次依诺肝素钠注射液 0.6mL 皮下注射，无皮下出血、伤口渗血等不良反应。患者住院期间血栓预防有效，且未出现术后出血。

（六）管道护理

术后未留置伤口引流管。停留尿管，予常规护理，评估留置尿管必要性，术后第一天予拔除尿管，自解小便顺畅，残余尿量 0mL。

（七）并发症预防护理

术后出血、漏尿、肾盂肾炎、局部脓肿和患肾功能丢失等是肾部分切除术后关注重点。监测生命体征，观察尿量，追踪各项检验检查指标。患者术后血压 120～146/66～76mmHg，心率 57～79 次/分钟，尿色淡黄，术后伤口敷料干结，无腰酸腰胀等不适。血红蛋白 117g/L，较前轻度下降，无活动性出血。血白细胞最高值 14.7×10^9/L，予头孢呋辛钠 1.5g 静脉滴注；出院后予头孢克洛缓释片 0.375g 口服。术后体温波动在 36.0～36.6℃，伤口无红肿热痛等。尿量、肌酐均正常。

（八）延续性护理

出院后 2 天及 1 周护士电话随访，患者疼痛评分 0 分，生活自理能力评分 100 分；饮食正常，维持术前体重；无腹胀、腹泻、便秘等情况；伤口无红肿热痛，予拆线；尿量、尿色无异常，无静脉血栓发生。

五、效果评价

患者术后一日活动自如，口服镇痛药可有效镇痛，无需静脉输液治疗，排尿正常，饮食、睡眠正常，各器官功能状态良好，符合出院标准，予出院。

六、收获与反思

1. 收获

传统肾部分切除术后患者需卧床一周。加速康复理念在肾部分切除术患者中的应用是一项重大跃进，缩短住院时间，减少术后并发症。该患者年龄大、基础疾病多、有吸烟饮酒史，对于此类复杂的肿瘤患者，术后一日能恢复普食、活动自如，各器官状态恢复良好、达出院标准得益于加速康复全程规范化管理。精湛的微创手术技术、先进的麻醉技术是加速康复的基础，康复、护理、营养、药学等各学科合作是加速康复的保障。

2. 反思

护理人员应与时俱进，学习加速康复相关知识与理念，与医师、麻醉、营养、药学等多学科合作，做好患者加速康复护理，促进患者康复。

（栗霞）

加速康复在甲状腺癌术后患者吞咽及嗓音障碍的个案护理

甲状腺癌是内分泌系统最常见的恶性肿瘤，近年来其发病率在全球呈激增趋势，已成为居中国发病率第 7 位的恶性肿瘤，尤其在女性群体中的发病率不断上升。甲状腺癌最常见的病理类型为乳头状癌，治疗方式首选外科手术。以喉返神经损伤为代表的术后并发症是影响病人术后生活质量的重要因素，主要可表现为嗓音障碍和吞咽障碍。嗓音障碍主要表现为声音嘶哑、气息声、说话不持久、无法大声说话及咳嗽咳痰无力，吞咽症状可表现为吞咽困难、吞咽固体食物时感觉不适、出现呛咳及咽部异物感等，严重者可导致吸入性肺炎，严重影响疾病预后。

一、病例介绍

患者张某，女，57 岁。已婚，育有两女一子，广东广州人，广州市居民医保，既往史：双侧扁桃腺体切除史、子宫肌瘤切除史、高尿酸血症，无过敏史。患者因体检发现甲状腺肿物 3 月余，甲状腺彩超提示甲状腺多发结节，两侧颈区可见多个淋巴结。门诊穿刺病理考虑为甲状腺乳头状癌，于 2023 年 10 月 6 日入住甲状腺外科。

入院后行术前评估、预康复指导及回馈式清单术前健康教育，10 月 7 日在全麻下行双侧甲状腺全切＋双侧中央区淋巴结清扫术＋双侧喉返神经探查术，停留左、右甲状腺窝引流管及尿管，术后评估声音低沉合并饮水呛咳。术后第一天予洼田饮水试验 V 级、吞咽评估（EAT-10）21 分、反复吞唾液试验 3 次、嗓音评估（VHI-10）低沉 31 分，予营养神经、化痰等治疗，并请康复科会诊。制定体位指导、进食工具及食物形状选择、吞咽姿势、冰刺激、膳食记录等集束化护理措施，促使患者吞咽功能恢复，同时制定呼吸训练、发声训练等个性化发声康复护理措施。术后第三天评估患者洼田饮水试验 Ⅱ 级，嗓音评估较前有所好转但仍有低沉，EAT－10 为 9 分、反复吞唾液试验 5 次、嗓音评估 VHI－10 为 14 分，可正常进食，予出院及居家安全进食方法和口腔护理指导。出院后，对患者的吞咽障碍、构音障碍、肩颈部锻炼、症状自我监测、用药、伤口、并发症及术后甲状腺功能测定、颈部超声检查等进行随访。

二、护理问题

（1）术后康复迟缓：与吞咽障碍、构音障碍有关，由术中喉返神经受牵拉、热损伤及伤口软组织损伤引起。

（2）有感染的风险：与术后留置管道、饮水呛咳易导致误吸有关。

（3）知识缺乏：缺乏正确吞咽方法及科学发音训练的技巧。

三、循证依据

（1）运用回馈法准确反馈病人在接受健康教育过程中存在的问题，从而进行再教育，以增强病人对 ERAS 治疗的信心和依从性。

（2）洼田饮水试验可以作为头颈部肿瘤患者的筛查工具，但同时也应联合其他筛查方法来提高筛查的敏感度，还可联合血氧饱和度来识别隐性误吸。

（3）吞咽功能训练可改善患者的吞咽功能和经口摄食能力。恢复性训练以改善受损的生理功能为主，包括感觉（冷、热、触觉）刺激、神经肌肉刺激。代偿式训练以强化肌肉功能为主，包括调整进食姿势和重复吞咽动作（反复吞咽、声门上吞咽、门德尔松动作），均有助于改善吞咽障碍的症状。合适的食物黏稠度可以减少吸入性肺炎的风险。

（4）嗓音训练内容主要包括嗓音健康教育、放松训练、呼吸训练、发音训练和共鸣训练，促进声门的代偿性闭合，训练声带的有效振动，从而改善喉肌的力量与灵活度。

（5）甲状腺癌颈淋巴结清扫术的病人术后应先以头部转动为主，术后 1 周开始增加手臂外展及前举运动，术后 1 个月至术后 3 个月进行肩关节、颈部组合训练。

四、围手术期加速康复护理

（一）术前管理

（1）给患者发放甲状腺围手术期健康教育单，指导观看围手术期宣教视频，告知手术相关信息，给予患者充分的围手术期宣教和心理指导，缓解患者焦虑紧张情绪，运用回馈式清单提高患者对疾病的认知，及时对患者存在的问题进行再教育。

（2）指导呼吸功能训练：指导病人进行咳嗽训练、腹式呼吸、缩唇呼吸等呼吸训练，每日 3 次，每次 10～20 分钟，以降低术后肺部并发症发生，缩短住院时间。

（3）术前皮肤清洁：术前 1 天用毛巾蘸沐浴液涂擦颈部、胸前皮肤，再用温水擦洗干净。

（4）术前营养支持：

①营养评估：患者近三个月食欲正常，食量摄入正常，$BMI \approx 24.64 kg/m^2$，白蛋白 45g/L，无营养风险，无肝肾功能障碍；

②禁食禁饮：手术前 6 小时禁食，术前 2 小时饮用能量饮料 300mL。

（二）术后管理

（1）疼痛管理：指导患者使用疼痛评估尺，术后 NRS 疼痛评分为 3 分，术后 2 小时氟比洛芬酯 50mg 静脉注射后疼痛缓解，NRS 疼痛评分为 1 分，动态进行疼痛评估。

（2）预防术后恶心呕吐：患者术后返回病房时使用可以调整头高位的手术车床，清醒后头垫枕头、床头抬高 30°；术后当天及次日均进行姜半夏脐疗。

（3）管道护理：做好管道（引流管、尿管）标记及固定，确保引流通畅，观察并记录引流液的量及颜色，及时汇报医生。术后第一天晨起拔除尿管，予防脱管、防反流健康教育。

（4）并发症的管理：观察引流液情况、伤口敷料情况，及时发现出血、呼吸困难与窒息，床旁备抢救物品。动态评估患者吞咽和嗓音有无改善，观察有无手足抽搐、呼吸困难等主诉。

（5）早期活动：

①术后清醒后予半卧位，指导适量床上活动。

②手术次日开始下床活动，采用下床活动"三步曲"即：第一步床上坐起30秒；第二步坐在床沿双腿下垂30秒；第三步床旁站立30秒；无不适症状方可下床活动。

③建立每日活动目标，逐日增加活动量，运用智能设备计步数记录。每日步行7500步以上，可分早中晚三次进行，每次步数2500步以上。

（6）饮食管理：术后第一天饮食量较前减少，NRS 2002营养筛查评分1分，PG-SGA评分8分。根据患者立项体重计算目标热量为1680kcal，目标蛋白摄入量为56g。通过24小时膳食回顾调查，患者目前摄入总热量每日为1210kcal，患者摄入蛋白为45.2g，指导患者进食高蛋白食物，并在三餐间增加两次蛋白粉（合计400kcal）摄入，指导患者有关口服营养补充剂的使用方法，调配时勿过稀，可加入患者自备米糊中，避免呛咳，管床护士对每餐进行监督。

（三）医康一体化

（1）吞咽康复训练。制定个性化吞咽康复护理措施：①进食体位选取坐位，稍向前倾斜20°，颈部向前弯曲，让食物自然流入咽喉及食道；②进食工具选择匙面小，边缘钝，不易粘上食物的工具，如可容纳10mL的陶瓷汤匙；③根据患者吞糊试验结果，患者可进食微稠度的食物。根据患者个人口味选择的增稠剂为百合粉，指导在200mL水中加入1平勺百合粉，将水调至合适稠度；④吞咽姿势指导：设定每次一口量约为5mL，食物放入口中舌前位置，固体食物需要咀嚼20下再用低头按压法吞咽；⑤根据患者喜好选择食物种类，鼓励喝冷酸奶，对咽反射起冰刺激治疗作用。

（2）嗓音康复训练。制定个性化发声康复护理措施：①每日缩唇呼吸、腹式呼吸功能锻炼，每日3次，每次20下；②每日进行吹纸巾练习，每日3次，每次20下；③每日进行微笑、皱眉、鼓腮、伸舌、呲牙训练，用舌舔上下唇、左右嘴角，做卷舌动作训练，每日3次，每次20下；④进行发音训练：发"a、i、u"等音节，每日3次，每次20回；⑤选取患者喜爱的散文诗歌，鼓励患者每日朗读一篇。

（3）颈部功能锻炼：先以头部转动为主，术后1周开始增加手臂外展及前举运动，术后1个月至术后3个月进行肩关节、颈部组合训练。

（四）出院与延续护理

1. 出院指导

（1）坚持吞咽训练和发声训练，定期到康复科门诊复诊，视患者吞咽情况，由半流质饮食过渡到普通饮食。

（2）指导患者出院后观察伤口敷料，及时到医院换药，伤口愈合后进行颈部功能锻炼。

（3）告知口服优甲乐目的、时间及注意事项。

（4）告知复查时间，一月后复查甲状腺功能。

（5）指导自我监测并发症，出现麻木抽搐、出血等症状时及时返院就诊。

2. 延续护理

出院建立微信和电话随访，动态追踪患者吞咽、饮食、声音嘶哑情况，指导患者颈部功能锻炼，告知口服用药、定期复诊等注意事项。

五、效果评价

（1）吞咽及嗓音功能：出院前洼田饮水试验 II 级，嗓音评估较前有所好转但仍有低沉，EAT－10 为 9 分、反复吞唾液试验 5 次、嗓音评估 VHI－10 为 14 分，可正常进食，无呛咳发生。出院后继续予营养神经及功能锻炼治疗，出院后 2 天可正常饮水，14 天后声音恢复正常。

（2）营养指标：患者术后无手足、口周麻木情况发生。住院期间均能按照饮食计划执行，能量达到目标需求，蛋白质摄入达到目标需求的 95%，未出现体重下降。

（3）并发症管理：术后 Caprini 评分为 5 分，Braden 压疮风险评分为 14 分，ADL 风险评分为 55 分，未出现血栓、压疮、脱管等不良事件。

六、收获与反思

1. 收获

（1）通过结合宣传单张及视频提前宣教，结合回馈式清单构建的回馈式健康教育模式不仅提高了患者对疾病的自我管理能力，也减少了术前患者的健康教育时间。

（2）甲状腺癌切除术后的患者需及时给予吞咽功能及嗓音评估，出现功能障碍时需结合专科评估量表，早期康复介入，必要时邀请吞咽及言语治疗师组织多学科团队进行多维度评估，制定个性化康复指导，以改善患者预后情况。

2. 反思

不同甲状腺癌手术方式术后并发症累及的症状不尽相同，康复介入的时间和治疗模式仍需进一步探讨。针对不同程度的吞咽障碍和嗓音障碍，如何建立分层级干预及同质化干预，不仅保障围术期的加速康复，更将加速康复理念延伸至治疗全程，实现疾病全过程的医康一体化。

（李欢　马从忆）

加速康复在单侧肺全切围术期患者的个案护理

肺癌是临床常见恶性肿瘤，是全球范围癌症相关死亡的主要原因，2022 年肺癌发病率和死亡率均居恶性肿瘤第 1 位，因此肺部手术以肿瘤手术为主，胸腔镜辅助肺切除手术已得到广泛应用，但肺组织在术中不可避免地会受到牵拉损伤。单肺机械通气容易造成肺容量伤，术后肺泡内炎性介质增加，均可能进一步损伤肺功能，会引起神经内分泌紊乱、血流动力学变化和免疫炎症反应，破坏机体生理平衡，出现术后并发症。在加速康复理念下，术后康复已成各大中心的常规，但全周期管理特别是术前预康复管理仍在探索中。

一、病例介绍

患者方某，女，50 岁，已婚已育，广东省汕尾人，广东汕尾医保，既往高血压病史半年，无过敏史，患者因反复咳嗽、咳血 2 年，加重伴胸痛半月余，外院胸部 CT 提示①考虑左肺上叶中央型肺癌；②左上肺少许纤维灶。为进一步治疗于 2022 年 1 月 19 日入住心胸外科。

入院后纤支镜检查示：左上叶开口菜花样新生物，送检病理检查示：菜花样新生物碎组织大部分为鳞状上皮乳头状增生，局灶细胞有轻度异型性，考虑为鳞状上皮化生伴局灶轻度不典型增生。肺功能示：重度混合性通气障碍，FEV1 0.96L；心功能 Ⅱ 级，不能耐受手术。在评估、指导以增强肺功能为主的术前预康复措施后出院。

2022 年 2 月 9 日再次入院，检查肺功能示：中度混合性通气障碍，FEV1 1.94L，心功能 Ⅰ 级，能耐受手术。在完善术前相关检查、行术前评估、预康复护理指导、术前健康教育后，于 2022 年 2 月 11 日在全麻下行胸腔镜下左全肺切除 + 系统性淋巴结清扫 + 胸腔黏连松解术。术程顺利，术中留置左侧胸管、右颈内静脉管、尿管，术后安返我科监护室严密观察。术后第一天，患者病情平稳，转入普通病房，术后胸片示：左全肺切除术后改变，左肺野未见肺纹理，考虑左侧气胸。左侧胸腔积液引流术后，左侧胸腔积液，较前吸收；左侧胸壁积液，右肺纹理稍增多，予间断开放胸管，维持气管居中位。术后患者反复出现活动后气促，室上性心动过速。术后予头孢呋辛钠预防感染、盐酸胺碘酮及地高辛调控心率、化痰、雾化、护胃、营养支持等治疗，并请康复科会诊，共同制订营养计划、呼吸训练处方、运动处方等个性化康复护理措施。术后一周患者康复出院并予伤口、用药、居家呼吸功能锻炼及运动康复等护理指导。出院后，对患者的肺功能、活动耐力、症状自我监测、并发症等进行随访。

二、护理问题

（1）气体交换受损：与手术切除肺组织有关。
（2）清理呼吸道无效：与手术创伤、伤口疼痛有关。
（3）疼痛：与手术创伤、炎症反应有关。
（4）有感染的风险：与术后留置管道、手术创伤有关。

三、循证依据

（1）依据中国胸外科围手术期气道管理指南，制定心胸外科病人气道管理路径，运用回馈法准确反馈病人在接受健康教育过程中存在的问题，从而进行再教育，以增强病人对预康复治疗的信心和依从性。

（2）依据胸外科加速康复管理专家共识，预康复前必须对患者进行综合评估，包括一般状态评估、肺功能评估、身体适能评估、营养评估、心理评估、睡眠及认知评估等，以便对患者进行风险分层，用以制订个体化预康复方案，有选择和侧重的安全预康复方案动态评估的结果亦可作为评估预康复效果的依据。

（3）术前应对患者进行肺功能评估及血气分析，术前 6 分钟步行距离不足 400 米、

FEV1 或 DLCO <30% 预测值的患者建议行心肺运动试验，术后预计第一秒用力呼气容积（FEV1）和术后预计肺一氧化碳弥散量（DLCO）占预测值的百分比是术前肺功能评估的重要指标。

（4）制订个体化多模式的预康复方案是胸外科手术预康复的主要内容，应包含戒烟、纠正贫血、有氧运动、抗阻力量训练、吸气肌训练、营养优化及心理支持等方面。

四、围手术期加速康复护理

（一）术前管理

（1）向患者解释手术过程、术中注意事项及术后的配合要点，以消除疑虑，指导正确配合方法，给予患者充分的围手术期宣教和心理指导，缓解患者焦虑紧张情绪。

（2）第一次入院发现肺功能 FEV10.92L，不能耐受全肺切除术后，根据 FITT 原则给与运动处方，并嘱病人院内及回家修养阶段执行，具体如下：

预康复运动处方

F（频率）	3 次/天	2 次/天
I（强度）	10 个/组 3 组/次	15 个/组 3 组/次
T（时间）	10 分钟递增	
T（方式）	激励式呼吸功能训练器：一日 3 次，每次 10min，目标潮气量 1500～1800mL； 吹纸巾训练：一日 3 次，每次 10min； 有效咳嗽：至少每天一次； 呼吸操：每天一次； 爬楼梯训练：每日一次，自我监测目标心率（220－80）×0.7＝112（次/分钟）；	
生命体征	T、P、R、BP、SpO₂%	

经过 3 周预康复呼吸及运动锻炼后，患者肺功能及心功能明显提高，FEV11.92L，能耐受手术。

（3）睡眠评估：患者近 2 周睡眠质量下降，夜间难以入睡，予指导患者睡前半小时勿剧烈活动、进食，可播放睡前轻音乐等，间中予阿普唑仑 1 片睡前口服。

（4）术前营养支持。

①营养评估：患者近三个月食欲正常，食量摄入正常，BMI 23.1kg/m²，血红蛋白浓度 109g/L，白蛋白 32.5g/L，无营养风险，无肝肾功能障碍。

②予指导高蛋白、优质蛋白饮食，人血白蛋白 50mL/d 静脉输注。

③禁食禁饮：手术前 6 小时禁食，术前 2 小时饮用能量饮料 300mL。

（5）术前皮肤清洁：术前 1 天用抗菌沐浴露多次清洗胸部皮肤，再用温水冲洗干净，不常规剔除术区毛发。

（二）术后管理

（1）呼吸道管理：

①予半卧位，床头至少抬高 30°，保持呼吸道通畅。

②术后第 1 天指导腹式呼吸练习、缩唇式呼吸练习 3 次/天，每次 10 分钟，术后第 3 天指导患者激励式呼吸功能训练器：3 次/天，每次 10 分钟，呼吸操：每天一次。

③指导有效咳嗽，自主清除呼吸道分泌物，必要时及时进行吸痰处理。

④指导患者适当调整体位，进行氧气雾化治疗 3 次/天，雾化后为患者进行扣背排痰，促进痰液排出，保持呼吸道通畅，指导家属正确拍背排痰方法。

（2）疼痛管理：指导患者使用疼痛评估尺，术后 NRS 疼痛评分为 3 分，术后 2 小时氟比洛芬酯 50mg 静脉注射后疼痛缓解，NRS 疼痛评分为 1 分，动态进行疼痛评估。

（3）管道护理：做好管道（引流管、尿管）标记及固定，每班观察管道通畅及固定情况，确保引流通畅，观察并记录引流液的量及颜色，及时汇报医生。术后第 1 天拔除尿管，予防脱管、防反流健康教育，术后第 2 天拔除右颈内静脉管，术后第 3 天拔除胸腔引流管。

（4）并发症的管理：观察患者生命体征、气管位置、术侧有无皮下气肿，观察引流液情况、伤口敷料情况，及时发现出血、感染征象，观察有无呼吸困难、胸闷、气促等主诉。

（5）早期活动：术后立即予半卧位，床头至少抬高 30°，每 2 小时更换体位；术后第 1 天指导患者下床活动注意事项及引流管妥善固定方法后，协助患者下床活动，采用下床活动"三步曲"即：第一步床上坐起 30 秒；第二步坐在床沿双腿下垂 30 秒；第三步床旁站立 30 秒；无不适症状方可下床活动，建立每日活动目标，逐日增加活动量。

（6）饮食管理：术后 2 小时指导少量多次温水口服，术后 4～6 小时指导流质饮食。术后第 1 天饮食量较前减少，NRS 2002 营养筛查评分 1 分。血红蛋白浓度 91.00g/L，白蛋白 35.3g/L 指导患者进食优质蛋白饮食，少量多餐并指导患者有关口服营养补充剂的使用方法。术后第 2 天，患者饮食量增加接近正常量，予指导高蛋白、高膳食纤维饮食，予口服补充铁剂。术后第 3 天，给予口服乳果糖 20mL/次，3 次/天，指导患者进食促进胃肠道蠕动食物，增加饮水量。

（三）出院与延续护理

1. 出院指导

（1）坚持呼吸功能和运动康复训练。

（2）指导患者出院后观察伤口敷料，及时到医院换药。

（3）告知复查时间，定期于门诊复诊。

（4）指导自我监测并发症，出现呼吸困难、胸闷、出血等症状时及时返院就诊。

2. 延续护理

出院后建立微信和电话随访，定期远程线上指导答疑、动态追踪患者呼吸功能和活动耐力情况，指导患者呼吸功能锻炼，告知口服用药、定期复诊等注意事项。

五、效果评价

（1）肺功能指标：1月20日肺功能检查示——重度混合性通气障碍，FEV1 0.96L，不能耐受手术，心功能Ⅱ级；2月10日肺功能检查示——中度混合性通气障碍，FEV1 1.94L，心功能Ⅰ级，可耐受手术。

（2）营养指标：2月14日血红蛋白浓度91.0g/L，白蛋白35.3g/L；2月19日血红蛋白浓度99.0g/L，白蛋白36.1g/L。住院期间均能按照饮食计划执行，能量达到目标需求，蛋白质摄入达到目标需求的96%，未出现体重下降。

（3）并发症管理：术后Caprini评分7分，Braden压疮风险评分为14分，ADL风险评分为60分，未出现血栓、压疮、脱管等不良事件。

六、收获与反思

1. 收获

（1）通过术前预康复干预，使本来不能耐受手术的患者获得手术机会，并且术后恢复良好，使患者获益。

（2）通过循证思维，护理团队查阅相关的指南及专家共识，进行个案处理，提升团队专业水平。

2. 反思

不同单侧全肺切除手术患者术后并发症症状的轻重程度不尽相同，在预康复中应重视患者综合评估，如何对不同风险的患者给予分层管理及同质化管理，仍需继续探索。多学科协作诊疗（MDT）是胸外科手术预康复顺利开展的基础，有赖于胸外科、麻醉科、康复医学科、营养科和心理医学科等多学科协作。在决定手术之初，开展多学科预康复可提高预康复管理的可行性、有效性和连续性。采取个体化、安全有效的预康复方案，并在预康复执行过程中重视监管与随访，可采取返院面对面指导、电子化远程医疗等相结合的方式，同时鼓励患者将术前预康复延续至术后康复，最大限度地优化医疗资源，提高患者围术期功能状态，促进患者快速康复。

（梁骊敏　刘珊）

加速康复在根治性胰十二肠切除术患者的个案护理

胰十二指肠切除术（pancreaticoduodenectomy，PD）是目前治疗胰头、十二指肠及壶腹周围肿瘤等疾病的首选方法，具有技术操作难度大、侵入性强等特点，在手术过程中需要对消化道进行多次剖解和重建，包括部分胰腺（主要指胰头部）、邻近十二指肠、部分胃、空肠近端、胆管十二指肠球后段以下部分的切除以及胆肠吻合、胰肠吻合、胃肠吻合、肠肠吻合的消化道重建，这是腹部外科操作技术复杂、创伤最大的手术之一。流行病学调查显示，全球胰腺癌、胆管癌发病率居疾病谱第九、十位，死亡率居第四、五位。随着医疗技术的发展，PD手术患者死亡率已由过去的30%下降至1%～2%，但术后并发症发生率仍高达 30%～40%，以胃排空障碍和胰漏为主，其次为出血、感染、胆漏、持续高热等。营养不良是胰十二指肠切除术患者围手术期面临的重要问题之一，术前因肿瘤恶性程度高，消化器官受损、肿瘤高代谢、胆道的梗阻等原因，高达 88% 的患者术前即伴有中等及以上程度的营养风险。

一、病例介绍

患者叶某，女，72 岁，已婚，已育，50 岁绝经。广东南海人，广东异地医保。患者 3 月前无明显诱因出现剑突下疼痛，伴呕吐、腹泻，上腹部 MR 平扫 + 增强 + MRCP，考虑："十二指肠壶腹癌"，于 2024 年 2 月 18 日收入院。入院诊断：①壶腹部肿瘤；②肝胆管扩张；③胆总管扩张；④慢性胆囊炎；⑤2 型糖尿病。既往史：糖尿病 7 年，规律口服降糖药，空腹血糖控制 6～7mmol/L。

入院后行术前评估、预康复指导、营养护理及术前健康教育，2024 年 2 月 22 日在全麻下行根治性胰十二指肠切除术，停留 CVC、三腔鼻空肠管、尿管、胆肠吻合口引流管、胰肠前吻合口引流管及胰肠后吻合口引流管。术后予自控镇痛泵镇痛，抑制胰酶分泌，抗感染，营养支持治疗，定时测量血糖。术后 Caprini 评分 6 分，NRS 2002 评分 6 分，Braden 压疮风险评分为 13 分，ADL 风险评分为 10 分，Morse 评分 45 分。

术后返回当天指导床上活动，气压治疗预防 VTE。术后第二天停心电监护及吸氧，拔除尿管可自解小便，给予 0.9% NS 125mL 以 20～50mL/h 由鼻空肠胃管注入，术后第三天，0.9% NS 250mL 加肠内营养乳剂（TPFD）250mL 以 20～50mL/h 由鼻空肠胃管注入，无腹胀及腹泻，肝功能正常、腹腔引流液胰淀粉酶测定及黄疸常规测定数值正常，拔除胆肠吻合口引流管。术后第 4 天指导少量多次饮水，鼻空肠管注入 TPFD 500mL（100mL/h）。术后第五天拔除胰肠后引流管，术后第八天拔除胰肠前引流管，术后第十一天拔除鼻空肠管，指导进食流质，无诉不适，进食少量多餐，恢复良好，无出现胆漏、胰漏、胃排空障碍，于 2024 年 3 月 7 日出院，出院前给予伤口护理、活动、饮食营养指导。出院后，对患者饮食营养摄入、伤口护理、用药、活动等进行随访。

二、护理问题

（1）营养失调：营养低于机体需要量，与术前反复腹胀及呕吐、术后禁食时间长有关。

（2）有胰漏的风险：与胰十二指肠切除术后、糖尿病、营养不良有关。

（3）有胃排空障碍的风险：与胰十二肠切除术后、手术时间较长、卧床时间较长有关。

（4）知识缺乏：缺乏术后管道护理知识、术后活动及饮食营养知识。

三、循证依据

（1）运用 ERAS 个体早期活动方案：术后当天床上活动，术后第一天床边活动，术后第二天离床活动，循序渐进，随时根据患者的病情及感受调整活动的量及时间。术后早期活动有利于预防肺部感染、静脉血栓，促进胃肠功能的恢复。

（2）早期肠内营养可促进小肠吸收，有利于胃肠功能的恢复，肠内营养及肠外营养支持可以促进胰十二指肠切除术后消化道重建吻合口愈合，有效预防胆漏、胰漏。

（3）术后咀嚼口香糖、早期肠内营养、足三里按摩、腹部按摩、开塞露塞肛、术后早期下床活动可以促进胃肠功能早期恢复。

（4）多模式镇痛能有效提高患者疼痛控制满意度，在充分镇痛的情况下，患者能早期下床活动及睡眠良好，促进患者康复。

四、围手术期加速康复护理

（一）术前管理

（1）给患者发放胰十二指肠切除术围手术期健康教育手册，指导患者及家属观看围手术期宣教视频，告知手术相关信息及围手术期诊疗，给予患者充分的围手术期宣教和心理指导，缓解患者焦虑紧张情绪。

（2）指导呼吸功能训练：指导病人进行咳嗽训练、缩唇呼吸、吹气球等呼吸训练，每日 3 次，每次 10 ～ 20 分钟，以降低术后肺部并发症发生，缩短住院时间。

（3）术前活动：指导患者每天慢走 3 次，每次 30 ～ 60 分钟。

（4）术前营养支持

①营养评估：患者近三个月出现剑突下疼痛伴呕吐、腹泻，但食量摄入正常，NRS 2002 评分 2 分。术前饮食指导及口服营养补充剂。

②手术前 6 小时禁食，术前 2 小时饮用能量饮料 300mL。

（二）术后管理

（1）疼痛管理：术后停留 PCA 镇痛泵，指导患者及家属正确使用镇痛泵以及疼痛评估尺。使用 NRS 评分法评估病人疼痛状况，术后疼痛评分 <3 分，动态进行疼痛评估。术后第一个 24 小时内，每 4 小时评估一次；术后第二个 24 小时，每 8 小时评估一次；术后 48 小时后每天评估一次，有疼痛时随时评估。

（2）促进胃肠功能恢复：患者术后麻醉清醒，发放口香糖，指导其反复咀嚼 8 ～ 10 分钟，通过假饲效应促进胃肠道蠕动；术后第 1 天鼻空肠管注入 0.9% NS 125mL，术后第 2 天鼻空肠管注入肠内营养液，实施早期肠内营养；足三里按摩每天 2 次，每次 2 ～ 5 分钟；每日 2 次开塞露，每次 2 支塞肛；术后早期下床活动。上述措施有助于实现尽早排气、排便，加快胃肠功能恢复。

（3）术后 ERAS 早期下床活动方案：

①术后当天指导床上活动、深呼吸、有效咳嗽。

②术后第 1 天有效协助患者主动床上活动（如坐起）、床旁站立，予吹气球、选择性使用呼吸功能锻炼器咳嗽。

③术后第 2 天协助患者主动床上活动及床旁活动，采用下床活动"三步曲"：第一步床上坐起 30 秒；第二步坐在床沿双腿下垂 30 秒；第三步床旁站立 30 秒；无不适症状方可下床活动，协助患者下床室内活动，每次 0.5 小时，每天 2 ～ 3 次，拔除留置导尿管。

④术后第 3 天及以后：协助患者下床活动（累计每天 1 小时以上），循序渐进。

（4）并发症监测及处理：

①做好管道护理：管道标识清晰，妥善固定，保持通畅，做好宣教，有效防脱管。

②密切观察引流液的颜色、性质、量的变化，生命体征、血糖、尿量变化，动态观察腹腔引流液淀粉酶及黄疸常规测定、血常规、肝功能、生化的变化，预见性判断是否有出血、胆漏、胰漏等并发症，发现异常情况及时通知医生处理。

③术后 72 小时内持续 0.9% NS 42mL + 醋酸奥曲肽注射液 0.6mg 以 4mL/L 静脉泵入，有效抑制胰液分泌，预防胰漏。

④密切观察患者进食后有无腹胀、恶心、呕吐、排便及排气停止等表现，判断有无胃排空障碍。

（5）术后营养支持：

①术后 1 ～ 2 天禁食，予肠外营养支持。

②术后第 2 天给予 0.9% NS 250mL 鼻空肠管注入，患者无腹胀，肠鸣音恢复正常。

③请营养科专家会诊，术后第 3 天 0.9% NS 250mL + TPFD 250mL + 氯化钾注射液 30mL 鼻空肠管注入。

④术后第 4 天 0.9% NS 500mL + TPFD 250mL + 氯化钾注射液 30mL 鼻空肠管注入。

⑤术后第 5 天能全素 500mL + TPFD 500mL + 氯化钾注射液 30mL 鼻空肠管注入，同时流质饮食。

⑥术后第 6 ～ 10 天整蛋白型肠内营养剂 1000mL + TPFD 750mL + 氯化钾注射液 30mL 鼻空肠管注入。

⑦拔除鼻空肠管，按经口进食 + 口服营养补充剂制定食谱指导饮食。

（四）出院与延续护理

1. 出院指导

（1）经口进食 + 口服营养补充剂，少量多餐，注意有无腹胀、腹泻等情况，由流质饮食过渡到半流质再到普通饮食。

（2）指导患者出院后 3 天到当地医院拆除伤口皮肤钉，观察伤口敷料，2 ～ 3 天到医院换药，伤口愈合结痂前避免沾水及抓挠。

（3）带药出院，按时服口服药。

（4）告知复查时间，出院后 2 周到门诊复查，决定后续方案，定期复查，如有不适到我科随诊。

（5）指导自我监测并发症，出现食欲下降、腹痛、腹胀、发热、黄疸、尿少时及时就诊。

2. 延续护理

出院后建立微信和电话随访，动态追踪患者饮食、营养情况。制定食谱，指导患者饮食、口服营养补充剂、用药、定期复诊等注意事项。

五、效果评价

（1）胃肠功能恢复：术后第 3 天有肛门排气、排便，鼻空肠管注入肠内营养液，无腹胀、腹泻等胃肠不适，进食流质后无出现胃排空障碍的表现。出院后进食无腹胀、腹痛、腹泻等不适。

（2）无血糖异常过高或过低：请营养专家会诊制定适合糖尿病患者的肠内营养方案。

（3）营养指标：患者术后均能按照早期肠内营养及饮食计划执行，能量达到目标需求，蛋白质摄入达到目标需求的95%，未出现体重下降。

（4）并发症管理：患者术后无出现脱管，无出现腹腔出血、胆漏、胰漏等。未出现血栓、压疮、跌倒等不良事件。

六、收获与反思

1. 收获

（1）通过结合宣传单张及视频宣教，提高了患者对疾病的自我管理能力。

（2）术后制定早期活动方案、早期促进胃肠功能恢复方案、早期肠内营养方案。请营养科、内分泌科多学科会诊，制定个性化康复指导，改善患者预后情况。

2. 反思

与常规的肠内营养管理相比，在多学科团队协作的营养管理模式下，制定患者早期个体化肠内营养实施，同时运用ERAS理论制定早期活动方案、早期胃肠功能恢复方案，有效预防并发症的发生，促进患者的康复。

（顾娇娇　张慧玲）

加速康复在结肠癌患者围术期中 VTE 管理的个案护理

结肠癌是胃肠道常见的恶性肿瘤之一，中国癌症统计报告显示：我国结直肠癌发病率、死亡率在全部恶性肿瘤中分别位居第3位及第5位。肿瘤患者围手术期VTE发生率为0.5%～44.6%；结直肠癌手术后DVT发生率为37%～46%，是其他腹部手术的3倍。DVT主要表现为肢体肿胀、疼痛、浅静脉曲张、体温升高等，严重者导致股青肿、股白肿、肺栓塞、血栓后综合征等，严重影响疾病预后。

一、病例介绍

患者郑某，女，65岁，已婚，有一儿一女，广东广州人，广州市居民医保；无过敏史、抽烟、酗酒史；二便正常。患者因反复左下腹疼痛1年，加重1周门诊入院。于2023年7月9日入住结直肠外科。

住院经过：入院后行术前评估并予以预康复指导，7月13日在全麻下行腹腔镜下腹壁组织活检（结节）＋腹腔镜回肠造口术（回末双腔造口），停留双侧腹腔引流管及尿管，分别于术后第1天及第4天拔除。术后第5天达到出院标准，予出院。

血栓管理经过：术前、术后D_2聚体均高于正常范围，Caprini评分为中高风险，基础预防、物理预防、药物预防贯穿整个住院过程。术前、术后及出院后下肢深静脉彩超均显示双下肢深静脉血流通畅，未见血栓。

二、护理问题

（1）潜在并发症：深静脉血栓形成与卧床时间长、恶性肿瘤、手术创伤等有关。

（2）有出血的风险：与手术、使用抗凝药有关。

（3）知识缺乏：缺乏 DVT 预防的相关知识。

三、循证依据

（1）DVT 的主要原因是静脉壁损伤、血流缓慢和血液高凝状态。危险因素包括原发性和继发性两大因素。原发性因素包括先天性抗凝血酶、白蛋白 C/S、Ⅻ因子、纤溶酶原等缺乏，抗心磷脂抗体阳性等导致的易栓症。继发性因素包括长期卧床、中心静脉留置导管、手术与制动、心肺功能衰竭、重症感染、肾病综合征及血液系统疾病所致血液高凝状态等。

（2）Caprini 风险评估量表包含约 40 个不同的血栓形成危险因素，基本涵盖了外科手术和住院患者可能发生 VTE 的所有危险因素，每个危险因素根据危险程度的不同赋予 1～5 不同分数，最后根据累积分数将患者的 VTE 发生风险分为低危（0～1分）、中危（2分）、高危（3～4分）、极高危（＞5分）4 个等级，不同的风险等级推荐不同的 VTE 预防措施，包括预防措施的类型及持续时间等。低风险患者采取基础预防；中风险且出血风险低的患者采取药物预防或机械预防；高风险且出血风险低的患者采用药物预防联合（或）机械预防；中高风险且出血风险高的患者采用机械预防。

（3）抗凝治疗或血栓药物治疗患者，应用外科住院患者出血风险因素表单，识别出血风险高低。符合相关因素越多，出血风险越高。评估内容包括基础疾病相关因素及手术相关因素，详见下表。

外科住院患者出血危险因素

基础疾病相关因素	手术相关因素
活动性出血	腹部手术：术前贫血/复杂手术（联合手术、分离难度大或超过 1 个吻合术）
三个月内有出血事件	
严重肝或肾衰竭	胰十二指肠切除术：败血症、胰漏、手术部位出血
血小板计数 $<50 \times 10^9$/L	
未控制的高血压	肝切除术：原发性肝癌、术后血红蛋白和血小板计数低
腰穿、硬膜外或椎管内麻醉术前 4 小时至术后 12 小时	
同时使用抗凝药、抗血小板治疗或溶栓药物	心脏手术：体外循环时间长
凝血功能障碍	胸部手术：全肺切除术或扩张切除术、开颅手术、脊柱手术、游离皮瓣重睑术
活动性消化道出血	
已知、未治疗的出血疾病	

四、围手术期 DVT 预防护理

按照护理程序对患者进行评估，根据评估结果制定护理措施并实施，动态评价护理效果。血栓相关评估主要包括 Caprini 评分、D_2 聚体、凝血功能、症状体征、双下肢腿围、双下肢皮温、深静脉彩超，以及患者及家属对 VTE 相关知识的了解情况等。

（一）术前

（1）评估结果：Caprini 评分 4 分，D_2 聚体 5.56μg/mL，凝血酶原时间 12.7 秒，纤维蛋白原 7.4 g/L，无下肢肿痛、浅静脉曲张、Homans 征（−）、Neuhof 征（−），深静脉彩超正常，患者及家属对预防相关知识不了解。

（2）预防措施：术前每天饮水 2200～2800mL，每天活动 6000～10 000 步，穿弹力袜，通过口头宣教、视频、纸质资料给予相关健康指导等。

（3）效果评价：患者熟练掌握预防 DVT 的饮水、饮食及运动要求并配合治疗，术前未发生血栓。

（二）术后

（1）评估结果：Caprini 评分 8 分，D_2 聚体 15.3μg/mL，凝血酶原时间 13.7 秒，纤维蛋白原 4.3g/L，无下肢肿痛、浅静脉曲张、Homans 征（−）、Neuhof 征（−），深静脉彩超正常。

（2）预防措施：每天液体入量大于 2000mL；未在下肢静脉输液；每天活动 6000～10 000 步；饮食饮水相关健康指导，穿弹力袜；床上踩单车 2 次，每次 30 分钟；气压治疗 30 分钟，每日两次；从术前一天开始使用依诺肝素钠 0.4mL，皮下注射，每天一次；观察双下肢腿围并做体格检查，每天一次等。

（3）出院当天效果评价：D_2 聚体 1.61μg/mL，凝血酶原时间 11.4 秒，纤维蛋白原 6.2g/L，无下肢肿痛、浅静脉曲张、Homans 征（−）、Neuhof 征（−），双下肢腿围差别小于 0.5cm，深静脉彩超正常。患者熟练掌握 DVT 预防的基础措施，如：进水、进食、排便、运动、使用及保养弹力袜、抗凝药作用及副作用的观察。

（四）出院与延续护理

1. 出院指导

（1）强化深静脉血栓的基础预防及物理预防的方法。
（2）指导患者出院后抗凝药使用方法、常见不良反应及自我监测方法。
（3）告知随访时间、方式，以及门诊复查的时间及内容。
（4）指导自我监测深静脉血栓及并发症的常见症状，及时返院就诊的指征。

2. 延续护理

出院后一周及一个月电话随访，追踪患者活动、饮食、饮水、服药、血糖控制情况，以及患者的其他情况，如造口、营养、睡眠等。

五、效果评价

（1）DVT 预防有效：血栓风险降低，出院前 D_2 聚体降至 $1.61\mu g/mL$，下肢深静脉彩超示：双下肢深静脉血流通畅，未见血栓。

（2）未发生出血：患者出院前血色素及凝血功能正常，未发生出血、未出现瘀斑等。

（3）血栓预防相关知识掌握良好：患者术后对基础预防、物理预防的相关要求均掌握，对药物预防所用药物的使用方法及自我监测均可以复述。

六、收获与反思

1. 收获

（1）血栓的管理需构建 MDT 工作模式。血栓的预防涉及术前、术中、术后，需要有医生、护士、康复治疗师、药剂师、检查检验部门等多学科的参与，并制定各自的工作职责，分工明确，相互配合，以达到患者血栓预防效果最大化。

（2）健康宣教多样化，促进患者掌握血栓预防相关知识。血栓的围术期管理，基础预防、物理预防是非常重要的环节，其中有很多内容需要患者、家属掌握并配合完成，对于初次接触到这方面知识的非专业人员，有一定难度，要求护理人员通过多途径的健康宣教模式达到效果，包括口头指导、视频观看、宣教资料讲解等。

2. 反思

血栓性疾病被称为"沉默的杀手"，是术后常见院内非预期死亡的主要危险因素之一，而 VTE 相关知识的普及程度、重视程度还有待加强。希望可以通过更多的途径提升专业人士对血栓性疾病专科知识的掌握，以降低 VTE 此类情况的发生率，提高患者的安全性。

（栗霞）

加速康复在结肠癌根治术后合并肺部感染患者中的个案护理

结肠癌是消化道最常见的恶性肿瘤之一，近年来其发病率在全球呈迅猛上升趋势，现已成为居中国发病率第 3 位的恶性肿瘤。大部分肠癌是由腺瘤性肠息肉演变成腺癌，其治疗方式首选外科手术。早期以排便习惯改变就诊，病情发展过程中出现大便性状改变，腹痛或腹部不适，痉挛性腹痛，可触及腹部肿块，有肠梗阻相关症状，出现全身症状如贫血、消瘦、乏力、低热等。

一、病例介绍

患者，男，82 岁，主诉"发现乙状结肠肿物 6 天，近 10 天体重下降 10 斤"入院。患者 5 天前行肠镜发现乙状结肠息肉，息肉切除术后病理显示：考虑伴有高级别上皮肉瘤变（腺上皮重度不典型增生，癌变）；"蒂部"未见癌，不伴有恶心呕吐，无腹痛、腹胀等，门诊以结肠恶性肿瘤收入我科。既往史：既往腔隙性脑梗死；冠状动脉粥样硬化；否认食物、药物过敏史，否认输血史。入院体查：体温 36.5℃、脉搏 88 次/分钟、血压 98/59mmHg（1mmHg＝0.133kPa）。患者压力性损伤风险评估 Braden 指数量表评分 21

分，营养风险筛查 2002（nutritional risk screening 2002，NRS 2002）筛查患者营养评分 4 分，血栓危险评分 Caprini 评估 7 分。专科体查：腹部柔软，可闻及肠鸣音 5 次/分钟。术前体格测量：三头肌皮褶厚度（TSFT）9mm（正常：男 12.5mm；女 16.5mm）；上臂肌围（AMC）$210 - 3.14 \times 9 = 181.74$（mm）（正常：男 253mm；女 232mm）；上肢力量测量右手握力 24.2（kg），左手握力 22.9（kg）（正常：男：左 > 32kg，右 > 32.2kg；女：左 > 21.1kg，右 > 22.2kg）。PG-SGA 评分 13 分，判定为重度营养不良。入院后查实验室生化指标：血红蛋白 76g/L，白蛋白 24.1g/L，前白蛋白 58mg/L，红细胞 3.24×10^{12}/L。

入院后行术前评估，心理、营养、运动三联预康复指导及路径式健康教育，于 2023 年 10 月 30 日在静吸复合全身麻醉 + 神经阻滞腹腔镜下行乙状结肠根治术，术后带回盆腔管、尿管、镇痛泵，予心电监护及低流量吸氧 10 小时，术后 6 小时试饮水，术后 24 小时内下床活动。术后第 1 天拔除尿管、停镇痛泵，术后第 3 天拔除盆腔管。术后第 1 天予清流质饮食，术后第 2 天予流质饮食，第 5 天半流质饮食。术后第 4 天患者发热，最高体温 39℃，血氧 92%；CT 示双肺多发炎症，双肺下叶少许实变、限制性不张；双侧中量胸腔积液。予抗生素抗感染治疗，气道廓清技术促进有效咳嗽咳痰，营养支持减少炎症应激反应。术后第 10 天，复查 CT 肺部炎症较前吸收减少，肺组织较前好转。实验室：白细胞 9.0×10^9/L，红细胞 3.9×10^{12}/L，血红蛋白 151g/L，白蛋白 34g/L，前白蛋白 180mg/L。患者呼吸困难，mMRC 评级分别从 3 级降到 1 级，主动咳嗽力量分级从 2 级上升到 4 级，痰液量减少。医护康一体化肠康复治疗从流质饮食过度至半流质饮食，食欲评分从 5 分升到 8 分，听诊肠鸣音每分钟 4 次，腹部柔软，患者保持每日大便 1 次，符合出院标准。出院后予居家饮食指导及运动功能锻炼，定期到营养护理门诊随访。

二、护理问题

（1）气体交换受阻：与肺不张、胸腔积液、肺炎有关。

（2）疼痛：与手术后多重切口、腹腔粘连和胸腔引流管、腹腔引流管放置的位置有关。

（3）营养失调：与肠癌术后胃肠道功能紊乱、机体代谢率增高有关。

三、循证依据

（1）采用路径式健康教育提高患者对治疗的依从性。术前针对患者运用路径式健康教育模式，病区采用食物转盘、手册、视频等形式重点介绍术前准备、管道相关知识、镇痛泵使用等事项，来缓解患者焦虑、恐惧情绪，使患者及家属充分了解自己在 ERAS 路径中的重要作用，以更好地配合项目实施，包括术后早期经口进食、早期下床活动等。

（2）预康复是 ERAS 的重要措施。术前须行包括营养、心理及肌力等的多维度评估，个体化制订并实施包括营养、心理、运动干预等预康复计划。通过三联预康复，术前首选口服营养补充，恶性肿瘤或慢性病病人术前常存在焦虑或抑郁，采用焦虑抑郁量表评估病人心理状况，进行呼吸功能锻炼、有氧运动和抗阻力运动以提高对手术应激的反应能力。

（3）医护康一体化治疗促进肠康复。医护康一体化对肠癌患者实施包括疼痛管理、营养干预、腹部按摩、胃肠功能训练等方面的量化措施，有效改善患者低位前切除术后综合征、肛门括约肌功能。

（4）气道廓清技术促进呼吸道分泌物排出，改善氧合功能。患者表现肺通气功能障碍、咳嗽能力下降，推荐制定个体化的气道廓清方案，以提高呼吸道清理的效果，改善功能结局。

四、围手术期加速康复护理

（一）术前管理

（1）给患者发放腹部手术期健康教育单，指导其观看围手术期宣教视频，告知手术相关信息及围手术期诊疗信息，给予患者充分的围手术期宣教和心理指导，缓解患者焦虑紧张情绪，运用路径式健康教育提高患者对疾病的认知。

（2）术前皮肤清洁：抗菌沐浴乳清洗全身。

（3）术前营养支持。

①营养评估：NRS 2002 筛查患者营养评分 4 分，PG-SGA 评分 13 分，食欲评分 5 分，摄食量评分 4 分，膳食自评 2 分。

②营养支持：（a）营养专科护士制定方案，遵照营养不良的五阶梯治疗，首先选择口服营养补充剂（oral nutritional supplements，ONS）；（b）予患者制订饮食计划，术前定制每日三餐食谱，起始给予能量按照 25kcal/（kg·d），予高蛋白型营养制剂加餐，患者未出现腹痛腹胀；（c）教会患者及家属先认识各类食物每份的能量，正确制作营养膳食，予高蛋白、高热量易消化饮食，增加食物种类促进患者的食欲，并记录饮食日记。

（4）术前预康复。

①护士床边示范呼吸功能锻炼，指导患者深呼吸锻炼，观察患者做有效的深呼吸，每次锻炼 30 下，每天做 100 下。

②吹气球锻炼，提高肺功能，每天练习 3 次，每次 15 分钟，要求患者尽量将气吹出来。

③爬楼梯并检测指脉氧，患者一天从只能步行运动 500 米，到术前一天能爬楼梯 4 层，并没有主观上的呼吸困难及呼吸急促。

④术前一晚患者不常规做肠道准备，不彻夜禁食，与麻醉医生制定的快速康复方案中只需术前 6 小时禁固食，术前 2 小时禁饮，术前晚 22:00 饮营养制剂 200mL，术前 2 小时饮能量饮料 200mL。

（二）术后护理管理

1. 肺功能管理

（1）观察患者呼吸节律，皮肤、黏膜和甲床的颜色，听诊肺部呼吸音，监测体温、脉搏、血氧饱和度。

（2）指导患者使用三球式呼吸训练器强化呼吸肌训练，每日 4～5 次，每次 10～15 分钟，可提高患者肺活量。

（3）气道廓清技术：每日 2 次予支气管扩张药物吸入后 30 分钟，护士先鼓励患者坐位，予人工叩背排痰，叩击频率每分钟 120～180 次，然后指导患者深呼吸，在吸气末用手指指腹以适度的力量按压患者环状软骨下缘与胸骨交界处，左右滑动，搭配气管按压刺激气管,诱发咳嗽反射以促进痰液排除,可增加气道的清除能力,改善气体交换。

2. 疼痛管理

(1) 指导患者使用疼痛评估尺,术后三天需要每班进行 NRS 疼痛评分,术后常规每日 3 次酮咯酸氨丁三醇 30mg 静脉注射。

(2) 抬高床头 30°～45°,咳嗽时,双手捂住腹部伤口,以减少腹肌张力。

(3) 术后第一天拔除尿管,腹部管道使用高举平台法,顺管道伸展方向固定,减少管道对内脏器官的牵拉。

3. 营养管理

(1) 营养方案——第一阶段流质饮食。NRS 2002 营养筛查评分 5 分,PG-SGA 评分 13 分。根据患者体重 62kg,计算目标热量为 1860kcal/d,目标蛋白摄入量为 93g/d。根据 Friedi 等推荐:能量营养构成采用 40%～60% 碳水化合物,30%～40% 脂肪,15%～20% 蛋白质,肠内营养制剂:整蛋白型营养粉 3 勺,肠外营养处方:中长链脂肪乳 250mL + 复方氨基酸注射液 500mL + 10% 葡萄糖注射液 500mL + 葡萄糖氯化钠注射液 500mL + 50% 葡萄糖注射液 100mL + 10% 氯化钾注射液 25mL + 10% 浓钠注射液 20mL + 脂溶性维生素 10mL + 水溶性维生素 1 支 + 多种微量元素注射液 10mL + ω－3 鱼油脂肪乳 100mL(抑制炎性反应) + 丙氨酰谷氨酰胺 20g(稳定肠黏膜屏障);每日两次 20% 白蛋白 50mL。计算起始肠内能量:139kcal/d,蛋白质 5.6g,肠外能量:1250kcal/d,蛋白质 40g。

(2) 营养方案——第二阶段半流质饮食。肠内营养制剂:蒸水蛋 100g + 小米粥 200g + 面条 200g + 整蛋白型营养粉 600mL,肠外营养:脂肪乳氨基酸(17)葡萄糖(11%)注射液 1440mL + 10% 氯化钾注射液 25mL + 脂溶性维生素 10mL + 水溶性维生素 1 支 + 多种微量元素注射液 10mL + 丙氨酰谷氨酰胺 20g;每日两次 20% 白蛋白 50mL。计算肠内能量:1013kcal,蛋白质 48g;肠外营养:1000kcal,蛋白质 40g。

(3) 营养方案——第三阶段普食饮食。推荐患者使用富含色氨酸的食物,色氨酸是一种人体必需氨基酸,主要在小肠吸收,参与了情绪、睡眠及生物节律的调节,如牛奶、鸡蛋、奶酪、花生、豆浆、南瓜面包、菠菜面条,连续强化 12 周。饮食方案:米饭 150g + 鱼肉 100g + 南瓜面包 2 片 + 牛奶 250mL + 面条 150g + 胡萝卜汁 200mL + 整蛋白型营养粉 600mL,计算肠内能量:1482kcal,蛋白质 70g。

(4) 营养监测:术后关注患者总白蛋白、白蛋白、前白蛋白、血红蛋白、淋巴细胞指标、四肢肌力情况、步行距离、排气排便等情况。

(三) 医护康一体化管理

(1) 医生负责患者围术期风险评估,观察病情变化,使用肠道康复期双歧杆菌、谷氨酰胺等调节肠道的药物治疗。

(2) 中频电疗仪:术后康复师每天早晨电极刺激患者身体表面投射部位一次,使胃肠起搏点在电流驱动下产生跟随效应,从而恢复胃肠电节律,促进胃肠功能恢复。同时配合针刺足三里穴,有利于患者肛门排气。

(3) 腹部手法松解训练:护士循经穴位按摩治疗,为患者取仰卧位,放松身体,选择患者天枢、气海、中脘、足三里使用掌揉法及指柔法进行按摩,顺时针从回盲部开始,沿升结肠、横结肠和降结肠进行操作，操作完后予吴茱萸热敷，每天 2 次，每次 15 分钟。

（四）出院与延续护理

1. 出院指导

（1）居家口服营养补充，自我体重监测，要求每周最少称一次体重并记录，定期到营养护理门诊随诊。

（2）指导患者出院一周后进行盆底肌功能训练，如凯格尔运动可取仰卧位、屈双膝、夹紧肛门（找到盆底肌），先收缩盆底肌肉 5 秒，再放松肌肉 10 秒，重复 10 组，每天练习三次。

（3）告知口服调节肠道菌群药物的目的、时间及注意事项。

（4）告知复查时间分别为术后 1 个月、3 个月、6 个月、1 年，管床医生出诊时间。

（5）指导自我监测并发症，出现食欲下降、呕吐、停止排气排便等肠梗阻表现时及时返院就诊。

2. 延续护理

出院建立健康乐系统随访，专项随访护理人员定期追踪患者营养、运动、胃肠功能情况，纠正患者的不良饮食爱好，告知口服用药、定期全腹 CT、肠镜复诊等注意事项。

五、效果评价

（1）胃肠功能：通过术前预康复管理，术后医护康促进肠康复，患者未出现喂养不耐受，无恶心、呕吐、胃瘫、肠麻痹等并发症的发生。患者出院时听诊肠鸣音每分钟 4 次，腹部柔软，患者保持每日大便 1 次。

（2）营养指标：患者术后无食欲下降、厌食情况发生。住院期间均能按照患者每日饮食计划执行并记录，能量达到目标需求的 80%～100%，蛋白质摄入达到目标需求的 75%～95%，食欲达到 8 分，6 分钟步行试验达 325 米，实验室指标：白细胞 9.0×10^9/L，红细胞 3.9×10^{12}/L，血红蛋白 151g/L，白蛋白 34g/L，前白蛋白 180mg/L。

（3）并发症肺炎管理：患者及家属掌握正确的气道廓清技术进行高效排痰，患者呼吸困难 mMRC 评级分别从 3 级降到 1 级，主动咳嗽力量分级从 2 级上升到 4 级。

六、收获与反思

1. 收获

（1）路径式健康教育的实施，能让护士根据路径对患者进行系统的、连续的、有针对性的健康教育。

（2）建立气道廓清技术干预方案，取得患者合作，不断动态地调整以促进气道廓清方案的落实。

（3）医护康一体化。通过早期干预，在术后肠癌患者基础治疗上增加中频电刺激疗法、腹部手法松解训练、盆底肌训练，使胃肠功能指标较干预前有明显提升，提示康复训练可改善肠道肌群功能，提高排气效率。

2. 反思

本例肠癌老年患者在消化道重建后进行肠康复中发生肺炎，加速康复策略中如何建立围术期各维度科学的评估、干预、评价模式，可有效改善肿瘤康复、预防并发症、改善肿瘤生活及提高护理质量。

（蔡蕾　周裕玲）

加速康复在家族性腺瘤性息肉病术后胃肠功能障碍的个案护理

家族性腺瘤性息肉病（familial adenomatous polyposis，FAP）是一种常染色体显性遗传病，主要由结肠腺瘤性息肉病基因（adenomatous polyposis coli，APC）突变引起，以结直肠广泛分布腺瘤为临床特征，约1%的结直肠癌是该病所致。根据肠道腺瘤的数量，其可分为经典型FAP（classic FAP，CFAP，腺瘤数量＞100枚）和衰减型FAP（attenuated FAP，AFAP，20枚＜腺瘤数量≤100枚），CFAP和AFAP罹患结直肠癌的终身风险分别为100%和80%。

术后胃肠功能障碍（postoperative gastrointestinal dysfunction，POGD）又称术后胃肠功能紊乱，它是各种围术期因素导致术后胃肠功能不能恢复的一系列症状和体征的总称，临床常表现为术后腹胀、呕吐、排便延迟等，严重者可出现肠梗阻。因此针对此类患者开展基于目标管理的护理，对于预防病情进一步恶化具有重要意义。

一、病例介绍

患者黄某，女，24岁，已婚，家庭和睦；既往体健，身高155cm，体重40kg，BMI 16.65kg/m²；无过敏史、手术史、抽烟、酗酒史；患者因腹痛腹泻伴恶心，呕吐2月余，于2023年6月26日入住结直肠外科，入院诊断：①家族性腺瘤性息肉病；②低位不全性肠梗阻。

住院经过：入院后血白细胞11.76×10⁹/L，降钙素原1.01ng/mL，血红蛋白73g/L，钾2.94mmol/L，钙1.48mmol/L，白蛋白30.04g/L。经抗感染、纠正电解质紊乱、补充白蛋白及纠正贫血等，7月10日在全麻下行全结肠切除术+回肠造口术，留置左右腹腔引流管、尿管及CVC，术后第2天出现腹胀，予停留胃管、假饲、中医治疗、补充电解质、肠外营养、下床活动、药物治疗等干预，术后第12天腹胀减轻，拔除胃管、肠内营养干预等。术后第15天达到出院标准，予出院。

二、护理问题

（1）营养不良：低于机体需要量。与饮食减少、疾病消耗有关。

（2）胃肠功能障碍：与手术、使用阿片类药物、低蛋白、电解质紊乱、活动减少有关。

（3）知识缺乏：缺乏营养支持、胃肠功能恢复的相关知识。

三、循证依据

（1）胃肠外科患者营养不良发生率高，主要表现为营养不足、肌少症、恶液质等。主要原因是原发性疾病状况及治疗等导致摄入减少、胃肠功能不全、机体代谢改变和自身组织消耗。术后机体持续分解代谢可持续至术后数月或更长时间，严重影响患者的组织、器官生理功能恢复，增加术后并发症发生率及病死率，影响患者预后。有严重营养风险或存在中、重度营养不良患者，建议术前给予 7～14 天预康复。术后早期 EN 或经口进食有助于改善机体营养状态，促进伤口愈合，减少并发症。术前已经实施营养治疗，术后出现并发症需长时间禁食或营养摄入不足的患者，术后应进行营养治疗，对于不能耐受 EN 患者，应及早给予 PN。

（2）围术期 POGD 的直接危险主要因素是胃肠道血液低灌注，如严重创伤、休克、腹腔感染、急性重症胰腺炎、肠系膜动脉栓塞、腹主动脉瘤手术、体外循环等；间接因素包括患者因素、麻醉与镇痛因素、手术因素。患者因素如高龄、男性、低蛋白血症、电解质紊乱、既往腹部手术史、手术时间大于 3 小时，术前使用抗凝药等；麻醉与镇痛因素如全身麻醉、椎管内麻醉、应用阿片类药物等；手术相关因素如气腹、手术应激、结直肠手术、腹部血管手术、心脏手术、肝门阻断等。

（3）POGD 是术后胃肠受损最严重的形式。这类患者有腹胀症状且叩诊呈鼓音、出现顽固性恶心并呕吐大量胆汁，需要胃肠减压以防返流误吸。美国快速康复和围术期质量协会对胃肠道术后的胃肠功能做了分类，并创建了 I-FEED 评分系统，详见下表。

进食—恶心—呕吐—体查—症状持续时间评分体系（I-FEED）

项目	0 分	1 分	2 分	3 分
进食	耐受经口进食	有限的耐受	—	完全不耐受
恶心	无	治疗有效	—	治疗无效
呕吐	无	≥1 次少量（小于 100mL）和非胆汁性呕吐	—	≥1 次少量（小于 100mL）和胆汁性呕吐
查体	无腹胀	腹胀不伴有鼓音	—	明显腹胀且伴有鼓音
症状持续时间	0～24h	24～72h	大于 72h	—
说明	正常：I-FEED 评分 0～2 分，术后 24～48 小时内，患者能耐受进口进食，无腹胀症状，可能出现恶心呕吐。 POGI：I-FEED 评分 3～5 分，术后 48 小时内，患者出现恶心、少量呕吐和腹胀，伴或不伴肠蠕动，多数患者能耐受流质饮食且不需要鼻胃管进行胃肠减压。 POGD：I-FEED 评分 ≥6 分，患者出现腹痛、腹胀伴鼓音，无排便，恶心伴大量呕吐			
注	POGI：术后胃肠道不耐受；"—"：评判标准无此分值			

（4）POGD 的预防措施包括中医手段、术后假食（模拟进食）、术后早期下床活动、纠正电解质紊乱、促胃动力药、外周阿片样受体拮抗剂、术后早期进口进食，详见下表。

措　施		证据等级/推荐等级
中医手段	足部按摩结合穴位（足三里、梁丘穴、合谷穴、迎香穴）按揉，显著加快术后肠蠕动	中/强
术后假食（模拟进食）	咀嚼刺激神经中枢和迷走神经，促进胃肠激素分泌，减少促炎因子释放，促进胃肠功能恢复。如术后咀嚼口香糖（3次/天，30分钟/次）直接刺激肠蠕动	中/强
术后早期下床活动	推荐术后清醒即可半坐卧位或适量在床运动，无需去枕平卧6小时，术后第一天即可开始下床活动，采用下床活动"三步曲"，①床上坐起30秒；②双腿下垂30秒；③床旁站立30秒，无不适方可下床活动	中/强
纠正电解质紊乱	低钾血症使肌细胞兴奋性下降，舒、缩功能减退；低镁血症胃内平滑肌内钙离子浓度升高，平滑肌收缩加强，胃内压增加，患者出现呕吐、厌食、恶心、吞咽困难等	中/强
促胃动力药	不推荐传统胃动力药用于治疗POGD，莫沙比利为选择性5-羟色胺4受体激动药，能促进乙酰胆碱释放，刺激胃肠道运动	中/中
外周阿片样受体拮抗剂	爱维莫潘是口服外周阿片样受体拮抗剂，可加速腹部手术后胃肠功能恢复，被FDA推荐用于阿片类药物导致的便秘和POGD的治疗	中/中
术后早期进口进食	腹部手术后24小时内尽早恢复经口进食、饮水及早期口服辅助营养可促进肠道功能恢复，有利于维护肠黏膜功能，防止菌群失调和异位。正常：I-FEED评分0～2分术后24小时尽早恢复经口进食；I-FEED评分3～5分观察消化道症状，尝试采用流质饮食和止呕药；I-FEED评分≥6分停止经口进食，放置鼻胃管并进行营养支持	高/强

四、围手术期护理

（一）术前护理

（1）予能全素和清流质饮食；指导患者营养素到使用方法。体重增加1kg，HGB从108g/L提升到118g/L、白蛋白从33.29g/L提升到37.5g/L；

（2）四步肢体锻炼：活动期间需专人陪护，活动量根据患者的耐受情况逐渐增加，每次活动10～15分钟，每日活动3～4次。肺活量1200mL提升到1800mL；4米步行测试从0.8米/秒提升到1米/秒。

（3）其他：血栓预防、预镇痛、肺功能锻炼等。

（二）术后护理

（1）多模式镇痛：镇痛泵、帕瑞昔布钠注射液、曲马多等联合应用，患者术后疼痛控制在 3 分以内，睡眠良好，不影响活动，无恶心呕吐的副作用。

（2）胃肠功能康复：咀嚼口香糖 3 次/天，30 分钟/次；吴茱萸热敷包 1 小时/次，2 次/天，早期功能锻炼，上肢运动，3 次/天，20 ～ 30 分钟/次；术后第一天开始下床活动，10 ～ 30 分钟/次，3 ～ 5 次/天；术后第 1 ～ 12 天 I-FEED 评分大于 6，予留置胃管降低腹内压；留置胃管 10 天，引流液从 1200mL/天降至 150mL/天，CT 显示低位性不全性肠梗阻较前好转，予以拔除胃管；出院前腹围从 75cm 降至 69cm，肠鸣音 4 ～ 5 次/分钟，无腹泻、腹胀、恶心呕吐等症状。

（3）营养干预：NRS 2002 评分 4 分高危，术后第 2 天 CT 显示肠梗阻可能性大，术后 1 ～ 12 天 I-FEED 评分大于 6 分，予留置胃管，TPN 营养支持，每天热卡 1500kcal，蛋白 50 ～ 60g/天，补充钾、钠等电解质；术后 13 天后 I-FEED 评分小于 6 分，肠内营养支持，营养素从 4 勺/天增加到 18 勺/天，从流质过渡到普食。体重从 40kg 上升到 42kg，血白蛋白从 41.4g/L 上升到 42.17g/L，电解质正常。

（三）出院与延续护理

1. 出院指导

（1）强化患者肠内营养支持的重要性及方法。

（2）指导患者知道出院后胃肠道功能障碍常见不良反应、自我监测方法及就医指征。

（3）告知随访时间、方式，以及门诊复查的时间及内容。

2. 延续护理

出院后一周及一个月电话随访，追踪患者活动、饮食、饮水、体重、胃肠道症状等情况，以及患者的其他情况，如造口、睡眠、血栓等。

五、效果评价

出院时，体温、血常规正常，切口愈合良好，无感染迹象，无须静脉补液，患者恢复进食后无腹胀、恶心、呕吐等情况出现，肛门已排气排便，且可以自由活动到卫生间。

六、收获与反思

（1）胃肠功能障碍的预防，需从术前开始，需要集束化的措施，胃肠功能评估方法需更新，科学准确的评估有利于制定科学的治疗措施。

（2）围术期对营养管理需从术前开始，并需延续到出院，以减少患者营养相关并发症。

（3）胃肠功能障碍和营养不良互为因果，制定治疗方案时需要治标治本，制定综合治疗方案。

加速康复在脊柱侧弯伴营养不良及限制性通气功能障碍患者的个案护理

脊柱侧弯是一种脊柱在冠状位、矢状位和轴位上的序列异常的三维畸形。目前，根据国际脊柱侧弯研究学会（Scoliosis Research Society，SRS）规定，应用 Cobb 法测量站立位脊柱正位 X 线片上脊柱弯曲的程度，Cobb 角大于 10°就可诊断为脊柱侧弯，Cobb 角在 110°以上即为极重度脊柱侧弯。该病目前病因不明，且好发于青少年，女性多于男性，常在青春期发病，快速进展至青春发育结束。临床表现为身材矮小、驼背、剃刀背畸形、双肩不等高，骨盆倾斜、胸椎侧凸容易至胸廓畸形，引起心肺功能不全、出现心悸、活动后气促、易疲劳等。

一、病例介绍

患者女，14 岁，身高 161cm，体重 43kg，因"脊柱侧弯畸形 3 年余"于 2022 年 5 月 24 日入院，诊断为特发性脊柱侧弯。患者 3 年余发现"高低肩"，形体训练、强化康复、佩戴支具（2 年）治疗效果不显，并逐渐加重，病情无明显好转，为进一步治疗收入我科。起病以来，患者精神、睡眠一般，胃纳差，无发热、咳嗽，大小便正常。

既往史：患者诉"慢性癫痫"5 年，规律服用"丙戊酸钠缓释片、拉莫三嗪片"，控制良好，近期（3 年）无发作。

体格检查：T36.8℃，P78 次/分，R16 次/分，BP128/86mmHg，$SpO_2$95%。意识清楚，对答切题，面容安静。胸背部向左侧倾斜，侧凸畸形，右肩稍高，可见右侧明显隆起的"剃刀背"畸形。腰部居中，腰椎生理弯曲向左凸畸形，腰椎活动度减少，四肢感觉、肌力、肌张力正常。

辅助检查：胸部 CT 示脊柱重度侧弯畸形，邻近右肺下叶部分实变、炎症。

护理评估结果：儿童营养风险及发育不良筛查工具（STRONGKid）5 分（处于营养风险，需要营养干预或营养科会诊），日常生活能力评估 100 分（无需依赖），Morse 跌倒风险评分 0 分（无危险），Braden 压疮风险评估 20 分（无风险），Caprini 风险评分 0 分，患者健康问卷（PHQ-2）0 分（正常）。

治疗方案：入院后完善术前检查，明确手术指征，排除禁忌症后于 2022 年 5 月 30 日在全麻下行后路脊柱侧弯去旋转矫形 + T2-L3 椎弓根钉棒内固定 + 植骨融合术，术程顺利，2022 年 6 月 4 日术后患者血红蛋白浓度 57g/L；白介素 612.63pg/mL；超敏 C 反应蛋白 16.9mg/L；红细胞沉降率 22mm/h，患者术后血红蛋白较低，考虑切口较大，内部仍有渗血，于 2022 年 6 月 4 日行悬浮红细胞 2U 输注，并行切口加压包扎；2022 年 6 月 7 日予头孢呋辛钠 1.5g 静脉滴注，每日 2 次预防抗感染。复查抽血结果：血红蛋白浓度 61g/L；白蛋白 33.5g/L，肌酐（酶法）29.2μmol/L，C 反应蛋白 63.3mg/L，红细胞沉降率 49mm/h，于 2022 年 6 月 7 日再行悬浮红细胞 2U 输注，2022 年 6 月 8 日复查血红蛋白浓度 95g/L；6 月 10 日血红蛋白浓度 103g/L，无特殊不适，予 2022 年 6 月 14 日办理出院，交代出院后注意事项。

二、护理问题

（1）营养失调：低于机体需要量与疾病导致能量摄入不足、进食量减少有关。

（2）通气功能障碍与胸背部向左侧倾斜，侧凸畸形有关。

三、循证依据

脊柱侧弯患儿术前采用儿童营养风险及发育不良筛查工具（STRONGKid）评估是否存在营养不良风险，有营养不良风险者给予术前营养支持。

脊柱侧弯导致的肺功能障碍为典型的限制性通气功能障碍，与脊柱侧凸严重程度有关，会增加术后肺部相关并发症发生的风险，甚至可能出现急性呼吸功能不全。对患者积极进行心肺功能训练有助于提高肺功能及对手术的耐受性，明显降低术后肺部感染发生率，缩短住院时间。肺功能评估内容包括呼吸困难程度、肺功能检查、步行试验、平板运动试验、踏车运动试验、心肺运动试验等。主要的心肺功能训练包括缩唇呼吸、腹式呼吸、扩胸运动、吹气球、呼吸训练器、步行训练、爬楼梯训练等。

四、围手术期加速康复护理

1. 营养护理

（1）营养筛查。患者女，14岁，身高1.61m，体重43kg，BMI 16.6kg/m^2。儿童营养风险及发育不良筛查工具（STRONGKid）评分5分，存在营养不良高风险。对患者进行洼田饮水试验，患者超过5秒可一次喝完，无呛咳，即洼田饮水试验结果为Ib级，吞咽功能筛查结果为可疑阳性。

（2）组织多学科会诊。由吞咽专科护士、康复医学科、营养科等多学科专家收到会诊通知后，到患者床边进行检查与指导。吞咽专科护士对患者进一步行容积-黏度测试，通过不同容积、不同质地、不同稠度的测试，来评估患者进食的安全性、有效性及最适合吞咽的容积和黏度，测试结果为患者吞咽功能正常。康复治疗师对患者肺功能进行评估，制定呼吸功能锻炼方案。营养师通过全面了解患者的饮食情况制定个性化营养方案。

（3）营养护理方法。①选择食物的原则：适合患者消化能力；符合营养需要，即高蛋白、高能量、高维生素饮食，还要根据情况适当补充铁剂，如肉、蛋、鱼、乳、豆类。蛋白质的量为1.5～2g/（kg·d），总热量为2500～2800kcal/天［14岁儿童能量需要量为60kcal/（kg·d）］。②调整饮食应由少到多、由稀到稠、循序渐进，以免出现腹泻。每日摄入医学配方肠内营养粉12～18勺，饮食种类多样化，要求家属及时准确记录患者每周饮食日记，根据患者进食情况反馈给营养师及时调整饮食方案。③促进消化，改善食欲。④加强皮肤护理，患者皮下脂肪薄，弹性差，受压部位易发生褥疮，易发生感染，勤翻身，保持皮肤干洁。

（4）营养护理实施方案。营养师为患者进行全面的营养评估，根据患者日常喜好制定饮食方案，要求患者进食高热量、高蛋白、易消化饮食，每日摄入安素粉12～18勺；饮食种类多样化，要求家属及时准确记录患者每周饮食日记；方案实施初始阶段，要求患者每次进食前护士记录食物种类和量，以及患者进食后记录患者进食总量。通过这种

"手把手"指导方法教会患者家属准确记录饮食日记，直至家属完全掌握饮食记录方法。方案实施中后期，护士负责监督患者及家属营养方案落实情况，将患者进食情况反馈给营养师以便及时调整饮食方案。

2. 通气功能障碍护理

（1）肺通气功能检查。因为该患者存在明显的剃刀背，一侧的肺受到不同程度的挤压，可能存在不同程度通气、换气功能障碍。因此，在患者入院时进行肺通气功能检查，检查结果示：极重度限制性通气功能障碍。

（2）根据多学科会诊方案进行干预与护理。多学科专家会诊后提出专业意见，互补互助、密切配合、各司其职，通过微信、电话等通信方式及时沟通与交流，以动态跟踪患者的病情变化，为患者制订规范化、个体化的干预方案，具体干预措施如下：

呼吸功能训练方法：①缩唇呼吸训练：用鼻子深吸气，到不能再吸为止，再缩拢口唇，呈吹口哨样，慢慢将气体呼出，吸气与呼气地时间比为1：2，每天练习3次，每次10分钟。②腹式呼吸训练：病人取仰卧位，平静呼吸，手放在胸骨下端双侧肋缘交界处，呼气时将手轻轻地向下压迫，吸气时仍用力向下压，使腹肌与自己的手对抗。每天至少练习3次，每次练习10分钟，以无不适为原则。可改善患者的呼吸功能，提高活动耐受性。③吹气球：嘱患者深吸气，然后用力往气球内吹气，直至把气球吹大，吹不出气为止，3次，每次练习10分钟。④呼吸功能训练器：采取坐位或站位，一手托呼吸训练器，呼气后口含吸管，慢慢吸气，尽力使3个圆球都升到目标刻度，停顿5～10秒，松开吸管，平静呼气，10分钟/次，3次/天。

（3）呼吸功能训练实施方案。根据患者作息规律以及治疗护理需要，为患者制订个性化呼吸功能锻炼实施计划表，缩唇呼吸＋腹式呼吸＋吹气球＋呼吸功能训练器四组训练，早、中、晚共训练3次/天，10分钟/组。患者根据项目要求完成，实际按时完成后，该项由家属签名确认。未达训练时间要求的按实际时间记录，未按时间计划完成的项目可在其他时间内补充练习，确实完全未执行的则画"×"，并说明原因。护士不定时检查患者训练方法是否正确，并给予指导，并按要求完成时间点定时检查患者完成情况，对未完成项目内容的督促患者完成。

五、效果评价

（1）营养方案实施后部分指标有明显上升，术后3个月随访患者身高170cm，体重为50kg，较术前增加7kg。

（2）训练开始后，每周复查肺功能，检查训练效果。手术前复查肺通气功能明显改善，为轻度限制性通气功能障碍。患者术后继续使用呼吸功能训练器3次/天，10min/次进行锻炼，术后随访肺通气功能。

六、收获与反思

1. 收获

（1）脊柱侧弯患者围手术期的营养管理，有助于改善患者的营养状况，促进患者康复。

（2）特发性脊柱侧弯伴重度营养不良及极重度限制性通气功能障碍患者需要多学科

人员参与并密切合作的治疗团队，给患者提供全方位的最佳治疗方案。

（3）临床护士扮演着指导者、督促者和实施者的角色，负责临床护理工作的落实，在整个方案实施过程中起着关键的作用。

2. 反思

脊柱侧弯患者围术期普遍存在营养相关的问题，进行营养干预可以促进患者康复。因此，应将脊柱侧弯围手术期的营养管理在不断探索与实践中做得更加规范化，该案例的成功经验为我们的护理工作提供了很好的临床指导作用，并为其他疑难复杂患者的护理提供了借鉴作用。

（罗春晓　但海芬）

加速康复在类风湿关节炎患者行全膝置换术后的个案护理

类风湿关节炎（RA）是以侵蚀性、对称性多关节炎为主要临床表现的慢性、全身性自身免疫性疾病。可造成关节软骨和骨质破坏，最终导致关节畸形。该病在我国患病率为0.32%～0.36%，病程长、致残率高，是一种治疗难度较高的免疫性疾病。已经出现致残性、破坏性关节病的类风湿关节炎患者，则需要外科手术进行干预，以缓解疼痛，矫正关节畸形和改善关节功能。全膝关节置换术已成为目前治疗终末期骨关节炎、类风湿关节炎等膝关节疾病的主要治疗方法，可有效缓解疼痛，改善膝关节功能，提高患者生活质量。

一、病例介绍

患者黄某，女，35 岁，未婚，广东广州人，广州市居民医保。既往史：类风湿关节炎，无过敏史。患者 3 年前无明显诱因出现左侧膝关节肿痛、皮温升高，伴有晨僵，活动后可稍缓解，予针灸理疗处理，症状有所好转。1 年前患者开始出现左膝关节活动受限，屈曲不能，半年前出现右肘关节、左腕关节活动受限，伴有晨僵，无明显红肿热痛。专科评估：左膝关节轻度肿胀，左膝关节活动受限，ROM：60°～110°，压痛（＋），右肘、左腕关节轻度压痛，伴有晨僵，活动后可缓解；足背动脉搏动可触及，末梢血运良好；皮温正常（34℃）；左下肢、右上肢肌力Ⅳ级，右下肢、左上肢肌力Ⅴ级；肌张力正常。左下肢肌肉萎缩。入院诊断：类风湿关节炎、左膝关节挛缩，于 2023 年 7 月 3 日入住关节外科创伤骨科。

入院后行术前评估、预康复指导及术前健康教育，7 月 5 日在腰硬联合麻醉下行左侧全膝关节置换术＋股四头肌成形术＋髌韧带止点重建术，停留伤口引流管及尿管，术后手术伤口疼痛（NRS 评分 5 分）、患肢Ⅰ度肿胀、左下肢肌力Ⅱ级，予多模式联合镇痛治疗，并请康复科会诊，制定体位指导、肌肉力量及关节活动度训练等康复护理措施，促使患者肢体功能恢复。术后第四天患者 NRS 评分 2 分，肿胀较前减轻，膝关节 ROM：30°～65°，助行器辅助下可下床活动。术后 1 周伤口愈合良好，疼痛减轻，膝关节 ROM：20°～90°，予出院及居家康复指导。出院后，对患者的肢体功能恢复、用药、伤口、并发症观察等进行随访。

二、护理问题

（1）疼痛：与膝关节挛缩畸形、手术伤口等因素有关。

（2）关节活动障碍：与手术伤口疼痛有关。

（3）知识缺乏：缺乏正确肢体康复训练的技巧。

三、循证依据

（1）术前健康教育可以缓解患者的术前焦虑和抑郁症状，以增强病人治疗的信心和依从性。

（2）术前皮肤准备，建议选择氯己定或聚维酮碘作为术前皮肤消毒剂。

（3）TKA 术后采取冰敷、抬高患肢、早期下地活动等措施可以减轻术后关节肿胀，促进功能康复。术后选择起效快的 NSAIDs 类药物可以明显缓解患者疼痛。多模式联合镇痛可以达到良好的镇痛效果，促进患者快速康复。

（4）术前积极功能锻炼可以增加肌肉力量，减轻术后疼痛。积极功能锻炼有利于关节功能的早期恢复，减少相关并发症。良好的疼痛控制有利于早期功能锻炼，增强肌肉力量和增加关节活动度。

（5）类风湿患者强烈建议坚持运动，有条件的建议持续进行有氧运动，如散步、骑自行车、跑步和徒步等。

（6）类风湿患者术前停止所有生物制剂的使用，恢复给药的时机应以切口愈合良好、手术及非手术部位均无感染为标准，一般在术后 14 天左右。

（7）TKA 患者出院后继续进行有效的镇痛、VTE 预防、功能锻炼可促进加速康复。术后定期随访便于评价患者功能恢复程度，督促患者积极进行功能康复，及时发现并处理并发症。

四、围手术期加速康复护理

（一）术前管理

（1）发放膝关节置换围手术期健康教育单张，指导观看围手术期宣教视频，告知手术相关信息及围手术期诊疗，给予患者充分的围手术期宣教和心理指导，缓解患者焦虑紧张情绪。

（2）术前皮肤清洁：术前一日中午、术前晚、术日晨予含氯消毒液沐浴消毒。

（3）禁食禁饮：手术前 6 小时禁食，术前 2 小时饮用电解质饮料 200mL。

（4）术后卧位：根据患者所采取的手术麻醉方式，安置不同的术后体位。

（5）保证充足的睡眠。

（6）功能锻炼：指导患者踝泵运动、股四头肌静态收缩训练、抬臀运动、屈膝训练、直腿抬高训练、呼吸功能锻炼等；指导床上大小便练习。

（二）术后管理

（1）体位：术后予屈膝 60°抬高，6 小时后改为过伸位抬高。患肢抬高于心脏水平，减轻和预防患肢肿胀、缓解疼痛。

（2）观察肢体血运：密切观察患肢末梢血运、感觉、肿胀、皮肤颜色、皮温、足背动脉搏动等情况。

（3）管道护理：做好管道（引流管、尿管）标记及固定，确保引流通畅，观察记录伤口引流液的颜色、性质及引流量情况。术后予夹闭伤口引流管，6小时后予开放伤口引流管。术后第一天晨起拔除尿管及伤口引流管，予防脱管、防反流健康教育。

（4）疼痛护理：评估患者疼痛原因及性质，如体位不当、肢体摆放不当、伤口包扎过紧、心理因素及环境等。指导患者使用疼痛评估尺，采用多模式联合镇痛：术后返回病房后即予冷疗（Q4h）、口服NSAIDs类药物（塞来昔布）、注射用药（帕瑞昔布）、留置神经阻滞镇痛泵，干预后疼痛缓解，NRS疼痛评分为1分，动态进行疼痛评估。出院后镇痛：口服药物为主，主要选择包括NSAIDs类药物。

（5）饮食指导：术后返回病房后经吞咽功能筛查无异常，指导饮用电解质饮料5～10mL，10分钟后饮用电解质饮料20～50mL，30分钟后进食米汤、肉汤等，60分钟后进食半流质，2小时后予普食。

（6）并发症的观察和护理。

①预防感染：鼓励患者扩胸、深呼吸、咳嗽以锻炼肺功能，保持口腔卫生，预防肺部感染。指导患者多饮水，保持会阴清洁以预防泌尿系感染。

②预防便秘：鼓励患者多进食富含纤维素的食物，适当鼓励床上活动以刺激肠蠕动，预防便秘。

③预防下肢静脉血栓形成：麻醉过后开始行踝泵运动，按摩肢体促进血液循环。

（7）功能锻炼。

①麻醉过后即进行远端肢体活动，如足趾活动、踝泵运动，被动按摩患肢小腿肌肉，促进血液循环。

②术后2～5天，可进行股四头肌静态收缩练习、压膝训练、直腿抬高运动。使用助行器不负重下行步态训练，及使用CPM机进行膝关节被动运动。

③术后1周，重复之前锻炼内容，屈膝达到90°，患肢改为部分负重。

④术后3～4周继续重复之前锻炼内容，患肢可完全负重。

（三）医康一体化

制定科学的、可进阶的个体化运动康复方案，改善关节活动度，增强下肢肌肉力量及平衡能力，改善协调，促进循环。

1. 第一阶段（术后1～7天）

康复目标：控制疼痛、肿胀；ROM：10°～90°；无辅助转移。

（1）关节活动度训练：床边屈膝训练；CPM；压膝训练。

（2）肌力训练：股四头肌、臀肌等长收缩训练。

（3）平衡、负重训练：助行器辅助下步态训练。

2. 第二阶段（术后 2～8 周）

康复目标：控制疼痛、肿胀；ROM：0°～105°；无辅助下步态；迈上 10cm 高台阶。

（1）关节活动度训练：主动屈伸膝；人工、足跟滑板、靠墙滑板等辅助下屈膝；压膝训练。

（2）肌力训练：股四头肌、臀肌、腘绳肌等长收缩训练。

（3）平衡、负重训练：助行器辅助下步态训练；单腿静态站立；双腿动态活动。

3. 第三阶段（术后 9～16 周）

康复目标：ROM ≥115°；无辅助下恢复正常步态；上/下楼梯练习；独立进行 ADL 活动。

（1）关节活动度训练：主动屈伸膝；人工、足跟滑板、靠墙滑板等辅助下屈膝；压膝训练。

（2）肌力训练：股四头肌、臀肌等牵拉训练。

（3）平衡、负重训练：单腿静态站立；双腿动态活动。

康复训练原则：循序渐进、由少至多，以不觉疲劳、不觉疼痛为宜。

（四）出院与延续护理

1. 出院指导

（1）坚持膝关节活动度和肌力训练，定期门诊复诊，根据关节活动度情况及时调整康复训练方案。

（2）指导患者出院后观察伤口，使用镇痛药物及抗风湿药物。

（3）保护关节。多晒太阳，注意防寒湿、保暖，冬季可戴护膝。避免关节损伤、关节反复的冲击力或扭力，尽量减少频繁运动，减少关节软骨的磨损。少穿或尽量不穿高跟鞋。功能锻炼应循序渐进，避免操之过急。

2. 延续护理

出院建立微信和电话随访，动态追踪患者膝关节活动度、下肢肌力等情况，指导患者功能锻炼、口服用药、定期复诊等注意事项。

五、效果评价

（1）疼痛：出院前 NRS 评分 2 分，疼痛基本缓解。出院后遵医嘱继续口服消炎镇痛药物，嘱康复训练后及时予冷疗。

（2）关节活动障碍：术后 1 天膝关节 ROM 30°～50°，出院当天（术后 6 天）膝关节 ROM 20°～90°，出院后一周随访，膝关节 ROM 5°～100°，活动度恢复情况达到预期目标。

（3）知识缺乏：患者掌握各关节功能锻炼方法；掌握辅助器具使用方法；了解术后伤口观察要点及抗风湿类药物服用时机。

六、收获与反思

1. 收获

本个案中，通过关节外科、风湿免疫科、麻醉科及康复医学科等多科室协作，在基于加速康复外科的流程上采用"医康护一体化"模式对患者进行围术期疼痛管理、康复训练管理、预防感染管理等，多方合理分工、密切联系、互相协作，为患者提供了治疗、康复、护理一体化综合管理方案，预防患者围术期并发症的发生，使患者受益。

2. 反思

类风湿关节炎导致左膝关节挛缩畸形、肌肉萎缩，患者术后需在控制疼痛后尽早进行膝关节的活动度训练及下肢肌力训练，康复训练难度大，围术期需早期康复介入，制定个性化康复指导，促进关节功能恢复，且患者术前应用抗风湿药物，包括非甾体抗炎药、改善病情抗风湿药及糖皮质激素，这些因素均可能导致关节置换围术期并发症增加，故围术期对患者进行综合评估和管理至关重要。

（杨叶香　陈美红）

加速康复在慢性鼻窦炎术后患者哮喘急性发作的个案护理

慢性鼻窦炎是指鼻窦黏膜的慢性非特异性化脓性炎症，以鼻塞、流脓涕、头昏、头痛、嗅觉减退为主要表现。中国流行病学调查报告的发病率为8%左右。该疾病对患者生理功能、生理角色、躯体疼痛、心理健康、活力、总体健康和情感结果等方面有明显的负面影响。治疗主要依靠药物和鼻内镜手术。鼻内镜术中组织损伤、术后手术创面不能缝合，需依靠止血材料填塞止血，鼻腔填塞期间会导致持续性疼痛，甚至可能会引起一系列并发症，如鼻腔出血、眶内并发症、颅内并发症等，严重影响疾病的预后。

一、病例介绍

患者祝某，女，34岁。已婚已育，广东佛山人，既往史：哮喘、全麻鼻内镜手术（具体不详）、甲亢病史，有青霉素、赛治过敏史。患者6年前无明显诱因出现交替性鼻塞伴水样涕，外院治疗，2年前症状再次出现，保守治疗欠佳。门诊拟慢性鼻窦炎于2023年6月13日入住耳鼻咽喉头颈外科。

入院后完善相关检查，行术前评估、预康复指导，请呼吸内科、内分泌科、麻醉科会诊协助做好术前评估。6月15日在全麻下行经鼻内镜下双侧筛窦、上颌窦开放＋鼻中隔偏曲矫正＋双侧鼻息肉切除术，安返病房。术后给予加速康复护理模式护理，经过胃肠道功能评估、运动功能评估，给予常温软质食物。手术当晚遵医嘱予普米克令舒＋吸入用复方异丙托溴铵溶液＋0.9%NS氧气雾化吸入后出现气促、呼吸困难、说话费力。查体：神志清、三凹症阳性、口唇发绀，吸氧状态下SpO_2波动在79%～88%，P101次/分钟，R30次/分钟，BP130/60mmHg，听诊双肺可闻及散在哮鸣音。请呼吸内科、麻醉科、肝外ICU急会诊，予抬高床头、高流量吸氧、心电监护，甲强龙注射、多索茶碱静脉滴注，急查血气、生化八项、床旁胸片，床边备气管切开包、急救车。经过积极抢救后患者呼吸平顺，口唇红润，无明显三凹症。术后第一天到出院，患者神志清、精神状态可；生命体征平稳，血氧饱和度维持在96%以上；持续予支气管扩张喷雾剂治疗及心肺功能锻炼，患者治疗后恢复至相对良好的发作前状态，未再出现哮喘急性发作。同时做好鼻腔出血的观察及护理，密切观察患者呼吸功能、注意用药反应。出院后，对患者的鼻腔冲洗、用药及鼻腔伤口恢复等进行随访。

二、护理问题

（1）呼吸型态异常：与气道炎症和气道高反应性导致气道痉挛狭窄有关。

（2）疼痛：与术后纱条填塞压迫鼻腔内创面止血，受压的鼻腔组织缺氧缺血，导致局部反应性水肿、致痛物质分泌增加，以及由于鼻腔分泌物的引流不通畅，致神经末梢受刺激而加重疼痛有关。

（3）潜在并发症：出血、脑脊液鼻漏、眶内并发症。

三、循证依据

（1）围术期气道管理是加速康复外科的重要组成部分，可有效减少气道并发症、缩短住院时间、降低再入院率及死亡风险、改善患者预后、节约医疗资源。

（2）患者若有合并术后肺部并发症高危因素，术前则应进行肺康复训练，预防性给予吸入性糖皮质激素和支气管舒张剂，能降低术中支气管痉挛的发生率。

（3）对于围术期发生的支气管痉挛或哮喘，排除过敏反应（低血压、心动过速、皮疹）后，除高流量纯氧通气、改变吸呼比以保证足够的时间呼气和加深七氟烷吸入麻醉外，应尽早使用气道舒张剂和糖皮质激素。

四、围术期加速康复护理

（一）术前管理

（1）给患者发放慢性鼻窦炎健康教育手册，指导其观看围手术期宣教视频，并告知手术相关信息及围手术期诊疗方案，给予患者充分的围手术期宣教和心理指导，缓解患者焦虑紧张情绪，运用回馈式提问提高患者对疾病的认知，及时对患者存在的问题进行再教育。

（2）指导心肺功能锻炼：

①爬楼训练：以匀速不间断登5层台阶为1组运动训练，连续3组，每组间隔休息3分钟。频率为2次/天，每次约30分钟。

②有氧训练：以步行为主，30～40分钟/次，2～3次/天。

③指导有效咳嗽。

④吹气球或吹纸巾：频率2次/天，每次30分钟。

⑤缩唇和腹式呼吸：缩成鱼口状，经口缓慢呼气，同时收缩腹肌使腹部下陷，然后经鼻吸气，吸气时放松腹肌使腹部鼓起。呼与吸的时间比为2∶1～3∶1，每日训练两次，每次10分钟左右，掌握后逐渐增加训练时间和次数。

（3）术前皮肤准备：术前一天剪鼻毛。

（4）术前营养支持

①营养评估：患者近三个月食欲正常，食量摄入正常，无营养风险，无肝肾功能障碍。

②禁食禁饮：手术前6小时禁食，术前2小时饮用能量饮料300mL，之后禁饮。

（二）术后管理

（1）哮喘急性发作时急救。

通知医生，立即建立两条静脉通道，以此保证药物连续滴入或快速静推急救药物。评估患者意识及精神状态，予心电监护、面罩吸氧，密切观察生命体征，如呼吸频率、节律、深度的变化，血氧饱和度等，观察有无气胸、肺不张、呼吸衰竭情况。观察口唇、皮肤颜色，清理呼吸道，保持呼吸道通畅。予抬高床头、端坐位，在背下垫以软垫，使患者尽可能保持舒适的体位。遵医嘱予甲强龙、多索茶碱0.3g＋100mL生理盐水静脉缓慢滴注，予万托林1喷口腔吸入，观察用药后病情变化的情况。予急查血气分析、生化八项，了解患者电解质及酸碱平衡情况，急查床边胸片，床边备气管切开包、急救车。给予心理护理：护士全程陪伴，通过言语、动作、表情等多种方式针对性地安慰、疏导、解释、暗示、鼓励、劝告等以减轻患者精神负担，缓解患者的焦虑、紧张情绪，家属多陪伴和鼓励患者，给予家庭支持。

（2）疼痛管理：指导患者使用疼痛评估尺，动态进行疼痛评估；术后2小时及睡前遵医嘱予氟比洛芬酯50mg静脉注射。

（3）预防术后恶心呕吐：患者术后返回病房时使用可调整头高位手术车床，回室后头垫枕头。

（4）并发症的管理：观察患者鼻腔及口腔分泌物的性状、颜色、量，生命体征变化，有无头痛、恶心、呕吐、意识改变、眶周淤血、青紫或肿胀等情况，眼球有无外突或眼球活动障碍等；遵医嘱正确使用抗生素和滴鼻剂；避免鼻腔填塞物脱出，嘱患者不要用力咳嗽或打喷嚏，保持大便通畅。

（5）早期活动。

①术后回室2小时后予半卧位，指导下床活动，采用下床活动"三步曲"即：第一步床上坐起30秒；第二步坐在床沿双腿下垂30秒；第三步床旁站立30秒；无不适症状方可下床活动。

②手术当天病房内活动，次日可逐步增加到病区走廊活动。

（6）饮食管理：术后回室2小时后鼓励病人进食，进食量不超过5mL/kg。30分钟后无恶心呕吐，可恢复正常进食量，进普通饮食，避免油炸、坚硬、辛辣刺激性及活血类食物。

（7）鼻腔冲洗管理：术后第二天开始，每天2次用温生理盐水（32～40℃）倒入专用的冲洗瓶中，一次量约250mL，病人取坐位，低头，头稍微偏向患侧，注意不可过偏，防止水入耳内。病人一手持鼻腔冲洗瓶，并将冲洗口插入鼻腔，张嘴屏气的同时将冲洗液挤入鼻腔。冲洗时压力不宜过大，以免引起鼻腔出血。

（四）出院与延续性护理

1. 出院指导

（1）休息与活动：适当锻炼身体，增强体质；注意休息，劳逸结合，避免受凉，预防感冒。

（2）教会患者正确的滴鼻、喷鼻、鼻腔冲洗等方法（鼻内镜检查当天避免冲洗鼻腔，防出血）。持续鼻腔冲洗每天1次，连续2～3个月。

（3）遵医嘱继续用药，包括口服药、滴鼻、喷鼻等。

（4）鼻腔护理：三个月内勿用力擤鼻、挖鼻，避免撞击鼻部。

（5）就医治疗：出现鼻腔出血，视力受伤等情况及时就诊，定时复查。

2. 延续护理

出院建立电话随访，动态追踪患者鼻塞、流涕、嗅觉恢复情况及生活质量改善情况，指导患者局部用药、口服用药、定期复诊等注意事项。

五、效果评价

（1）鼻腔伤口恢复良好，轻度鼻塞，双侧鼻腔无渗血，唾液性质正常。

（2）哮喘急性发作经及时抢救治疗后控制良好，无行气管切开辅助通气，无呼吸衰竭、脑损伤等并发症发生。

（3）NRS：0分，术后血栓评分2分，Braden压疮风险评分为21分，ADL风险评分为100分，未出现血栓、压疮、跌倒等不良事件。

（4）营养指标：住院期间按照饮食计划执行，能量达到目标需求，蛋白质摄入达到目标需求，未出现体重下降。

六、收获与反思

1. 收获

对患者做好全面细致的健康宣教及评估，同时对医护团队加强支气管哮喘急性发作评估及处理的培训，能有效应对哮喘急性发作。针对该患者术前全面的评估、术后的病情观察、并发症的预防、加强健康宣教等措施，对鼻窦炎合并哮喘患者顺利渡过围手术期有重要作用。随着临床医护康一体化的发展，对疾病结局进行预判，把关键流程前移至疾病急性期，进一步实现疾病全周期（包括急性期和稳定期）院内外康复的全覆盖，对改善患者结局和提高其生活质量具有重要意义。

2. 反思

该患者虽然自入院当天起就给予个体化心肺功能预康复锻炼，但入院至手术时间仅3天时间，远远未达到指南建议的3～6周，通过该个案反思，我们可以把预康复锻炼提前至院前，在患者首次就诊或者有手术指征及意愿时即可指导患者预康复锻炼，以减少对手术的应激反应和手术并发症。

（徐惠清　胡丽丽）

加速康复在早期宫颈癌患者术后膀胱功能障碍的个案护理

宫颈癌是全球女性中较为普遍的恶性肿瘤，据统计，它占据了所有女性肿瘤案例的12％左右，成为女性中第四种常见的肿瘤类型。在中国，宫颈癌的发病率同样不容忽视，每年新增约13.5万例，位居全球新发病例数的第三位。在这些病例中，鳞状细胞癌是宫颈癌中最常见的病理类型。

对于早期宫颈癌患者而言，根治性切除是目前主要的治疗方式，这包括广泛性子宫切除和亚广泛性子宫切除。然而，这类手术可能会导致一些术后并发症，其中膀胱功能障碍尤为突出，严重影响患者的术后生活质量。膀胱功能障碍可能表现为尿潴留、排尿不畅和排尿不尽等症状，不仅给患者日常生活带来诸多不便，还可能增加泌尿系统感染的风险，进而对疾病的长期预后造成不利影响。因此，对于宫颈癌患者而言，术后膀胱功能障碍的预防和治疗是提高生活质量和促进疾病恢复的重要环节。

一、病例介绍

患者陈某，女性，59岁，已婚，G2P2，无业人员，出生河北石家庄，现住广东佛山。否认既往其他病史，否认药物过敏史，否认家族史。患者56岁绝经，绝经后无阴道流血流液，无性交出血，无腹痛不适。近二十天清洗外阴阴道时出现阴道流血，鲜血为主，量多时伴血块。就诊当地医院检查B超提示：宫颈外口处实性低回声团，建议进一步检查考虑为子宫肌瘤。患者后于广州外院就诊，查HPV16阳性，TCT：ASCUS，盆腔MR提示：子宫颈癌，超出宫颈范围累及阴道前壁（ⅡA期），患者后转诊我院，门诊行阴道镜检查并活检，活检病理提示中分化鳞状细胞癌，门诊拟"宫颈恶性肿瘤"于2024年1月18日收入妇科。

入院后行术前评估、预康复指导及回馈式清单术前健康教育，于2024年1月24日全麻下行腹式广泛全子宫＋双附件切除＋双侧卵巢动静脉高位结扎＋腹主、骶前、双侧盆腔淋巴结清扫＋盆腹腔粘连松解术，停留颈静脉置管、盆腔引流管、尿管、镇痛泵，术后当天Caprini评分8分，Braden评分13分，Morse评分20分，NRS 2002评分2分，NRS疼痛评分2分，术后第一天ADL评分60分，术后出现下肢无力、腹胀、尿少。2024年1月29日双下肢彩超提示：右侧小腿后部比目鱼肌肌间静脉血栓形成（完全型阻塞），予消炎、抗感染、插胃管、护胃、营养、补钾、抗凝、胃肠减压、利尿、低频脉冲电疗行通便促排气和镇痛等对症处理。申请介入科、胃肠外科、针灸科联合治疗，患者于2024年2月4日行化学药物治疗，于2024年2月5日带尿管出院。予出院相关指导，包括居家安全的家庭盆底功能康复训练、居家管道护理、定期更换尿袋多饮水预防感染，劳逸结合。出院后，对患者的盆底功能锻炼、DVT的预防、症状自我监测、用药、伤口、并发症及化疗药物的副作用、血的化验结果、腹部B超或MR等检查进行随访关注。指导患者下次入院前3～4天开始进行夹闭尿管训练，于2024年2月25日再次入院拔除尿管，拔除尿管后患者排尿顺畅，测残余尿量19mL。

二、护理问题

（1）术后膀胱功能障碍：患者术后可能出现膀胱功能，这可能与手术中盆腔神经的损伤、组织水肿及术后疼痛有关。

（2）泌尿系统感染风险：由于尿管留置时间过长，患者面临较高的感染风险。可能导致细菌定植和上行性感染。

（3）活动受限：伤口疼痛和尿管留置限制了患者的活动。

（4）知识缺乏：患者及家属对疾病的认知不足，术前焦虑明显，可能影响术后康复。

三、循证依据

（1）运用回馈法准确反馈病人在接受健康教育过程中存在的问题，从而进行再教育，以增强病人对 ERAS 治疗的信心和依从性。

（2）研究表明，术后尿管留置时间长的患者，需结合膀胱功能训练，如定时排尿、盆底肌肉训练等，可以促进膀胱功能的恢复，显著降低膀胱功能障碍的发生率。膀胱功能障碍不仅影响患者的生活质量，还可能导致泌尿系统感染和其他并发症，如膀胱损伤和肾功能受损。此外，膀胱功能障碍可能导致患者心理负担加重，影响情绪和康复进程。

（3）盆底功能训练、低频脉冲电治疗和针灸等物理治疗可改善术后膀胱功能障碍，促进膀胱功能的恢复。通过增强盆腔底肌肉的力量和耐力，有助于改善膀胱的控制能力。

（4）心理支持和疼痛管理对于提高患者术后生活质量和促进康复具有重要作用。心理干预可以有效降低患者的焦虑和抑郁水平，疼痛管理则有助于患者更好地参与康复活动，增加患者的依从性。建议采用认知行为疗法、放松训练等心理干预手段，结合个体化的药物镇痛方案。

（5）早期活动和合理饮食管理有助于促进术后康复，预防并发症。早期下床活动可以预防深静脉血栓，合理饮食则有助于维持患者的营养状态，支持康复过程。建议制订个性化的营养计划，考虑患者的代谢需求和食物偏好，同时控制体重。

（6）患者需要定期更换尿管和进行尿常规检查，以及时发现和处理感染。保证每天摄入 1500～2000mL 水分给机体，降低泌尿系统的感染率。

四、围手术期加速康复护理

（一）术前管理

（1）给患者发放宫颈癌围手术期健康教育单，指导其观看围手术期宣教视频，告知手术相关信息及围手术期诊疗方案，给予患者充分的围手术期宣教和心理指导，缓解患者焦虑紧张情绪，运用回馈式清单提高患者对疾病的认知，及时对患者存在的问题进行再教育。

（2）指导功能训练：术前一天指导病人进行咳嗽训练、腹式呼吸、缩唇呼吸等呼吸训练，每日 3 次，每次 10～20 分钟，以降低术后肺部并发症发生，指导患者掌握术后运动功能训练，卧床时活动四肢，如踝、髋、膝关节运动，指导患者做预防深静脉血栓运动操，缩短住院时间。

（3）盆腔底肌肉训练：指导患者进行盆腔底肌肉的收缩和放松练习，增强肌肉力量，为术后膀胱功能的恢复打下基础。可以采用盆底肌力进行训练，以便更准确地评估训练效果。

（4）术前患者自身准备：给予患者进行肠道准备、皮肤准备和物品准备。

（5）心理干预：术前心理评估和干预，帮助患者建立积极的心态，减轻术前焦虑，根据评估结果制订个性化的心理干预计划。

（6）术前营养支持。

①营养评估：通过营养咨询门诊或营养科会诊，营养（医）师/有资质护理团队对患者进行术前营养状况评估，对有营养支持指征的患者制定营养支持方案。使患者达到近三个月食欲正常，食量摄入正常，BMI ≈ 30.12kg/m²，白蛋白45g/L，无营养风险，无肝肾功能障碍的状态。

②禁食禁饮：术前8小时禁固食，术前2小时禁饮。手术当日早6点口服液体碳水化合物饮料300mL。

（二）术后管理

（1）疼痛管理：采用多模式镇痛方案，包括药物和非药物疗法，如局部冷敷、音乐疗法等，以降低疼痛水平，提高患者的舒适度。药物镇痛应根据患者的疼痛评估结果调整，确保疼痛控制在适宜的范围内。分别在回室时、术后6小时、术后24小时、术后48小时各评估1次，随时疼痛随时评估。

（2）管道护理：做好管道（引流管、尿管）标记及固定，确保引流通畅，观察并记录引流液的量及颜色，及时汇报医生，予防脱管、防反流健康教育。

（3）并发症的管理：密切观察患者生命体征、病情变化情况，观察引流液情况、伤口敷料情况，肛门排气情况，有无腹胀腹痛情况，观察双下肢有无麻痹胀痛等，有无会阴及下肢水肿等。及时发现出血、呼吸困难、窒息、胸痛等症状。

（4）术后预防恶心呕吐：术后安返病房患者清醒后可适当抬高床头30°，可以适当使用新鲜的柠檬皮，必要时使用药物。

（5）早期活动：术后安返病房后可指导患者活动双上、下肢，适当抬高床头，待术后6小时可床上翻身，指导患者尽早下床活动，促进血液循环，预防下肢深静脉血栓。下床活动可采用"三部曲"，即第一步床上坐起30秒；第二步坐在床沿双腿下垂30秒；第三步床旁站立30秒；无不适方可下床活动。可根据患者情况制订个性化的活动计划，根据患者的体力和恢复情况逐步增加活动量。活动计划应包括床上活动、床边活动和全范围活动。

（6）饮食管理：NRS 2002营养筛查评分2分，手术无损伤胃肠道者及无特殊患者，术后2小时无恶心呕吐病人，鼓励少量口服温水或者清亮液体，再过渡到流质或者软质饮食，首次进食量不超过200mL。根据胃肠耐受量循序渐进增加进食次数和进食量，术后逐渐恢复清淡饮食，鼓励多饮水，促进尿液排出。同时，根据患者的营养需求，提供个性化的饮食指导，确保患者摄入足够的营养以支持康复。营养计划应考虑患者的代谢需求、食物偏好和体重管理。

（7）心理支持：持续提供心理支持，帮助患者调整心态，积极面对康复过程中的困难和挑战。可以组织患者参加康复小组，与其他患者交流经验，增强心理韧性。

（8）康复训练：术前2天和术后第3天开始盆底功能训练，最好坚持至拔尿管前。

①提肛运动：患者平卧位，双手置于腹部，脚尖外展，吸气时依次收缩肛门、阴道、尿道，感受盆底肌上提，维持10秒，然后呼气放松，15分钟/次，3次/天。

②排尿中断训练：指导患者排尿时吸气收腹，有意识中断排尿，停留3～5秒再排尿，反复练习。

③腹式呼吸训练：指导患者用鼻吸气，挺起腹部，保持3～5秒，用口呼气，收缩腹部，5分钟/次，3次/天。

④腹肌训练：单腿抬高保持悬空5秒，两腿交替练习，10～15分钟/次，3次/天，以患者不感到疲劳为宜。

⑤尿意习惯训练：设定患者每日排尿时间，如晨起、睡前或餐前30分钟，日间每3小时排尿1次，夜间排尿2次。

⑥Valsalva屏气法：患者取坐位，身体前倾，屏气10秒，将腹压传至膀胱、直肠、盆底，降低腹内压，5分钟/次，3次/天。

⑦意念排尿放尿前5分钟，患者取仰卧位，身心放松，想象身处在安静卫生间内，听水流声准备排尿，尝试自主排尿，最后缓缓放尿。

（三）出院与延续护理

（1）出院指导：教育患者进行盆腔底肌肉训练，定期复查尿常规，预防泌尿系统感染。提供详细的出院指导，包括如何自我监测尿量、排尿情况，以及何时需要就医。此外，应指导患者如何进行家庭护理，包括尿管护理、伤口护理和日常活动调整。在拔除尿管前3～4天开始进行夹闭尿管训练，练习夹闭与开放：将尿袋上的固定夹卡紧，每隔2～4小时定时放尿一次。如果患者饮水量多或输液多，产生尿液快，可以在感到下腹胀或有尿意时松开固定夹，放尿5～10分钟。重复训练：在尿意完全消失后再次夹紧固定夹，如此反复训练直到拔管。夜间注意事项：晚上睡觉时请松开固定夹，以保持尿管引流通畅。

（2）延续护理：通过微信和电话随访，动态追踪患者排尿情况，提供个性化指导。建立随访档案，记录患者的康复进程和任何问题，确保患者在家庭环境中也能得到有效的护理和支持。随访计划应包括定期的面对面随访和必要的远程咨询。

五、效果评价

（1）泌尿系统恢复：患者术后一个月后成功拔除尿管，自行排尿正常，排尿顺畅，无泌尿系统感染症状。通过盆底功能训练治疗，患者的膀胱功能得到了显著改善。随访期间，患者未报告尿潴留复发，排尿功能稳定。

（2）活动能力：患者术后早期活动良好，无明显活动受限情况。通过个性化的活动计划，患者的体力和活动能力得到了逐步恢复。患者在出院后两周内能够独立完成日常生活活动，无需他人协助。

（3）心理状态：患者情绪稳定，对术后康复充满信心。心理干预和持续的心理支持帮助患者建立积极的心态，有效应对康复过程中的挑战。心理评估显示患者的焦虑和抑郁水平显著下降。

（4）营养状态：患者术后营养状况良好，无体重下降，能量和蛋白质摄入均达到目标需求，支持了患者的康复进程。营养评估显示患者的营养状态在术后得到了有效改善，有助于伤口愈合和体力恢复。

六、收获与反思

1. 收获

术前的教育和盆底功能训练，术后的尽早拔除尿管和膀胱训练，均有助于患者膀胱功能的快速恢复。心理干预和早期活动对于提高患者的生活质量和促进康复具有重要作用。此外，合理的饮食管理和营养支持对于维持患者的体力和促进伤口愈合至关重要。

2. 反思

膀胱功能障碍的预防和处理需要多学科一体化康复，包括外科、康复科、针灸科、心理科和营养科的共同参与，为患者制订个体化的整体康复计划。未来应进一步探索更有效的预防和康复措施，提高患者术后生活质量。此外，应加强对患者及家属的教育，提高他们对疾病认知和自我管理能力，以便更好地配合治疗和康复。对于超重和肥胖的患者，术后体重管理应成为护理计划的重要组成部分，以减少并发症的风险并提高康复效果。

（李碧玲）

加速康复在妊娠合并糖尿病患者剖宫产术后的个案护理

妊娠合并糖尿病是妊娠前发生或妊娠期间首次发现的不同程度的糖耐量异常，包括孕前糖尿病和妊娠期糖尿病，是妊娠期最常见的内科合并症之一，属于高危妊娠。随着我国生育政策的变化及生育观念的改变，妊娠合并糖尿病的患者人数持续增加。为保障母儿安全，部分产妇不适宜顺产，则选择剖宫产终止妊娠。妊娠合并糖尿病行剖宫产术后可能会出现血糖异常，其中低血糖症状如心悸、出汗、面色苍白、饥饿感等；高血糖酮症酸中毒症状如恶心、呕吐、视力模糊、呼吸加快且有烂苹果味等。妊娠合并糖尿病还会增加术后感染、产后出血的风险，如果产后血糖控制不佳，还会增加远期患糖尿病的风险。

一、病例介绍

孕妇李某，女，27 岁，已婚，孕妇，主诉孕 37 周，有阴道流血 1 小时。既往史：2016 年诊断"多囊卵巢综合征"，2020 年开始服用孕诺酮每天 1 片至孕期，现病史：平素月经规则，月经时间 6～7 天，周期 28～30 天，LMP：2023 年 5 月 8 日，EDC：2024 年 2 月 23 日，OGTT 空腹 5.8mmol/L，OGTT（1h）13.77mmol/L，OGTT（2h）12.24mmol/L，孕 29 周使用胰岛素 6-6-6-4IU 治疗，动态血糖监测仪监测血糖。产前空腹血糖控制在 4～4.8mmol/L，餐后血糖控制在 6.0～7.5mmol/L，因孕 37 周，有阴道流血 1 小时，于 2024 年 2 月 1 日急诊入院。

入院诊断：①臀先露（G1P0 孕 37 周臀位单活胎）；②高危妊娠监督；③妊娠合并肥胖症；④妊娠期发生的糖尿病（A2）。孕期 BMI：35.2kg/m^2，超重，孕期体重增长 10kg，孕产妇静脉血栓栓塞风险因素评分2分。完善术前检查后，于2024年2月2日在腰硬联合麻醉下行剖宫产术，剖宫产术后回室1小时阴道流血80mL，予促宫缩、止血用药后阴道流血不多，24小时出血量390mL；停留尿管、镇痛泵固定通畅，术后第1天拔除尿管、第2天拔除镇痛泵。术后当天疼痛评分2分，耻骨联合处压痛试验阳性，予卧床主动活动，带骨盆带。术后第1天伤口疼痛评分1～2分，予骨盆带固定，康复科进行康复治疗后，可在床边站立，术后2天可在家人的辅助下行走。出院前耻骨处疼痛较前缓解，移动时偶有疼痛。术后血栓风险评分3分，予物理预防、气压治疗及低分子肝素皮下注射预防血栓。术后空腹血糖控制在4.7～5.2mmol/L，餐后血糖控制在6.9～10.5mmol/L。术后第5天产妇一般状况良好、血糖控制良好，予出院定时随访。

二、护理问题

（1）营养失调：与血糖代谢异常有关。

（2）有出血的风险：与术后子宫收缩不良有关。

（3）疼痛：与伤口疼痛、子宫收缩及耻骨联合疼痛有关。

（4）潜在并发症——深静脉血栓：产后血栓风险评分为3分，评分结果为高危。

三、循证依据

（1）精准的饮食管理方案：根据术后分时段精准饮食管理方案，由责任护士分时段指导产妇进行饮食、饮水及营养补充；根据膳食宝塔，结合产妇产后的血糖情况，制定个体化饮食方案，以保障营养的均衡和血糖的稳定。

（2）动态血糖监测及控制：根据产妇的血糖情况，选用连续动态血糖监测，根据血糖情况，进行饮食的调整、运动的指导及胰岛素的使用。

（3）量化活动方案：制定量化的体位管理和活动方案，由责任护士进行床边指导，在有效保障产妇安全的前提下，量化活动目标。

（4）预防血栓的规范管理：根据产妇产褥期血栓危险因素评分情况，制定预防血栓干预方案。该产妇血栓评分高危，在基础预防及物理预防的基础上，增加抗凝药物的使用，观察抗凝效果及是否出现出血等不良反应。

四、围手术期加速康复护理

（一）术前管理

（1）发放剖宫产快速康复术前护理执行单，告知孕妇术前用物准备，使其了解术前饮食意义及方法。

（2）介绍术后饮食、体位、活动及母乳喂养相关知识；注意口腔卫生（刷牙、漱口液）；做好患者及其家属的健康教育，减轻患者的精神压力，并告知术后康复的具体步骤。

（3）饮食管理。

①营养及血糖评估：评估患者孕前BMI，孕期体重增长情况、血糖情况等。

②禁食禁饮：第一台手术术前晚11点后禁固体食物，晚上11点口服液体（能量饮料

300～500mL，GDM 患者睡前血糖≥6.7mmol/L，暂禁饮）；手术当日早 6 点口服液体（能量饮料 200～300mL，5mL/kg），之后禁食禁饮。接台手术术前 2 小时禁饮。

（二）术后管理

1. 术后饮食

术后 2 小时评估后，饮能量饮料 50mL/小时；术后 4 小时评估产妇无恶心呕吐，予营养补充剂 1 份（6 勺）50～100mL/小时；术后 6 小时予营养补充剂 1 份（6 勺）；术后 8 小时予营养补充剂 1 份（6 勺）；术后 1 天予半流质饮食粥、面条 3～6 餐/天，少量多餐，1000～2000mL/天；术后第 2 天：正常饮食（5～6 餐月子餐）。进食过程根据糖尿病饮食原则，选择粗粮、低糖、升糖指数低的饮食，少量多餐，并根据血糖进行食物种类和量的动态调整。

2. 术后体位及活动

术后 3 小时每小时进行床上活动，如上肢活动握拳、伸指、屈腕、屈肘、伸臂，5～10 次/小时。下肢活动：踝关节屈伸、旋转，下肢肌肉收缩练习，5～10 次/小时。术后 6 小时之后主动翻身，至少每 2 小时一次，并可半坐卧位进食等。术后第一天：产妇坐起来进食，加强床上及床边活动。在身体耐受的情况下，鼓励产妇尽早下床，下床前注意家属陪同，使用起床三步曲，注意防跌倒。

该产妇有耻骨联合区域疼痛，下床前需佩戴骨盆带，由康复科医生进行评估和手法治疗后下床，以床边站立为主，步行距离以自身耐受为度。产妇术后第二天可在床边站立，在家人搀扶下进行室内的适当走动，术后第四天耻骨疼痛明显好转，可在家人的陪同下在病区的楼道进行走动。

3. 血糖管理

采用动态血糖监测产妇的血糖变化情况，根据产妇血糖情况调整胰岛素的用量，并强化饮食及运动的指导，注意合理饮食，避免高糖及高脂饮食；适当增加进食后活动，加快代谢。

4. 肠道恢复管理

术后当天每两小时嚼无糖口香糖 5 分钟，至少 3 次；脐周按摩，顺时针、逆时针各 1 分钟，每天 3 次。采用中药封包外敷腹部帮助排气。术后第一天下床，产妇即排气，第二天顺利排便。

5. 子宫修复管理

术后当天指导产妇及陪伴者子宫按摩，每 30 分钟一次。术后第一天起每天脐周按摩，顺时针、逆时针各 1 分钟，每天 3 次，促进子宫收缩。每日评估产妇子宫收缩情况，宫底的高度及恶露的情况。

6. 疼痛管理

术后 48 小时内，采用疼痛程度数字评分法和面部表情疼痛评定法，分别在回室时、术后 2 小时、术后 6 小时、术后 24 小时、术后 48 小时各评估 1 次，随时疼痛随时评估，评估产妇疼痛的部位、性质规律、伴随症状等。疼痛≤3 分，采用物理方法缓解，疼痛＞

3分，按照阶梯、按时、个体化方案进行给药，如使用镇痛泵或双氯芬酸钠栓剂，动态评估疼痛的变化情况。

7. 母乳喂养管理

尽早给宝宝进行吸吮，按需哺乳，每2～3小时母乳喂养一次，指导产妇母乳喂养的方法及哺乳姿势。

（三）医康一体化的耻骨联合疼痛康复训练

首先对孕产妇入院时及术后返回病房时，进行耻骨联合处疼痛的常规评估。该产妇耻骨压痛阳性，根据医嘱使用骨盆带固定产妇的骨盆，注意骨盆带的下缘在耻骨联合的上缘，避免直接将骨盆带压在产妇耻骨联合的疼痛处。遵医嘱使用物理治疗（48小时内冰敷，48小时以上红外线）；疼痛大于3分时局部使用镇痛药物。指导产妇进行卧床期间的活动，包括踝泵运动、股四头肌收缩运动，每日4～5次，每次10分钟；根据产妇的耐受情况，增加卧床期间的运动量，并指导主动翻身方法。由康复科医生进行耻骨区域的局部手法治疗及辅助治疗；护士协助康复医生帮助产妇进行离床活动，步态训练，根据产妇的疼痛及耻骨分离的具体情况，进行个体化的康复训练及指导。产妇术后第二天可在床边站立，在家人搀扶下进行室内的适当走动，术后第四天耻骨疼痛明显好转，可在家人的陪同下在病区的楼道进行走动。

（四）出院与延续护理

1. 出院护理

（1）发放产妇产后血糖监测表，告知产妇出院后血糖监测方法，指导产妇改变生活方式、合理饮食及适当运动。

（2）指导产妇腹部伤口的观察要点，如伤口出现异常情况及时返院就诊。

（3）指导抗凝药物的使用方法及不良反应的观察。

（4）指导新生儿的日常照护，鼓励母乳喂养。

（5）告知产妇产后的随访时间及内容。

2. 延续护理

出院后可以进行电话咨询，出院后7～10天母婴保健门诊进行随访服务；42天产后门诊复查和儿童保健门诊进行随访服务；产后3个月、6个月电话随访；也可通过互联网门诊，进行线上咨询服务。

五、效果评价

（1）产妇术后回室，指导产妇及陪伴者按摩子宫，并配合使用促宫缩的药物，产妇24小时阴道流血390mL，没有发生产后出血等并发症。

（2）产妇产后的空腹血糖控制在4.7～5.2mmol/L，餐后血糖控制在6.9～10.5mmol/L，早期血糖的控制相对不好，经过饮食、运动指导配合胰岛素的使用，产妇出院前血糖控制良好，伤口愈合良好，未发生产后感染等并发症。

（3）产妇产后耻骨联合疼痛，通过物理干预、骨盆带的使用结合医康一体化的辅助治疗，产妇出院前耻骨联合疼痛明显缓解，可自行下床活动。

（4）产妇产后血栓风险评分为 3 分，通过主动及被动运动、早期下床、物理治疗及药物预防，产妇未出现下肢静脉血栓。

（5）产妇能独立进行母乳喂养。

六、收获与反思

1. 收获

（1）通过剖宫产加速康复执行单、视频结合护士的健康教育，有效提高孕产妇围术期自我管理的依从性，改善健康教育效果，减少健康教育时间。

（2）持续的动态血糖监测，为孕产妇提供持续个体化的血糖管理，更好地保障了孕产妇及新生儿的安全。

（3）通过加速康复干预，摒弃传统的术前长时间禁食、禁饮状态；术后早期进行活动管理，能够有效降低血糖异常的发生风险，提高产妇的活动耐力，利于肠道功能的恢复，减少静脉血栓、感染等并发症的发生，促进产妇早期康复，同时有效地改善孕产妇手术期间的舒适度。

2. 反思

随着我国生育政策的变化及生育观念的改变，妊娠合并症及并发症的孕产妇数量逐年上升，快速康复的管理方案需要进一步的个体化处理，多科室通力配合，以保障母婴安全为前提，为孕产妇提供更加优质的医疗护理服务。

（罗培培　周丽）

主要参考文献

［1］中国加速康复外科临床实践指南（2021 版）［J］. 中国实用外科杂志，2021，41（9）：961 – 992.

［2］李幼生. 从加速康复外科到预康复：理念更新与临床实践模式转变［J］. 中国实用外科杂志，2024，44（2）：155 – 159.

［3］陈凛，陈亚进，董海龙，等. 加速康复外科中国专家共识及路径管理指南（2018 版）［J］. 中国实用外科志，2018，38（1）：1 – 20.

［4］李乐之，路潜. 外科护理学［M］. 6 版. 北京：人民卫生出版社，2017：299 – 302.

［5］曹晖，陈亚进，顾小萍，等. 中国加速康复外科临床实践指南（2021 版）［J］. 中国实用外科杂志，2021，41（9）：961 – 992.

［6］车国卫，吴齐飞，邱源，等. 多学科围手术期气道管理中国专家共识（2018 版）［J］. 中国胸心血管外科临床杂志，2018，25（7）：545 – 549.

［7］中华医学会肠外肠内营养学分会. 中国医药教育协会加速康复外科专业委员会加速康复外科围术期营养支持中国专家共识（2019 版）［J］. 中华消化外科杂志，2019，18（10）：897 – 902.

［8］廖曦，冯金华，徐裕杰，等. 加速康复外科组织构架与服务流程的研究现状［J］. 中华医院管理杂志，2021，37（3）：225 – 228.

［9］马捷，冯英璞，王琳. 加速康复外科护理模式在神经外科围手术期的应用现状［J］. 中国实用护理杂志，2021，37（28）：2229 – 2234.

［10］Kiyama T, Tajiri T, Yoshiyuki T, et al. Clinical significance of astall-dardized clinicalpathway in gnstrectomy patientsd［J］. Nipon Med She. 2003，70（3）：263 – 269.

［11］Okamura K, Ozaw-H, Kinukaa 7F, et al. A questionnaire survey for TUPP hospitalization by clinical path［J］. Nippon Hinyokika Gakkai Zasshi, 2004. 95（7）：800 – 808.

［12］江志伟，黎介寿，汪志明，等. 胃癌患者应用加速康复外科治疗的安全性及有效性研究［J］. 中华外科杂志，2007，45（19）：1314 – 1317.

［13］张琦，虞正红，高键，等. 加速康复外科理念整合方案实施中影响外科手术患者住院天数的关键指标［J］. 复旦学报（医学版），2023，50（5）：692 – 699.

［14］周芸，胡雯，赵雅宁，等. 临床营养学［M］. 北京：人民卫生出版社，2017.

［15］叶霞，宁宁，吕娟，等. 无痛病房的建立及管理进展［J］. 华西医学，2011，26（9）：1437 – 1439.

［16］中国抗癌协会肿瘤微创治疗专业委员会护理分会，中国医师协会介入医师分会介入围手术专业委员会，中华医学会放射学分会第十五届放射护理工作组. 经皮肝穿刺胆道引流术管路护理专家共识［J］. 中华现代护理杂志，2020，26（36）：7.

［17］Peng Y, Wan H, Hu X, et al. Internet continuous nursing mode in home nursing of patients with T-tube after hepatolithiasis surgery［J］. Comput Math Methods Med, 2022：949.

［18］Yang X, Qin Y, Mo W, et al. Analysis of targeted post-operative nursing outcome in 1246 patients with percutaneous trans hepatic biliary drainage［J］. Front Surg, 2022，9：908 – 909.

［19］Wang M, Hua J, Liu Y, et al. Application of a nurse-led transitional care programme for patients discharged with T-tubes after biliary surgery［J］. Nurs Open, 2023，10（7）：4570 – 4577.

［20］廖曦，冯金华，徐裕杰，等. 加速康复外科组织构架与服务流程的研究现状［J］. 中华医院管理杂志，2021，37（3）：225 – 228.

［21］周静，李卡，王丹，等. 医患协同视角下加速康复外科实施影响因素分析［J］. 中国医院管理，2023，43（8）：30 – 34.

［22］张茜，仵晓荣，刘红梅. 我国加速康复外科护理的发展现状及前景［J］. 护理研究，2018，32（23）：3660 – 3663.

［23］段玉梅，童宗武，李长琼．护理敏感质量指标应用与评价［M］．沈阳：辽宁科学技术出版社，2022.

［24］黄师菊，陈景莲，陈妙霞，等．基于住院患者营养风险筛查构建营养护理模式的实践［J］．中国护理管理，2017，17（9）：1287－1291.

［25］赵静，王欣，徐晓霞，等．甲状腺癌加速康复外科围术期护理专家共识［J］．护理研究，2022，36（1）：1－7.

［26］雷倍美，李珍，谢常宁，等．头颈部肿瘤患者吞咽功能促进策略的证据总结［J］．中华护理杂志，2023，58（1）：85－91.

［27］Moschini M，Stabile A，Mattei A，et al. Enhanced recovery after surgery（ERAS）in radical cystectomy patients：from consensus to evidences［J］. Int Braz J Urol，2019，45：655－657.

［28］秦霞，华亚芳．基于行动研究法 VTE 多学科防治质量干预术［J］．现代医院管理，2021，19（5）.

［29］Liu K，Wang Y，Wang J，et al. Application of accelerated rehabilitation surgery in gastrointestinal surgery［J］. Comput Math Methods Med，2021 Dec 28；2021：2968347.

［30］英卫东，杨扬，乔晓斐，等．肝切除术后加速康复中国专家共识（2017 版）［J］．中华肝脏外科手术学电子杂志，2017（4）：254－260.

［31］中华医学会妇产科学分会加速康复外科协作组．妇科手术加速康复的中国专家共识［J］．中华妇产科杂志，2019. 54（2）：73－79.